国家卫生健康委员会"十四五"规划教材

全国高等中医药教育教材

供中医学、针灸推拿学、中西医临床医学等专业用

西医外科学

第3版

中醫

主　编　张　犁　史晓光

副主编　陈　铭　顾宏刚　郭伟光　张　楠

编　委（按姓氏笔画为序）

叶　明（南京中医药大学）　　陈松涛（长春中医药大学）

田　明（北京中医药大学）　　苗　健（大连医科大学）

史晓光（北京中医药大学）　　范　悦（广西中医药大学）

刘　智（湖南中医药大学）　　屈　强（成都中医药大学）

关　伟（山西中医药大学）　　顾宏刚（上海中医药大学）

李先强（山东中医药大学）　　郭　凡（湖北中医药大学）

李春雨（中国医科大学）　　　郭伟光（黑龙江中医药大学）

张　犁（南京中医药大学）　　韩俊泉（天津中医药大学）

张　楠（河南中医药大学）　　程建业（河北中医学院）

陈　铭（广州中医药大学）　　雷　霆（陕西中医药大学）

陈小菁（江西中医药大学）　　潘晋方（安徽中医药大学）

秘　书　魏云飞（南京中医药大学）　　高　翔（北京中医药大学）

人民卫生出版社

·北京·

图书在版编目（CIP）数据

西医外科学 / 张犁，史晓光主编 . —3 版 . —北京：
人民卫生出版社，2022.1（2023.12 重印）

ISBN 978-7-117-31585-2

Ⅰ.①西… Ⅱ.①张…②史… Ⅲ.①外科学 —医学
院校 —教材 Ⅳ.①R6

中国版本图书馆 CIP 数据核字（2021）第 267570 号

人卫智网	www.ipmph.com	医学教育、学术、考试、健康， 购书智慧智能综合服务平台
人卫官网	www.pmph.com	人卫官方资讯发布平台

西医外科学
Xiyi Waikexue
第 3 版

主　　编：张　犁　史晓光
出版发行：人民卫生出版社（中继线 010-59780011）
地　　址：北京市朝阳区潘家园南里 19 号
邮　　编：100021
E - mail：pmph @ pmph.com
购书热线：010-59787592　010-59787584　010-65264830
印　　刷：人卫印务（北京）有限公司
经　　销：新华书店
开　　本：850×1168　1/16　印张：23
字　　数：603 千字
版　　次：2012 年 6 月第 1 版　2022 年 1 月第 3 版
印　　次：2023 年 12 月第 3 次印刷
标准书号：ISBN 978-7-117-31585-2
定　　价：78.00 元

打击盗版举报电话：010-59787491　E-mail：WQ @ pmph.com
质量问题联系电话：010-59787234　E-mail：zhiliang @ pmph.com

数字增值服务编委会

主　编　张　犁　史晓光

副主编　陈　铭　顾宏刚　郭伟光　张　楠

编　委　(按姓氏笔画为序)

叶　明 (南京中医药大学)　　　陈松涛 (长春中医药大学)

田　明 (北京中医药大学)　　　苗　健 (大连医科大学)

史晓光 (北京中医药大学)　　　范　悦 (广西中医药大学)

刘　智 (湖南中医药大学)　　　屈　强 (成都中医药大学)

关　伟 (山西中医药大学)　　　顾宏刚 (上海中医药大学)

李先强 (山东中医药大学)　　　郭　凡 (湖北中医药大学)

李春雨 (中国医科大学)　　　　郭伟光 (黑龙江中医药大学)

张　犁 (南京中医药大学)　　　韩俊泉 (天津中医药大学)

张　楠 (河南中医药大学)　　　程建业 (河北中医学院)

陈　铭 (广州中医药大学)　　　雷　霆 (陕西中医药大学)

陈小菁 (江西中医药大学)　　　潘晋方 (安徽中医药大学)

秘　书　魏云飞 (南京中医药大学)　　　高　翔 (北京中医药大学)

3

◇◇◇ 修 订 说 明 ◇◇◇

为了更好地贯彻落实《中医药发展战略规划纲要(2016—2030年)》《中共中央国务院关于促进中医药传承创新发展的意见》《教育部 国家卫生健康委 国家中医药管理局关于深化医教协同进一步推动中医药教育改革与高质量发展的实施意见》《关于加快中医药特色发展的若干政策措施》和新时代全国高等学校本科教育工作会议精神,做好第四轮全国高等中医药教育教材建设工作,人民卫生出版社在教育部、国家卫生健康委员会、国家中医药管理局的领导下,在上一轮教材建设的基础上,组织和规划了全国高等中医药教育本科国家卫生健康委员会"十四五"规划教材的编写和修订工作。

为做好新一轮教材的出版工作,人民卫生出版社在教育部高等学校中医学类专业教学指导委员会、中药学类专业教学指导委员会和第三届全国高等中医药教育教材建设指导委员会的大力支持下,先后成立了第四届全国高等中医药教育教材建设指导委员会和相应的教材评审委员会,以指导和组织教材的遴选、评审和修订工作,确保教材编写质量。

根据"十四五"期间高等中医药教育教学改革和高等中医药人才培养目标,在上述工作的基础上,人民卫生出版社规划、确定了第一批中医学、针灸推拿学、中医骨伤科学、中药学、护理学5个专业100种国家卫生健康委员会"十四五"规划教材。教材主编、副主编和编委的遴选按照公开、公平、公正的原则进行。在全国50余所高等院校2 400余位专家和学者申报的基础上,2 000余位申报者经教材建设指导委员会、教材评审委员会审定批准,聘任为主编、副主编、编委。

本套教材的主要特色如下:

1. **立德树人,思政教育** 坚持以文化人,以文载道,以德育人,以德为先。将立德树人深化到各学科、各领域,加强学生理想信念教育,厚植爱国主义情怀,把社会主义核心价值观融入教育教学全过程。根据不同专业人才培养特点和专业能力素质要求,科学合理地设计思政教育内容。教材中有机融入中医药文化元素和思想政治教育元素,形成专业课教学与思政理论教育、课程思政与专业思政紧密结合的教材建设格局。

2. **准确定位,联系实际** 教材的深度和广度符合各专业教学大纲的要求和特定学制、特定对象、特定层次的培养目标,紧扣教学活动和知识结构。以解决目前各院校教材使用中的突出问题为出发点和落脚点,对人才培养体系、课程体系、教材体系进行充分调研和论证,使之更加符合教改实际、适应中医药人才培养要求和社会需求。

3. **夯实基础,整体优化** 以科学严谨的治学态度,对教材体系进行科学设计、整体优化,体现中医药基本理论、基本知识、基本思维、基本技能;教材编写综合考虑学科的分化、交叉,既充分体现不同学科自身特点,又注意各学科之间有机衔接;确保理论体系完善,知识点结合完备,内容精练、完整,概念准确,切合教学实际。

4. **注重衔接,合理区分** 严格界定本科教材与职业教育教材、研究生教材、毕业后教育教材的知识范畴,认真总结、详细讨论现阶段中医药本科各课程的知识和理论框架,使其在教材中得以凸显,既要相互联系,又要在编写思路、框架设计、内容取舍等方面有一定的区分度。

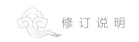

5. **体现传承,突出特色** 本套教材是培养复合型、创新型中医药人才的重要工具,是中医药文明传承的重要载体。传统的中医药文化是国家软实力的重要体现。因此,教材必须遵循中医药传承发展规律,既要反映原汁原味的中医药知识,培养学生的中医思维,又要使学生中西医学融会贯通,既要传承经典,又要创新发挥,体现新版教材"传承精华、守正创新"的特点。

6. **与时俱进,纸数融合** 本套教材新增中医抗疫知识,培养学生的探索精神、创新精神,强化中医药防疫人才培养。同时,教材编写充分体现与时代融合、与现代科技融合、与现代医学融合的特色和理念,将移动互联、网络增值、慕课、翻转课堂等新的教学理念和教学技术、学习方式融入教材建设之中。书中设有随文二维码,通过扫码,学生可对教材的数字增值服务内容进行自主学习。

7. **创新形式,提高效用** 教材在形式上仍将传承上版模块化编写的设计思路,图文并茂、版式精美;内容方面注重提高效用,同时应用问题导入、案例教学、探究教学等教材编写理念,以提高学生的学习兴趣和学习效果。

8. **突出实用,注重技能** 增设技能教材、实验实训内容及相关栏目,适当增加实践教学学时数,增强学生综合运用所学知识的能力和动手能力,体现医学生早临床、多临床、反复临床的特点,使学生好学、临床好用、教师好教。

9. **立足精品,树立标准** 始终坚持具有中国特色的教材建设机制和模式,编委会精心编写,出版社精心审校,全程全员坚持质量控制体系,把打造精品教材作为崇高的历史使命,严把各个环节质量关,力保教材的精品属性,使精品和金课互相促进,通过教材建设推动和深化高等中医药教育教学改革,力争打造国内外高等中医药教育标准化教材。

10. **三点兼顾,有机结合** 以基本知识点作为主体内容,适度增加新进展、新技术、新方法,并与相关部门制订的职业技能鉴定规范和国家执业医师(药师)资格考试有效衔接,使知识点、创新点、执业点三点结合;紧密联系临床和科研实际情况,避免理论与实践脱节、教学与临床脱节。

本轮教材的修订编写,教育部、国家卫生健康委员会、国家中医药管理局有关领导和教育部高等学校中医学类专业教学指导委员会、中药学类专业教学指导委员会等相关专家给予了大力支持和指导,得到了全国各医药卫生院校和部分医院、科研机构领导、专家和教师的积极支持和参与,在此,对有关单位和个人表示衷心的感谢!希望各院校在教学使用中,以及在探索课程体系、课程标准和教材建设与改革的进程中,及时提出宝贵意见或建议,以便不断修订和完善,为下一轮教材的修订工作奠定坚实的基础。

人民卫生出版社

2021 年 3 月

前　言

国家卫生健康委员会"十四五"规划教材《西医外科学》(第3版)修订启动之时，正是全面贯彻落实习近平总书记对教育工作的系列重要讲话精神和《教育部关于加快建设高水平本科教育全面提高人才培养能力的意见》等文件精神之际，更是进一步深化医教协同和医疗卫生体制改革，以及医学教育改革全方位深入推进之时。为了进一步提高中医药院校教材的质量，为了继承、发扬中国医学事业，让中医药院校学生在规定的课时牢固掌握本门学科的基础知识和基本技能，为了更好地培养学生的实践能力和创新能力，由人民卫生出版社组织全国多所高等医学院校资深外科学教授和专家编写本教材，供中医药院校中医学、针灸推拿学、中西医临床医学等专业教学使用。

本教材围绕"三基""五性""三特定"进行编写。认真总结上一版教材的经验和不足，坚持继承发展、科学论证，反映时代要求，确定明确的修订原则，指导所有编者更好地编写教材。本版教材从内容到形式都力求做到更新、更深、更精简，增加外科基本操作内容，图文并茂，展现外科学新进展。教材有机融入中医药文化元素和思想政治教育元素，把立德树人体现到教材体系中，培根铸魂，启智润心。注重中医院校学生的现代外科知识构架培养，体现医考结合，内容涵盖中医、中西医结合执业医师考试和研究生入学考试的知识内容，附二维码数字增值服务，为学生能学贯中西，内外兼修，掌握本门学科知识打下坚实的基础。

本教材编写分工为：第一章绪论、第四章输血由张犁编写；第二章无菌术由叶明编写；第三章体液代谢由田明编写；第五章麻醉与疼痛治疗由屈强编写；第六章休克、第十四章乳房疾病由史晓光编写；第七章围手术期处理由李先强编写；第八章外科患者的营养代谢、第十一章第三节胸部损伤由韩俊泉编写；第九章外科感染、第十二章第六节结直肠癌由李春雨编写；第十章外科微创技术由陈小菁编写；第十一章第一节概述、第四节腹部损伤、第六节烧伤、第七节咬蜇伤，第十六章第五节胆道感染和胆石症、第六节急性胰腺炎由顾宏刚编写；第十一章第二节颅脑损伤由程建业编写；第十二章第一节概述、第二节常见体表肿物、第五节胃癌由潘晋方编写；第十二章第三节支气管肺癌、第四节食管癌由范悦编写；第十二章第七节原发性肝癌、第十七章门静脉高压症由苗健编写；第十二章第八节膀胱肿瘤由关伟编写；第十三章甲状腺疾病由张楠编写；第十五章腹外疝由陈松涛编写；第十六章第一节概述、第二节急性腹膜炎、第三节急性阑尾炎、第四节胃及十二指肠溃疡穿孔由张楠编写；第十六章第七节肠梗阻、第八节肠系膜血管缺血性疾病，第十八章上消化道大出血的外科处理由雷霆编写；第十九章周围血管疾病由郭伟光编写；第二十章第一节概述、第四节尿石症，第十一章第五节泌尿系统损伤由陈铭编写；第二十章第二节尿路感染、第三节良性前列腺增生由郭凡编写。附录一至附录六由叶明编写；附录七、附录八由雷霆编写。魏云飞、高翔担任编写秘书。

本教材遵循按专业分工编写，集体审定，主编、副主编把关的原则，全体编委会成员为本教材的编写付出了艰辛的劳动，在此向上版及本版教材全体编写者一并表示衷心的感谢！

诚恳希望各院校师生在教材使用中提出宝贵意见。

编者

2021年3月

◇◇◇ 目　　录 ◇◇◇

第一章　绪论 1

　第一节　外科学的发展 1

　第二节　外科学的范畴 2

　第三节　怎样学习外科学 3

　　一、树立良好的医德医风,坚持中西医并重的学习方向 3

　　二、必须理论与实践相结合,建立正确的手术观 4

　　三、重视"三基"教育,加强基本技术操作训练 4

第二章　无菌术 5

　第一节　概述 5

　第二节　手术器械、物品、敷料的消毒和灭菌 6

　　一、灭菌法 6

　　二、消毒法 7

　第三节　手术人员和患者手术区域的准备 8

　　一、手术人员的准备 8

　　二、患者手术区域的准备 8

　　三、手术区铺单 9

　第四节　手术进行中的无菌原则 9

第三章　体液代谢 11

　第一节　概述 11

　　一、体液含量和分布 11

　　二、体液平衡 11

　第二节　体液平衡失调 14

　　一、水和钠的代谢紊乱 14

　　二、钾代谢紊乱 17

　　三、镁代谢紊乱 19

　　四、钙代谢紊乱 20

　第三节　酸碱平衡失调 21

　　一、代谢性酸中毒 21

　　二、代谢性碱中毒 23

　　三、呼吸性酸中毒 24

四、呼吸性碱中毒 ·· 25
五、混合性酸碱平衡失调 ·· 26

第四章　输血 ·· 28
　第一节　血型的概念 ·· 28
　　一、ABO血型 ·· 29
　　二、Rh血型 ··· 29
　第二节　输血的适应证、禁忌证及注意事项 ························ 30
　　一、适应证 ·· 30
　　二、禁忌证 ·· 30
　　三、注意事项 ··· 30
　　四、对输血的基本认识 ·· 30
　第三节　输血反应及并发症 ··· 31
　　一、非溶血性发热反应 ·· 31
　　二、溶血反应 ··· 31
　　三、过敏反应 ··· 32
　　四、细菌污染反应 ·· 32
　　五、循环超负荷 ··· 32
　　六、出血倾向 ··· 33
　　七、微血栓栓塞 ··· 33
　第四节　自体输血与成分输血 ·· 33
　　一、自体输血 ··· 33
　　二、成分输血 ··· 34

第五章　麻醉与疼痛治疗 ··· 36
　第一节　概述 ··· 36
　第二节　麻醉前准备与用药 ··· 36
　　一、麻醉前病情评估 ··· 36
　　二、麻醉前准备 ··· 37
　　三、麻醉前用药 ··· 38
　第三节　局部麻醉 ··· 39
　　一、局部麻醉药 ··· 39
　　二、常用局部麻醉方法 ·· 39
　　三、局部麻醉药的不良反应与防治 ·································· 40
　第四节　椎管内麻醉 ·· 41
　　一、椎管内麻醉的解剖学基础 ·· 41
　　二、药物作用部位 ·· 43
　　三、阻滞作用和麻醉平面 ·· 43
　　四、椎管内麻醉对生理的影响 ·· 43
　　五、椎管内麻醉的方法和临床应用 ·································· 44
　第五节　全身麻醉 ··· 45
　　一、全身麻醉药 ··· 45

二、全身麻醉诱导···45

三、全身麻醉的维持···46

四、呼吸道的管理···46

五、全身麻醉的并发症···47

第六节　疼痛治疗学···48

一、疼痛的分类及对生理的影响··48

二、患者疼痛评估···49

三、术后疼痛··49

四、慢性疼痛··50

第六章　休克··52

第一节　概述···52

一、休克的分类···52

二、休克的发病机制···52

第二节　休克的临床表现及监测···55

一、休克的临床表现···55

二、休克的诊断···55

三、休克的监测···56

第三节　休克治疗···57

第四节　低血容量性休克··58

一、发生机制··58

二、治疗···58

第五节　感染性休克··59

一、发生机制··59

二、治疗···60

第七章　围手术期处理···62

第一节　概述···62

一、围术期的概念··62

二、围术期处理的重要性···62

第二节　术前准备···63

一、明确诊断··63

二、掌握手术时机··63

三、判断手术耐受力···63

四、术前一般准备··63

五、术前特殊准备··64

第三节　术后处理···66

一、常规处理··66

二、常见不适的处理···67

三、切口的处理及拆线··67

四、术后并发症的处理··68

第八章　外科患者的营养代谢 ·· 70
　第一节　概述 ·· 70
　　一、临床营养进展 ·· 70
　　二、正常营养需要 ·· 70
　　三、创伤应激、饥饿条件下的代谢改变 ·· 71
　第二节　营养状态的评定与监测 ·· 72
　　一、营养状态的评定指标 ·· 73
　　二、营养支持的适应证 ·· 74
　第三节　肠外营养和肠内营养 ·· 74
　　一、肠外营养 ·· 75
　　二、肠内营养 ·· 77
　第四节　外科营养支持的并发症及防治 ·· 78
　　一、营养支持并发症 ·· 79
　　二、外科营养支持的监测 ·· 81

第九章　外科感染 ·· 83
　第一节　概述 ·· 83
　　一、分类 ·· 83
　　二、病因和病理 ·· 84
　　三、临床表现 ·· 84
　　四、诊断 ·· 84
　　五、治疗 ·· 85
　　六、抗菌药物的应用 ·· 85
　第二节　浅表软组织感染 ·· 87
　　一、疖 ·· 87
　　二、痈 ·· 88
　　三、急性蜂窝织炎 ·· 89
　　四、丹毒 ·· 89
　　五、急性淋巴管炎和淋巴结炎 ·· 90
　　六、脓肿 ·· 91
　　七、甲沟炎和脓性指头炎 ·· 91
　第三节　全身性感染 ·· 92
　　一、病因病理 ·· 93
　　二、临床表现 ·· 93
　　三、实验室检查 ·· 94
　　四、诊断 ·· 94
　　五、治疗 ·· 94
　第四节　特异性感染 ·· 94
　　一、破伤风 ·· 94
　　二、气性坏疽 ·· 97

第十章　外科微创技术 ………………………………………………………………………… 100
　第一节　概述 ………………………………………………………………………………… 100
　第二节　内镜外科技术 ……………………………………………………………………… 100
　　一、内镜的配置 …………………………………………………………………………… 100
　　二、内镜外科基本技术 …………………………………………………………………… 101
　　三、内镜的临床应用 ……………………………………………………………………… 101
　第三节　腔镜外科技术 ……………………………………………………………………… 103
　　一、腹腔镜外科手术设备、器械 ………………………………………………………… 103
　　二、腹腔镜基本技术 ……………………………………………………………………… 103
　　三、腹腔镜在外科疾病诊断与治疗中的应用 …………………………………………… 104
　　四、腹腔镜手术的并发症 ………………………………………………………………… 104
　　五、胸腔镜外科技术 ……………………………………………………………………… 105
　　六、机器人外科技术 ……………………………………………………………………… 105
　第四节　介入放射学技术 …………………………………………………………………… 106
　　一、分类 …………………………………………………………………………………… 106
　　二、常用外科介入治疗技术 ……………………………………………………………… 106

第十一章　损伤 ………………………………………………………………………………… 110
　第一节　概述 ………………………………………………………………………………… 110
　　一、分类 …………………………………………………………………………………… 110
　　二、损伤病理 ……………………………………………………………………………… 110
　　三、损伤修复 ……………………………………………………………………………… 111
　　四、临床表现 ……………………………………………………………………………… 112
　　五、损伤的诊断 …………………………………………………………………………… 113
　　六、损伤的治疗 …………………………………………………………………………… 113
　第二节　颅脑损伤 …………………………………………………………………………… 115
　　一、概述 …………………………………………………………………………………… 115
　　二、头皮损伤 ……………………………………………………………………………… 116
　　三、颅骨损伤 ……………………………………………………………………………… 117
　　四、脑损伤 ………………………………………………………………………………… 118
　　五、颅内血肿 ……………………………………………………………………………… 122
　　六、开放性颅脑损伤 ……………………………………………………………………… 125
　第三节　胸部损伤 …………………………………………………………………………… 127
　　一、概述 …………………………………………………………………………………… 127
　　二、肋骨骨折 ……………………………………………………………………………… 129
　　三、气胸 …………………………………………………………………………………… 130
　　四、血胸 …………………………………………………………………………………… 131
　　五、胸腹联合伤 …………………………………………………………………………… 132
　第四节　腹部损伤 …………………………………………………………………………… 133
　　一、概述 …………………………………………………………………………………… 133
　　二、常见内脏损伤的特征和处理 ………………………………………………………… 137
　第五节　泌尿系统损伤 ……………………………………………………………………… 138

一、肾损伤 ……………………………………………………… 138

二、膀胱损伤 …………………………………………………… 141

三、尿道损伤 …………………………………………………… 143

第六节　烧伤 ………………………………………………………… 144

一、热力烧伤 …………………………………………………… 145

二、电烧伤、化学烧伤 ………………………………………… 150

第七节　咬蜇伤 ……………………………………………………… 151

一、致伤机制 …………………………………………………… 151

二、急救处理原则 ……………………………………………… 151

三、兽、畜类咬伤 ……………………………………………… 152

四、毒蛇咬伤 …………………………………………………… 152

五、蜂蜇伤 ……………………………………………………… 153

六、蝎蜇伤 ……………………………………………………… 153

七、蜈蚣咬伤 …………………………………………………… 154

第十二章　肿瘤 ………………………………………………………… 156

第一节　概述 ………………………………………………………… 156

一、病因 ………………………………………………………… 156

二、病理 ………………………………………………………… 157

三、临床表现 …………………………………………………… 157

四、诊断 ………………………………………………………… 159

五、治疗 ………………………………………………………… 161

六、预防 ………………………………………………………… 163

七、随访 ………………………………………………………… 163

第二节　常见体表肿物 ……………………………………………… 163

一、脂肪瘤 ……………………………………………………… 163

二、皮脂腺囊肿 ………………………………………………… 164

三、神经纤维瘤 ………………………………………………… 164

四、黑痣与黑色素瘤 …………………………………………… 164

五、血管瘤 ……………………………………………………… 164

六、皮肤癌 ……………………………………………………… 165

第三节　支气管肺癌 ………………………………………………… 165

一、病因 ………………………………………………………… 165

二、病理和分类 ………………………………………………… 166

三、扩散和转移 ………………………………………………… 166

四、临床表现 …………………………………………………… 167

五、诊断及特殊检查 …………………………………………… 167

六、临床分期 …………………………………………………… 169

七、鉴别诊断 …………………………………………………… 170

八、治疗 ………………………………………………………… 171

九、随访 ………………………………………………………… 172

第四节　食管癌 ……………………………………………………… 173

一、病因 ……………………………………………………………………………………173

二、解剖与病理 ……………………………………………………………………………173

三、临床表现 ………………………………………………………………………………174

四、诊断及鉴别诊断 ………………………………………………………………………174

五、临床分期 ………………………………………………………………………………175

六、治疗 ……………………………………………………………………………………176

七、随访 ……………………………………………………………………………………177

第五节　胃癌 …………………………………………………………………………………177

一、病因 ……………………………………………………………………………………177

二、病理 ……………………………………………………………………………………177

三、临床表现 ………………………………………………………………………………179

四、诊断 ……………………………………………………………………………………180

五、治疗 ……………………………………………………………………………………180

六、预后 ……………………………………………………………………………………182

第六节　结直肠癌 ……………………………………………………………………………182

一、病因 ……………………………………………………………………………………182

二、病理与分型 ……………………………………………………………………………183

三、临床病理分期 …………………………………………………………………………184

四、临床表现 ………………………………………………………………………………185

五、诊断 ……………………………………………………………………………………186

六、治疗 ……………………………………………………………………………………187

第七节　原发性肝癌 …………………………………………………………………………189

一、病因和病理 ……………………………………………………………………………189

二、临床表现 ………………………………………………………………………………189

三、诊断与鉴别诊断 ………………………………………………………………………190

四、治疗 ……………………………………………………………………………………191

第八节　膀胱肿瘤 ……………………………………………………………………………192

一、病因 ……………………………………………………………………………………192

二、病理 ……………………………………………………………………………………192

三、临床表现 ………………………………………………………………………………193

四、诊断 ……………………………………………………………………………………194

五、鉴别诊断 ………………………………………………………………………………194

六、治疗 ……………………………………………………………………………………194

第十三章　甲状腺疾病 ………………………………………………………………………197

第一节　甲状腺解剖生理概要 ………………………………………………………………197

第二节　单纯性甲状腺肿 ……………………………………………………………………198

一、病因 ……………………………………………………………………………………198

二、病理变化 ………………………………………………………………………………199

三、临床表现 ………………………………………………………………………………199

四、诊断和鉴别诊断 ………………………………………………………………………199

五、治疗 ……………………………………………………………………………………199

第三节 原发性甲状腺功能亢进 199
一、病因 199
二、临床表现 200
三、诊断 200
四、外科治疗 201
第四节 甲状腺腺瘤 203
一、临床表现 203
二、治疗 203
第五节 甲状腺癌 203
一、概述 203
二、临床表现 203
三、诊断 204
四、鉴别诊断 204
五、治疗 204

第十四章 乳房疾病 207
第一节 概述 207
一、乳房解剖生理概要 207
二、乳房检查 207
第二节 急性乳腺炎 208
一、病因 209
二、临床表现 209
三、诊断 209
四、鉴别诊断 209
五、治疗 210
六、预防 210
第三节 乳腺囊性增生病 210
一、病因 210
二、病理 210
三、临床表现 211
四、诊断 211
五、鉴别诊断 211
六、治疗 211
第四节 乳腺纤维腺瘤 211
一、病因 211
二、临床表现 212
三、诊断 212
四、鉴别诊断 212
五、治疗 213
第五节 乳管内乳头状瘤 213
一、临床表现 213
二、诊断 213

　　三、治疗 213
　第六节　乳腺癌 213
　　一、病因 213
　　二、病理类型 214
　　三、乳腺癌的转移途径 214
　　四、临床表现 214
　　五、诊断 215
　　六、鉴别诊断 216
　　七、临床分期 216
　　八、治疗 217

第十五章　腹外疝 220
　第一节　概述 220
　　一、病因 220
　　二、病理解剖 220
　　三、临床类型 221
　第二节　腹股沟疝 222
　　一、腹股沟管解剖 222
　　二、发病机制 223
　　三、临床表现和诊断 223
　　四、鉴别诊断 224
　　五、治疗 225
　第三节　股疝 225
　　一、病理解剖 226
　　二、临床表现 226
　　三、鉴别诊断 226
　　四、治疗 226
　第四节　其他腹外疝 226
　　一、切口疝 226
　　二、脐疝 227
　　三、白线疝 227

第十六章　急腹症 229
　第一节　概述 229
　　一、急性腹痛的机制 229
　　二、急腹症的诊断 230
　　三、急腹症的治疗原则 232
　第二节　急性腹膜炎 233
　　一、解剖生理概要 233
　　二、临床分类 233
　　三、病因 234
　　四、病理生理 234

五、临床表现 ·· 234

六、诊断 ·· 235

七、鉴别诊断 ··· 236

八、治疗 ·· 236

第三节　急性阑尾炎 ·· 237

一、解剖生理概要 ·· 237

二、病因 ·· 238

三、临床病理分型 ·· 238

四、急性阑尾炎的转归 ·· 239

五、临床表现 ··· 239

六、诊断 ·· 241

七、鉴别诊断 ··· 241

八、治疗 ·· 242

九、特殊类型阑尾炎 ·· 242

第四节　胃及十二指肠溃疡穿孔 ·· 243

一、解剖生理概要 ·· 243

二、病因病理 ··· 245

三、临床表现 ··· 245

四、诊断与鉴别诊断 ·· 246

五、治疗 ·· 247

第五节　胆道感染和胆石症 ·· 248

一、概述 ·· 248

二、胆道感染 ··· 250

三、胆石症 ·· 253

第六节　急性胰腺炎 ·· 256

一、解剖生理概要 ·· 256

二、病因 ·· 257

三、发病机制 ··· 258

四、病理 ·· 259

五、临床表现 ··· 259

六、辅助检查 ··· 260

七、诊断 ·· 260

八、鉴别诊断 ··· 261

九、治疗 ·· 261

第七节　肠梗阻 ·· 263

一、分类 ·· 263

二、病理生理 ··· 264

三、临床表现 ··· 264

四、诊断 ·· 265

五、治疗 ·· 266

第八节　肠系膜血管缺血性疾病 ·· 268

一、急性肠系膜上动脉闭塞 ·· 268

二、非闭塞性急性肠缺血 ·····269
三、肠系膜上静脉血栓形成 ·····270
四、慢性肠系膜血管闭塞缺血 ·····271

第十七章 门静脉高压症 ·····273
　第一节 概述 ·····273
　　一、解剖生理概要 ·····273
　　二、病因病理 ·····274
　第二节 肝硬化性门静脉高压症 ·····274
　　一、概述 ·····274
　　二、病理生理 ·····275
　　三、临床表现 ·····275
　　四、辅助检查 ·····276
　　五、诊断与鉴别诊断 ·····276
　　六、治疗 ·····277

第十八章 上消化道大出血的外科处理 ·····279
　　一、上消化道大出血的常见原因 ·····279
　　二、临床分析 ·····280
　　三、上消化道出血的处理 ·····281

第十九章 周围血管疾病 ·····283
　第一节 概述 ·····283
　　一、症状 ·····283
　　二、体征 ·····284
　第二节 血栓闭塞性脉管炎 ·····284
　　一、概述 ·····284
　　二、病因 ·····284
　　三、病理 ·····285
　　四、临床表现 ·····285
　　五、诊断 ·····286
　　六、鉴别诊断 ·····286
　　七、治疗 ·····287
　第三节 动脉硬化性闭塞症 ·····288
　　一、概述 ·····288
　　二、病因 ·····288
　　三、病理 ·····288
　　四、临床表现 ·····288
　　五、诊断 ·····289
　　六、鉴别诊断 ·····289
　　七、治疗 ·····289
　第四节 下肢深静脉血栓形成 ·····290

一、概述 290
二、病因 290
三、病理 290
四、并发症及后遗症 291
五、临床表现 291
六、诊断 292
七、鉴别诊断 292
八、治疗 292
九、预防 293
第五节 单纯性下肢静脉曲张 293
一、概述 293
二、病因 293
三、病理 293
四、临床表现 294
五、诊断 294
六、鉴别诊断 295
七、治疗 295

第二十章 泌尿系统疾病 297
第一节 概述 297
一、泌尿系统外科疾病的主要症状 297
二、泌尿系统外科检查 300
第二节 尿路感染 303
一、概述 303
二、急性非复杂性肾盂肾炎 304
三、急性非复杂性膀胱炎 306
四、尿道炎 307
淋菌性尿道炎 307
非淋菌性尿道炎 308
第三节 良性前列腺增生 308
一、病因学 308
二、病理学与病理生理学 309
三、临床表现 309
四、诊断 310
五、鉴别诊断 311
六、治疗 312
七、随访 313
第四节 尿石症 313
一、概述 313
二、上尿路结石 314
三、下尿路结石 316

附录 外科基本操作 ··· 319

附录一 外科手消毒 ··· 319

附录二 穿脱手术衣、戴无菌手套 ··· 322

附录三 手术区皮肤消毒与铺单 ·· 325

附录四 外科打结技术 ··· 327

附录五 外科常用手术器械及使用方法 ··· 330

附录六 外科常用缝合技术 ·· 333

附录七 伤口(切口)换药 ·· 334

附录八 创伤的现场止血法 ·· 336

主要参考书目 ··· 340

第一章

绪　论

◀▶　◀▶

学习目标

1. 认识学习外科学课程的重要性,掌握本课程的学习方法与外科学的范畴。
2. 了解西医外科学的发展,树立正确的外科手术观。

第一节　外科学的发展

外科,英文名为 surgery,该词来源于希腊字 cheirergon,由 cheir 和 ergon 两字组成,前者是"手"的意思,后者意为"工作"。顾名思义,外科是用"手"治疗疾病的专科。在我国古代,医生能够以手术或手法治疗的疾病仅限于人体体表创伤、疮疡、骨或关节的伤病,所以称为外科;而所有内脏器官的疾病只能够采用药物治疗,因而称为内科。随着现代医学的发展,几乎每个内脏器官的疾病都可以通过手术或手法治疗,但这个专业仍沿用过去的名称,即"外科"。所谓外科疾病(surgical diseases),是指只有通过手术或手法整复处理才能获得最好治疗效果的疾病。而外科学(surgical science)则是一门学科,它不仅要求掌握外科疾病的诊断、预防以及治疗的知识和技能,同时还要研究疾病的发生和发展规律。

外科学简史和整个医学一样,是人们长期同疾病做斗争的经验总结,具体起源并不清楚。其进展则是由社会各个历史时期的生产和科学技术发展所决定的。中医外科的萌芽出现很早,早在新石器时期,我们的祖先就有用石针治疗痈肿的记载。公元前 14 世纪的甲骨文中就有"疥""疮"等字的记载。在周代(公元前 1066—公元前 249 年),外科已独立成为一门,外科医生称为"疡医"。中国最早的典籍之一《黄帝内经》已有"痈疽"的外科专章。汉末,杰出的医学家华佗擅长外科技术,使用麻沸散麻醉,为患者进行死骨剔除术、剖腹术等。南北朝时的《刘涓子鬼遗方》是我国现存最早的外科学专著,其中对痈疽的鉴别诊断,以及治疗金疮、痈疽、疮疖、皮肤病的经验有了详细的总结。隋代巢元方的《诸病源候论》中,对瘿瘤积聚、瘿瘤、丹毒、疔疮、痔漏、蛇兽咬伤有了系统论述,并叙及断肠吻合、手术采用丝线结扎血管等手术基本操作,并指出单纯性甲状腺肿的发生与地区的水质有关。唐代孙思邈的《备急千金要方》中,有应用手法整复下颌关节脱位的记载。明代是我国中医外科学的兴旺时代,陈实功的《外科正宗》中,对于急性乳腺炎(乳痈)和乳腺癌(乳岩)也有较确切描述。孙志宏的《简明医彀》载有先天性肛管闭锁的治疗方法。清代祁坤的《外科大成》、陈士铎的《外科秘录》等,完善了中医外科的系统理论,丰富了临床经验。高文晋的《外科图说》,是一本以图释为主的中医外科学著作。

古希腊医学家希波克拉底是西医外科学的奠基人。现代外科学奠基于 19 世纪 40 年代,随着现代工业和科学技术的发展,医学先后解决了手术疼痛、伤口感染和止血、输血等关键问题,为外科学发展开辟了一个新时代。1846 年美国 Morton 首先采用乙醚作为全身麻醉剂,使手术中的疼痛得到有效控制;同年,匈牙利 Semmelweis 首先提出为产妇做检查前用漂白粉洗手,开创了术前消毒的先河,产妇死亡率由 10% 下降到 1%。1867 年英国 Lister 采用苯酚冲洗手术器械并浸湿纱布以覆盖伤口,使截肢病死率由 46% 下降到 15%。1877 年德国 Bergmann 开始采用蒸汽灭菌。以上消毒灭菌手段的应用有效降低了术后感染的发生,极大提高了术后患者存活率。1872 年英国 Wells 介绍在手术中应用止血钳,1873 年德国 Esmarch 在截肢时提倡用止血带,减少出血对手术的困扰。1901 年美国 Landsteiner 发现血型,从此可用输血来补偿手术时的失血。1915 年德国 Lewisohn 提出了混加枸橼酸钠溶液使血不凝固的间接输血法,以后又建立了血库,使输血简便易行。1929 年英国 Fleming 发现了青霉素,1935 年德国 Domagk 提倡用磺胺类药物,使术后感染得到了更加有效的控制。随着现代外科的发展,各种手术顺利开展起来。

现代外科学传入我国虽已有百余年的历史,然而在早期进展很慢,一直处于落后状态。当时外科医生很少,外科的各种专科尚未形成。有外科设备的大医院都设在少数几个大城市,稍大的手术如胃大部切除、胆囊切除或肾切除等也只能在几个大城市的几家大医院中进行。1949 年后,我国各省、自治区、直辖市分别建立了高等医学院校,逐步有了比较完整的外科体系。全国外科队伍不断发展壮大,外科技术不断得到普及,并且在普及的基础上有了显著的提高。1980 年后,我国外科学发展的速度明显加快,在很多领域逐步赶上甚至超过发达国家水平。近 40 年来,随着超声、核素扫描、计算机体层成像(CT)、磁共振(MRI)、数字减影血管造影(DSA)、单光子发射计算机体层摄影(SPECT)、正电子发射体层成像(PET)等检查以及影像的三维重建技术的发展,使外科疾病诊断水平有了飞跃式提高。外科手术技术也不断地提高与改进,微创手术、机器人手术的发展,使外科学发生了质的飞跃,尤其是腔镜手术发展迅速。

随着现代外科学广度和深度的迅速发展,任何一名外科医生已很难掌握外科学的全部知识和技能,外科学向专业化发展成为必然。外科分科的方式很多:如根据工作对象和性质分为实验外科和临床外科(俗称大外科);在临床外科(二级学科),根据人体系统分为骨科、泌尿外科、神经外科、血管外科等,其余的归属于普通外科(三级学科);按人体部位分,有腹部外科、肝胆外科、乳腺外科等;按年龄特点,分为小儿外科、老年外科(现在可为胎儿做手术,但尚未成为专科);按手术方式分,有整形外科、显微外科、微创外科(腔镜外科)、移植外科;按疾病性质分,有肿瘤外科、急诊外科;按器官功能分,有内分泌外科等。有些专业早已脱离外科,如口腔、眼和耳鼻咽喉专业都成立了自己的专科,也有将耳鼻咽喉科和颈部外科重组成为头颈外科等。

第二节 外科学的范畴

外科学是医学科学的一个重要组成部分,它的范畴是在整个医学的历史发展中形成的,并且不断更新变化。在古代,外科学的范畴仅限于一些体表的疾病和外伤;随着医学科学的发展,现代外科学要求外科医生不但能做手术,而且要研究与外科疾病相关的基础理论,包括病因、病理、发病机制、诊断、治疗和预防等。

现代外科的疾病基本分为七类:

1. 损伤　由暴力或其他致伤因素引起的人体组织破坏或功能障碍。如内脏破裂、骨折、烧伤等,多需要手术或其他外科处理,以修复组织和恢复功能。

2. **感染** 是指致病的微生物侵袭人体,导致组织、器官的损害、破坏、发生坏死,形成脓肿。这类局限的感染病灶适宜手术治疗,例如急性阑尾炎的阑尾切除、肝脓肿的切开引流、痈切开引流等。

3. **肿瘤** 肿瘤是机体组织细胞在内外致瘤因素长期作用下,导致其基因水平的突变和功能调控异常,使细胞异常增殖而形成的新生物。有良性肿瘤和恶性肿瘤之分。

4. **畸形** 先天性畸形,如先天性心脏病、胆总管囊肿、肛管直肠闭锁、先天性巨结肠等,均需施行手术治疗;后天性畸形,例如烧伤后瘢痕挛缩,多需手术整复,以恢复功能和改善外观。

5. **内分泌功能失调** 如甲状腺功能亢进症、胃泌素瘤等。

6. **寄生虫病** 如肝包虫病、脑包虫病、胆道蛔虫症等。

7. **其他** 器官梗阻如肠梗阻、尿路梗阻等;血液循环障碍如下肢静脉曲张、门静脉高压症等;结石形成如胆石症、尿路结石等。

外科学与内科学的范畴是相对的。外科疾病是以手术或手法为主要疗法的疾病,而内科疾病则是以药物为主要疗法的疾病。然而,外科疾病也不是都需要手术,而是在一定的发展阶段才需要手术治疗,例如化脓性感染,在早期一般先用药物治疗,形成脓肿时才需要切开引流;而一部分内科疾病在其发展到某一阶段也需要手术治疗,例如胃及十二指肠溃疡引起穿孔或大出血时,需要手术治疗。不仅如此,由于医学科学的发展,有的原来认为应当手术的疾病,现在可以改用非手术疗法治疗,例如大部分的尿路结石可以应用体外震波,使结石粉碎排出。有的原来不能施行手术的疾病,现在已创造了有效的手术疗法,例如大多数的先天性心脏病可以用手术方法来纠正。近年由于介入放射学和内镜诊疗技术的迅速进展,使外科与内科以及其他专科更趋于交叉。所以,随着医学科学的发展和诊疗方法的改进,外科学的范畴将会不断地更新变化。

> **思政元素**
>
> 损伤救治是"救死扶伤"理念的具体实施
>
> 急诊外科医生经常会接诊车祸外伤、失血性休克的伤员,有时候伤员身份不明,无亲人陪伴,医院需要启动绿色通道,外科医生紧急处理输血及术前准备后直接送伤员入手术室,同时需要多专科外科医生支援。整个急诊救治过程充分体现了"时间就是生命"这一急救原则。这样的急重症患者,稍有拖延,可能就会失去生命,作为医生的职责首先考虑的一定是挽救生命,是"修医德、行仁术"的实践。

第三节 怎样学习外科学

一、树立良好的医德医风,坚持中西医并重的学习方向

学习外科学的根本目的是为人类的健康服务。因此,必须始终贯彻全心全意为人民服务的思想,必须始终重视医德医风的问题,提倡先做人、再做事。中医院校学生学习西医外

科学的目的,不仅是为了吸收西医外科学的先进知识,借以继承、发扬、整理、提高中医学的遗产,丰富中医学宝库,更是为了提高医院自身的诊疗水平,满足广大人民群众日益增长的医疗卫生需求。在临床实践中,要学会用中、西医两套系统诊断和治疗外科常见病,善于观察分析中医和西医各自的优势和不足,取长补短,创造出最有效的外科治疗方法,从而为保障人民的身体健康提供最优质的服务。

二、必须理论与实践相结合,建立正确的手术观

外科学是一门实践性很强的临床应用学科,中西医结合外科是在长期的临床实践中不断探索形成的,更需要在临床实践中充实、完善。学生在临床前期学到的有关基础理论,在临床实践中得到检验、深化和融合,同时也可以指导临床诊治工作。学习外科强调勇于实践,勤于操作,善于分析,乐于总结。这样才能不断提高自身的业务能力。要建立正确的手术观。手术是外科治疗的重要手段之一,但不是万能的。手术必须承担风险,给机体带来损伤和破坏,手术还会诱发并发症。手术的成功有赖于术前的周密考虑,应严格选择适应证,如能以非手术疗法治愈的,则不应采用手术治疗;如能以小的、简单的手术治愈的,则不应采用大的、复杂的手术。必须严格遵循外科诊疗基本原则:正确诊断,充分准备;满意麻醉,准确定位;仔细解剖,减轻损伤;根除伤病,力保功能;加强护理,促进康复。要做到:①严于术前,即严格掌握手术指征和手术时机;②精于术中,即具备精湛的手术技能;③勤于术后,即勤观察、勤处理,勤与患者或患者家属沟通和说明病情。只有这样,才能保证每例手术成功。随着科学技术进步,开放、破坏性手术逐步为微创、再造性的手术所取代。

三、重视"三基"教育,加强基本技术操作训练

基本功包括基础理论、基础知识和基本技能。基本理论包括外科疾病的发生原因、病理变化及病程演变规律;基本知识包括基础医学知识、其他临床各学科知识,以及外科病的症状和体征、诊断和鉴别诊断、药物或手术治疗方法等;基本技能则包括医疗文件的书写能力、体格检查、诊断性技术操作、手术基本操作技术(无菌操作技术、切开、止血、分离、缝合、打结、各种穿刺方法等)和术前术后处理能力,以及重症抢救的技能等,都需要认真学习,熟练掌握。坚实的基本功是医生救死扶伤的技能,是衡量临床医生优劣的首要条件。

(张 犁)

复习思考题

1. 试述外科学的范畴。
2. 中医院校学生为什么要学好西医外科学?

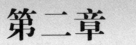

第二章

无 菌 术

学习目标

1. 掌握消毒与灭菌的基本知识,树立严格的无菌观念,掌握无菌操作技术。
2. 熟悉无菌术的概念、灭菌与消毒的概念、常用灭菌与消毒的方法。

第一节 概 述

人体皮肤和周围环境普遍存在微生物,微生物可通过直接接触、飞沫和空气沾染伤口,称为外源性沾染。微生物也可通过内源性沾染而进入伤口,最常来源于肠道。被沾染的伤口是否发生感染,一是取决于细菌的数量和毒性,二是与机体抗感染能力、免疫系统功能及原有的疾病或创伤性质有关。

无菌术是针对感染来源(微生物)及感染途径所采取的一系列预防措施,由灭菌法、消毒法和相关的操作规则及管理制度所组成。是临床医学的基本操作规范之一。

灭菌指杀灭一切活的微生物,包括芽孢。消毒指杀灭病原微生物和其他有害微生物,使其达到无害化处理,并不要求清除或杀灭所有微生物。从临床角度,无论灭菌或消毒,都必须杀灭所有病原微生物,达到临床无菌术的要求。通常对应用于手术区域或伤口的物品按灭菌要求处理,即预先用物理方法(如高压蒸汽灭菌法等)或者化学方法(如戊二醛等)把相关物品上所有的微生物彻底消灭掉;某些特殊手术器械、手术人员手臂、患者皮肤、手术室的空气等按消毒的标准进行处理,去除有害微生物。相关操作规则和管理制度是为了防止已经灭菌或消毒的物品、已行无菌准备的人员或手术区再被污染所采取的措施。任何人都应严格遵守这些规定,否则无菌术的目的就无法达到。

外科的无菌术是以预防手术伤口感染为主,是各种手术、穿刺、注射、插管、换药等过程中必须遵守的原则与方法。无菌术应贯穿在术前、术中和术后的各项有关处理中,对无感染的外科患者起到预防感染作用,对已有感染者则是为了防止扩散或发生交叉感染。故无菌术的重要性是显而易见的。

外科临床实践中,必须培养"无菌观念",必须坚持"无菌操作"。无菌观念是要求操作者始终坚持只用已消毒灭菌的物品、器械或手去接触无菌伤口,并养成习惯性的动作和观念。无菌操作是指在无菌观念指导下的医学操作。必须确保无菌术的实施。

第二节 手术器械、物品、敷料的消毒和灭菌

一、灭菌法

1. **高压蒸气灭菌法** 这种灭菌法的应用最普遍,效果可靠。高压蒸气灭菌器分为下排气式和预真空式两类。下排气式灭菌器,其式样很多,有手提式、卧式及立式等,但其基本结构和作用原理相同,由一个具有两层壁的耐高压的锅炉构成。蒸气进入灭菌室内,积聚而使压力增高,室内的温度也随之升高。当锅炉内蒸气压力达到 104~137.3kPa 时,温度可达 121~126℃。在此状态下维持 30 分钟,即能杀灭包括细菌芽孢在内的一切微生物,达到灭菌要求。

预真空式蒸气灭菌器的结构及使用方法有所不同。其特点是先抽吸灭菌器内的空气使其呈真空状态,然后由中心供气系统将蒸气直接输入灭菌室,这样可以保证灭菌室内的蒸气分布均匀,整个灭菌所需的时间也可缩短,对灭菌物品的损害亦更轻微。灭菌条件为蒸气压力达到 205.8kPa,灭菌室内温度为 132~134℃,4~6 分钟即可达灭菌效果,整个过程约需 20~30 分钟。

高压蒸气灭菌法适用于大多数医用能耐高温的物品,如金属器械、玻璃、搪瓷、布类敷料、橡胶制品等。物品经高压灭菌后,可保持包内无菌 2 周。

使用高压蒸气灭菌器的注意事项:①需灭菌的各种包裹不宜过大,体积上限为:长 40cm、宽 30cm、高 30cm;②包扎亦不宜过紧,不用绳扎;③灭菌器内的包裹不宜排得过密,以免妨碍蒸气透入,影响灭菌效果;④预置专用的包内及包外灭菌指示纸带,在压力及温度达到灭菌标准时,包内指示卡由无色变为黑色,包外指示纸带出现黑色条纹,表示已达到灭菌的要求;⑤易燃和易爆物品如碘仿、苯类等,禁用高压蒸气灭菌法;⑥瓶装液体灭菌时,只能用纱布包扎瓶口,如果要用橡皮塞,应插入针头以排气;⑦已灭菌的物品应注明有效期,通常为 2 周,并与未灭菌的物品分开放置;⑧高压灭菌器应由专人负责。

2. **煮沸法** 此法适用于金属器械、玻璃制品及橡胶类等物品。在水中煮沸至 100℃并持续 15~20 分钟,一般细菌即可被杀灭,但带芽孢的细菌至少需煮沸 1 小时才能被杀灭。高原地区气压低,水的沸点亦低,煮沸灭菌的时间需相应延长。海拔高度每增高 300m,灭菌时间应延长 2 分钟。为节省时间和保证灭菌质量,高原地区可采用压力锅做煮沸灭菌。压力锅内的蒸气压力一般为 127.5kPa,锅内最高温度可达 124℃左右,10 分钟即可达到灭菌要求。

注意事项:①为达到灭菌目的,物品必须完全浸没在沸水中;②缝线和橡胶类的灭菌应于水煮沸后放入,持续煮沸 10 分钟即可取出,煮沸过久会影响物品质量;③玻璃类物品需用纱布包裹,放入冷水中逐渐煮沸,以免其遇骤热而爆裂;玻璃注射器应将内芯拔出,分别用纱布包好;④煮沸器的锅盖应盖好,以保持沸水温度;⑤灭菌时间应从水煮沸后算起,若中途放入其他物品,则灭菌时间应重新计算。

3. **化学气体灭菌法** 这类方法适用于不耐高温、湿热的医疗材料的灭菌,如电子仪器、光学仪器、内镜及其专用器械、心导管、导尿管及其他橡胶制品等。目前主要采用环氧乙烷气体灭菌法、过氧化氢等离子体低温灭菌法和甲醛蒸气灭菌法等。使用方法如下:

(1)环氧乙烷气体法:气体有效浓度为 450~1 200mg/L,灭菌室内温度为 37~63℃,持续 1~6 小时能达到灭菌要求。物品以专用纸袋密封后放入灭菌室,灭菌的有效期为半年。环

氧乙烷法处理后的残留气体需设置专门排气系统排放。

(2)过氧化氢等离子体低温法:该方法的原理是在灭菌设备内激发产生辉光放电,以过氧化氢为介质,形成低温等离子体,发挥灭菌作用。过氧化氢作用浓度为>6mg/L,温度为45~65℃,时间为28~75分钟。灭菌前物品应充分干燥。

(3)低温甲醛蒸气法:有效气体浓度为3~11mg/L,灭菌温度为50~80℃,灭菌时间为30~60分钟。甲醛蒸气法处理后残留气体也需设置专用的排气系统排放。

4. 干热灭菌法　适用于耐热、不耐湿,蒸气或气体不能穿透物品的灭菌。如玻璃、粉剂、油剂等物品的灭菌。干热温度达到160℃,最短灭菌时间为2小时,170℃为1小时,180℃为30分钟。

5. 电离辐射法　属于工业化灭菌法,主要应用于无菌医疗耗材(如一次性注射器、丝线)和某些药品,常用 ^{60}Co 释放的 γ 射线或者加速器产生的电子射线起到灭菌作用。

6. 药液浸泡法　锐利手术器械、内镜等还可采用化学药液浸泡达到消毒、灭菌的目的。临床常用2%戊二醛,浸泡30分钟达到消毒效果,浸泡10小时达到灭菌效果。

清洁、保管和处理:一切器械、敷料和用具在使用后,都必须经过一定的处理,才能重新进行消毒,供下次手术使用。其处理方法随物品种类、污染性质和程度而不同。凡金属器械、玻璃、搪瓷等物品,在使用后都需用清水洗净,特别需注意沟、槽、轴节等处的去污;各种导管均需注意冲洗内腔。凡属铜绿假单胞菌(绿脓杆菌)感染、破伤风、气性坏疽伤口或乙型肝炎抗原阳性患者,所用的布类、敷料、注射器及导管应尽量选用一次性物品,用后即焚烧处理,以免交叉感染。金属物品冲洗干净后,由药液浸泡消毒预处理后再行灭菌。

二、消毒法

某些特殊手术器械、手术人员手臂、患者皮肤、手术室的物品、空气等按照消毒的标准进行处理,去除有害微生物。

1. 乙醇　常用浓度为70%~75%,属中效消毒剂,具有中效、速效、无毒、对皮肤黏膜有刺激性、对金属无腐蚀性、受有机物影响大、易挥发、不稳定等特点。适用于皮肤、环境表面及医疗器械的消毒等。

2. 碘伏　碘伏是单质碘与聚乙烯吡咯烷酮的不定型结合物。医用碘伏浓度通常在1%或以下,呈现浅棕色。属中效消毒剂,具有中效、速效、低毒、对皮肤黏膜并无刺激、对二价金属有腐蚀性、受有机物影响大、稳定性好等特点。适用于皮肤、黏膜等的消毒,不适用于金属物品的消毒。

3. 碘酊　为消毒防腐剂,红棕色的澄清液体,常用浓度为2.5%,有碘和乙醇的特性。碘酊中的碘可直接卤化菌体蛋白质而产生杀菌作用,其杀菌作用强而快,1分钟可杀灭各种细菌、霉菌及细菌芽孢。作为皮肤消毒剂,碘酊主要用于手术前、注射前的皮肤消毒。但碘酊对皮肤黏膜的刺激性大,能灼伤皮肤和黏膜。碘酊消毒后应用70%乙醇脱碘。

4. 过氧乙酸消毒剂　具有广谱、高效、低毒、对金属及织物有腐蚀性、受有机物影响大、稳定性差等特点。适用于医院环境的室内物品表面消毒,包括台面、桌面、脚踏凳及地面、墙面等。常用0.2%~0.5%过氧乙酸消毒溶液擦拭或喷洒消毒30分钟。

5. 苯扎溴铵(新洁尔灭)　属于中低效消毒剂,可作为一般消毒剂使用。杀菌机制是改变细胞膜透性,使细胞质外漏。杀菌特点是能杀死细菌繁殖体,但对芽孢、真菌、病毒、结核菌素作用差。

第三节 手术人员和患者手术区域的准备

一、手术人员的准备

1. 一般准备 进手术室前,在更衣室更换手术室准备的清洁鞋、衣(衣袖口应至上臂中、上 1/3 交界处以上)、裤,戴好口罩和帽子,脱去袜子。帽子要遮住全部头发,口罩遮盖口鼻。剪短指甲,并去除甲缘下的积垢。手臂皮肤有破损或化脓性感染者不能参加手术。

2. 手臂消毒 人体表面存在微生物群落,手臂消毒法能清除皮肤表面的细菌。目前手臂消毒方法很多,但主要步骤基本相同,包括清洁和消毒两个步骤。

先用普通洗手液或肥皂液,按照"六步洗手法"(参考附录一外科手消毒),流水下彻底清洗双手,去除表面各种污渍。

按照"六步洗手法"清洁双手后,先用无菌毛刷蘸取肥皂水或消毒液行机械刷洗法刷洗手臂。再用消毒剂做皮肤消毒。目前常用的手消毒剂有乙醇、碘伏、氯己定、消毒凝胶等。外科手消毒最常用的是刷洗法,按一定顺序刷洗手臂 3~5 分钟,可达到外科手消毒标准。

在手术过程中,深藏在皮肤褶皱和毛孔深部的常居菌会逐渐移到皮肤表面,故在手臂消毒后,还应穿无菌手术衣和戴无菌手套,防止细菌污染切口。

如果无菌手术完毕,手套未破,在需连续施行另一台无菌手术时,可不用重新洗手,仅需用消毒液再次涂擦或浸泡双手和手臂,穿无菌手术衣和戴无菌手套即可。若前一次手术为污染手术,则接连施行手术前应重新洗手。

二、患者手术区域的准备

1. 手术前皮肤准备 目的是尽可能消灭或减少切口处及其周围皮肤上的细菌,最大程度减少手术部位相关感染。如择期手术于术前 1 日洗澡或床上擦澡,更换清洁的衣裤。手术区皮肤的毛发应剃除,剃毛时勿损伤皮肤。对小儿的乳毛及细汗毛,可不必一律剃毛。不宜在手术室内剃毛。注意清除脐、腋、会阴等处的污垢,用温肥皂水擦洗干净。皮肤上若有较多油脂或胶布粘贴的残迹,可用汽油或乙醚拭去。

2. 手术区皮肤消毒 患者手术区皮肤消毒方法与手术人员的手臂消毒基本相同,区别是患者手术区皮肤消毒一般用涂擦法,仅在某些植入性手术用浸泡法。一般由第一助手手臂消毒后执行,传统的皮肤消毒法是用 2.5% 碘酊涂擦手术区,待其干燥后用 70% 乙醇涂擦两遍,脱去碘酊。因碘酊消毒效果确切,这种方法一些地区仍在使用。近年来,含活性碘或活性氯的专用皮肤消毒剂陆续问世,如 1% 碘伏,已广泛用于临床,新型消毒剂对皮肤刺激性小,可长时间留在皮肤表面,消毒抑菌作用持久。

皮肤消毒注意事项:①皮肤消毒时,应由术区中心部向四周涂擦。如为感染伤口,或为会阴肛门区手术,则应自手术区外周涂向感染伤口或会阴、肛门处。已经接触污染部位的药液纱布,不应再返擦清洁处;②手术区皮肤消毒范围要包括手术切口周围 15cm 的区域。如手术有延长切口的可能,则应事先相应扩大皮肤消毒范围;③对婴儿、口腔、肛门、外生殖器、面部皮肤等处,不能使用碘酊消毒,以免刺激皮肤或黏膜。

三、手术区铺单

手术区皮肤消毒后,为隔离其他部位,仅显露手术切口必需的皮肤区,减少切口污染机会,应铺置无菌巾单。

铺单原则:先铺相对不洁区(如下腹部、会阴部),最后铺靠近操作者的一侧,并用布巾钳将交角夹住,以防移动(还可用无菌贴膜或抗菌贴膜覆盖手术区代替布巾钳固定无菌巾)。根据手术需要,铺中单、大孔单,头端应盖过麻醉架,两侧和足端部位下垂过手术床边缘30cm 以上。无菌巾铺设完成后,不可随便移动,如果位置不准确,只能由手术区向外移,不能由外向内移动。

第四节　手术进行中的无菌原则

手术前的各项准备工作,为手术提供了一个无菌操作环境。如果在手术进行的过程中未能继续保持这种无菌环境,已经灭菌和消毒的物品或手术区域仍会受到污染,有引起伤口感染的可能。此种感染属医源性感染,有时可使手术失败,甚至危及患者生命。所以,全体参加手术的人员,包括进入手术室的工作人员及参观人员,都必须严格执行手术前的准备工作,认真遵守无菌操作规则,共同维护手术进行中的无菌环境,如发现有人违反时,应立即纠正。

1. 手术人员洗手后,手臂部不准再接触未经消毒的物品。穿无菌手术衣和戴无菌手套后,无菌区域为肩部以下、腰部以上、两侧腋中线之前的身前区域,以及双侧手臂。

2. 不准在手术人员的肩以上、腰以下和背后传递手术器械、敷料和用品;坠落手术台边或无菌巾单以外的器械物品等,不准拾回。

3. 手术全程均不可触碰有菌地带。术中如发现手套破损或接触到非无菌区,应及时更换;衣袖如碰触有菌物品,应加套无菌袖套或更换手术衣。术中如无菌巾单等覆盖物已湿透或碰触有菌物品时,应加盖无菌巾单;如患者需更换体位另选切口做手术时,需重新消毒、铺单。

4. 手术开始前要清点器械、敷料。手术结束时,检查手术野,待核对器械、敷料数无误后,才能关闭切口,以免异物遗留腔内,产生严重后果。

5. 手术过程中,同侧手术人员如需调换位置时,应先退一步,侧过身,背对背地转身到另一位置,以防污染。

6. 做皮肤切口前及缝合皮肤的前后,均需用皮肤消毒剂再次消毒皮肤。

7. 皮肤切口区域应用无菌透明贴膜覆盖或以无菌大纱布遮盖;如腹部手术在进腹后将无菌巾与腹膜缝合,保护腹壁切口。现已有工业化生产的切口保护装置问世,开腹后将切口保护器置入腹腔,其无菌薄膜外翻后即可覆盖整个切口,对切口有良好的保护作用。

8. 切开空腔脏器之前,要先用纱布垫保护周围组织,以防止或减少污染。

9. 参观手术的人员不可贴近手术人员或站在高于手术台的平面,应与手术人员和无菌器械台保持30cm 以上距离。不得随意在手术室内走动。

10. 手术室内人员必须严格执行并认真监督无菌原则的实施。

学习小结

无菌术	概述	①无菌术:针对可能的感染来源(微生物)及感染途径所采取的一系列有效预防措施,由灭菌法、消毒法和一定的操作规则及管理制度所组成;②灭菌:指杀灭一切活的微生物,包括芽孢等;③消毒:指杀灭病原微生物和其他有害微生物,使其达到无害化处理,并不要求清除或杀灭所有微生物
	手术器械、物品、敷料的消毒和灭菌	①灭菌法:高压蒸气灭菌法、低温灭菌法、煮沸灭菌法、干热灭菌法等;②消毒法:碘酊、乙醇、碘伏、过氧乙酸消毒剂等
	手术人员和患者手术区域的准备	①手术人员的准备;②患者手术区域的准备;③手术区铺无菌巾
	手术进行中的无菌原则	全体参加手术的人员必须认真遵守无菌操作规则,共同维护手术进行中的无菌环境

(叶 明)

复习思考题

1. 外科无菌术包括哪些方面?灭菌法与消毒法有何区别?
2. 常用的灭菌法有哪几种?
3. 手术进行中的无菌原则有哪些?

第三章

体 液 代 谢

学习目标

　　通过学习水、电解质的分布、代谢及其平衡规律,掌握水、电解质和酸碱平衡失调的病因、临床表现、诊断和治疗原则。

第一节　概　　述

一、体液含量和分布

　　体液是由水和溶解在水中的电解质和有机物组成。保持机体正常的体液容量、渗透压和电解质含量具有重要意义。人体总体液量因年龄、性别和胖瘦而有差异。肌肉组织含水量最高,为 75%~80%;而脂肪组织几乎不含水。由于男性的体脂含量小于女性,因此成年男性体液总量约占体重的 60%;成年女性约为 55%。两者均有 15% 的变化幅度。小儿的脂肪较少,体液量所占体重的比例较高,新生儿的体液总量占体重的 80%;婴儿约占 70%;12 岁时约占 65%;14 岁以后所占比例与成人相似。60 岁以上的男、女性的体液量均减少,约降至54% 及 46%。

　　体液分为细胞内液和细胞外液。细胞内液大部分存在于骨骼肌中,男性约占体重的40%,女性占体重的 35%。细胞外液男、女性均占体重的 20%。细胞外液主要又可分为组织间液和血浆两部分,前者约占体重的 15%,后者约占 5%。脑脊液,胸膜腔、腹膜腔和滑膜腔的液体,眼内液体,胃肠道的分泌液等,属于第三间隙液体,约占体重的 2%,也属于细胞间液。细胞内液、细胞间液和血浆这三部分体液借生物膜(细胞膜、毛细血管壁)彼此隔开,但相互之间联系密切,交换迅速。细胞内液和细胞外液之间水的流动,主要取决于细胞膜两侧的渗透压;而细胞间液和血浆之间水的流动,主要取决于毛细血管内的静水压和血浆蛋白形成的胶体渗透压。细胞内液是大部分生物化学反应进行的场所,细胞外液则是细胞摄取所需物质和排除代谢产物所必经的运输通道,因而细胞外液被视为细胞赖以生存的内环境。

二、体液平衡

(一) 水的平衡

　　正常人每天水摄入和排出处于动态平衡中。水的来源有饮水、食物水和代谢水。机体排出水的途径有消化道、肾脏、皮肤和肺。正常情况下,每日摄入和排出的水量是平衡的。

笔记栏

水在体内的主要生理功能是:①调节体温;②溶剂作用(维持体内物理、化学环境的稳定状态);③运输作用(运送养分到细胞中并将代谢产物带走);④润滑作用。

(二)电解质平衡

细胞外液和细胞内液中电解质成分差异很大。细胞外液中主要的阳离子是 Na^+,其次是 K^+、Ca^{2+}、Mg^{2+} 等,阴离子主要是 Cl^-、HCO_3^-、HPO_4^{2-}、蛋白质等。细胞内液中主要阳离子是 K^+,其次是 Na^+、Ca^{2+}、Mg^{2+} 等,主要的阴离子是 HPO_4^{2-} 和蛋白质。体液中的电解质具有重要的生理功能:①维持体液渗透平衡和酸碱平衡;②维持神经、肌肉、心肌细胞静息电位,并参与其动作电位形成;③参与新陈代谢和生理功能活动;④构成组织的成分。

(三)渗透压平衡

体液渗透压是体液中电解质离解后的阴阳离子颗粒和非电解质的溶质微粒对水的吸引力,亦即张力。渗透压的高低与溶质(颗粒或微粒)的数目多少成正比,而与离子的电荷或颗粒的大小无关,即体液中溶质颗粒或微粒浓度越高,渗透压越大,聚水能力越强。正常血浆渗透压为 280~310 毫渗量(mOsm)/L,在此范围内称为等渗或等张。低于 280mOsm/L 为低渗,高于 310mOsm/L 为高渗。渗透压的稳定是维持细胞内、外液平衡的基本保证。

(四)酸碱平衡

正常人体血浆酸碱度在很窄的范围内变动,正常动脉血 pH 值为 7.35~7.45。机体内组织细胞必须处于适宜的酸碱度环境中,才能进行正常的生命活动。机体对体液酸碱度的调节主要通过血液缓冲系统、肺、组织细胞和肾的调节来维持。血液缓冲系统主要有 $NaHCO_3$/H_2CO_3 缓冲系统、磷酸盐缓冲系统、血浆蛋白缓冲系统、血红蛋白和氧和血红蛋白缓冲系统。其中以 $NaHCO_3$/H_2CO_3 缓冲系统最为重要,其约占血液缓冲系统总量的一半以上,反应迅速,缓冲能力最强。但作用不能持久。正常情况下 $NaHCO_3$/H_2CO_3 浓度比值为 20:1,该比值决定着血浆的 pH 值。当多量的酸性物质入血时,$NaHCO_3$ 迅速与之中和,使之成弱酸。反之,当体内碱增加时,则 H_2CO_3 予以中和。这种相应的代偿性调节,对防止机体疾病时酸中毒或碱中毒有重要的生理意义。肺在酸碱平衡中的作用是通过改变 CO_2 排出量来调节血浆酸碱浓度,其效能最大,但仅对 CO_2 有调节作用。呼吸深快可增加 CO_2 排出,呼吸浅慢可减少 CO_2 排出,以调整血中 H_2CO_3 的浓度,维持血浆 $NaHCO_3$/H_2CO_3 的比值 20:1,使血液 pH 值相对恒定。机体内组织细胞也是酸碱平衡的缓冲池。酸中毒时,由于细胞外液 H^+ 浓度增加,故 H^+ 弥散入细胞内,而细胞内的 K^+ 和 Na^+ 则移出细胞外,从而维持电中性。在碱中毒时恰好相反,H^+ 移出细胞外而 K^+ 和 Na^+ 则移入细胞内。这种离子交换的结果能缓冲细胞外液 H^+ 浓度的变动,但起效慢,同时也可影响血 K^+ 的浓度。在酸中毒时,血 K^+ 浓度往往升高,而碱中毒时则降低。肾脏主要是通过排出过多的酸或碱来调节血浆中的 $NaHCO_3$ 含量,维持血中正常的 pH 值,起效虽慢,但维持时间长。

(五)体液的调节机制

水、电解质的平衡是相互联系的,两者平衡的维持依赖于胃肠道、肾、肺、皮肤等器官和组织的完整及其调节功能。

1. 消化道的分泌与重吸收　正常情况下,成人每日从消化道分泌的消化液约 8 200ml,但绝大部分被重吸收,最后仅有约 150ml 的水随粪便排出。呕吐、胃肠减压、肠瘘、胆瘘、胰瘘、腹泻均会丧失消化液。呕吐失 Cl^- 多于失 Na^+,可产生低氯性碱中毒;而腹泻失 Na^+ 多于失 Cl^-,可产生代谢性酸中毒。因此,消化道的正常分泌、吸收功能是维持体液平衡的重要因素。

2. 肾脏的调节　肾脏对水、电解质平衡的调节和维持起着十分重要的作用。肾功能正常时,水分摄入多,尿量就多;水分摄入不足,或有额外的体液丧失而液体补充不足时,尿量减少而尿比重增高。成人每日需经肾脏排泄的固体代谢物为35~50g,而每克废物至少需要12ml的水才能由肾脏排出体外,故成人每日尿量至少应有500~600ml。

肾脏对水、电解质的调节受内分泌激素控制:

(1)抗利尿激素(antidiuretic hormone,ADH):主要是下丘脑视上核神经细胞所分泌,并在神经垂体贮存。ADH能提高肾远曲小管和集合管对水的通透性,从而使水的重吸收增加,尿的形成和排出减少。血液中ADH的量决定于细胞外液的渗透压和血容量。当机体失去大量水分而使血浆晶体渗透压增高时,便可刺激下丘脑视上核或其周围区的渗透压感受器而使ADH释放增多,血浆渗透压可因肾重吸收水分增多而有所下降。反之,渗透压降低时,由于ADH释放减少,肾排水增多,血浆渗透压得以回升。当血容量减少时,ADH可因容量感受器所受刺激减弱而释放增加,尿量因而减少而有助于血容量的恢复。

(2)醛固酮:是肾上腺皮质球状带分泌的盐皮质激素。醛固酮的主要作用是促进肾远曲小管和集合管对Na^+的主动重吸收,同时通过Na^+-K^+和Na^+-H^+交换而促进K^+和H^+的排出。随着Na^+主动重吸收的增加,Cl^-和水的重吸收也增多。醛固酮的分泌主要受血容量影响。当血容量减少时,血管内压力下降,肾脏入球小动脉的血压也相应下降,位于管壁的压力感受器受到压力下降的刺激,使肾小球旁细胞增加肾素的分泌;同时,随着血容量减少和血压下降,肾小球滤过率也相应下降,以致流经肾远曲小管的Na^+量明显减少,钠的减少能刺激位于肾远曲小管致密斑的钠感受器,引起肾小球旁细胞增加肾素的分泌。此外,全身血压下降也可使交感神经兴奋,刺激肾小球旁细胞分泌肾素。肾素是一种蛋白的水解酶,能催化存在于血浆中的血管紧张素原,使其转变为活性较小的血管紧张素Ⅰ。血管紧张素Ⅰ在转换酶的作用下转变为活性较强的血管紧张素Ⅱ,引起小动脉收缩和刺激肾上腺皮质球状带,增加醛固酮的分泌,促进肾远曲小管对Na^+的重吸收和促使K^+、H^+的排出,导致尿钠排出减少,细胞外液因钠潴留而容量增加。反之,当血容量过多时,肾素-血管紧张素-醛固酮系统受抑制,尿钠排出增多,细胞外液容量因而减少。

(3)心房利尿钠肽(atrial natriuretic peptide,ANP):ANP主要存在于哺乳动物,如人的心房肌细胞的细胞质中,具有强大的利钠和利尿作用。ANP的释放与血容量的增加有关。当血容量增加时,右心房压力增高,牵张心房肌而使ANP释放入血,抑制肾髓质集合管对Na^+的重吸收,或通过改变肾内血流分布,增加肾小球滤过率而发挥利钠、利尿作用,使血容量减少而恢复正常。反之,限制钠、水摄入或减少静脉回心血量则能减少ANP的释放。ANP有拮抗肾素-醛固酮系统的作用,能抑制肾上腺皮质球状带细胞合成和分泌醛固酮,又能使血浆肾素活性下降及直接抑制近球细胞分泌肾素。ANP也能显著减轻失水或失血后血浆中ADH水平增高的程度,并具有舒张血管、降低血压的作用。

3. 皮肤的调节　皮肤在调节体温过程中,必须同时带出一定量的水分,这是无形的水分蒸发,称为"隐性排汗",每天排出量300~600ml,此量不受体内水分多少的限制。当气温达到38℃时,汗腺开始排汗,称为"显性出汗",其含NaCl为0.25%,也含有少量的K^+,故"显性出汗"所丧失的水分往往比失去电解质为多,因而可产生高渗性脱水。

4. 肺的调节　呼吸时丧失水的量取决于呼吸的速度和深度。正常成人每日由呼吸丧失的水200~400ml,此量不受体内水分多少的限制。呼吸加深、加快及气管切开后的患者,排出的水较多。由呼吸排出的体液通常当作纯水看待。在临床上,极少见到因呼吸变化所致的缺水。

总之,水、电解质的平衡受神经系统和某些激素的调节,而这种调节又主要是通过神经特别是一些激素(ADH、醛固酮、ANP)对肾处理水和电解质的影响而得以实现的。

第二节　体液平衡失调

体内水、电解质因疾病、创伤等因素的影响而发生改变,并超过机体的调节能力时,便可产生水、电解质平衡失调。体液平衡失调可以表现为容量失调、浓度失调和成分失调。容量失调是指等渗性液体的减少或增加,无渗透压的变化,只引起细胞外液量的改变。浓度失调是指细胞外液内水分的增加或减少,导致渗透微粒的浓度即渗透压发生改变。由于钠离子占细胞外液渗透微粒的 90%,故浓度失调就表现为低钠血症或高钠血症。细胞外液内其他离子浓度的改变因其渗透微粒的数量小,不会对细胞外液的渗透压造成明显影响,但能产生各自不同的病理生理影响,即造成成分失调。

一、水和钠的代谢紊乱

钠占细胞外液阳离子总量的 90%。钠和其相对应的阴离子一起产生的渗透压,约占细胞外液总渗透压 92%,是维持细胞外液容量和晶体渗透压的重要因素。钠又是细胞外液中缓冲系统的重要组成成分。此外,钠对调节酸碱平衡、维持细胞生理功能有重要意义。正常血清钠浓度为 135~145mmol。成人每日需要 NaCl 为 4.5~6.0g,从尿排出 NaCl 4.5~5.5g,汗和粪排出约 0.5g。钠的平衡规律一般是"多进多排,少进少排,不进几乎不排"。水和钠的关系非常密切,故脱水和失钠常同时存在。根据脱水后细胞外液中水和钠比例的不同,临床上将缺水分为高渗性脱水、低渗性脱水和等渗性脱水三种类型。

（一）高渗性脱水

高渗性脱水即细胞外液减少合并高血钠,失水多于失钠,血钠浓度>150mmol/L,血浆渗透压>310mOsm/L。

1. 病因

(1)水摄入不足:如食管癌的吞咽困难、重危患者的给水不足等。

(2)水丧失过多:如高热、大量出汗及大面积烧伤经皮肤丢失水分,尿崩症或使用甘露醇等渗透性利尿剂时经肾丢失过多水分,任何原因引起的过度通气经呼吸道丢失水分等。

(3)摄入大量高渗液体:如鼻饲高浓度的要素饮食或静脉高能营养等。

2. 病理生理　因失水多于失钠,细胞外液渗透压增高,一方面刺激口渴中枢,引起口渴而饮水,以增加体内水分,降低渗透压;另一方面可引起 ADH 分泌增多,从而使肾重吸收水增多,尿量减少而比重增高;同时,细胞外液渗透压增高可使渗透压相对较低的细胞内液中的水向细胞外转移。细胞外液从上述三个方面得到水分补充,而使渗透压降低和容量恢复。

3. 临床表现　随缺水的程度不同,一般将高渗性脱水分为轻、中、重三度。

(1)轻度脱水:脱水量为体重的 2%~4%。主要表现为口渴、尿少、尿比重增高等。

(2)中度脱水:脱水量为体重的 4%~6%。除上述症状明显加重外,还可出现皮肤弹性差、眼窝明显凹陷、唇舌干燥、软弱无力、常出现烦躁等。

(3)重度脱水:脱水量超过体重的 6%。除上述表现外,出现躁狂、幻觉、谵妄、昏迷,甚至死亡。

4. 诊断　根据病史和临床表现,一般可做出高渗性脱水的诊断。实验室检查发现:①尿液比重高;②红细胞计数、血红蛋白量、血细胞比容轻度增加;③血清钠>150mmol/L 或血浆渗透压>310mOsm/L。

5. 治疗

(1)积极治疗原发病,控制钠摄入,纠正细胞外液容量异常。

(2)严重高钠血症应首先快速纠正细胞外液容量缺乏以改善组织灌注、休克,然后再逐步纠正水缺乏。所需补充液体量应根据临床表现,估计丧失水量占体重百分比,然后按每丧失体重 1% 补液 400~500ml 计算,总补水量还应该包括不显性失水、尿和胃肠道失水量。能进食者尽量口服,不能进食者可输注葡萄糖溶液。纠正高渗性脱水不宜过快,以避免快速扩容导致脑水肿。治疗期间应检测全身情况及血钠浓度,酌情调整后续补给量。

(3)高渗性脱水者失水多于失钠,但体内总体钠是减少的,故在纠正脱水过程中,应适当补充钠。

(二)低渗性脱水

低渗性脱水即细胞外液减少合并低血钠,失钠多于失水,血钠浓度<135mmol/L,血浆渗透压<280mOsm/L。

1. 病因

(1)大量消化液丢失(如大量呕吐、长期胃肠减压导致大量消化液丢失)时,只补充水而未补充钠,这是低渗性脱水最常见的原因。

(2)液体在第三间隙集聚,如大量胸腔积液、腹水及肠梗阻致大量肠液在肠腔内集聚等。

(3)长期使用利尿剂,如呋塞米、依他尼酸、氢氯噻嗪等排钾利尿剂,未注意补给适量的钠盐,以致体内缺钠程度大于缺水程度。

(4)经皮肤丢失,如大量出汗、大面积烧伤等均可导致体液和钠大量丢失,若只补充水则可造成低渗性脱水。

2. 病理生理　因失钠多于失水,细胞外液呈低渗状态,水分可从细胞外液移向渗透压相对较高的细胞内液,从而使细胞外液减少。细胞外液渗透压降低,抑制 ADH 分泌,肾对水的重吸收减少,故早期尿量排出增多。如病情继续发展,组织间液进入血液循环,虽能部分地补偿血容量,但使组织间液的减少比血浆的减少更为明显,最终导致循环血量明显减少,机体将不再顾及渗透压而尽量保持血容量。

3. 临床表现　根据缺钠程度的不同,将低渗性脱水分为轻、中、重三度。

(1)轻度缺钠:患者感疲乏无力、头晕、手足麻木、口渴不明显。尿中 Na+ 减少,血钠浓度为 130~135mmol/L,每千克体重缺 NaCl 0.5g。

(2)中度缺钠:除上述症状外,尚有恶心、呕吐、脉搏细速、血压不稳或下降、脉压变小、浅静脉萎陷、视力模糊、站立性晕倒。尿量减少,尿中几乎不含钠和氯。血钠浓度为 120~130mmol/L,每千克体重缺 NaCl 0.5~0.75g。

(3)重度缺钠:患者神志不清、肌肉痉挛性抽痛、肌腱反射减弱或消失、出现木僵,甚至昏迷,常发生休克。血钠浓度在 120mmol/L 以下,每千克体重缺 NaCl 0.75~1.25g。

4. 诊断　根据病史和临床表现,可初步做出低渗性脱水的诊断。

(1)尿液检查:常有尿钠、尿氯明显减少,尿比重在 1.010 以下。

(2)血钠测定:血钠浓度<135mmol/L,可根据测定结果判定缺钠的程度。

(3)红细胞计数、血红蛋白量、血细胞比容、血尿素氮均有增高。

5. 治疗

(1)积极处理致病原因:针对细胞外液低渗和血容量不足的情况,静脉输入含盐溶液或高渗盐水,以纠正体液的低渗状态和补充血容量。

(2)补钠量的估计,有以下两种方法:

1)按临床缺钠程度来估计,轻度缺钠每千克体重丧失 NaCl 0.5g,中度为 0.5~0.75g,

重度为 0.75~1.25g。例如体重 60kg 的患者,轻度缺钠丧失 NaCl 30g,中度缺钠丧失 NaCl 30~45g,重度缺钠丧失 NaCl 45~75g。

2)根据患者血 Na^+ 浓度计算,一般可按下列公式计算需要补充的钠盐量:

需补充的钠盐量(mmol)=［血钠的正常值(mmol/L)－血钠测得值(mmol/L)］× 体重(kg)× 0.60(女性为 0.50)。

按 17mmol Na^+ 相当于 1g 钠盐计算补给氯化钠的量。当天补给一半和日需量 4.5g,其中 2/3 的量以 5% 葡萄糖氯化钠注射液输注,其余量以等渗盐水补给。以后可测定血清 Na^+、K^+、Cl^-,做血气分析,作为进一步治疗时的参考。

(3)对出现休克者,应先补足血容量,以改善微循环和组织器官的灌流。晶体液如乳酸复方氯化钠注射液、等渗盐水;胶体溶液如羟乙基淀粉、右旋糖酐和血浆蛋白溶液等都可应用。随后根据病情及血钠浓度再调整治疗方案。

(三)等渗性脱水

等渗性脱水即细胞外液减少而血钠正常,水和钠成比例地丧失,血清钠和血浆渗透压仍在正常范围。

1. 病因

(1)消化液的急性丧失,如大量呕吐、腹泻、肠瘘等。

(2)体液丧失在感染区或软组织内,如胸腹腔内或腹膜后感染、肠梗阻、烧伤等,丧失的体液与细胞外液成分基本相同。

2. 病理生理 因水和钠成比例丧失,细胞外液的渗透压仍维持在正常范围,故细胞内、外液之间维持了水的平衡,细胞内液容量无明显变化。只是造成细胞外液容量(包括循环血量)的迅速减少。但纠正不当时极易转为高渗性脱水或低渗性脱水。

3. 临床表现 患者既有失水的表现,又有失钠的表现,如口渴、尿少、厌食、恶心、软弱无力、唇舌干燥、眼窝下陷、皮肤干燥、松弛等。如短期内体液的丧失达到体重的 5%,即丧失细胞外液的 25% 时,患者出现脉搏细速、肢端湿冷、血压不稳定或下降等血容量不足的表现。体液继续丧失达体重的 6%~7%(相当于丧失细胞外液的 30%~35%)时,休克的表现则更严重。

4. 诊断 主要依靠病史和临床表现。应详细询问有无消化液或其他体液的大量丧失,失液或不能进食持续的时间,每日的失液量及其性状等。实验室检查可发现红细胞、血红蛋白量和血细胞比容明显增高,表示有血液浓缩。血清 Na^+ 和 Cl^- 一般无明显降低,尿比重增高,必要时做血气分析以确定有无酸碱平衡紊乱。

5. 治疗 原发病的治疗十分重要,若能消除病因,则脱水将很容易纠正。等渗性脱水治疗可静脉输注平衡盐溶液或等渗盐水,使血容量得到尽快补充。对已有脉搏细速和血液下降等血容量不足者,需从静脉快速输注以恢复血容量。另外,静脉快速输注上述液体时必须检测心脏功能。

必须注意,上述补液量当天先补给一半量,余量在次日酌情补给。此外,应补给日需量,一般为水 2 000ml 和钠 4.5g。在等渗盐水中 Cl^- 含量比血清中多 1/3,故大量输给等渗盐水时,要注意血 Cl^- 过高的危险,临床上常用平衡液来代替等渗盐水。在纠正缺水后,排钾量会有所增加,应注意预防低钾血症的发生。

(四)水中毒

水中毒是指水潴留使体液量明显增多,血钠浓度<135mmol/L,血浆渗透压<280mOsm/L,但体钠总量正常或增多,故又称之为高容量性低钠血症。

1. 病因

(1)急性肾衰竭,各种原因所致的ADH分泌过多。

(2)持续性大量饮水,静脉输入不含盐或含盐少液体过多过快,超过肾脏排水能力。

2. 病理生理 细胞外液因水过多而被稀释,故血钠浓度降低,渗透压下降。加之肾脏不能将过多水分及时排出,水分乃向渗透压相对高的细胞内转移而引起细胞水肿,结果是细胞内、外液容量均增多而渗透压都降低。由于细胞内液容量大于细胞外液容量,所以潴留水分大部分积聚在细胞内。急性水中毒时,由于脑神经细胞水肿和颅内压增高,故脑症状出现最早而且突出。

3. 临床表现 急性发病时,由于细胞内外液量增多,颅腔和椎管无弹性,脑细胞水肿造成颅内压增高症状,如头痛,失语,精神错乱,定向力失常,嗜睡,躁动,谵妄,甚至昏迷,进一步发展,有发生脑疝可能,以致呼吸、心搏骤停。重者有充血性心力衰竭、呼吸急促(发生肺水肿时)、胸腔积液、充血性肝肿大、颈静脉怒张、肺动脉压和中心静脉压增高、骶部或四肢末端水肿。若血钠在48小时内迅速降至108mmol/L以下,可致神经系统永久性损伤或死亡。慢性发病时,症状一般不明显,往往被原发疾病症状所掩盖,可有软弱无力、恶心呕吐、嗜睡等,体重增加,皮肤苍白而湿润。当血浆渗透压降至240~250mOsm/L(血钠115~120mmol/L)时,会出现头痛、嗜睡、神志错乱、谵妄等神经精神症状。当血浆渗透压降至230mOsm/L(血钠110mmol/L)时,可发现抽搐或昏迷。

4. 诊断 依据病史、临床表现结合必要的实验室检查,一般可明确诊断。重点在于判断出水中毒的病因和程度,以及心、肺、肾功能状态。应注意与缺钠性低钠血症鉴别。

5. 治疗 水中毒一经诊断应立即停止水分摄入,并积极治疗原发疾病。急重症患者的治疗要以保护心、脑功能为目标,以脱水和/或纠正低渗为目的。脱水首选呋塞米或依他尼酸等祥利尿药,危急病例可采取血液超滤治疗。明确为ADH分泌过多者,除病因治疗外,可选用碳酸锂、利尿药治疗。保护心脏、减轻心负荷可用硝普钠、硝酸甘油等血管扩张药。已出现精神神经症状者,应迅速纠正细胞内低渗状态,除限水、利尿外,应使用3%~5%氯化钠溶液,严密观察心肺功能等病情变化,调节剂量及调速,一般以分次补给为宜。

二、钾代谢紊乱

正常人体内约90%的钾存在于细胞内,是细胞内液中最主要的阳离子,仅约1.4%的钾存在于细胞外液中,其余的钾存于骨和跨细胞液中。钾能激活多种酶,参与细胞内氧化、ATP生成及许多代谢过程。神经、肌肉的应激性也需钾的参与。钾的平衡规律一般是"多进多排,少进少排,不进也排"。血清钾的正常值为3.5~5.5mmol/L。

(一)低钾血症

血清钾浓度低于3.5mmol/L,称为低钾血症。

1. 病因

(1)钾摄入不足,如消化道梗阻、长期禁食、昏迷、神经性厌食等导致钾摄入不足。

(2)钾丧失过多,如频繁呕吐、胃肠瘘、持续胃肠减压等。

(3)钾从肾排出过多,如用呋塞米、依他尼酸等利尿剂过多,长期使用肾上腺皮质激素等。

(4)钾转入细胞内,如大量输入葡萄糖和胰岛素,或代谢性、呼吸性碱中毒等。

2. 临床表现 肌肉无力为低钾血症最早表现,一般先出现四肢肌肉软弱无力,后延及躯干和呼吸肌,可有软瘫、肌腱反射迟钝或消失;如累及消化道平滑肌,患者则有厌食、恶心、呕吐和腹胀等肠麻痹表现。心脏受累则表现为窦性心动过速、传导阻滞和节律异常。典型的心电图改变为早期出现 T 波降低、变宽、双相线或倒置,随后出现 ST 段降低,QT 间期延长和 U 波,严重者可出现 P 波幅度增高、QRS 增宽、室上性或室性心动过速、房颤。由于并非每个患者都有上述心电图改变,故不应仅凭心电图异常来诊断低钾血症。

3. 诊断　一般可根据病史临床表现以及实验室检查即可做出低钾血症的诊断。血钾<3.5mmol/L 有诊断意义,心电图检查可作为辅助性诊断手段。

4. 治疗

(1)积极治疗造成低钾血症的原发疾病,减少或中止钾的继续丧失。

(2)补充钾盐:能口服者尽量口服,轻度低钾血症者可鼓励进食含钾丰富的食物,如橘子、香蕉等,或口服氯化钾。不能口服者常用 10% 氯化钾(KCl)注射液静脉滴注,参考血钾浓度降低程度,每天补钾 40~80mmol/L。以每克氯化钾相等于 13.4mmol 钾计算,相当于每天补氯化钾 3~6g。

静脉补钾时注意事项:①尿多补钾,待尿量超过 40ml/h 后才能补钾;②忌静脉直接推注,以免血钾突然升高,引起心搏骤停;③补钾浓度为每升输液中含钾不宜超过 40mmol/L(相当于氯化钾 3g),补钾速度一般不宜超过 20mmol/h;④对于少数出现危及生命的心律失常患者或瘫痪患者,可进行更高浓度和速度的补钾,需通过中心静脉并应用输液泵,其间必须严密监测血钾,一旦危情纠正,应减慢补钾速度。

(二) 高钾血症

血钾浓度>5.5mmol/L 时,称为高钾血症。

1. 病因

(1)进入体内的钾过多,如口服含钾药物或静脉输入过多钾,以及大量输入库存血等。

(2)肾排钾功能减退,如急性肾衰竭少尿或无尿期、应用保钾利尿药、肾上腺皮质功能减退等。

(3)细胞内钾大量移出,如溶血、酸中毒、组织损伤等。

2. 临床表现　早期无特异性症状,钾轻度增加时可有肌肉轻度震颤、四肢软弱、感觉异常、轻度神志模糊或淡漠等。严重高钾血症可以引起窦性心动过缓、房室传导阻滞或快速性心律失常,最危险的是导致心室颤动或心搏骤停。典型的心电图改变为早期 T 波高而尖,QT 间期延长,随后出现 QRS 增宽伴幅度下降,P 波波幅下降并逐渐消失。

3. 诊断　有引起高钾血症的病因及上述临床表现时即考虑有高钾血症的可能,血钾浓度>5.5mmol/L 即可确定诊断,心电图检查可作为辅助性诊断手段。

4. 治疗　高钾血症有导致患者心搏骤停的危险,因此一经诊断,应予积极治疗。

(1)立即停用一切含钾药物及食物。

(2)促使钾转入细胞内:①应用 5% NaHCO$_3$ 溶液 250ml 静脉滴注,既可增加血容量而稀释血钾,又能促使钾移入细胞内或由尿排出;②也可静脉输注葡萄糖加胰岛素,可促使钾移入细胞内。

(3)促使钾排出:①应用袢利尿剂如呋塞米或氢氯噻嗪,可促使钾从肾排出,但对肾功能障碍者效果较差;②应用阳离子交换树脂,每次服 15g,每日 4 次或加 10% 葡萄糖溶液 200ml 做保留灌肠,从消化道带走钾离子;③如上述治疗不能降低血钾浓度或者严重高血钾时,应采用透析疗法,透析疗法是最快速有效的降低血钾方法。

(4)防治心律失常。应用钙剂对抗钾和缓解钾对心肌的毒性作用。常用 10% 葡萄糖酸钙 20ml 静脉注射,每 4 小时可重复使用一次,或用 30~40ml 静脉滴注。

三、镁代谢紊乱

机体 60% 的镁存在于骨骼内,其余大部分在骨骼肌肌其他组织器官细胞内,仅有 1%~2% 在细胞外液中。镁能激活细胞内酶或作为辅酶促进代谢,维持神经肌肉的应激性,协调心肌活动。血清镁含量为 0.75~1.25mmol/L。

（一）低镁血症

血清镁<0.75mmol/L 时称为低镁血症。

1. 病因

(1)镁摄入不足:如营养不良、长期禁食、厌食、长期静脉补液或高营养而未注意补充镁、小肠大部分切除术后"短肠症"等,均可导致镁摄入不足。

(2)镁丧失过多:长期消化液丧失如肠瘘、胆瘘或慢性腹泻等,是造成低镁血症的主要原因;高钙血症可使肾小管对镁重吸收减少;大量应用利尿剂及某些肾脏疾病可导致肾排镁增多;糖尿病酮症酸中毒、甲状腺功能亢进以及严重甲状旁腺功能减退均可使肾小管对镁的重吸收减少。

2. 临床表现 临床表现与钙缺乏很相似,有肌震颤、手足搐搦及耳前叩击试验阳性等,严重者可表现为癫痫大发作。有时低镁血症可出现为眩晕、共济失调、手足徐动症、肌无力和肌萎缩。低镁血症容易引起心律失常,心电图表现包括 PR 间期和 QT 间期延长。

3. 诊断 在某些低钾、低钙患者中,已补充钾和钙剂后,症状仍无改善者,即应怀疑本病。有时镁缺乏不一定出现血镁过低,而血镁过低也不一定表示有镁缺乏,必要时,可做镁负荷试验,有助于镁缺乏的诊断。

4. 治疗

(1)去除引起镁缺乏的病因。

(2)补充镁:轻度无症状低镁血症可口服镁剂予以纠正,但由于口服大剂量镁剂容易发生腹泻,故当口服吸收障碍者或严重低镁血症患者应静脉补充镁。常用氯化镁或硫酸镁,一般可用 25% 硫酸镁 5~10ml 加入葡萄糖溶液中缓慢滴注。血镁正常后,仍应继续每日补镁 1~2 天。

（二）高镁血症

血清镁>1.25mmol/L 时称为高镁血症。

1. 病因

(1)肾衰竭是高镁血症最常见的病因。

(2)严重脱水伴少尿时,镁随尿排出减少。

(3)肾上腺、甲状腺功能减退时,肾脏排镁障碍。

(4)静脉补镁过多过快。

(5)分解代谢亢进疾病,如糖尿病酮症酸中毒使细胞内镁移至细胞外。

2. 临床表现 高镁血症可抑制内脏平滑肌功能,临床表现有嗳气、呕吐、便秘和尿潴留等症状。高镁血症抑制神经肌兴奋性传导,出现乏力、疲倦、腱反射减退,严重时出现肌肉迟缓性麻痹、嗜睡和昏迷。高镁血症对心血管的影响表现为抑制房室和心室内传导,降低心肌兴奋性,心电图检查表现为传导性阻滞和心动过缓,严重时出现血压下降甚至心搏骤停。

3. 治疗 应积极改善肾功能,纠正酸中毒和缺水,同时停止给镁。静脉缓注 10% 葡萄糖酸钙或氯化钙注射液 10~20ml,以对抗镁对心脏和肌肉的抑制。如血镁浓度仍无下降或症状仍不减轻时,应及早采用透析疗法。

四、钙代谢紊乱

钙是人体含量最丰富的无机元素,体内约99%的钙存于骨骼和牙齿中,其余以溶解状态分布于体液和软组织中。血钙指血清中所含的总钙量,正常血钙的浓度为2.25~2.75mmol/L。钙的主要生理功能是形成和维持骨骼和牙齿的结构,维持细胞的正常生理功能,调节细胞功能和酶的活性,维持神经-肌肉兴奋性,参与凝血过程。

(一) 低钙血症

血清钙<2.25mmol/L 时为低钙血症。

1. 病因

(1)维生素 D 缺乏:食物中维生素 D 摄入减少或光照不足;梗阻性黄疸、慢性腹泻、脂肪泻等影响肠道吸收,肝硬化或肾衰竭等导致维生素 D 羟化障碍。

(2)甲状旁腺功能障碍,临床上常见于甲状旁腺或甲状腺手术误切除了甲状旁腺,导致甲状旁腺激素缺乏,破骨减少,成骨增加,造成低血钙。

(3)急性胰腺炎时机体对甲状旁腺激素的反应性下降,胰高血糖素分泌亢进,胰腺炎症或坏死释放出的脂肪酶与钙结合成钙皂影响肠吸收功能。

2. 临床表现　主要由神经肌肉的兴奋性增高所引起,如容易激动、口周和指(趾)尖麻木及针刺感、手足抽搐、肌肉和腹部绞痛、腱反射亢进等,以及耳前叩击试验(Chvostek征)和束臂试验(Trousseau 征)阳性,严重时可导致喉及气管痉挛、癫痫发作甚至呼吸暂停。低钙对心血管的影响主要为传导阻滞等心律失常,严重时可出现室颤、心力衰竭。心电图典型表现为 QT 间期和 ST 段明显延长。低钙时可出现骨骼疼痛、病理性骨折、骨骼畸形。

3. 诊断　根据病史及临床表现一般可做出低钙血症的诊断,血钙<2.25mmol/L 时可确诊。

4. 治疗　低钙血症出现手足抽搐、喉痉挛等症状时应立即处理。常用 10% 葡萄糖酸钙20ml 或 5% 氯化钙 10ml 静脉注射,以缓解症状,必要时可多次给药。慢性低钙血症首先要治疗原发病,如维生素 D 缺乏、甲状旁腺功能减退等。

(二) 高钙血症

血清钙>2.75mol/L 时为高钙血症。

1. 病因　主要发生于甲状旁腺功能亢进症,其次是恶性肿瘤骨转移,特别是在接受雌激素治疗的乳腺癌骨转移。

2. 临床表现　主要是神经肌肉应激性减退,早期症状有疲倦乏力、食欲减退、恶心呕吐和体重下降等。血清钙浓度进一步增高时,可出现严重头痛、背部和四肢疼痛、口渴、多尿等。可发生尿路结石和高血钙性肾脏病。高钙血症可使心肌兴奋性增加,容易出现心律失常及洋地黄中毒,心电图表现为 QT 间期缩短。

3. 诊断　一般根据病史及临床表现即可做出高钙血症的诊断,血钙>2.75mmol/L 时,即可确定诊断。

4. 治疗　主要治疗引起高钙血症的原因。常用的降低血钙方法有:①增加尿钙排出:高钙血症常有低血容量,补充血容量可增加尿钙排出;袢利尿剂可抑制钙重吸收而增加尿钙排泄。②抑制骨吸收:降钙素可抑制骨吸收、增加尿钙排泄。③减少肠道钙吸收:糖皮质激素通过抑制维生素 D 来减少肠道对钙的吸收,增加肾脏排出钙。口服磷制剂可以降低肠道对钙的吸收。④透析:透析可有效降低血钙浓度,对肾功能不全或心功能不全患者尤为适用。

第三节 酸碱平衡失调

体内酸性或碱性物质过多,超过机体的调节能力,或肺、肾脏的调节酸碱平衡功能发生障碍时,即可引起机体酸碱平衡失调。此外,电解质代谢紊乱也可以同时伴有酸碱平衡失调。根据酸碱平衡失调的原因来分,由 $NaHCO_3$ 含量的减少或增加而引起的酸碱平衡失调,称为代谢性酸或碱中毒;由肺部呼吸功能异常导致 H_2CO_3 含量的增加或减少而致的酸碱平衡失调,称为呼吸性酸或碱中毒。如两种或两种以上的酸碱平衡失调同时存在,称为混合型酸碱平衡失调。

临床上常用血气分析来判断机体是否存在酸碱平衡失调以及缺氧和缺氧程度等,常用指标为:

1. 酸碱度(pondus hydrogenii,pH) 参考值 7.35~7.45。小于 7.35 为失代偿性酸中毒,大于 7.45 为失代偿性碱中毒。但 pH 值正常并不能完全排除酸碱失衡。代偿性酸或碱中毒时 pH 值均在 7.35~7.45 的正常范围之间。

2. 二氧化碳分压(PCO_2) 参考值 35~45mmHg(1mmHg=0.133kPa)。指溶解在血液中的二氧化碳分子产生的压力。超出或低于参考值称高、低碳酸血症。大于 50mmHg 有抑制呼吸中枢危险。二氧化碳分压是判断各型酸碱中毒的主要指标。

3. 二氧化碳总量(TCO_2) 参考值 24~32mmHg,代表血中 CO_2 和 HCO_3^- 之和,在体内受呼吸和代谢两方面影响。代谢性酸中毒时明显下降,碱中毒时明显上升。

4. 氧分压(PO_2) 参考值 80~100mmHg。为溶解于血液中的氧所产生的张力。低于 60mmHg 即有呼吸衰竭,低于 30mmHg 可有生命危险。

5. 氧饱和度(SaO_2) 参考值 91.9%~99%。指氧合血红蛋白对有效血红蛋白的容积比。

6. 实际碳酸氢盐(actual bicarbonate,AB)和标准碳酸氢盐(standard bicarbonate,SB) 实际碳酸氢盐(AB)参考值 21.4~27.3mmol/L,是指在隔绝空气的条件下,取血分离血浆测得的 HCO_3^- 实际含量。标准碳酸氢盐(SB)参考值 21.3~24.8mmol/L,是指动脉血液标本在 38℃ 和血红蛋白完全氧合的条件下,用 PCO_2 为 40mmHg 的气体平衡后所测得的血浆 HCO_3^-。AB 和 SB 是体内代谢性酸碱失衡重要指标,在特定条件下计算出 SB 也反映代谢因素。两者正常为酸碱平衡正常。两者皆低为代谢性酸中毒(未代偿),两者皆高为代谢性碱中毒(未代偿),AB>SB 为呼吸性酸中毒,AB<SB 为呼吸性碱中毒。

7. 剩余碱(base excess,BE) 参考值 -3~3mmol/L,是指在 38℃,二氧化碳分压在 40mmHg,氧分压在 100mmHg 的条件下,将血液标本滴定至 pH 值 7.40 时所消耗的酸或碱的量;正值指示增加,负值为降低。

8. 阴离子间隙(anion gap,AG) 参考值 8~16mmol/L,指血浆中未测定的阴离子(undetermined anion,UA)与未测定的阳离子(undetermined cation,UC)浓度间的差值。

判断酸碱失衡应先了解临床情况,一般根据 pH 值、$PaCO_2$、BE 等判断酸碱失衡,根据 PaO_2 及 $PaCO_2$ 判断缺氧及通气情况。pH 值超出正常范围提示存在失衡。但 pH 值正常仍可能有酸碱失衡。$PaCO_2$ 超出正常提示呼吸性酸碱失衡,BE 超出正常提示有代谢酸碱失衡。但血气和酸碱分析有时还要结合其他检查,结合临床动态观察,才能得到正确判断。

一、代谢性酸中毒

代谢性酸中毒是临床上酸碱平衡失调中最常见的一种类型,是由于体内非挥发性酸积聚或生成过多,或因失碱过多,使血浆 HCO_3^- 原发性减少所引起。根据阴离子间隙(AG)

是否增大,可将代谢性酸中毒分为 AG 正常型和 AG 增大型两类。AG 是指血浆中未被检出的阴离子的量,其简单的测量方法是将血浆 Na^+ 浓度减去 HCO_3^- 与 Cl^- 之和,正常值为 8~16mmol/L。其主要组成是磷酸、乳酸及其他有机酸。如果是由于 HCO_3^- 或盐酸增加引起的酸中毒,其 AG 为正常。反之,如果是有机酸产生增加或硫酸、磷酸等的潴留而引起的酸中毒,其 AG 即增大。

(一) 病因

根据阴离子间隙的改变,可将造成 $NaHCO_3$ 减少的原因分两类。

1. AG 正常型代谢性酸中毒　当血浆 HCO_3^- 浓度降低而同时伴有 Cl^- 浓度代偿性升高时,则呈现 AG 正常型高氯性酸中毒。常见原因有:

(1)丧失 HCO_3^-:见于腹泻、肠瘘、胆瘘和胰瘘等,均可引起 HCO_3^- 大量丢失和血氯的代偿性升高。也见于输尿管乙状结肠吻合术后,偶见于回肠代膀胱术后,尿液潴留在肠内时间较长后,发生 Cl^- 和 HCO_3^- 的交换,Cl^- 被吸收而 HCO_3^- 被排出。应用碳酸酐酶抑制剂,如乙酰唑胺,可抑制肾小管上皮细胞内的碳酸酐酶的活性,使 H_2CO_3 生成减少,结果是 H^+ 排泌和 HCO_3^- 重吸收减少。

(2)肾小管泌 H^+ 功能障碍和 HCO_3^- 的再吸收障碍:见于肾小管酸中毒。肾小管酸中毒是一种肾小管排酸障碍为主的疾病,而肾小球的功能一般正常,此时产生严重酸中毒而尿液却呈碱性或中性。

(3)含氯的酸性药物摄入过多:大多是由于使用过多的含氯盐类药物引起的,如应用氯化铵、盐酸精氨酸或盐酸赖氨酸、盐酸等过多,以致血内 Cl^- 增多,HCO_3^- 减少,引起 AG 正常型高氯性酸中毒。

2. AG 增大型代谢性酸中毒　任何固定酸(如乳酸、酮体、硫酸或磷酸等)的血浆浓度增加时,AG 就增大,此时 HCO_3^- 浓度降低,Cl^- 浓度无明显变化,呈现 AG 增大型正常血氯性酸中毒,其常见的原因有:

(1)体内的有机酸形成过多:如组织缺血、缺氧、糖类氧化不全等,产生大量乳酸和丙酮酸,发生乳酸性酸中毒。在糖尿病或长期不能进食时,体内脂肪分解过多,可形成大量酮体积聚,引起酮体酸中毒。休克、抽搐、心搏骤停等也能同样引起体内有机酸的形成过多。有机酸形成过多,使 HCO_3^- 消耗过多而导致酸中毒。

(2)肾功能不全:肾功能不全时,体内的非挥发性酸性代谢产物,如硫酸、磷酸等,不能经尿排出,导致酸中毒。

(3)水杨酸中毒:因治疗或意外事故等情况下摄入大量阿司匹林可引起酸中毒。大量的水杨酸除可直接引起酸中毒外,还可引起胃炎而使进食减少,导致体内酮体产生增多。

(二) 病理生理

由于上述原因导致血浆中 HCO_3^- 减少,H_2CO_3 相应增多,使 $NaHCO_3/H_2CO_3 < 20/1$,机体将进行代偿调节。代谢性酸中毒时,血液中 H^+ 增多可被 HCO_3^- 缓冲,使 HCO_3^- 不断被消耗,形成 CO_2 由肺排出,即 $H^+ + HCO_3^- \rightarrow H_2CO_3 \rightarrow H_2O + CO_2\uparrow$;血液中 H^+ 浓度升高通过对颈动脉体化学感受器的刺激反射性地兴奋延髓呼吸中枢,使呼吸加深加快,结果是通气量增加,CO_2 排出增多,H_2CO_3 降低;肾小管上皮细胞中的碳酸酐酶和谷氨酰胺酶活性增高,促使肾小管泌 H^+ 增加和重吸收 $NaHCO_3$ 增多,从而使血中 $NaHCO_3$ 回升,尿液 pH 值降低;组织细胞的缓冲作用,使细胞外液中过多的 H^+ 进入细胞内,骨骼中的磷酸盐和碳酸盐释放入细胞外液,缓冲 H^+。机体通过一系列的代偿调节机制,使血液中 H^+ 降低,HCO_3^- 升高,以维持 $NaHCO_3/H_2CO_3 = 20:1$。如机体通过代偿性调节,特别是肺和肾的调节,能使 $NaHCO_3/H_2CO_3 = 20:1$,则血浆 pH 值在正常范围内,称为代偿性代谢性酸中毒;如果 $NaHCO_3$ 丢失过

多或体内固定酸量不断增加,通过机体的代偿调节仍不能维持血浆 $NaHCO_3/H_2CO_3$ 的正常比值时;则 pH 值降低,称为失代偿性代谢性酸中毒。

(三) 临床表现

1. 呼吸的改变 代谢性酸中毒时最突出的表现是呼吸深而快,呼吸频率有时可达每分钟 50 次,呼出气体带有酮味。

2. 神志的变化 常表现为疲乏无力、眩晕、感觉迟钝或烦躁,重者嗜睡、神志不清或昏迷、死亡。

3. 肠胃系统症状 可以出现轻微腹痛、腹泻、恶心、呕吐、食欲下降等。

4. 循环系统的变化 出现面部潮红、口唇樱红、心率加快、血压常偏低、严重时可发生休克。另外,还可伴有心律失常,这与血钾浓度有密切关系。患者有对称性肌张力减退、腱反射减弱或消失,常伴有严重缺水、缺钠的一些症状。

(四) 诊断

根据患者有导致代谢性酸中毒的病因,又有深而快的呼吸,即应考虑本病的存在。做血气分析可以明确诊断,并可了解代偿情况和酸中毒的严重程度。血气分析 pH 值、HCO_3^- 下降,SB、AB 均降低,BE 负值增大。

(五) 治疗

1. 病因治疗 治疗原发疾病,消除代谢性酸中毒的原因。同时注意补充血容量,恢复肾功能,使机体能更大限度地发挥代偿功能。

2. 补充碱性溶液 较轻的代谢性酸中毒(血浆 HCO_3^- 为 16~18mmol/L)常可自行纠正,不必应用碱性药物。低血容量性休克所致的轻度代谢性酸中毒,经补液、输血以纠正休克之后也随之可被纠正,不宜过早使用碱剂,否则反而可能造成代谢性碱中毒。对血浆 HCO_3^- 低于 10mmol/L 的重症酸中毒患者,应立即输液和用碱剂治疗。临床上根据酸中毒的严重程度,首次可静脉输注 5% $NaHCO_3$ 溶液 100~250ml,用后 2 小时复查动脉血血气分析及血浆电解质浓度,根据测定结果再决定是否需继续给药及确定给药量。5% $NaHCO_3$ 为高渗溶液,过快过多输入可导致高钠血症和高渗透压,应注意避免。此外,酸中毒纠正时容易导致低钾血症和低钙血症,出现相应的临床表现,应及时注意防治。

二、代谢性碱中毒

主要是由于体内 HCO_3^- 增多引起的。病理生理基础是血浆 HCO_3^- 浓度原发性升高,致使血浆中 SB、AB 均增高,BE 正值增大,$PaCO_2$ 可呈代偿性增加;失代偿时 pH 值升高。

(一) 病因

1. 酸性胃液丧失过多 是外科患者中发生代谢性碱中毒的最常见原因。如幽门梗阻、长期胃肠减压等,大量丧失酸性胃液。实际上是 H^+、Cl^- 的大量丧失,同时也丧失了 Na^+ 和细胞外液,导致低氯性碱中毒。

2. 碱性物质摄入过多 可见于长期服用碱性药物的患者,胃酸被中和而减少,进入肠内后,不能充分中和肠液中的 HCO_3^-,以致 HCO_3^- 重吸收入血。

3. 低钾血症 血 K^+ 浓度低时,每 3 个 K^+ 从细胞内释出,即有 2 个 Na^+ 和 1 个 H^+ 进入细胞内,造成细胞外液 H^+ 浓度降低,pH 值增高,引起细胞内酸中毒和细胞外碱中毒。同时肾小管上皮细胞因 K^+ 缺乏而导致 H^+ 排泌增多,H^+ 和 Na^+ 交换增加,HCO_3^- 重吸收增加,细胞外液发生碱中毒,但尿液呈酸性。

4. 某些利尿药作用 如呋塞米和依他尼酸能抑制肾近曲小管对 Na^+ 和 Cl^- 再吸收,并不影响远曲肾小管内 Na^+ 与 H^+ 的交换。因此,随尿排出的 Cl^- 比 Na^+ 多,重吸收入血 HCO_3^-

和 Na^+ 增多,可发生低氯性碱中毒。

5. 某些疾病 如甲状腺功能减退,常可使肾小管重吸收 HCO_3^- 过多,原发性醛固酮增多症、肾素瘤等亦是造成代谢性碱中毒的病因。

（二）病理生理

由于上述原因引起血浆 HCO_3^- 增高,H_2CO_3 相对降低,使 $HCO_3^-/H_2CO_3 > 20:1$,血 pH 值升高。机体进行代偿调节,当细胞外液的 HCO_3^- 浓度和 pH 值增高,H^+ 浓度降低时,对呼吸中枢有抑制作用,呼吸运动变浅变慢,肺泡通气量减少,CO_2 排出减少,从而使 $PaCO_2$ 和血浆 H_2CO_3 浓度上升,HCO_3^-/H_2CO_3 的比值接近于 $20:1$,而保持 pH 值在正常范围内,称为代偿性代谢性碱中毒;如通过代偿调节后,HCO_3^-/H_2CO_3 的比值仍大于 $20:1$,则血浆 pH 值升高,称为失代偿性代谢性碱中毒。

（三）临床表现

轻度代谢性碱中毒的症状常被原发病的症状所掩盖,较重的患者可表现呼吸变浅变慢、烦躁不安、精神错乱和谵妄等中枢神经系统兴奋症状,严重时可因脑或其他器官的代谢障碍而发生昏迷。因 pH 值升高,血浆的游离钙浓度降低,神经肌肉的应激性升高,可表现为面部和肢体肌肉的抽动、手足搐搦和惊厥等症状。若患者伴有明显的低钾血症以致引起肌肉无力或麻痹时,可暂不出现抽搐,但一旦低钾症状纠正后,抽搐症状即可发生。

（四）诊断

根据病史及临床表现可做出初步诊断。血气分析可确定诊断及判断其严重程度。失代偿时,血液 pH 值和 HCO_3^- 明显增高,$PaCO_2$ 正常;部分代偿时,血液 pH 值、HCO_3^- 和 $PaCO_2$ 均有一定程度的增高。

（五）治疗

1. 积极治疗原发病,消除产生碱中毒的原因。

2. 因丧失胃液所致的代谢性碱中毒患者,应补充等渗盐水或葡萄糖盐水,恢复细胞外液量和补充 Cl^-,纠正低氯性碱中毒。

3. 伴发有低钾血症者,应同时补给 KCl 以纠正细胞内外离子的异常交换和终止从尿中继续排酸。

4. 严重的代谢性碱中毒（血浆 HCO_3^- 45~50mmol/L、pH 值>7.65）,应补充盐酸稀释溶液,迅速排除过多的 HCO_3^-。可应用 0.1~0.2mol/L 稀盐酸溶液,经中心静脉导管缓慢滴入（25~50ml/h）。每 4~6 小时监测血气分析及血电解质,必要时第 2 天可重复治疗。近年来,盐酸精氨酸用于重症碱中毒患者,有明显效果,尤其适用于肝功能不全者。

三、呼吸性酸中毒

呼吸性酸中毒系指肺泡通气功能减弱,不能充分排出体内生成的 CO_2,以致血液的 $PaCO_2$ 增高,引起的高碳酸（H_2CO_3）血症。病理生理基础是血浆 H_2CO_3 浓度原发性增高,致使 $PaCO_2$ 升高。失代偿时 pH 值下降。

（一）病因

常见原因有全身麻醉过深、镇静剂过量、心搏骤停、气胸、急性肺水肿、支气管痉挛、喉痉挛和呼吸机使用不当等,显著地影响呼吸,使通气不足,引起急性、暂时性的高 H_2CO_3 血症。另外,肺组织广泛纤维化、重度肺气肿等慢性阻塞性肺部疾患,引起 $PaCO_2$ 持久性增高,CO_2 在体内潴留,导致高 H_2CO_3 血症。

（二）病理生理

呼吸性酸中毒发生后,通过血液的缓冲系统,H_2CO_3 与 Na_2HPO_4 结合,形成 $NaHCO_3$ 和

NaH_2PO_4,后者从尿排出,使 H_2CO_3 减少,HCO_3^- 增多。同时,肾小管上皮细胞中的碳酸酐酶和谷氨酰胺酶活性增高,H^+ 和 NH_3 的生成增加,H^+ 与 Na^+ 交换和 H^+ 与 NH_3 形成 NH_4^+,使 H^+ 排出增加和 HCO_3^- 的重吸收增加。此外,细胞外液 H_2CO_3 增多,可使 K^+ 由细胞内移出,Na^+ 和 H^+ 转入细胞内,使酸中毒减轻。机体通过代偿机制使 HCO_3^-/H_2CO_3 的比值维持于 20:1,则 pH 值在正常范围内,称为代偿性呼吸性酸中毒;如经代偿后仍不能维持血浆 HCO_3^-/H_2CO_3 的正常比值时,则 pH 值降低,称为失代偿性呼吸性酸中毒。

（三）临床表现

患者可有呼吸困难、换气不足和全身乏力,有时气促、发绀、头痛、胸闷等。随着酸中毒的加重,可有血压下降、谵妄、昏迷等。

（四）诊断

患者有呼吸功能受影响的病史,又出现上述症状,即应考虑有本病的可能。

急性呼吸性酸中毒时,pH 值明显下降,$PaCO_2$ 增高,HCO_3^- 正常。慢性呼吸性酸中毒时,血液 pH 值下降不明显,$PaCO_2$ 增高,血浆 HCO_3^- 增加。实验室检查显示:血 pH 值下降,而 $PaCO_2$、CO_2CP、SB 及 BE 均升高,AB>SB。pH 值与后者各参数呈反向改变。呼吸性酸中毒时患者血清 K^+ 可升高。

（五）治疗

尽快治疗原发病和改善患者的通气功能。必要时,做气管插管或气管切开术,应用呼吸机,改善通气及换气功能。

四、呼吸性碱中毒

呼吸性碱中毒系指肺泡通气过度,体内生成的 CO_2 排出过多,以致血 $PaCO_2$ 降低,引起的低 H_2CO_3 血症。病理生理基础是血浆 H_2CO_3 浓度原发性减少,$PaCO_2$ 降低;失代偿时 pH 值升高。

（一）病因

引起通气过度的原因较多,有癔症、精神过度紧张、发热、创伤、昏迷、感染、中枢神经系统疾病及使用呼吸机不当等。

（二）病理生理

肺泡通气过度,CO_2 排出过多,血的 $PaCO_2$ 降低。起初虽可抑制呼吸中枢,使呼吸减慢变浅,CO_2 排出减少,血中 H_2CO_3 代偿性增高,但这种代偿很难持久。肾脏逐渐发挥代偿作用,肾小管上皮细胞生成 H^+ 和 NH_3 减少,H^+ 与 Na^+ 交换,H^+ 与 NH_3 形成 NH_4^+,以及 HCO_3^- 的重吸收都减少。机体通过代偿调节,如能维持 HCO_3^-/H_2CO_3 的比值为 20:1,则血浆 pH 值在正常范围,称为代偿性呼吸性碱中毒;如 HCO_3^-/H_2CO_3 大于 20:1,血浆 pH 值上升,则为失代偿性呼吸性碱中毒。

（三）临床表现

患者感头晕、胸闷,呼吸由快深转为浅快短促,间以叹息样呼吸。继而出现手足和面部麻木,伴有针刺样异常感觉,进而出现肌肉震颤,手足搐搦,常有心跳加速。严重时出现眩晕、昏厥、意识障碍,甚至肌肉强直。危重患者发生急性碱中毒,常提示预后不良或将发生急性呼吸窘迫综合征。

（四）诊断

一般根据病史和临床表现,可做出呼吸性碱中毒的诊断。血气分析显示:血 pH 值上升,而血 $PaCO_2$ 和 HCO_3^-、CO_2CP、SB、BE 下降,AB<SB,pH 值与后者各参数呈反向性改变。

（五）治疗

应积极处理原发疾病。用纸袋罩住口鼻,增加呼吸道死腔,减少 CO_2 的呼出和丧失,以

提高血液 $PaCO_2$。也可给患者吸入含 5% CO_2 的氧气。有手足抽搐者,应静脉注射葡萄糖酸钙以消除症状,如系呼吸机使用不当所造成的通气过度,应调整呼吸机。

五、混合性酸碱平衡失调

临床有些患者不是单一的原发性酸碱失衡,而是存在两种以上混合性酸碱失衡。常见的双重性酸碱失衡类型有:①呼吸性酸中毒合并代谢性酸中毒;②呼吸性酸中毒合并代谢性碱中毒;③呼吸性碱中毒合并代谢性酸中毒;④呼吸性碱中毒合并代谢性碱中毒;⑤高阴离子间隙的代谢性酸中毒合并代谢性碱中毒。常见的三重酸碱失衡类型有:①呼吸性酸中毒合并高阴离子间隙的代谢性酸中毒 + 代谢性碱中毒;②呼吸性碱中毒合并高阴离子间隙的代谢性酸中毒 + 代谢性碱中毒。这些混合性酸碱平衡失调往往是多种复杂的原因所致,必须在充分了解、分析原发病情基础上,结合实验室检查进行综合分析才能作出正确的判断,制定相应的治疗措施。

学习小结

体液代谢	正常的体液代谢	①体液含量、分布和组成;②体液平衡	①水的平衡;②电解质平衡;③渗透压平衡;④酸碱平衡
	体液平衡失调	水和钠的代谢紊乱	①高渗性脱水:缺水多于缺钠,血清钠>150mmol/L;②低渗性脱水:缺钠多于缺水,血清钠<135mmol/L;③等渗性脱水:水和钠成比例地丧失,血清钠仍在正常范围
		钾的异常	①低钾血症:血清钾浓度<3.5mmol/L;②高钾血症:血清钾浓度>5.5mmol/L
		镁的异常	①低镁血症:血清镁<0.75mmol/L;②高镁血症:血清镁>1.25mmol/L
		钙的异常	①低钙血症:血清钙<2.18mmol/L 时为低钙血症;②高钙血症:血清钙>2.63mmol/L
	酸碱平衡失调	代谢性酸中毒	代谢性酸中毒是临床上酸碱平衡失调中最常见的一种类型,是由于体内非挥发性酸积聚或生成过多,或因失碱过多,使血浆 HCO_3^- 原发性减少所引起。pH 值、HCO_3^- 下降,SB、AB 均降低,BE 负值增大
		代谢性碱中毒	主要是由于体内 HCO_3^- 增多引起的。病理生理基础是血浆 HCO_3^- 浓度原发性升高,致使血浆中 SB、AB 均增高,BE 正值增大,$PaCO_2$ 可呈代偿性增高;失代偿时 pH 值升高
		呼吸性酸中毒	呼吸性酸中毒系指肺泡通气功能减弱,不能充分排出体内生成的 CO_2,以致血液的 $PaCO_2$ 增高,引起的高碳酸(H_2CO_3)血症。病理生理基础是血浆 H_2CO_3 浓度原发性增高,致使 $PaCO_2$ 升高。失代偿时 pH 值下降
		呼吸性碱中毒	呼吸性碱中毒系指肺泡通气过度,体内生成的 CO_2 排出过多,以致血 $PaCO_2$ 降低,引起的低 H_2CO_3 血症。病理生理基础是血浆 H_2CO_3 浓度原发性减少,$PaCO_2$ 降低;失代偿时 pH 值升高

（田　明）

复习思考题

1. 钠、钾、镁、钙的生理功能有哪些?
2. 试述低钾血症的常见病因。
3. 试述代谢性酸中毒的临床特点。

<<< **第四章** >>>

输　血

▶ **学习目标**

通过学习输血相关知识,为临床正确使用血液制品、防治相关不良反应及并发症奠定理论基础。掌握输血适应证、输血不良反应和成分输血的临床应用。了解血型的概念、输血禁忌证、输血方法与自体输血。

输血(blood transfusion)是指根据病情的实际需要,将血液安全有效地输入患者体内,补充其血液或血液成分的不足,达到维持有效循环血量、恢复血液功能的治疗目的。曾经是促进外科发展的三大要素(麻醉、无菌术、输血)之一。输血作为一种替代性治疗,可以补充血容量,改善机体循环,增加红细胞携氧能力,提高血浆蛋白,增强机体免疫力和凝血功能;是治疗外伤、失血、感染等多种疾病引起的血液成分丢失、破坏、血容量降低和抢救危重患者的重要措施之一。随着现代输血医学的发展,对输血的观念有了重大转变,如从输全血到注重成分输血的转变;从异体输血到重视自体输血的转变;从补偿性输血到治疗性输血的转变等。输血需要严格掌握输血的适应证,合理选用各种血液制品,有效防止输血可能出现的并发症,对保证患者的安全、外科治疗的成功和节约血液资源有着重要意义。

💻 **知识链接**

输血的有关法规

为保证医疗临床用血需要和安全,保障献血者和用血者身体健康,发扬人道主义精神,促进社会主义物质文明和精神文明建设,由中华人民共和国第八届全国人民代表大会常务委员会第二十九次会议于 1997 年 12 月 29 日通过了《中华人民共和国献血法》,自 1998 年 10 月 1 日起施行。为加强医疗机构临床用血管理,推进临床科学合理用血,保护血液资源,保障临床用血安全和医疗质量,国家发布了《临床输血技术规范》和《医疗机构临床用血管理办法(试行)》等法规。

第一节　血型的概念

血型实质上是指红细胞表面各种抗原的差异。构成血型抗原的糖蛋白不仅存在于红细胞表面,也存在于白细胞和血小板表面,而且存在于人体大多数组织和分泌液中,如唾液、血清、汗液等,统称为血型物质。自1901年首次发现红细胞的ABO血型以来,迄今已陆续发现了26个血型系统和400多种红细胞抗原,目前临床上常用的是ABO血型和Rh血型系统。

一、ABO血型

红细胞含有不同的凝集原(抗原),血清中有不同的凝集素(抗体)。通常按红细胞所含凝集原和血清中所含凝集素的不同确定血型,即"A""B""AB"及"O"四型(表4-1)。

表4-1 各类血型凝集原与凝集素的关系

血型	凝集原(红细胞)	凝集素
A	A	抗B
B	B	抗A
AB	A和B	无
O	无	抗A和抗B

我国人口的ABO血型以O型血最多,AB型血最少,其分布因地区和民族不同而有很大的差异。在ABO血型中A型血和B型血还可有亚型存在。

输血时应以输同型血为原则。在输全血或输红细胞之前,虽然已证明供血者与受血者的ABO血型相同,还必须常规做交叉配血试验。配血原则分为主侧(直接)试验和次侧(间接)试验,两者必须都没有凝集现象或溶血现象时,才能输血(表4-2)。

表4-2 交叉配血试验

	直接(主侧)试验	间接(副侧)试验
红细胞混悬液	供血者	受血者
血清	受血者	供血者

二、Rh血型

此种血型抗原与恒河猴红细胞上的抗原是相同的。凡是红细胞上有这种抗原者(即含Rh凝集原)则称为Rh阳性,凡是红细胞上没有这种抗原者(即不含Rh凝集原)则称为Rh阴性。Rh血型在临床上的重要性包括以下两个方面:

1. Rh阴性患者接受Rh阳性的血液,第一次输血时不发生反应,但输血后2~3周可产生Rh抗体,下次再输入Rh阳性的血液,即可产生溶血性反应。所以Rh阴性的患者应输Rh阴性的血液。

2. 如母亲为Rh阴性,父亲是Rh阳性,则胎儿可能是Rh阳性。Rh阳性胎儿的红细胞进入母体循环后,可刺激母亲产生Rh抗体,这种Rh抗体进入胎儿血液循环后,将大量地破坏胎儿的红细胞,使胎儿发生先天性溶血性黄疸,造成死胎或流产。如娩出后新生儿仍存活,可用换血疗法挽救。

笔记栏

第二节 输血的适应证、禁忌证及注意事项

一、适应证

输血的适应证包括急、慢性血容量和血液成分丢失,重症感染及凝血机制障碍等。

1. 急性出血 各种原因引起的急性出血,包括创伤和病理性的出血,是外科输血的主要适应证。输血可以纠正血容量不足,补充有效循环血量及心排血量,改善循环动力,并通过增加血红蛋白提高血液的携氧能力,改善心肌功能和全身的血液灌流。

2. 贫血或低蛋白血症 手术前贫血或血浆蛋白过低,可使患者对于麻醉和手术的耐受力明显降低,术后也容易发生各种并发症,因此必须在术前给予纠正。

3. 严重创伤和大面积烧伤 输血和血浆有防治休克的作用。在严重创伤和大面积烧伤的休克期、感染期和恢复期各阶段均可根据需要输全血或血浆。

4. 严重感染 常用于全身性严重感染、恶性肿瘤化学药物治疗(简称化疗)后严重骨髓抑制继发的难治性感染者。因血浆中含有多种免疫球蛋白,故输血可提供抗体、补体等,能提高机体的抗感染能力。通常采用少量多次输新鲜血或浓缩免疫球蛋白制品的方法。

5. 凝血功能异常 如血友病、血小板减少性紫癜、白血病、纤维蛋白原缺乏症等有出血倾向的患者,手术前应适量多次输新鲜血,可以补充血小板及各种凝血因子,有助于止血。若有条件,可根据引起凝血异常的原因补充相关的血液成分,即成分输血。

二、禁忌证

输血并无绝对禁忌证,但有以下情况输血应慎重:①充血性心力衰竭;②急性肺水肿、恶性高血压、脑出血及脑水肿等;③各种原因所致的肾衰竭,有明显的氮质血症;④肝衰竭及各种黄疸,尤其是肝细胞性黄疸和溶血性黄疸患者,忌用全血。

三、注意事项

1. 输血前详细核对受血者和供血者的姓名、血型、血瓶号、交叉配血试验的结果及受血者的住院号、床号等。

2. 应检查血袋有无破损,血液颜色有无异常。

3. 注意保存时间,从血库取出的血液,一般存放不得超过 4 小时。用开放法采集的血液应在 3~4 小时内输完。

4. 在输血的过程中应密切观察患者有无输血反应,尤其注意体温、脉率、血压及尿色。有严重反应时,则应立即停止输血并及时进行以下处理:①取血样重新鉴定血型和交叉配血;②取血袋内血做细菌学检查;③采患者尿液,检查有无游离血红蛋白;④保留剩余血液以备化验检查。

5. 输血后血袋应保留 2 小时,以备核查。

四、对输血的基本认识

1. 严格掌握输血适应证,能不输就不输,能少输就少输,尽量输成分血。

2. 减少术中出血是减少输血的有效措施之一。

3. 向受者说明输血的必要性和危害性,尊重患者的知情权和选择权,签署知情同意书。

思政元素

手术与用血的辩证关系

外科医师在救治患者过程中是用血安全和血液保护的"守门人",需要遵守临床规范,合理用血,节约用血。不同的患者需要不同的"个性输血方案"。节约用血,一方面需要"开源",另一方面,也需要合理、科学用血,着力"节流"。外科医师医术精湛,基本功扎实,手术做得精细损伤小,往往不需要输血,会极大地减少用血量,减轻用血压力。

第三节 输血反应及并发症

有 3%~10% 的患者可出现不同程度的输血反应和并发症,严重者甚至危及生命。

一、非溶血性发热反应

非溶血性发热反应是最常见的一种输血反应,引起发热的常见原因是存在致热原。致热原多为细菌的代谢产物。另一个原因是多次输血后或分娩后在患者血清中逐渐产生白细胞抗体或血小板抗体,再输血时对输入的白细胞或血小板即可发生抗原抗体反应而引起发热。

1. 症状 多发生在输血后 1~2 小时内(快者可在 15 分钟左右时发生)。患者先出现发冷或寒战,继而出现高热,体温可达 39~41℃,常伴有恶心、呕吐、头痛、皮肤潮红及周身不适,但血压无明显变化,症状可于 1~2 小时内完全消退,伴随大汗,体温逐渐降至正常。

2. 处理 ①立即减慢输血速度,症状严重者停止输血;②血标本应立即送血库复查,并做细菌培养;③使用阿司匹林等解热镇痛药物并可用物理降温,寒战者可肌内注射异丙嗪 25mg 或哌替啶 50mg,并注意保暖。

3. 预防 对多次出现输血发热反应而原因不明者,宜输入洗涤红细胞。

二、溶血反应

是输血过程中最严重的并发症。输血后,输入的红细胞或受血者自身的红细胞被大量破坏,引起的一系列临床溶血表现,称为溶血反应(HTR),分为急性溶血反应和延迟性溶血反应。绝大多数是免疫性的,即输入 ABO 血型不合的红细胞而造成的。少数是非免疫性的,如输入低渗液体,冰冻或过热破坏红细胞等。

1. 症状 典型的急性溶血反应多在输血 10~20ml 后,患者突感头痛、呼吸急促、心前区压迫感、全身麻木或剧烈腰背部疼痛(有时可反射到小腿)。严重时可出现寒战高热,呼吸困难,脉搏细弱,血压下降,休克,继而出现黄疸、血红蛋白尿,并相继出现少尿、无尿等肾衰竭的症状。麻醉中的手术患者最早的征象是心动过速、手术区内出血突然增加和低血压。延迟性溶血反应发生在输血后 7~14 天,主要是由于输入未被发现的抗体所引起。症状是不明原因的发热和贫血,也可见黄疸、血红蛋白尿等。一般并不严重,经适当处理后可治愈。

2. 处理 ①凡怀疑有溶血反应者,立即停止输血。②核对受血者与供血者的姓名、血型、交叉配血试验及贮血瓶标签等,必要时重新做血型及交叉配血试验。③将剩余血液做涂片及细菌培养,以排除细菌污染反应。④溶血反应早期的治疗重点是积极抗休克、维持循环功能、保护肾功能和防治弥散性血管内凝血(DIC)。⑤在未查明溶血原因之前,不能再输血。可输入新鲜血浆、6% 中分子右旋糖酐或 5% 白蛋白液以补充血容量,维持血压。若查明溶血原因,则可输入新鲜同型血以补充凝血因子,重者也可采用换血疗法,以减少游离血红蛋白对肾脏的损害。⑥升压药物可选用阿拉明或多巴胺等。⑦保护肾功能,发生少尿、无尿时按照急性肾衰竭处理。⑧ DIC 的治疗。

3. 预防 关键在于严格核对患者和供血者姓名、血型及配血报告,采用同型输血。此外还应避免一切可引起溶血的操作。

三、过敏反应

过敏反应也是比较常见的输血反应。主要原因是抗原抗体反应、活化补体和血管活性物质释放所致,或者患者缺乏 IgA 亚类。前者因过去输血或妊娠发生同种免疫作用,或无明显免疫史产生了特异性抗 IgA 抗体,过敏反应较重;后者产生有限特异性 IgA 抗体,过敏反应较轻。

1. 症状 过敏反应多在输入数毫升全血或血液制品后立刻发生,症状出现越早,则反应越严重。主要表现为面色潮红、局部红斑、皮肤瘙痒,出现局限性或广泛性的荨麻疹,严重者可出现哮喘、喉头水肿、呼吸困难、神志不清、血压降低,甚至过敏性休克而危及生命。

2. 处理 ①应用抗组胺药物,也可用糖皮质激素如地塞米松 5~10mg 肌内注射或静脉滴注;②立即停止输血,吸氧,并立即皮下注射 1∶1 000 的肾上腺素 0.5~1ml;③有休克者应积极采取抗休克措施;④如发生会厌水肿,应立即静脉滴注地塞米松 5~10mg,必要时行气管插管或气管切开术,以防窒息。

3. 预防 ①有过敏史者不宜献血,要求供血者在采血前 4 小时起要禁食或仅用少量清淡饮食,不吃富含蛋白质的食物;②对有过敏史或以前输血有过敏反应的受血者,可在输血前 1~2 小时口服苯海拉明 25mg 或在输血前 15 分钟肌内注射异丙嗪 25mg;③对于 IgA 水平低下或存在 IgA 抗体的患者应输不含 IgA 的血液制品。

四、细菌污染反应

是由于血液或输血用具被细菌污染而引起的输血反应,相对较少见,可出现感染性休克。

1. 症状 轻者常被误认为发热反应。在输入少量血液后即可突然出现寒战、高热、头痛、烦躁不安、大汗、呼吸困难、发绀、恶心、呕吐、腹痛、腹泻、脉搏细数、血压下降等类似感染性休克的表现,白细胞计数明显升高。

2. 处理 ①立即停止输血;②积极抗休克、抗感染;③对患者血和血袋血同时做涂片与细菌培养检查。

3. 预防 ①从采血至输血的全过程中,各个环节都要严格遵守无菌操作;②输血前要认真检查血液质量,如怀疑有细菌污染可能应废弃不用,以策安全。

五、循环超负荷

对于心脏代偿功能减退的患者,输血过多、过快,可出现循环超负荷,导致充血性心力衰竭和急性肺水肿。

1. 症状 突发心率加快、咳嗽甚至呼吸困难、肺部大量湿性啰音、咳大量血性泡沫样痰、皮肤发绀。X 线摄片显示肺水肿影像。

2. 处理 如有明显心力衰竭,则应立即停止输血,吸氧,使用利尿剂、强心剂以减轻循环负荷。

3. 预防 对于老年人或心功能不全者,严格控制输血速度及输血量。严重贫血患者以输浓缩红细胞为宜。

六、出血倾向

大量快速输血可以引起出血倾向。原因主要是大量输入库存血造成患者体内血小板和各种凝血因子如凝血因子Ⅴ、Ⅷ和Ⅸ等的紊乱以及血钙降低。

1. 症状 表现为手术中术野广泛渗血,非手术部位皮肤黏膜出现出血点、紫斑或淤血斑,牙龈出血,鼻出血或血尿。

2. 治疗 ①补充缺乏的凝血物质:如血小板缺乏可补充浓缩血小板,凝血因子缺乏可补充凝血因子[如抗血友病因子(antihemophilic factor,AHF)];②止血药物的应用:常用的有 6- 氨基己酸、酚磺乙胺(止血敏)、注射用血凝酶(巴曲亭),可抑制纤维蛋白的溶解;③肾上腺皮质激素:激素可以减少血小板、凝血因子的破坏和毛细血管的损害。

3. 预防 在大量输血过程中要适当补充新鲜血,凡给库存血 800ml 应补充新鲜血 200ml。

七、微血栓栓塞

较少见,因库存血保存时间较长之后,可以形成微聚物,微聚物能通过普通的输血滤过器而进入体内,首先堵塞肺部毛细血管,引起呼吸功能不全。症状表现为:输血后呼吸困难、喘憋逐渐加重,心率加快,口唇发绀,吸氧不能改善,预防措施包括:选用微孔过滤器(网孔直径 20~40μm)输血,有条件应输新鲜血或浓缩红细胞,尽量少输库存血。

第四节 自体输血与成分输血

一、自体输血

自体输血是指收集患者自身的血液或术中失血,然后再回输给患者本人的方法。优点是不用做血型鉴定和交叉配血试验,避免了输血反应和传染性疾病发生,节约血源。缺点是操作及管理比较复杂。

1. 自体输血的适应证 ①有大出血的手术和创伤;②估计出血量在 1 000ml 以上的择期手术,如主动脉瘤切除、肝叶切除等;③血型特殊者(无相应供血者,输血困难);④体外循环或低温下的心内直视手术以及其他较大的择期手术与急症手术,可考虑采用血液稀释法。

2. 自体输血的禁忌证 ①血液受胃肠道内容物或尿液等的污染;②可能有癌细胞的污染,如恶性肿瘤患者;③心、肺、肝、肾功能不全;④贫血或凝血因子缺乏者;⑤血液内可能有感染者;⑥胸腹开放性操作超过 4 小时者。

3. 自体输血的方式 目前外科自体输血主要通过 3 种方式,即术中回收式自体输血、术前血液稀释、术前预存式自体输血。

二、成分输血

成分输血是把全血和血浆中的各种有效成分经过分离、提纯和浓缩,制成不同成分血液制剂,临床可根据不同患者的需要而选择输用。成分输血的原则是缺什么补什么,又称为血液成分疗法。其优点:①疗效好。成分输血有效成分浓度高,纯度高,很快就能达到患者对实际缺乏成分所需要的水平。②输血安全。成分输血与全血输血相比可以减轻患者在输血过程中循环系统的负担,减少各种输血反应和输血并发症的发生。③节约血源,一血多用。④稳定性好,便于保存。常用的血液成分制品分为血细胞、血浆和血浆蛋白三大类。

(一) 血细胞成分

1. 红细胞制剂

(1) 浓缩红细胞:适合于急性失血、慢性贫血、心功能不全者输血。特点:每单位含200ml 全血中的全部红细胞,总量 110~120ml,血细胞比容 70%~80%。

(2) 洗涤红细胞:适合于对白细胞凝集素有发热反应的患者。特点:200ml 中含红细胞 170~190ml,含有少量血浆、无功能白细胞和血小板。

(3) 冰冻红细胞:适应证与洗涤红细胞相同,自身红细胞的储存。特点:200ml 中含红细胞 170~190ml,不含血浆。

(4) 去白细胞的红细胞:适合于多次输血后产生白细胞抗体的患者、需要长期或反复输血的患者。特点:去除 200ml 全血中的 90% 白细胞的制品,可减少人类白细胞抗原(HLA)的同种免疫反应。

2. 白细胞制剂　现较少使用。主要有浓缩白细胞,输注后并发症较多。

3. 血小板制剂　成人输注血小板 2 袋,1 小时后,血小板数量可增至 5×10^9/L。适用于再生障碍性贫血和各种血小板低下的患者,输入大量库存血或体外循环心脏手术后血小板锐减的患者。

(二) 血浆成分

1. 新鲜冰冻血浆(FFP)　适用于多种凝血因子缺乏症,肝胆疾病引起的凝血障碍,大量输注库存血后出现出血倾向。FFP 是全血采集后 6 小时内分离,并立即置于 –20~–30℃保存的血浆。含有各种凝血因子、白蛋白和球蛋白。

2. 冰冻血浆(FP)　适应证同新鲜冰冻血浆。FP 是 FFP 4℃下融化时除去冷沉淀成分冻存的上清血浆制品。

3. 冷沉淀　主要用于血友病、纤维蛋白缺乏症等。冷沉淀是 FFP 在 4℃下融化时不融的沉淀物,因此而得名。内含纤维蛋白原、凝血因子Ⅷ及血管性假血友病因子。

(三) 血浆蛋白成分

1. 白蛋白制剂　适用于治疗肝硬化或其他原因导致的低蛋白血症,营养不良性水肿。白蛋白制剂有下列 3 种浓度:5%、20%(常用)和 25%。能提高血浆蛋白水平,高浓度直接应用时还有脱水作用。

2. 免疫球蛋白　包括正常人免疫球蛋白、静脉注射免疫球蛋白及针对不同疾病的免疫球蛋白(如抗乙肝、抗破伤风等)。肌内注射免疫球蛋白多用于预防病毒性肺炎等传染病;静脉注射丙种球蛋白用于低球蛋白血症引起的重症感染。

3. 浓缩凝血因子　适用于治疗血友病及各种凝血因子缺乏症。有抗血友病因子(AHF)、凝血酶原复合物,浓缩Ⅷ因子、浓缩Ⅺ因子、抗凝血酶Ⅲ和纤维蛋白原等制剂。

学习小结

输血	血型的概念	① ABO 血型；② Rh 血型
	外科输血的适应证、禁忌证及注意事项	适应证：急性出血、贫血或低蛋白血症、严重创伤和大面积烧伤、严重感染、凝血功能异常
	输血反应及并发症	①非溶血性发热反应：最常见；②过敏反应：抗原抗体反应；③溶血反应：最严重的并发症；④细菌污染反应：各个环节都要严格遵守无菌操作；⑤循环超负荷：可导致充血性心力衰竭和急性肺水肿；⑥出血倾向：大量快速输血可能引起；⑦微血栓栓塞：少见
	自体输血与成分输血	①自体输血：是指收集患者自身的血液或术中失血，然后再回输给患者本人的方法；②成分输血：优点是疗效好，输血安全，节约血源，稳定性好；③主要血液成分制品

（张 犁）

复习思考题

1. 常见输血反应及并发症有哪些?
2. 什么是成分输血? 有什么优点?

第五章

麻醉与疼痛治疗

学习目标

1. 通过麻醉学的学习,掌握麻醉的相关知识和疼痛的概念、治疗方法。
2. 掌握局部麻醉药物分类、不良反应,椎管内麻醉的适应证、禁忌证及并发症;了解全身麻醉的概念、上呼吸道梗阻的常见原因、气管插管的适应证;知道疼痛的概念和治疗方法。

第一节 概　述

麻醉(anesthesia)一词源自希腊文(narcosis),其含义是感觉丧失,即指用药物或其他方法使患者整体或局部暂时失去感觉,以达到在无痛的情况下进行手术治疗目的。

麻醉学(anesthesiology)是临床医学的一个重要学科,运用有关麻醉的基础理论、临床知识和技术以消除患者手术疼痛,保证患者安全,为手术创造良好条件的一门科学。随着外科手术及麻醉学的发展,麻醉已远远超过单纯解决手术止痛的目的,工作范围也不局限于手术室,不仅包括麻醉镇痛,而且涉及麻醉前后整个围手术期的准备与治疗,监测手术麻醉时重要生理功能的变化,调控和维持机体内环境的稳态,以维护患者生理功能,保障患者的安全度。麻醉学的发展是外科学发展的必然要求和结果,古代医学的发展经历了漫长的岁月,直到18世纪中叶出现了化学麻醉药才进入近代麻醉阶段。一百多年来,随着基础医学、临床医学和医学生物工程等现代科学技术综合发展,诸多新型的局部麻醉药、肌肉松弛药、静脉麻醉药、镇痛药物的发现和临床应用,麻醉学的发展进入了快速阶段,伴随气道管理、呼吸支持、生命体征监测、急救等麻醉专科技术的成熟,极大地促进了外科学的发展,并外延出了急救医学、重症医学、疼痛诊疗学、戒断医学等新的学科。现代麻醉学的外延及内涵已远远超出麻醉本身的含义。

第二节　麻醉前准备与用药

麻醉前评估是保障手术患者的围手术期安全,增强其对手术和麻醉的耐受力,避免或减少围手术期并发症的重要前提,麻醉医生必须认真做好麻醉前的评估和准备工作。

一、麻醉前病情评估

麻醉的药物和方法、手术的创伤和出血、患者本身的外科疾病及内科合并症都可能对其生理的稳定性产生影响(表 5-1)。术前对患者全身状况和手术风险进行系统的评估,及时纠正可逆因素,对于提高手术和麻醉安全性有着极其重要的意义。

表 5-1 麻醉手术危险性的主要风险因素

患者因素	手术因素	麻醉因素
全身情况差(无合并症)	重要脏器的手术	评价失误
全身情况差(有合并症)	急症手术	技能不足
心脏功能或/和器质异常	失血量	缺乏经验
肺功能不全	新开展的复杂手术	处理有误
肾功能不全	对生理功能干扰剧烈的手术	判断错误
内分泌异常	临时更改术式	设备故障
全身情况差(有合并症)	急症手术	技能不足
老年及小儿		
体液电解质代谢紊乱		

美国麻醉医师协会的体格状态评估分级(ASA classification)是目前临床麻醉上常用的麻醉前评估方法之一,其综合分析了麻醉前访视的诸多信息(病史、体格检查、实验室检查、合并症等),将病情分为 6 级,对麻醉相关风险性判断有重要参考价值。一般认为,Ⅰ~Ⅱ级患者对麻醉和手术的耐受性良好,风险性较小。Ⅲ级患者的器官功能虽在代偿范围内,但对麻醉和手术的耐受能力减弱,风险性较大,如术前准备充分,尚能耐受麻醉。Ⅳ级患者因器官功能代偿不全,麻醉和手术的风险性很大,即使术前准备充分,围手术期的病死率仍很高。Ⅴ级为濒死患者,麻醉和手术都异常危险,不宜行择期手术(表 5-2)。

表 5-2 美国麻醉医师协会病情分级和围手术期病死率

分级	标准	病死率(%)
Ⅰ级	体格健康,发育、营养良好,各器官功能正常	0.06~0.08
Ⅱ级	除外科疾病外,有轻度并存病,代偿功能健全	0.27~0.40
Ⅲ级	并存疾病较严重,体力活动受限,但尚能应付日常工作	1.82~4.30
Ⅳ级	并存疾病严重,丧失日常工作能力,经常面临生命威胁	7.80~23.0
Ⅴ级	濒死患者,无论手术与否,生命难以维持 24 小时	9.40~50.7
Ⅵ级	确诊为脑死,其器官拟用于器官移植手术供体	—
E	急症患者注明"E",表示风险较择期手术增加	

二、麻醉前准备

(一)纠正或改善病理生理状态

营养不良导致机体蛋白质和某些维生素不足,常伴有低血容量或贫血,对失血和休克的耐受能力降低,可明显降低麻醉和手术耐受力。因此,术前应改善营养不良状态。一般要求血红蛋白 ≥80g/L,血浆白蛋白 ≥30g/L,并纠正脱水、电解质紊乱和酸碱平衡失调。合并内科疾病的手术患者,尤其是患有高血压、冠心病、糖尿病等疾病的患者,应对其病理生理改变程度做出正确评估,必要时请相关内科医生协助诊治处理。合并糖尿病者择期手术应控制空腹血糖不高于 10.0mmol/L;合并高血压者应控制血压稳定,择期手术时中青年患者血压控制<130/85mmHg，老年患者<140/90mmHg较为安全；合并呼吸系统疾病者，建议术前检查肺功能、动脉血气分析或肺X平片；吸烟者最好停止吸烟至少2周；有急、慢性肺部感染者应用有效抗生素控制感染。

（二）心理方面的准备

多数患者在手术前存在种种不同程度的恐惧、紧张、焦急等心理波动，导致中枢神经系统和交感神经系统过度兴奋，麻醉手术耐受力明显削弱。因此，术前必须设法解除患者的思想顾虑和焦急情绪，酌情恰当阐明手术目的、麻醉方式、手术体位，以及麻醉或手术中可能出现的不适等情况，针对存在的顾虑和疑问进行交谈和说明，以取得患者信任，争取充分合作。对过度紧张而不能自控的患者，应配合药物治疗。

（三）胃肠道准备

择期手术中，除浅表小手术采用局部浸润麻醉者外，其他不论采用何种麻醉方式，均需常规排空胃，目的在于防止术中或术后反流、呕吐，避免误吸、肺部感染或窒息等意外。胃排空时间正常人为4~6小时。情绪激动、恐惧、焦虑或疼痛不适等可致胃排空显著减慢。麻醉前易消化固体食物或非母乳应禁食至少6小时；油炸食物、富含脂肪或肉类食物至少禁食8小时以保证胃彻底排空。新生儿、婴幼儿术前也应禁母乳至少4小时，易消化固体食物、非母乳或婴幼儿配方奶至少禁食6小时。所有年龄患者术前2小时可饮少量清水（≤5ml/kg，总量≤300ml），包括饮用水、果汁（无果肉）、苏打饮料、清茶和纯咖啡，但不包括酒精饮料。

（四）麻醉用品、设备及药品的准备

为保障麻醉和手术的安全顺利进行，防止意外事件的发生，麻醉前必须对麻醉和监测设备、麻醉用品及药物进行准备和核查。无论实施何种麻醉，都必须准备麻醉机、生命体征监测设备、急救设备和相关药品。麻醉期间除必须监测患者的基本生命体征即血压、心电图、脉搏氧饱和度（SpO_2）外，还必须根据需要选择适当的监测项目，如呼吸末二氧化碳分压（$P_{ET}CO_2$）、直接动脉压、中心静脉压（CVP）、体温等。术中所用药品，必须经过核对后方可使用。

三、麻醉前用药

（一）麻醉前用药目的

1. 消除患者紧张情绪，提高机体对局麻药的耐受阈，减少全麻药的副作用，对不良刺激可产生遗忘作用。

2. 提高痛阈，缓解或解除原发病或麻醉前有创操作引起的疼痛。

3. 消除因手术或麻醉引起的不良反应，特别是迷走神经反射，抑制交感神经兴奋以维持血流动力学的稳定。

（二）麻醉前用药的选择

麻醉前用药应根据麻醉方法和病情来选择药物的种类、用量、给药途径和时机。一般而言，全身麻醉患者以镇静药为主，有明显疼痛症状者加用麻醉性镇痛药。蛛网膜下腔阻滞患者以镇静药为主，硬膜外腔阻滞患者可适当给予镇痛药。对老年人、衰弱患者、急性中毒、上呼吸道阻塞、外伤、神经系统损害、严重肺或心瓣膜病患者，镇静药和镇痛药应减量或不给。呼吸功能不全、颅内压升高或产妇应禁用吗啡等麻醉镇痛药。体壮、剧痛、甲亢及精神紧张者，镇痛及镇静药剂量均应酌增。甲亢、高热、心动过速者应慎用抗胆碱药。对麻醉性镇痛药和巴比妥类成瘾的患者应给予充分的麻醉前用药，防止出现戒断症状。

（三）麻醉前用药的种类

1. 镇静和催眠药 巴比妥、苯二氮䓬及吩噻嗪类药物均有镇静、催眠、抗焦虑及抗惊厥作用,并能预防局麻药的毒性反应。常用的有苯巴比妥、咪达唑仑、异丙嗪等。

2. 麻醉性镇痛药 阿片类药物能减轻疼痛并改变对疼痛的情绪反应。吗啡是常用的麻醉性镇痛药,既镇静又镇痛。

3. 抗胆碱药 常用阿托品、东莨菪碱。抑制腺体分泌,便于保持呼吸道通畅,松弛胃肠平滑肌。小儿腺体分泌旺盛,术前抗胆碱药量可偏大。

第三节 局 部 麻 醉

局部麻醉(简称局麻)是指将局部麻醉药(简称局麻药)应用于身体局部,使这一区域的某些神经传导功能暂时阻断,对这些神经所支配的区域产生麻醉作用。局麻简便易行,安全性大,并发症少,对患者生理功能影响最小。适用于表浅小手术、术中应用以阻断不良神经反射,也可用于全身情况差或伴有其他严重疾病而不易采用其他麻醉方法的病例。广义的局麻包括椎管内麻醉(见本章第四节椎管内麻醉)。

一、局部麻醉药

Koller1884 年首次把可卡因作为表面麻醉剂应用于眼科手术,1905 年 Einhorn 合成了可行注射的局部麻醉药——普鲁卡因。局部麻醉药的使用至今有百余年的历史了,临床上目前常用的局麻药已有十余种之多。

(一)局麻药分类

1. 按化学结构分为酯类和酰胺类

(1)酯类:普鲁卡因、丁卡因。

(2)酰胺类:利多卡因、布比卡因和罗哌卡因。

2. 根据麻醉效能分为三类

(1)短效局麻药:麻醉效能弱和作用时间短,如普鲁卡因。

(2)中效局麻药:麻醉效能和作用时间中等,如利多卡因。

(3)长效局麻药:麻醉效能强和作用时间长,如布比卡因、丁卡因及罗哌卡因。

(二)常用局麻药

常用局麻药的药理作用及用量见表 5-3。

表 5-3 常用局麻药的药理作用及用量

	普鲁卡因	丁卡因	利多卡因	布比卡因	罗哌卡因
效能	弱	强	中等	强	强
起效时间	1~3 分钟	5~10 分钟	1~3 分钟	5~10 分钟	3~7 分钟
维持时间	0.75~1 小时	3~4 小时	1.5~2 小时	3~6 小时	3~4 小时
一次局部浸润麻醉限量	1 000mg	80mg	400mg	150mg	150mg

二、常用局部麻醉方法

(一)表面麻醉

1. 定义 将穿透力强的局麻药直接施用于黏膜表面,透过黏膜而作用于黏膜下的神经末梢,使黏膜产生麻醉现象。

2. 适应证　眼、耳鼻咽喉、气管、尿道等部位的浅表手术或内镜检查的麻醉。

（二）局部浸润麻醉

1. 定义　将局麻药注射于手术区域组织内,阻滞神经末梢而达到麻醉作用。

2. 适应证　体表手术、内镜手术和介入性检查的麻醉。

（三）区域阻滞麻醉

1. 定义　在手术部位的四周和底部注射局麻药,阻滞通过手术区的神经纤维而产生麻醉作用。

2. 适应证　皮下小囊肿切除,浅表小肿块活检,乳腺、舌、阴茎、带蒂肿瘤等手术的麻醉。

（四）神经阻滞麻醉

将局麻药注射于神经干、神经丛、神经节周围,阻滞其神经的传导,使受神经支配的区域产生麻醉作用,常用的有肋间神经阻滞、颈丛神经阻滞、臂丛神经阻滞等。

1. 肋间神经阻滞

（1）解剖:由胸 1~胸 12 脊神经前支组成,绕躯干环行。

（2）适应证:胸壁手术的麻醉,胸壁神经性疼痛的治疗。

（3）并发症:①气胸:穿刺损伤脏层胸膜导致;②局麻药毒性反应:局麻药意外注入肋间血管,或多点阻滞时用药量过大和吸收过快所致。

2. 颈神经丛阻滞

（1）解剖:由颈 1~颈 4 脊神经前支组成,分为颈浅丛和颈深丛。

（2）适应证:颈部手术(如甲状腺手术、气管切开术等)麻醉,颈部肿瘤或神经性疼痛治疗。

（3）并发症:①膈神经麻痹,喉返神经麻痹引起的呼吸功能障碍;②误入蛛网膜下腔或硬膜外腔引起的全脊麻或高位硬膜外阻滞;③局麻药毒性反应:颈部血管丰富,局麻药吸收较快,若注入椎动脉,药液直接进入脑内引起毒性反应;④颈交感神经阻滞引起的霍纳综合征等。

3. 臂丛神经阻滞

（1）解剖:由颈 5~颈 8 和胸 1 脊神经的前支组成,少数含有颈 4 和胸 2 脊神经前支,先合成上、中、下三干,然后形成外侧束、内侧束和后束,最后形成主要终末神经,即桡神经、正中神经、尺神经和肌皮神经,主要支配上肢的感觉和运动。

（2）阻滞方法(图 5-1):①肌间沟阻滞法;②锁骨上阻滞法;③腋路阻滞法。

（3）适应证:臂丛神经阻滞适用于上肢手术,肌间沟阻滞法可用于肩部及上臂的手术,腋路阻滞法更适用于前臂及手掌部手术。

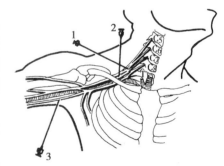

图 5-1　臂丛神经走向及阻滞方法
1. 肌间沟径路　2. 锁骨上径路　3. 腋径路

（4）并发症:三种方法的常见并发症是局麻药毒性反应。肌间沟径路和锁骨上径路易发生膈神经及喉返神经麻痹和霍纳综合征,肌间沟径路如穿刺不当,可引起高位硬膜外阻滞,甚至全脊麻;锁骨上径路可发生气胸。

三、局部麻醉药的不良反应与防治

（一）毒性反应

所有局麻药,无论采用何种给药途径,当血药浓度超过一定阈值后就可能发生药物中毒反应,主要累及中枢神经系统和心血管系统,严重者可危及生命。

1. 常见原因　①一次用药量超过患者的耐受量;②意外误注入血管内;③注药部位血供丰富,吸收过快;④患者因体质虚弱等原因而耐受力降低。

2. 临床表现　主要表现为对中枢神经系统和心血管系统的影响。临床上常先出现兴奋现象,当剂量继续加大时则发生全面抑制。出现轻度毒性反应时,临床表现为惊恐不安、视物模糊、眩晕、多语、寒战、狂躁和定向障碍等症状。严重时可神智消失,并出现面部和四肢肢端肌肉震颤。一旦发生抽搐或惊厥,则患者血压升高、心率增快,同时可因呼吸困难缺氧导致呼吸和循环衰竭而致死。

3. 预防措施

(1)一次用药不要超过极量。

(2)注药前反复回抽无血液,严防注入血管。

(3)无肾上腺素使用禁忌时,局麻药内加入 1:200 000 肾上腺素。

(4)麻醉前给予巴比妥类药物,有减轻局麻药中毒的功效。

(5)对血运丰富区域和全身情况不良者应酌情减量。

4. 治疗　发生毒性反应,立即停止用药,吸入氧气。对轻度患者可用地西泮 0.1mg/kg 静脉注射。如已发生惊厥,一般主张硫喷妥钠 1~2mg/kg 静脉注射,或琥珀胆碱 1mg/kg 静脉注射,行气管插管或人工呼吸。如出现低血压,可用麻黄碱升压,心率缓慢可用阿托品静脉注射,一旦发生呼吸心跳停止,应立即行心肺复苏。

(二) 过敏反应

酯类发生过敏反应的机会较酰胺类多,酰胺类极罕见。

1. 临床表现　使用很少量局麻药后出现荨麻疹、咽喉水肿、支气管痉挛、低血压和血管神经性水肿,严重者可出现过敏性休克。

2. 治疗　一旦发生过敏反应,首先停止局麻药的使用;保持呼吸道通畅,吸氧;维持循环稳定,适当补充血容量,紧急时可适当选用血管加压药,同时给予糖皮质激素和抗组胺药。

第四节　椎管内麻醉

解剖上椎管内有两个可用于麻醉的腔隙,即蛛网膜下腔和硬脊膜外间隙。根据局麻药注入的腔隙不同分为蛛网膜下腔阻滞(spinal block,简称腰麻),硬膜外间隙阻滞(epidural block)及腰麻 - 硬膜外间隙联合阻滞(combined spinal-epidural block),统称椎管内麻醉。

一、椎管内麻醉的解剖学基础

1. 脊柱和椎管　由椎骨组成。椎骨由椎体和椎弓构成。椎弓所包围的空腔称为椎孔,所有椎孔上下相连成为椎管(图 5-2)。脊柱共有颈、胸、腰、骶 4 个生理弯曲(图 5-3)。

2. 韧带　由棘上韧带、棘间韧带及黄韧带构成;黄韧带是致密坚实有弹性的纤维层。穿刺时有突然阻力减小的感觉,即针穿过黄韧带进入了硬膜外腔(图 5-4)。

3. 脊髓　位于脊髓腔内,浸泡于脑脊液中。腰 1 以下的脊神经分开成为马尾,在此部位进行穿刺时不易损伤脊髓。脊髓腔中有三层脊膜,依次为硬脊膜、蛛网膜及软脊膜。蛛网膜与覆盖于脊髓上的软脊膜之间为蛛网膜下腔(图 5-5)。

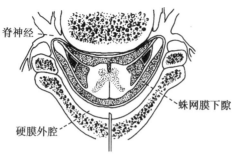

图 5-2　椎管横断面图

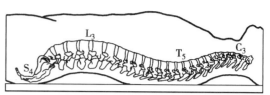

图 5-3　脊柱弯曲图

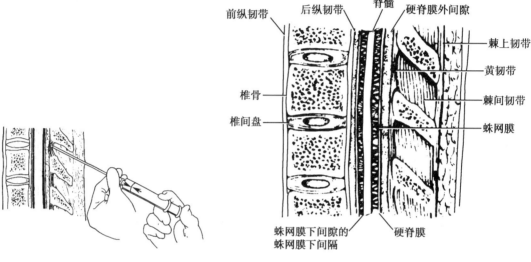

图 5-5　椎管内组织分层解剖结构

图 5-4　黄韧带的弹性感

4. 椎管内间隙及脊神经　脊髓容纳在椎管内,为脊膜所包裹。脊膜从内向外分三层,即软膜、蛛网膜和硬脊膜。包围脊髓的软膜、蛛网膜和硬脊膜沿脊神经根向两侧延伸到椎间孔,分别形成根软膜、根蛛网膜和根硬膜(图 5-6)。硬脊膜从枕大孔以下开始分为内、外两层。外层与椎管内壁的骨膜和黄韧带融合在一起,内层形成包裹脊髓的硬脊膜囊,抵止于第 2 骶椎。因此通常所说的硬脊膜实际是硬脊膜的内层。软膜覆盖脊髓表面与蛛网膜之间形成蛛网膜下腔。硬脊膜与蛛网膜几乎贴在一起两层之间的潜在腔隙即硬膜下间隙,容积约 100ml,其中骶管占 25~30ml。硬膜外腔的血管丰富,并形成血管丛。

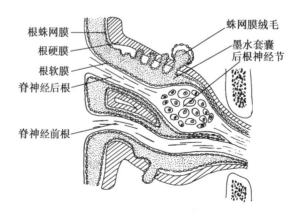

图 5-6　根软膜、根蛛网膜和根硬膜示意图

5. 骶管　是骶骨内的椎管腔，为硬膜外腔的一部分，与腰部硬膜外腔相通。

6. 脑脊液　成人脑脊液 100~150ml，脊髓腔内的脑脊液为 25~35ml，pH 值为 7.4，是无色透明的液体，比重为 1.003~1.009，压力为 7~17cmH$_2$O（1cmH$_2$O=98Pa）。

7. 脊神经　脊神经共 31 对：颈神经（C）8 对，胸神经（T）12 对，腰神经（L）5 对，骶神经（S）5 对和尾神经（Co）1 对。每条脊神经由前、后根合并而成。后根司感觉，前根司运动。神经纤维分为无髓鞘和有髓鞘两种，前者包括自主神经纤维和多数感觉神经纤维，后者包括运动神经纤维。无髓鞘纤维接触较低浓度的局麻药即被阻滞，而有髓鞘纤维往往需较高浓度的局麻药才被阻滞。各种神经纤维粗细依次为运动纤维、感觉纤维及交感和副交感纤维。

二、药物作用部位

蛛网膜下腔阻滞时，局麻药直接作用于脊神经根和脊髓表面，但主要作用部位是脊神经根。硬膜外阻滞的作用比较复杂，局麻药在硬膜外腔扩散的可能途径有：①蛛网膜绒毛构成根硬膜与根蛛网膜之间的微小通道，药物可沿此道进入根蛛网膜下腔，阻滞脊神经根；②药物在椎旁，或渗出椎间孔或透过神经鞘膜，作用于脊神经根；③药物可沿垂直穿过硬脊膜的微动脉鞘而进入蛛网膜下腔，作用于脊神经根或脊髓表面。

三、阻滞作用和麻醉平面

脊神经被阻滞后，相应区域出现麻醉。感觉神经被阻滞后，即能阻断皮肤和肌肉的疼痛传导。交感神经被阻滞后，能减轻内脏牵拉反应。运动神经被阻滞后，引起肌肉松弛。由于神经纤维的粗细不同，交感神经最先被阻滞，且阻滞平面一般比感觉神经高 2~4 个节段；运动神经最晚被阻滞，其阻滞平面比感觉神经低 1~4 个节段。

根据脊神经的体表分布，可判断阻滞平面的高低。骶部、股内侧及会阴部为骶神经分布。耻骨联合处为 T$_{12}$、L$_1$；脐部相当于 T$_{10}$；季肋部相当于 T$_8$；剑突为 T$_6$；乳头连线为 T$_4$；锁骨下部位为 T$_2$ 分布（图 5-7）。

四、椎管内麻醉对生理的影响

1. 对呼吸的影响　取决于阻滞平面的高度，尤以运动神经被阻滞的范围更为重要。平面上升到胸部则肋间肌逐渐麻痹，胸式呼吸减弱或消失，但只要膈神经（C$_3$~C$_5$）未被阻滞，对一般患者因有膈肌代偿不会影响呼吸，但对呼吸储备差者会有严重的影响。采用高位硬膜外阻滞时，为防止对呼吸的严重影响，应降低局麻药的浓度。

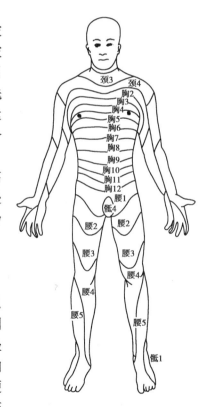

图 5-7　脊神经体表分布

2. 对循环的影响　①低血压：椎管内麻醉时，由于交感神经阻滞，引起血管扩张、外周阻力下降、回心血量减少，心排血量下降而导致低血压。②心动过缓：由于交感神经阻滞，迷走神经兴奋性增强，或在高平面阻滞时，心脏加速神经（T$_4$ 以上平面）也被阻滞，均可能减慢心率。

3. 对其他器官系统的影响　椎管内麻醉下，交感神经阻滞后，迷走神经功能亢进，胃肠蠕动增加,易诱发恶心呕吐;使膀胱内括约肌收缩及膀胱逼尿肌松弛,可引起尿潴留。

五、椎管内麻醉的方法和临床应用

(一)蛛网膜下腔阻滞

蛛网膜下腔阻滞是将局麻药注入蛛网膜下腔,阻断部分脊神经的传导功能而引起相应支配区域的麻醉作用。成人的操作穿刺点通常选 $L_3 \sim L_4$ 间隙(或酌情上移、下移一个间隙),故简称腰麻。有单次法和连续法两种,临床上常用单次法。

1. 影响蛛网膜下腔阻滞平面的因素

(1)脊柱长度:脊柱越长,阻滞平面越低。

(2)麻醉药溶液的比重和患者的体位:体位对于腰麻平面的调节十分重要。在头低位时,重比重溶液阻滞平面较高;而轻比重溶液的阻滞平面较低。患者注药仰卧位后,应根据手术区域对麻醉平面的要求,变化其体位进行调节。

(3)麻醉药的剂量、容积:在相同容积时,剂量越大,阻滞范围越广;相同剂量时,容量大者,阻滞范围较广。

(4)注药时针头斜面方向及注药速度:斜面向头时,注药速度越快,麻醉平面越高。

2. 常用药物　①丁卡因:一次用量 8~15mg,常用浓度为 0.33%,起效时间 15~20 分钟,麻醉平面有时不易控制,维持时间 90~120 分钟;②布比卡因:布比卡因常用剂量为 5~15mg,常用浓度为 0.5%,起效时间需 1~5 分钟,维持时间 75~200 分钟;③罗哌卡因:剂量 15~20mg,常用浓度为 0.5%,起效时间 1~5 分钟,维持时间 120~200 分钟。

3. 适应证　2~3 小时内的下腹部、盆腔、下肢、肛门会阴部的手术。

4. 禁忌证　①中枢神经系统疾病,如马尾综合征、脑脊膜炎、颅内压增高等;②感染:全身感染、穿刺部位感染等;③脊柱疾病,如脊椎外伤、畸形等;④急性失血性休克、低血容量等;⑤心血管疾病患者,心血管功能低下;⑥严重腰背疼痛患者;⑦不合作的小儿及精神病患者。

5. 并发症

(1)术中并发症:①血压下降、心率减慢;②呼吸抑制;③恶心、呕吐。

(2)术后并发症:①腰麻后头痛:由于硬脊膜和蛛网膜血供较差,穿刺孔不易愈合,脑脊液漏出导致颅内压降低和颅内血管扩张而引起的血管性头痛,其特点是抬头或坐立位头痛加重,平卧后减轻或消失。约 50% 患者头痛在 4 天内消失,一般持续不超过 1 周。②尿潴留;③腰、背痛。

(二)硬膜外腔阻滞

将局麻药注射到硬膜外间隙,阻滞部分脊神经的传导功能,使其相应支配区域的感觉或/和运动功能消失的麻醉方法,称为硬脊膜外隙阻滞,又称硬膜外阻滞或硬膜外麻醉。有单次法和连续法两种,临床上常用连续法。

1. 影响硬膜外阻滞范围、起效和时效的因素

(1)穿刺部位:颈胸部的硬膜外间隙容量相对较小,相同容量的局麻药阻滞范围较腰骶部宽。

(2)局麻药的容积:在有效浓度范围内,容积越大,阻滞平面越广。

(3)年龄:婴幼儿、老年人硬膜外间隙小,用药量须减少。

(4)妊娠:妊娠后期,由于下腔静脉受压,间隙相对变小,药物容易扩散,用药量也须减少。

(5)体位:对阻滞范围有轻度影响。在侧卧位注药时,下侧阻滞平面相对较高。

（6）其他：某些病理因素，如脱水、血容量不足等，可加速药物扩散，用药应格外慎重。

2. 适应证　常用于横膈以下的各种腹、腰部、盆腔及下肢的手术；也常用于术后镇痛。

3. 禁忌证　①不能合作者；②穿刺部位感染者；③有凝血障碍者；④有中枢神经系统疾病和颅内压升高者；⑤严重低血容量者。

4. 并发症　①全脊髓麻醉：大量局麻药进入蛛网膜下腔，全部脊神经甚至颅神经都被阻滞，称为全脊麻；②局麻药毒性反应；③神经损伤；④导管拔出困难或折断；⑤硬膜外血肿。

（三）腰麻 - 硬膜外间隙联合阻滞

经蛛网膜下腔与硬脊膜外隙联合阻滞又称腰麻 - 硬膜外间隙联合阻滞，广泛用于下腹部及下肢手术。其特点是既有腰麻起效快、镇痛完善与肌肉松弛的优点，又有硬膜外阻滞时调控平面、满足长时间手术的需要等长处。穿刺方法有一点法和两点法两种，临床上多采用一点法。

第五节　全身麻醉

麻醉药经呼吸道吸入、静脉、肌内注射等途径进入体内，产生中枢神经系统的抑制，临床表现为意识消失、全身痛觉丧失、遗忘、反射抑制和一定程度的肌肉松弛，这种麻醉方法称为全身麻醉（简称全麻）。这种抑制是完全可逆的，当药物被代谢或从体内排出后，患者的神志和各种反射逐渐恢复。全身麻醉技术的成熟和临床应用，使外科手术的开展进入了一个崭新的时期，几乎适用于所有的手术要求。

一、全身麻醉药

根据用药途径和作用机制，全身麻醉药可分为吸入麻醉药和静脉麻醉药。此外，肌肉松弛药和麻醉性镇痛药也是全麻术中不可或缺的药物。

1. 吸入麻醉药　是指经呼吸道吸入进入体内并产生全身麻醉作用的药物。可用于全身麻醉的诱导和维持。大多数吸入麻醉药进入体内后由呼吸道排出，仅少部分在肝脏代谢后随尿排出。常用的吸入麻醉药有氧化亚氮（笑气）、七氟烷、地氟烷等。

2. 静脉全麻药　是指经静脉注射进入体内，通过血液循环作用于中枢神经系统而产生全身麻醉作用的药物。常用的静脉全麻药有丙泊酚（异丙酚）、依托咪酯、咪达唑仑、右旋美托咪定、氯胺酮等。

3. 肌肉松弛剂　简称肌松药，能阻断神经 - 肌肉传导功能而使骨骼肌松弛。肌松药作为全麻用药的重要组成部分，本身不产生麻醉作用，但松弛骨骼肌后不仅便于手术的操作，也有助于避免深麻醉带来的危害。常用的肌松药有琥珀胆碱、维库溴铵、罗库溴铵、顺式阿曲库铵等。

4. 麻醉性镇痛药　常用的麻醉性镇痛药为阿片类药物，与体内阿片受体结合产生中枢及外周性镇痛作用。常用的阿片类药有吗啡、哌替啶（度冷丁）、芬太尼、舒芬太尼、瑞芬太尼等。

二、全身麻醉诱导

患者接受全麻药后，意识自清醒进入全麻状态直至手术开始，这一阶段称为麻醉诱导期。

（一）诱导方法

1. 面罩吸入诱导法　将麻醉面罩扣于患者的口鼻部,使患者吸入麻醉药物,待患者意识消失并进入全麻状态,即可静脉注射肌松药,行气管插管。

2. 静脉诱导法　比面罩吸入法迅速,对循环干扰较大。先开放静脉,预先面罩吸氧 2~3 分钟,增加氧储备并排出肺内氮气。根据病情选择合适的静脉全麻药及剂量,缓慢静脉注射,待患者神志消失后静脉注射肌松药。待患者下颌松弛,即可进行气管插管。插管成功后,立即与麻醉机相连接行机械通气。

（二）注意事项

1. 诱导前应准备好麻醉机、气管插管用具及吸引器等。

2. 核对手术患者及术前准备情况,如麻醉前用药等。

3. 患者仰卧、开放静脉。

4. 检测心电图、血氧、血压、呼吸等麻醉前基础值。

5. 避免诱导期发生呕吐。

6. 当患者意识消失后,应托起下颌以保持呼吸道通畅及行人工呼吸。

7. 多数静脉麻醉药对循环的抑制作用与用量及注射速度有关。

8. 合并呼吸道不完全梗阻、饱胃或插管困难者可行清醒气管插管。

三、全身麻醉的维持

（一）维持期的主要任务

1. 维持适当深度的麻醉和循环、呼吸功能的稳定。

2. 满足不同时期麻醉的要求。

（二）全麻维持方法

1. 吸入麻醉药维持　经呼吸道吸入一定浓度吸入麻醉药以维持适当的麻醉深度,必要时可加用镇痛药和肌松药使麻醉深度更易控制。

2. 静脉麻醉维持　全麻诱导后经静脉给予静脉麻醉药以维持适当麻醉深度的方法。静脉全麻药中除氯胺酮外,多数是镇静催眠药物,缺乏良好的镇痛作用。因此也需常规给予镇痛和肌松药物。

3. 复合全身麻醉　是指两种或两种以上的全麻药或/和麻醉方法复合应用,取长补短,以达到最佳临床麻醉效果。根据给药途径不同,复合麻醉可大致分为全静脉麻醉、静-吸复合麻醉。

四、呼吸道的管理

不管采用哪一种麻醉方法,术中都必须保持患者的呼吸道通畅,维持 PaO_2 和 $PaCO_2$ 在安全范围内,防止误吸等原因导致的肺损伤,以保证患者的生命安全。

（一）维持气道的通畅性

根据患者的具体情况可采取各种措施保障其气道通畅。舌后坠是全麻诱导、恢复期或应用镇静药的非全麻患者最常见的呼吸道梗阻原因。将患者头后仰或托起下颌(图 5-8)多能缓解舌后坠引起的上呼吸道梗阻,必要时可放置口咽(图 5-9)或鼻咽通气道。维持全麻患者气道通畅的更有效方法常常是插入喉罩(图 5-10)或进行气管内插管。

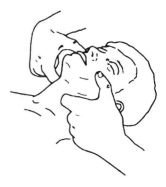

图 5-8　托下颌法

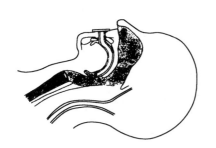

图 5-9　放置口咽通气道

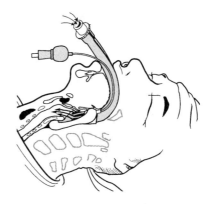

图 5-10　放置喉罩

（二）气管内插管术

气管内插管是将特制的气管导管,经口腔或鼻腔插入到患者的气管内。气管内插管术是临床麻醉的基本操作技能,也是临床麻醉的重要组成部分。

1. 目的　进行有效的人工或机械通气;便于吸入全麻药;保持呼吸道通畅,及时吸出气管内痰液或血液,防止患者缺氧和 CO_2 积蓄。

2. 适应证　①全身麻醉的保护气道、维持气道通畅;②危重患者抢救的气道管理:呼吸衰竭、心肺复苏、误吸、药物中毒患者和新生儿严重窒息等。

3. 基本操作原则　①正确选择插管途径、方法及合适口径、长度的气管导管,估计插管困难程度,困难者可考虑清醒插管;②操作时动作轻柔,避免组织损伤,按操作程序进行;③注意用具消毒,并要求麻醉完善,避免不利的应激反应;④插管完成后要确认导管已在气管内并要牢固固定,确认前不应盲目进行机械通气。

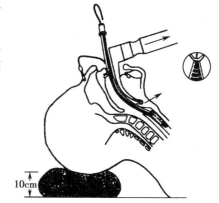

图 5-11　经口腔明视插管

4. 常用气管内插管方法　①经口腔明视插管术:借助喉镜在直视下暴露声门后,将导管经口腔插入气管内(图 5-11);②盲探插管术:经口腔盲探插管术、经鼻腔盲探插管术。

（三）维持有效的通气量

(1)辅助呼吸:患者有自主呼吸,但交换量不足可行辅助呼吸。

(2)控制呼吸:当自主呼吸完全消失,可采用机械通气控制呼吸。

五、全身麻醉的并发症

（一）呼吸系统

1. 呼吸道梗阻　①上呼吸道梗阻:常见原因有舌根后坠、口腔内分泌物阻塞、喉头水肿、喉痉挛等;②下呼吸道梗阻:常见原因有气管导管扭折、导管斜面紧贴气管壁上、黏痰或呕吐物误吸堵塞气管及支气管、支气管痉挛等。

2. 通气量不足　常见原因:①麻醉药对呼吸中枢的抑制,肌松药对呼吸肌的麻痹而辅助及控制呼吸又不充分者;②吸入麻醉药及麻醉恢复期肌松药的残存作用;③麻醉性镇痛药对术后呼吸抑制。

3. 误吸　呕吐物或分泌物误吸而致吸入性肺炎。

（二）循环系统

1. 低血压　收缩压下降超过基础值的30%或绝对值低于80mmHg者称为低血压。常见原因：①术前禁食或术中失血引起血容量不足；②麻醉药对循环的抑制；③手术操作压迫上、下腔静脉使回心血量减少；④正压通气引起胸膜腔内压增高，静脉回心血量减少；⑤并存疾病：如肾上腺皮质功能不全、心功能不全、休克等；⑥继发于其他严重心肺并发症。

2. 高血压　舒张压高于100mmHg或收缩压高于基础值的30%称为高血压。常见原因：①与并存疾病有关：如原发性高血压、嗜铬细胞瘤等；②与手术、麻醉操作有关：如探查、压迫腹主动脉、气管插管等；③通气不足，CO_2蓄积；④全麻恢复期高血压：多见于原有高血压者；⑤药物所致高血压：如氯胺酮等。

3. 心律失常　常见原因：①心动过速与高血压同时出现常为浅麻醉的表现；②低血容量、贫血、缺氧以及代谢率增高时，心率可增快；③手术牵拉内脏或心眼反射时，可因迷走神经反射致心动过缓。

（三）消化系统

术后恶心呕吐发生率与患者体质及术中用药有关。

（四）其他并发症

1. 恶性高热　为隐匿性药物引起的肌肉代谢异常病变，当易感者接受琥珀胆碱或氟烷等吸入麻醉药后易诱发此病。

2. 全麻后谵妄　与手术类别、年龄等因素有关，老年人发病率更高。

第六节　疼痛治疗学

疼痛（pain）是人类大脑对机体组织损伤或可能导致组织损伤的刺激所产生的一种不愉快的主观感觉。丧失意识（如昏迷）的患者对组织损伤或伤害性刺激的反应称为伤害感受。疼痛的客观性（即生理感觉方面）和主观性（即情绪和心理成分）之间存在着相互作用。疼痛已经成为影响人类健康的重要医学问题，已成为临床继体温、血压、心率、呼吸后的第五生命体征。疼痛学是近20年来发展起来的一门新型交叉学科，是研究和阐述疼痛原因、机制及疼痛性疾病的诊断和治疗的临床科学，是麻醉医学的组成部分之一。随着现代疼痛诊疗技术的迅速发展，疼痛治疗已实现以对因治疗为主的实质性跨越。

一、疼痛的分类及对生理的影响

疼痛本身是机体的保护性一种反应，可诱发机体产生保护行为，避开伤害性刺激源。痛觉相关的神经反射活动和部分神经递质、介质对机体器官具有保护作用。但不论是疼痛还是伤害感受，均可能诱发机体产生代谢、内分泌、呼吸、循环、应激、神经、精神等功能或状态的改变。

（一）按疼痛发生和持续的时间分类

1. 急性疼痛　急性疼痛是指疼痛数天或数周（常常不超过1个月），如发生于创伤、手术、急性炎症、急性脏器缺血等。常伴随一系列神经内分泌应激反应且与疼痛的强度密切相关。短小或表浅手术通常没有或只有轻微的应激反应，而上腹部和胸部的大手术可引起强烈的应激反应。

手术或创伤后疼痛对人体的影响：①心血管系统影响：心血管反应通常比较显著，如高血压、心动过速、心肌的应激性增高和全身血管阻力增加;②呼吸系统影响:全身氧耗量和二氧化碳产生的增加,必然导致分钟通气量增加,呼吸做功增加;③胃肠和泌尿系统影响:交感张力的升高增加了括约肌的张力并减弱肠道和泌尿道的蠕动,增加肠梗阻和尿潴留的发生;④对一般状况的影响:急性疼痛最常见的反应是焦虑,睡眠障碍也很常见。

2. 慢性疼痛:慢性疼痛是指疼痛超过1个月,不仅是症状,而且是一种疾病。多数慢性疼痛患者没有或仅有轻微的神经内分泌应激反应。睡眠和情感障碍,尤其抑郁通常较为突出。许多患者有食欲的明显改变(增加或减少)以及社会关系紧张。

(二) 按发生的原因

疼痛分为炎性疼痛、神经病理性疼痛、癌性疼痛、交感维持性疼痛和心因性疼痛等。

(三) 按疼痛性质

疼痛分为胀痛、酸痛、绞痛、烧灼样疼痛、针刺样疼痛等。

二、患者疼痛评估

初次评估十分重要。书面问卷调查能够得到有关疼痛性质、疼痛的发作和持续时间、以前用药和治疗情况等有价值的信息。

(一) 疼痛测量

疼痛测量以视觉模拟评分较常用,即采用10cm长的水平直线,一端标明"无痛",另一端是"想象中最剧烈疼痛"。被测者在直线上相应部位做标记来表示疼痛强度(图5-12)。从"无痛"端至标记间的距离就代表疼痛的数值(如数字5代表疼痛评分5分)。

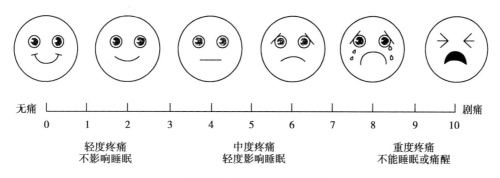

图 5-12　疼痛视觉模拟评分

(二) 心理评估

最常用的测试有明尼苏达多项人格调查表。该表是566个题目的对错选择型问卷,试图通过10个临床量表来定义被测者的人格。三个效度量表用于鉴别测试者是否故意隐瞒病情或改变结果。该表主要用于确认临床印象的心理因素。

三、术后疼痛

术后疼痛的发生有多种原因,在一定程度上是多种因素的综合,传统观念认为,术后疼痛是一种正常现象;但随着医学的进步,人们对疼痛有了新的认识,疼痛不仅给患者造成精神上的痛苦,而且不同程度的影响循环、呼吸、内分泌、免疫等各系统功能,并与术后并发症密切相关。

(一) 术后镇痛常用方法

1. 口服阿片类药物　中度术后疼痛应该口服阿片类药物治疗,可以按需或按时用药。这些药物口服容易吸收,但由于经过肝脏首过效应需限制其全身用药。

2. 皮下与肌内注射 由于这两种给药途径可造成患者痛苦,加上吸收后的血药浓度难以预测,因此临床上倾向尽量少用。

3. 静脉注射给药 虽然静脉用药可避免药物吸收的不可预测性,然而不意味着注射的剂量是准确恰当的。在充分镇痛、镇静及呼吸抑制之间达到最佳的方法是反复、间断、小剂量(如吗啡 1~2mg)给予阿片类药物。

4. 椎管内注射镇痛 硬膜外注射阿片类药物可有效缓解术后患者的内脏疼痛及躯体疼痛,有利于患者术后生理功能的恢复。

5. 神经阻滞镇痛 常用的有肋间神经、臂丛神经及坐骨神经阻滞等。

（二）患者自控镇痛

随着计算机技术的发展使得患者自控镇痛技术得到不断完善。当患者需要镇痛时,通过按压按钮能够由静脉或椎管内自行给予精确的阿片类药物剂量。医生通过对泵进行编程实现个性化给药,设定参数包括单次剂量、锁定时间、背景输注、单位时间最大剂量等。

四、慢性疼痛

最常见的慢性疼痛包括肌肉骨骼疾患、慢性内脏疾病、周围神经、神经根或背根神经节的损伤(包括糖尿病性神经病变、幻肢痛等)、中枢神经系统损伤(脑卒中、脊髓损伤及多发性硬化症)以及癌症相关的疼痛。

（一）脊柱源性疼痛、慢性骨关节及肌肉筋膜痛

1. 脊柱源性疼痛 包括由于退行性变和积累性损伤引起的颈椎病、腰椎间盘突出症、盘源性腰痛等疾病,治疗方法包括神经介入技术、神经调控技术、脊柱介入技术和微创内镜技术等微创介入方法,同时配合理疗和中医中药技术。

2. 慢性骨关节及肌肉筋膜痛 包括颈背部肌筋膜痛、肩周炎、网球肘、梨状肌综合征、膝关节退化性关节炎等。主要治疗方法包括 B 超引导下的神经阻滞、臭氧治疗等,同时配合功能训练、理疗和中医中药治疗等。

（二）癌性疼痛

癌性疼痛是在绝大多数晚期癌症患者中存在的剧烈疼痛,必须积极对待癌性疼痛。世界卫生组织(WHO)推荐三阶梯治疗方案(图 5-13),其原则为:①口服给药;②按时给药;③按阶梯给药;④药物剂量个体化。

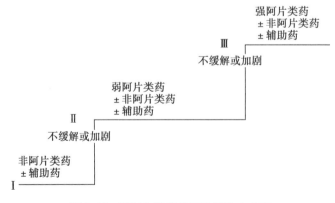

图 5-13 WHO 推荐的三阶梯治疗方案

1. 第一阶梯 轻度疼痛时,选用非阿片类止痛药,如阿司匹林、对乙酰氨基酚及其他非甾体抗炎药。

2. 第二阶梯 在轻、中度疼痛时,单用非阿片类止痛药不能控制疼痛,应加用弱的阿片类药物口服,如可待因、布桂嗪等。

3. 第三阶梯 选用强阿片类药物,如吗啡、哌替啶、芬太尼等。对于顽固性疼痛和当患者无法经口服药或者肠内吸收不良时可选用非肠道给药。

(三) 神经病理性疼痛

神经病理性疼痛是与神经系统多部位发生病理改变和功能障碍有关的一类疾病。临床表现为多种性质的疼痛,其特点是自发性疼痛、疼痛过敏、异常疼痛和感觉异常等。包括与糖尿病、甲状腺功能低下、尿毒症、营养缺乏和化疗药物(长春新碱、顺铂等)相关的神经障碍;也包括吉兰 - 巴雷综合征(Guillain-Barré syndrome,GBS)、带状疱疹后神经痛、进行性神经病性肌萎缩病、复合性局部疼痛综合征Ⅰ型等。国际疼痛研究会将这种由于外周或中枢神经系统的直接损伤功能紊乱引起的疼痛称为神经病理性疼痛。

神经病理性疼痛往往是阵发性、带有烧灼感的剧痛,常与痛觉过敏有关。常采用多种方法联合治疗。包括神经介入治疗、神经调控治疗和药物治疗:如抗惊厥药(如加巴喷丁)、抗抑郁药、抗心律失常药、可乐定、局部用药(辣椒碱等)以及止痛药(非甾体抗炎药和阿片类)。

学习小结

	概述	麻醉学的概念
麻醉与疼痛治疗	麻醉前准备与用药	①麻醉前病情评估:ASA 分级的内涵;②麻醉前准备的内容
	局部麻醉	①局部麻醉药的分类;②局部麻醉的分类及概念;③局部麻醉药的毒性反应:临床表现、处理
	椎管内麻醉	①蛛网膜下腔阻滞,硬膜外阻滞的概念,两者解剖学上作用部位的差异性;②椎管内麻醉对生理的影响
	全身麻醉	①全身麻醉的概念和分类;②常用的全身麻醉药物分类;③呼吸道管理的常用措施,气管插管的适应证
	疼痛治疗学	①疼痛、疼痛治疗学的概念;②癌痛三阶梯治疗方案;③常用的术后镇痛方法

(屈 强)

复习思考题

1. 局麻药如何分类? 如何预防和治疗局麻药毒性反应?

2. ASA 分级的内涵及临床意义是什么?

3. 气管插管的适应证是什么?

4. WHO 推荐的癌性疼痛三阶梯治疗方案是什么?

◇◇◇ 第六章 ◇◇◇

休　克

学习目标

掌握休克的定义、分类、发病机制、临床表现和治疗；了解低血容量性休克和感染性休克的发病机制。

第一节　概　述

休克是以机体有效循环血量减少、组织灌注不足、细胞代谢紊乱和功能受损为病理过程的一种多病因引起的综合征。氧供给不足和需求增加是休克的本质，产生炎症介质是休克的特征。休克的病理生理学特点是一个序贯性事件，包括：有效循环血量不足；微循环障碍（尤其是维持生命的重要器官），组织血液灌注不足；细胞无法有效利用氧和营养物，代谢产物积聚；水、电解质和酸碱失衡；多器官功能损害或衰竭；弥散性血管内凝血。

一、休克的分类

对于休克的分类，临床上大多按病因分为低血容量性、感染性、心源性、神经源性和过敏性休克五类。外科休克主要是指低血容量性休克与感染性休克，而失血性休克与创伤性休克是低血容量性休克的主要类型。

二、休克的发病机制

从循环系统角度，目前一般都以有效循环血量减少造成微循环障碍来解释休克的病理生理学变化。

1. 有效循环血量不足　有效循环血量的急剧减少是各种不同原因休克发生的共同点。所谓有效循环血量，是指单位时间内通过心血管系统进行循环的血量。心脏排血功能、血容量和血管床容积三个因素间的协调发生障碍，都可导致有效循环血量的不足而引起休克。

2. 微循环变化　在有效循环量不足引起休克的过程中，占总循环量 20% 的微循环也相应地发生不同阶段的变化。

（1）微循环收缩期：由于有效循环血容量显著减少，引起循环容量降低、动脉血压下降。机体的代偿和矫正机制包括：通过主动脉弓和颈动脉窦压力感受器引起血管舒缩中枢加压反射，交感 - 肾上腺轴兴奋导致大量儿茶酚胺释放以及肾素 - 血管紧张素分泌增加，引起心跳加快、心排出量增加以维持循环相对稳定；通过选择性收缩外周和内脏的小血管使循环血量重新分布,保证心、脑等重要器官的有效灌注。由于内脏小动、静脉血管平滑肌及毛细血管前括约肌受儿茶酚胺等激素的影响发生强烈收缩,动静脉间短路开放,致外周血管阻力和回心血量均有所增加;毛细血管前括约肌收缩和后括约肌相对开放有助于组织液回吸收和血容量得到部分补偿。但微循环内因前括约肌收缩而致"只出不进",血量减少,组织仍处于低灌注、缺氧状态。若能在此时去除病因积极复苏,休克常较容易得到纠正。

(2)微循环扩张期:休克进展,微循环将进一步因动静脉短路和直接通道大量开放,使原有的组织灌注不足更为加重,细胞因严重缺氧处于无氧代谢状况,并出现能量不足、乳酸类产物蓄积和舒血管的介质如组胺、缓激肽等释放。这些物质可直接引起毛细血管前括约肌舒张,而后括约肌则因对其敏感性低仍处于收缩状态。结果微循环内血液滞留、毛细血管网内静水压升高、通透性增强致血浆外渗、血液浓缩和血液黏稠度增加,于是又进一步降低回心血量,致心排出量继续下降,心、脑器官灌注不足,休克加重。此时微循环的特点是广泛扩张,临床上患者表现为血压进行性下降、意识模糊和酸中毒。

(3)微循环衰竭期:若病情继续发展,便进入不可逆性休克。淤滞在微循环内的黏稠血液在酸性环境中处于高凝状态,红细胞和血小板容易发生聚集并在血管内形成微血栓,甚至引起弥散性血管内凝血(DIC)。此时,由于组织缺少血液灌注,细胞处于严重缺氧和缺乏能量的状态,细胞内的溶酶体膜破裂,溶酶体内多种酸性水解酶溢出,引起细胞自溶并损害周围其他的细胞。

3. 代谢变化　无氧代谢引起代谢性酸中毒:休克时由于组织细胞灌流不足,组织缺血缺氧,糖代谢的主要途径只能是无氧酵解。缺氧时丙酮酸在胞浆内转变成乳酸,因此,随着细胞氧供减少,乳酸生成增多,丙酮酸浓度降低,即血乳酸浓度升高和乳酸/丙酮酸(L/P)比率增高。在没有其他原因造成高乳酸血症的情况下,乳酸盐的含量和L/P比值,可以反映患者细胞缺氧的情况。当发展至重度酸中毒pH值<7.2时,心血管对儿茶酚胺的反应性降低,表现为心跳缓慢、血管扩张和心排出量下降,还可使氧合血红蛋白离解曲线右移。

能量代谢障碍:创伤和感染使机体处于应激状态,交感神经-肾上腺髓质系统和下丘脑-垂体-肾上腺皮质轴兴奋,使机体儿茶酚胺和肾上腺皮质激素明显升高,从而抑制蛋白合成、促进蛋白分解,以便为机体提供能量和合成急性期蛋白的原料。上述激素水平的变化还可促进糖异生、抑制糖降解,导致血糖水平升高。

在应激状态下,蛋白质作为底物被消耗,当具有特殊功能的酶类蛋白质被消耗后,则不能完成复杂的生理过程,进而导致多器官功能障碍综合征。应激时脂肪分解代谢明显增强,成为危重患者机体获取能量的主要来源。

4. 细胞损害　对休克的实验研究证实,随着细胞产能的减少,细胞自身的结构和功能也受到损害:①能量产生减少使细胞不能维持正常的功能和膜内外的压力差,使钠-钾泵失效,钠离子进入细胞内,而钾离子从细胞内移出进入细胞外间隙,氢离子在细胞内增多,导致弥漫性细胞水肿,使细胞产能进一步降低,最终导致细胞死亡;②休克状态下,细胞器膜也发生与细胞膜相似的过程。细胞内的溶酶体含有强力的水解酶,当溶酶体膜功能障碍时,溶酶体肿胀、破裂,释出内容物,导致细胞自溶,可使邻近细胞受损,并可进入血液损害其他成分而影响凝血机制。当线粒体膜发生肿胀和变形时,其能量产生的效率也下降,使细胞内代谢的变化进一步复杂。高尔基体和内质网膜结构也同样受损害,影响蛋白质的生物合成及核糖核酸的产生传递,使核膜受损。

5. 炎性介质释放　休克时体内多种炎性介质之间互相关联,促使组织器官功能紊乱并造成多种损害。这些炎性介质或由休克病因刺激释出或系休克过程中的病理产物。

感染的毒素和抗原抗体复合物,可促使补体裂解、激肽激活酶活化、组胺等释放。补体裂解后产生一系列因子,其中 C3a、C5a 为过敏毒素,损害细胞,并促使组胺释放;C3b、C6 等为黏附因子,促使血细胞黏附于血管内皮,使血细胞容易受损而释放酶和促凝血因子等。

创伤、感染等致休克的病因,在导致休克的同时可刺激体内多种细胞释放细胞因子(如 TNF-α、IL-1、IL-2、IL-6、IL-8、IL-10、干扰素、心肌抑制因子、肠因子等),活化的细胞因子在创伤和感染引起的心血管及代谢反应中起重要的作用。某些细胞因子的急剧过度释放能产生类似感染性休克的表现。其中 TNF-α 的急速分泌是导致休克、衰竭及死亡的重要因素。

休克时组织缺氧可产生较多的氧自由基,其主要来源于缺血再灌注损伤区、多形核细胞和各种细胞的线粒体呼吸链。氧自由基的作用为:①损伤细胞膜,增加毛细血管通透性而加重休克。尤其是与不饱和脂肪酸起反应,产生脂质过氧化物,与休克后脏器损害有关;②促使蛋白质变性;③使胶原纤维变性;④促使血细胞和血小板的凝集;⑤激活磷脂酶 A_2,产生二十烷类物质。

全身炎症反应综合征(systemic inflammatory response syndrome,SIRS),是因感染或非感染病因作用于机体而引起的机体失控的、自我持续放大和自我破坏的全身炎症反应。其基本病理变化是机体内促炎 - 抗炎自稳失衡所致的、伴有免疫功能下降的、持续不受控制的炎症反应。确诊须具备以下四点中的至少两点:①体温>38℃或<36℃;②心率>90 次/min;③呼吸>20 次/min 或过度通气,$PaCO_2$<32mmHg;④血白细胞计数>12×10^9/L 或<4×10^9/L。SIRS 不一定均由致病菌引起,许多非感染因素也可以引起 SIRS。其中伴有微生物存在或侵入正常活体组织而引起炎症者称为感染,SIRS 伴有严重感染时称之为脓毒症。

6. 重要器官的功能变化 在休克的演变过程中,因组织血液灌注锐减,机体内主要脏器均可呈现不同程度的病理变化。代偿效应在致病因素的持续损害下,可转为失代偿而形成衰竭。机体各脏器互相关联,当一个重要脏器发生衰竭,可影响到其他脏器。因此,休克后期常可出现多器官功能衰竭。

(1)休克对肺的影响:缺氧可使肺毛细血管内皮细胞和肺泡上皮受损,表面活性物质减少,由于肺内种种病理生理改变,造成肺容量尤其是功能残气量减少。肺泡毛细血管流量减少,肺动静脉短路分流,肺间质水肿,小气道闭陷,肺不张和肺局灶性出血,肺泡透明膜形成,顺应性下降,肺通气/灌流比例失调,弥散距离增大,气体交换时间延长,造成严重缺氧和二氧化碳蓄积。

休克复苏过程中,如大量使用库存血,则因其所含较多的微聚物可造成肺微循环栓塞,使部分肺泡萎陷和不张、水肿,部分肺血管嵌闭或灌注不足,引起肺分流和死腔通气增加,严重时导致急性呼吸窘迫综合征(acute respiratory distress syndrome,ARDS)。ARDS 是指肺内、外严重疾病导致以毛细血管弥漫性损伤、通透性增强为基础,以肺水肿、透明膜形成和肺不张为主要病理变化,以进行性呼吸窘迫和难治性低氧血症为临床特征的急性呼吸衰竭综合征。高龄患者发生 ARDS 的危险性更大,超过 65 岁的老年患者病死率相应增加。具有全身性感染的 ARDS 患者病死率也明显增加。ARDS 常发生于休克期内或稳定后 48~72 小时内。

(2)休克对肾的影响:血压过低,促使肾素 - 血管紧张素大量产生,入球动脉收缩,肾皮质缺血,交感神经兴奋,儿茶酚胺增多,抗利尿激素分泌增多,导致少尿。在休克晚期肾内合成的前列腺素 E_2 下降,使肾血管持久痉挛。肾小球毛细血管通透性降低,尿滤液减少。肾小管发生坏死,管腔填塞,肾小管内压升高,尿液漏至间质。肾小球毛细血管内纤维素沉着,发生弥散性血管内凝血,出现急性肾衰竭。

(3)休克对心脏的影响:心冠状动脉血流减少,导致缺血和酸中毒,从而损伤心肌,当心肌微循环内血栓形成,可引起心肌的局灶性坏死。心肌含有丰富的黄嘌呤氧化酶,易遭受缺血 - 再灌注损伤,电解质异常将影响心肌的收缩功能。倘若患者原有冠心病或其他心脏疾病,容易发生心力衰竭。

(4)休克对脑的影响:脑因脑灌注压和血流量下降将导致脑缺氧、缺血、CO_2潴留和酸中毒,会引起脑细胞肿胀、血管通透性增高而导致脑水肿和颅内压增高。患者可出现意识障碍,严重者可发生脑病、昏迷。

(5)休克对肝脏的影响:休克可引起肝缺血、缺氧性损伤,可破坏肝的合成与代谢功能。另外,来自胃肠道的有害物质可激活肝 Kupffer 细胞,从而释放炎症介质。组织学方面可见肝小叶中央出血、肝细胞坏死等。生化检测有谷丙转氨酶、血氨升高等代谢异常。受损肝的解毒和代谢能力均下降,可引起内毒素血症,并加重已有的代谢紊乱和酸中毒。

(6)休克对胃肠道系统的影响:休克时胃肠道功能受到抑制。胃和十二指肠可因缺血等出现黏膜上皮受损,进而发生应激性溃疡。血压下降引起内脏血管收缩,其中尤以小肠血流减少为甚,其黏膜细胞内 ATP 的生物合成和氧化磷酸化发生障碍,影响了依赖能量的保护机制,导致肠黏膜的绒毛减少乃至消失;黏液细胞中的蛋白合成停止,使黏膜上皮细胞易被肠腔中的蛋白酶溶解或受肠腔内细菌、毒素损害而引起肠黏膜出血性坏死,当病变由节段发展到全胃肠道时,称出血性胃肠病。正常黏膜上皮细胞屏障功能受损,导致肠道内的细菌或其毒素经淋巴或门静脉途径侵害机体,称为细菌移位和内毒素移位,形成肠源性感染,这是导致休克继续发展和形成多器官功能障碍综合征的重要原因。当弥散性血管内凝血发生后,可产生栓塞性溃疡与大量出血。休克还可抑制胰腺的分泌。

第二节　休克的临床表现及监测

休克的早期诊断极为重要,诊断休克的主要依据是临床表现及病史,但需结合血流动力学和实验室检查等结果进行综合分析,才能做出较为正确的诊断,并可对休克的严重程度做出估计和判断。

一、休克的临床表现

临床表现按照休克的发病过程可分为休克代偿期和休克抑制期,或称休克早期或休克期。

1. **休克代偿期**　由于机体对有效循环血容量减少的早期情况有相应的代偿能力,患者的中枢神经系统兴奋性提高,交感 - 肾上腺轴兴奋,表现为精神紧张、兴奋或烦躁不安、皮肤苍白、四肢发凉、心率加快、脉压小、呼吸加快、尿量减少等。此时,如处理及时、得当,休克可较快得到纠正。否则,病情继续发展,进入休克抑制期。

2. **休克抑制期**　表现为患者神情淡漠、反应迟钝,甚至可出现意识模糊或昏迷;出冷汗、口唇、肢端发绀;脉搏细速、血压进行性下降。严重时,全身皮肤、黏膜明显发绀,四肢厥冷,脉搏不清,血压测不出,尿少甚至无尿。若皮肤、黏膜出现瘀斑或消化道出血,提示病情已发展至弥散性血管内凝血阶段。若出现进行性呼吸困难、脉速、烦躁、发绀,一般吸氧而不能改善呼吸状态,应考虑并发急性呼吸窘迫综合征。

二、休克的诊断

临床表现是诊断休克的主要依据。临床休克诊断关键是应早期及时发现休克。凡有严

笔记栏

重创伤、大量出血、失液、重度感染以及过敏患者和有心脏病史者,都应想到有发生休克的可能。临床观察中,对于有出汗、兴奋、心率加快、脉压小或尿少等症状者,应疑有休克。若患者出现神志淡漠、反应迟钝、皮肤苍白、呼吸浅快、收缩压降至 90mmHg 以下及尿少者,则标志患者已进入休克抑制期。

三、休克的监测

通过监测不仅可了解患者病情变化和治疗反应,也为调整治疗方案提供客观依据。

（一）一般监测

1. 精神状态　精神状态是脑组织血液灌流和全身循环状况的反映。例如患者神志清楚,对外界的刺激能正常反应,说明患者循环血量已基本足够;相反若患者表情淡漠、不安、谵妄或嗜睡、昏迷,反映脑因血液循环不良而发生障碍。

2. 皮肤温度、色泽　是体表灌流情况的标志。如患者的四肢温暖、皮肤干燥,轻压指甲或口唇时,局部暂时缺血呈苍白,松压后色泽迅速转为正常,表明末梢循环已恢复、休克好转;反之则说明休克情况仍存在。

3. 脉搏和血压　脉率快、收缩压<90mmHg、脉压<20mmHg,结合尿量减少,出现意识障碍,即可诊断为休克。休克早期脉搏即增快,休克期脉搏细速甚至触不清。血压下降为休克的重要指标,但不是诊断和判断休克程度的唯一指标。血压在休克早期可略高于正常或接近正常。

4. 尿量　尿量是反映肾血液灌注情况的有用指标。尿少通常是早期休克和休克复苏不完全的表现。留置导尿连续观察排尿情况,要求每小时尿量>20ml,如不足此数值,则提示肾灌注不足,肾功能趋于衰竭。此外,创伤危重患者复苏时使用高渗溶液者可能产生明显的利尿作用;涉及垂体后叶的颅脑损伤可出现尿崩现象;尿路损伤可导致少尿与无尿,判断病情时应予注意鉴别。

（二）特殊监测

1. 中心静脉压　中心静脉压（central venous pressure,CVP）代表了右心房或者胸腔段腔静脉内压力的变化,可反映全身血容量与右心功能之间的关系,正常值为 5~10cmH$_2$O。在低血压情况下,CVP 低于 5cmH$_2$O 表示血容量不足;高于 15cmH$_2$O 时提示心功能不全、静脉床过度收缩或肺循环阻力增加,高达 20cmH$_2$O 以上时,则有充血性心力衰竭。

2. 肺动脉压和肺毛细血管楔压　应用 Swan-Ganz 漂浮导管可测得肺动脉压和肺毛细血管楔压（pulmonary artery wedge pressure,PCWP）,可反映肺静脉、左心房和左心室的功能状态。肺动脉压的正常值为 10~22mmHg;PCWP 的正常值为 6~15mmHg,与左心房内压接近。PCWP 低于正常值反映血容量不足（较 CVP 敏感）;PCWP 增高可反映左心房压力增高（例如急性肺水肿）,因此,临床上当发现 PCWP 增高时,即使 CVP 尚属正常,也应限制输液量以免发生或加重肺水肿。此外,还可在做 PCWP 时获得血标本进行混合静脉血气分析,了解肺内动静脉分流或肺内通气 / 灌流比的变化情况。

3. 心排出量和心脏指数　心排出量是心率和每搏排出量的乘积,可经 Swan-Ganz 导管应用热稀释法测出,成人心排出量的正常值为 4~6L/min;单位体表面积上的心排出量称作心脏指数,正常值为 2.5~3.5L/（min·m^2）。

4. 血气分析和呼吸监测　PaO$_2$ 的正常值为 80~100mmHg。休克时如合并有呼吸功能障碍,PaO$_2$ 可降低。PaCO$_2$ 正常值为 35~45mmHg。当 PaCO$_2$>50mmHg,提示换气有障碍,CO$_2$ 潴留而引起酸中毒,可能与代谢性碱中毒并存;当 PaCO$_2$<30mmHg 时,则提示换气过度。

5. 弥散性血管内凝血的化验指标 包括血小板计数、凝血酶原时间、血浆纤维蛋白原测定、3P(血浆鱼精蛋白副凝)试验和涂片中破碎红细胞计数等。

当下列五项检查中出现三项以上异常,结合临床上有休克及微血管栓塞症状和出血倾向时,便可诊断 DIC:①血小板计数低于 $80 \times 10^9/L$;②凝血酶原时间比对照组延长 3 秒以上;③血浆纤维蛋白原低于 1.5g/L 或呈进行性降低;④血浆鱼精蛋白副凝(3P)试验阳性;⑤血涂片中破碎红细胞超过 2%。

第三节 休 克 治 疗

休克治疗的目的是恢复氧的供应和代谢所需的物质,着重补充血容量、增加微循环灌流、改善心功能、处理代谢障碍,同时尽早消除病因,针对各类休克特点采取相应措施,防治多器官功能衰竭综合征发生。

1. 一般紧急处理 采取休克体位(指休克的患者在平卧情况下,头和躯干抬高 15°~20°,下肢抬高 20°~30°),以增加回心血量;鼻管或面罩法吸入氧气,尽早开放血管通路,并用药物维持血压,注意保温。

2. 血容量的扩充 是纠正休克引起的组织低灌注和缺氧的关键。应在连续监测动脉血压、尿量和 CVP 的基础上,结合患者皮肤温度、末梢循环、脉搏幅度及毛细血管充盈时间等微循环情况,判断补充血容量的效果。目前,晶体液仍然是容量复苏时的第一线选择,大量液体复苏时可联合应用人工胶体液,必要时进行成分输血。对休克患者,争取在诊断的最初 6 小时这一黄金时段内,通过食管超声或者其他方法检测心搏量,进行积极的输液复苏,以尽快恢复最佳心搏量、稳定循环功能和组织氧供为目标。

3. 消除病因 外科疾病引起的休克多需进行手术处理,如内脏大出血的控制、坏死肠祥切除、消化道穿孔修补和脓液引流等。应在尽快恢复有效循环血量后及时施行手术,才能有效地治疗休克。紧急情况下,应在积极抗休克的同时进行手术,以免延误抢救时机。

4. 纠正酸碱平衡失调 代谢性酸中毒的基本原因是组织低灌流和缺氧,扩容治疗和供氧可减轻代谢性酸中毒。然而,较重的代谢性酸中毒本身可影响心血管功能,使补充血容量与应用血管活性药物的效应降低。因此,对于休克合并严重酸中毒者,需要输液开始时给予一定量的 5% 碳酸氢钠注射液,然后再根据血 pH 值、二氧化碳结合力或血气分析适当继续补充,但应注意调节酸碱平衡的原则是"宁酸毋碱"。呼吸因素引起的酸中毒或碱中毒,需采用调整氧浓度、改善换气功能等方法纠正。

5. 血管活性药物的应用 临床常用的血管活性药物有血管收缩剂与血管扩张药。

(1)血管收缩剂。常用的药物有:①间羟胺(阿拉明):间接兴奋 α、β 受体,对心脏和血管的作用同去甲肾上腺素;②去甲肾上腺素:以兴奋 α 受体为主。轻度兴奋 β 受体;③多巴胺:临床常用,兼具兴奋 α、β 受体和多巴胺受体作用,其效应与血中浓度有密切关系,小剂量能使心肌收缩增加,稍增加则可使血管轻度扩张,而大剂量时主要起血管收缩作用(使肾、肠等器官灌流减少);④多巴酚丁胺:为多巴胺的衍生物,对心脏的正性肌力作用较多巴胺强,能增加心排出量和收缩压,但对外周血管仅有轻度收缩血管效应,较大剂量时可引起心律失常。

(2)血管扩张药。常用的药物有:①酚苄明:α 受体阻滞剂,兼有间接反射性兴奋 α 受体的作用。能轻度增加心脏收缩力、心排出量和心率,同时能增加冠状动脉血流量,降低周围循环阻力和血压。作用可维持 3~4 天;②酚妥拉明:能扩张血管,改善微循环,解除因去甲肾上腺素及可拉明所致的肺水肿和肾血管痉挛,但作用短暂;③山莨菪碱(654-2):作用与阿托品相似,毒性比阿托品低。

6. 肾上腺糖皮质激素及其他药物的应用

(1)肾上腺糖皮质激素:这类药物能辅助儿茶酚胺等的作用,其本身能抵制组织蛋白酶等的释出,抵制炎症介质产生,故可减轻组织细胞受损程度,对感染性休克或其他类型休克,经上述方法治疗效果不佳时,可使用糖皮质激素。一般主张大剂量单次静脉注射。须注意皮质激素同时会降低抗感染能力,影响切口愈合或加重应激性溃疡。

(2)前列腺素:外源性 PGI_2 和 PGE_1 能扩张微血管和抑制血小板聚集,减轻休克时微循环内血栓素 A_2(TXA_2)增多的不良影响,可减轻与血小板损害相关的并发症。

7. 弥散性血管内凝血的治疗　在补充血容量时,使用血管扩张药,解除微血管痉挛,改善微循环血流。积极纠正酸中毒和低氧血症。肝素可抑制血浆中凝血活酶的活性,阻止凝血酶原变成凝血酶,降低凝血酶活性,抑制纤维蛋白原变为纤维蛋白,并可抑制血小板的聚集与解体,从而可用以阻止弥散性血管内凝血的继续发展,但在继发性纤溶期应避免使用。其他抗血小板黏附与聚集药物如阿司匹林、双嘧达膜,抗纤溶药物氨甲苯酸等亦可应用。

8. 营养支持与防治感染　休克状态下机体营养代谢紊乱,应根据监测的代谢指标,做积极的支持治疗,包括合理应用白蛋白、高渗葡萄糖、支链氨基酸溶液、ATP、能量合剂、维生素 C 等以及做静脉高营养治疗。同时对各类休克患者最好使用广谱抗生素以预防潜在的感染。

第四节　低血容量性休克

一、发生机制

低血容量性休克包括失血性休克、失液性休克和创伤性休克。在外科引起这类休克的常见原因有大血管破裂或脏器出血引起的失血、各种损伤或大手术后的失血及血浆丢失。

创伤性休克的形成除了血浆或全血丧失之外,还有损伤部位的出血、水肿和渗出致液体积存于第三间隙,导致有效循环量降低引起。此外剧烈的疼痛以及组织破坏和分解产物(如组胺、蛋白酶等)的释放等,也可通过扩张微血管、增加血管壁通透性等,使有效循环血量进一步降低而导致休克。

低血容量性休克的主要表现为中心静脉压(CVP)降低、回心血量减少、心排出量下降所造成的低血压,经神经内分泌机制引起的外周血管收缩、血管阻力增加和心率加快,以及由微循环障碍造成的各种组织器官功能不全和病变。及时补充血容量,治疗其病因和制止其继续失血、失液是治疗此型休克的关键。

二、治疗

在判断休克程度和补充血容量时,应考虑病因、患者的年龄与身体情况(包括心、肺、肝、肾等重要器官的功能)。例如头颈损伤可伴有呼吸道阻塞,胸腹部损伤可伴有肺不张或顺应性明显降低,都可引起缺氧。严重损伤或烧伤常使机体抗感染能力降低,细菌容易生长繁殖,毒素进入血液则加重休克过程。患者年幼或年老体衰,其抗休克的代偿能力较低,如原有心脏病者,休克时循环功能易发生衰竭。

1. 补充血容量　扩容应选择晶体或胶体液,两者应用的比例以及血液成分的使用应根据失血量或丢失水分和电解质的具体情况酌情考虑。轻度休克时,一般均可用生理盐水或平衡电解质液补充血容量。中、重度休克时,缺少的体液成分就需要相应的液体补充,如输入红细胞提高血细胞比容、输入白蛋白以保持血液胶体渗透压等。一般认为,维持血红蛋白浓度在 100g/L,血细胞比容(HCT)在 30% 为好。

急性失血量超过总量的 30% 可输全血。输入液体量应根据病因、尿量和血流动力学进行评估,临床上常以血压结合中心静脉压来指导补液(表 6-1)。

表6-1　中心静脉压(CVP)与补液的关系

CVP	血压	原因	处理原则
低	低	血容量严重不足	充分补液
低	正常	血容量不足	适当补液
高	低	心功能不全或血容量相对过多	给强心药物,纠正酸中毒,舒张血管
高	正常	容量血管过度收缩	舒张血管
正常	低	心功能不全或血容量不足	补液试验*后给药

*补液试验:用生理盐水 250ml,于 5~10 分钟内静脉注入,如血压升高而 CVP 不变,提示血容量不足;如血压不变而 CVP 升高 3~5cmH$_2$O,则提示心功能不全。

随着血容量补充和静脉回流的恢复,组织内蓄积的乳酸进入循环,应给予碳酸氢钠纠正酸中毒。还可用高渗盐水输注,以扩张小血管、改善微循环、增加心肌收缩力和提高心排出量。其机制与钠离子增加、细胞外液容量恢复有关。但高血钠也有引起血压下降、继发低钾、静脉炎及血小板聚集的危险,应予注意。

2. 病因治疗　对失血失液的病因,应尽可能及早处理。如食管 - 胃底静脉曲张出血,可用三腔二囊导管压迫止血,可加用垂体后叶素静脉滴注。不能制止出血时,应施行门静脉断流术或门静脉分流术。近年来还可行选择性血管栓塞术止血。

第五节　感染性休克

一、发生机制

导致外科感染性休克的病原菌 2/3 为革兰氏阴性菌,1/3 左右为革兰氏阳性菌。革兰氏阴性菌释放的内毒素在发病机制中占重要地位。除了毒素本身外,全身性炎症反应,加剧微循环障碍、代谢紊乱及器官功能不全。在确诊为感染性休克的患者中,可能未见明显的感染病灶,但具有全身炎症反应综合征:①体温>38℃或体温<36℃;②心率>90 次/min;③呼吸急促>20 次/min 或过度通气,PaCO$_2$<32.3mmHg;④白细胞计数>12×10^9/L 或<4×10^9/L,或未成熟白细胞>10%。

感染性休克的血流动力学有高动力型和低动力型两种。前者外周血管扩张、阻力降低,心排出量正常或增高(又称高排低阻型),血流分布异常和动静脉短路开放增加,患者皮肤比较温暖干燥,又称暖休克。低动力型(又称低排高阻型)外周血管收缩,微循环淤滞,大量毛细血管渗出致血容量和心排出量减少。患者皮肤湿冷,又称冷休克(表 6-2)。

表 6-2 暖休克与冷休克的比较

	暖休克(高动力型)	冷休克(低动力型)
意识	清醒	躁动、淡漠、嗜睡
皮肤	潮红、粉红、较暖、干燥	苍白、发绀、花斑、湿凉、
脉搏	可触知、过速	过速、细弱或触不清
脉压	>30mmHg	<30mmHg
毛细血管充盈试验	<2秒	延长
每小时尿量	>30ml	<30ml

临床中,高动力型较少见,仅是一部分革兰氏阳性菌感染引起的早期休克。低动力型较多见,多由革兰氏阴性菌感染引起。而且革兰氏阳性菌感染的休克严重时出现循环障碍也成为低动力型休克。感染性休克发展至晚期,患者出现心力衰竭、外周血管瘫痪,称为低排低阻型休克。

二、治疗

感染性休克的病理生理变化比较复杂,治疗原则是在治疗休克同时治疗感染。

1. 补充血容量和纠正酸碱失衡 做中心静脉压(CVP)监测以维持正常 CVP 值,首先以输注平衡盐溶液为主,配合适当的胶体液、血浆或全血,恢复足够的循环血量。要求血红蛋白100g/L,血细胞比容30%,以保证正常的心脏充盈压、动脉血氧含量和较理想的血黏度。此类患者常有心肌和肾受损,故也应根据 CVP,调节输液量和输液速度,防止过多的输液导致不良后果。

感染性休克患者常伴有较重的酸中毒,需及时纠正。休克早期可因过度换气出现呼吸性碱中毒。有的可有低血氯、低血钾和代谢性碱中毒。

2. 血管活性药物 经补充血容量、纠正酸中毒后循环改善不明显的,应采用血管活性药物,临床常用药物如山莨菪碱、多巴胺等或者合用间羟胺、去甲肾上腺素,或去甲肾上腺素和酚妥拉明的联合应用。感染性休克时,心功能常受损害,改善心功能可给予强心苷、β受体激动剂。

3. 抗感染药物及感染灶处理 对于已有细菌培养和药物敏感试验结果的,应选用敏感抗菌药。对病原菌尚未确定的患者,可根据临床判断应用抗菌药,或选用广谱抗菌药。如腹腔感染一般以肠道菌属为主,医院内感染的病原菌带有耐药性。抗生素应采取联合应用的原则。

原发感染病灶(如脓胸、腹膜炎、重症胆管炎、坏死肠管等)的存在是发生休克的主要原因。对于感染性休克,必须在抗休克综合治疗的同时,积极处理原发病灶,才能纠正休克和巩固疗效。

4. 皮质类固醇应用 糖皮质激素能抑制多种炎症介质的释放和稳定溶酶体膜,减轻酸中毒。但应限于早期、大量,维持不宜超过 48 小时,否则有发生急性胃黏膜损害和免疫抑制等严重并发症的危险。

5. 其他 包括营养支持、细胞功能保护、DIC 治疗等。

学习小结

休克	概述	休克定义:是以机体有效循环血容量减少、组织灌注不足、细胞代谢紊乱和功能受损为病理过程的一种多病因引起的综合征
	休克的临床表现及监测	监测脉搏、血压、尿量、中心静脉压等
	休克治疗	目的:恢复氧的供应和代谢所需要的物质
	低血容量性休克	补充血容量
	感染性休克	治疗休克同时治疗感染

(史晓光)

复习思考题

1. 试述休克发展过程中微循环发生的变化。

2. 试述休克检测的主要指标与意义。

3. 试述休克治疗的主要原则。

第七章

围手术期处理

▶ 学习目的

1. 通过围术期的学习,熟悉术前准备、术后常见不适及并发症的处理。
2. 掌握围术期的概念、手术时机、术前准备、术后处理、术后并发症处理。

第一节 概 述

一、围术期的概念

围术期是指从明确诊断而且确定需手术治疗时起,至与本次手术有关的治疗基本结束为止的一段时间。包括术前、术中、术后三个阶段。

围术期可从以下几个方面理解:

1. 诊断明确,入院后行手术治疗,则围术期从入院日开始。如乳腺肿块患者,入院后不需先进行其他治疗,而直接行手术治疗。

2. 诊断明确,尚需先进行药物治疗,则围术期自应用相关药物时开始。如甲状腺功能亢进患者,需先服用碘剂治疗。

3. 诊断明确,但须先行非手术治疗者,如慢性胃溃疡患者内科治疗不佳,决定手术治疗,围术期从患者入住外科开始。

4. 诊断明确,已经进行了手术,伤口已拆线,但仍有问题需继续治疗,如肿瘤术后需要其他科治疗者,围术期至切口愈合、患者离床时结束。

5. 诊断不明确的外科患者,围术期应从明确诊断并决定手术时开始。如诊断不确切,需手术探查者,围术期也从决定手术时开始。

围术期处理是以手术为中心,围绕着患者手术所采取的综合诊疗措施。包括术前准备、术中保障和术后处理。本章主要讲授术前准备和术后处理。

二、围术期处理的重要性

手术是外科的重要手段,保证手术成功的因素除了术中麻醉、手术技巧和术式本身外,术前准备、术后处理也是至关重要的。术前准备需要患者具备充分的思想准备和良好的机体条件,术后防治可能发生的并发症,尽快使其痊愈。如果术前准备不当,可能导致手术困难乃至失败,术后措施不当也会导致手术效果不佳乃至严重的并发症或死亡。因此,完善的围术期处理包括术前、术中和术后三个连续统一阶段全面正确的措施,是手术成功的保证。

第二节　术前准备

术前准备是指针对患者的术前全面检查结果及预期施行的手术方式,采取相应的措施,尽可能使患者具有良好的心理准备和机体条件,提高对手术的耐受力。

一、明确诊断

患者入院后,应进行全面细致的视、触、叩、听查体以及必要的辅助检查,以明确诊断。对于危重患者,为了节省时间,应进行必要的具有诊断意义的检查;对于平素健康的患者,手术对其生理影响较小者只需进行常规辅助检查即可。如果术式较大者,应进行各脏器的功能测定,可进行如超声、CT、MRI、腔镜等特殊检查以明确诊断,同时对患者进行鉴别诊断,以排除非手术因素,重要的是要有诊断依据、手术指征。

二、掌握手术时机

按照手术的期限性,手术可以大致分为以下三种情况:

1. 急症手术　为抢救患者生命,必须尽快进行手术。如外伤致血管破裂大出血、急性消化道穿孔等,危及生命,必须及时抢救。

2. 限期手术　手术时间可以选择,但是必须在一定期限内,不宜延迟过久,应在短时间内做好术前准备。如胃癌、甲状腺癌等恶性肿瘤。

3. 择期手术　大多数手术属于择期手术,因为手术时机不影响手术的效果。如脂肪瘤、腹外疝(未嵌顿)等,均可以在充分准备后再行手术。

三、判断手术耐受力

术前应对患者的身体情况进行评估,详细询问病史,进行全面的体格检查、必要的常规检查和特殊检查,以便发现问题,估计患者的手术耐受力,在术前予以纠正,术中和术后加以防治。

患者的手术耐受力可以归纳为以下两类:

1. 耐受力良好　指外科疾病对全身的影响较小,或有一定影响但易纠正,患者的全身情况良好,重要器官无器质性病变或其功能处于代偿状态。对于这类患者,术前只要进行一般准备即可。

2. 耐受力不良　患者的全身情况欠佳,或重要器官有器质性病变,功能濒于失代偿或已有失代偿的表现。这类患者需做积极和细致的特殊准备,待全身情况改善后,方可施行手术。

四、术前一般准备

1. 心理准备　患者术前可能会出现紧张、恐惧及焦虑的情绪,或对手术及预后有顾虑,进而会影响治疗效果。医护人员应以恰当的语言和安慰的口气去做患者的心理工作,对疾病的性质、发展、治疗及预后等向患者及家属做必要的说明,使患者以积极心态配合治疗。同时就手术的必要性、手术治疗可能达到的效果、手术的危险性、可能发生的并发症、术后恢复过程和预后等,对患者做适度的解释,以取得患者的配合和信任。另外,对患者家属还应就手术的必要性、手术方式、术中术后可能出现的不良反应、并发症及意外情况、术后治疗及

笔记栏

预后估计等方面做详细的介绍。同时,应履行书面知情同意手续,包括手术、麻醉、输血等知情同意书等,由患者本人或法律上有责任的亲属(监护人)签署。如情况紧急,家属未在,须在病历上记录清楚。

2. 手术安全核查　手术是指医疗机构及其医务人员使用手术器械在人体局部进行操作,以获取或去除病变组织、修复损伤、移植组织或器官、植入医疗器械、缓解病痛、改善机体功能或形态等为目的的诊断或者治疗措施。根据 2010 年版《手术安全核查制度》的要求,手术治疗应尽量避免对患者造成不必要的损害,实施过程中要求确保"正确的患者、正确的麻醉、正确的手术部位、正确的手术方式",手术安全核查是保障这 4 个基本要求的必要手段。因此,医疗机构必须建立手术安全核查制度并认真组织落实,在系统层面有效降低手术差错发生概率,保障医疗质量与患者安全。

3. 生理准备　主要指针对患者生理状态的准备,使患者能够在较好的状态下,安全度过手术和术后的治疗阶段。

(1)适应性功能锻炼:学习适应手术后的体位,如甲状腺手术后的头部后仰体位锻炼;手术后床上大小便的适应;学会正确的咳嗽、咳痰;术前 2 周应停止吸烟。

(2)改善机体状况:对于水、电解质和酸碱平衡失调的患者,应补充液体,调整电解质和酸碱紊乱;低蛋白者应补充能量和白蛋白;贫血者应在术前予以纠正;维生素缺乏者,应积极纠正。

(3)胃肠道准备:术前 12 小时禁食,术前 4 小时禁饮,防止呕吐窒息,必要时胃肠减压。涉及胃肠道手术者,术前 1~2 天进流质饮食,如果施行的是结肠或直肠手术,应在手术前 1 天晚上及手术当天清晨行清洁灌肠或结肠灌洗,并于术前 2~3 天开始口服肠道制菌药物。

(4)预防感染:以下情况需要在术前预防性应用抗生素:涉及感染病灶或切口接近感染区域的手术;肠道手术;操作时间长、创伤大的手术;开放性创伤,创面已污染或有广泛软组织损伤、创伤至实施清创的间隔时间较长,或清创所需时间较长以及难以彻底清创者;癌肿手术;涉及大血管的手术;需要植入人工制品的手术;脏器移植手术。

(5)手术区域的准备:对于手术的部位,要在术前进行备皮,对于手术区域内有感染的开放创面者,事先予以敷料封闭。有些手术需要提前做好标记,如大隐静脉的手术,否则患者平卧后因静脉看不到而不能正确完成手术。

(6)其他:手术前夜要认真确定各项准备工作,躁动或情绪不稳定者可给予镇静剂;发热者、在月经期者等应延迟手术;术前义齿、饰物不可带入手术;手术时间长者,应带尿管进入手术室。

五、术前特殊准备

对于手术耐受不良者除了要做好一般的术前准备外,还要根据具体情况做好特殊准备。

1. 营养不良　营养不良患者蛋白质缺乏,耐受失血和休克的能力降低,易引起组织水肿,影响愈合,且易并发严重感染,应在手术前予以纠正,达到正氮平衡状态。如果血浆白蛋白在 30g/L 以下或转铁蛋白低于 0.15g/L,则考虑肠内或肠外营养支持。

2. 高血压　患者血压在 160/100mmHg 以下时,可不做特殊准备。血压过高者,有在诱导麻醉或手术时出现脑血管意外或急性心力衰竭的风险,故应在手术前应用降压药,但并不要求血压降至正常水平。对于有高血压病史,进入手术室血压骤升的患者,应与麻醉师共同抉择,必要时延期手术。

3. 心脏疾病　虽然有心脏疾病的患者手术死亡率是无心脏疾病患者的 2.8 倍,但实际上大多数心脏疾病患者手术耐受力仍然良好,只有在其心脏疾病进展、不稳定或失代偿时,危险才明显增加。不同的心脏疾病类型,患者的手术耐受力不同:①耐受力好的心脏疾病有非发绀型先天性心脏病、风湿性心脏病和高血压心脏病;②耐受力较差的心脏疾病有冠状动脉硬化性心脏病、房室传导阻滞;③耐受力很差的心脏疾病有急性心肌炎、急性心肌梗死和心力衰竭。对于耐受力差的患者,除急症抢救性手术外,其他手术均应推迟。

临床常用 Goldman 指数(表 7-1)来评估心脏病患者的手术风险。该指数提供阳性发现与额外风险相关的评分标准。心源性死亡、致死性心脏病的发生概率随着评分的增加而升高。评分 0~5 分,危险性小于 1%;6~12 分,危险性为 7%;13~25 分,危险性为 13%(病死率 2%);26 分以上危险性为 78%(病死率 56%)。

表 7-1　Goldman 指数评分要点

发现	得分
第二心音奔马律或高静脉压	11
近 6 个月内的心肌梗死	10
任意心电图>5 次 /min 室性期前收缩	7
非窦性节律或最后一次心电图上出现房性期前收缩	7
年龄>70 岁	5
急症手术	4
胸腔、腹腔或主动脉手术	3
显著的主动脉瓣狭窄	3
健康状况差	3

心脏病患者手术前准备的注意事项:①长期低盐饮食和使用利尿药物,水和电解质失衡的患者,术前需纠正。②贫血患者携氧能力差,术前应少量多次输血。③心律失常者,根据不同原因区别对待。对偶发室性期前收缩,一般无需特别处理,如有房颤伴心室率增快达 100 次 /min 以上者,可静脉注射去乙酰毛花苷注射液或口服心得安。老年人有冠心病者,如出现心动过缓、心室率在 50 次 /min 以下者,手术前可注射阿托品或安装临时起搏器。④急性心梗患者,6 个月内不施行择期手术。心力衰竭患者,最好在心力衰竭控制 3~4 周后再施行手术。

4. 脑血管疾病　围术期出现脑血管疾病者,都不应该进行除紧急手术以外的手术,当脑血管意外危机解除以后才可进行其他手术。

5. 呼吸系统疾病　呼吸功能不全主要指稍微活动就发生呼吸困难,以哮喘和肺气肿最常见。换气功能不足者,应做血气分析和肺功能检查,对严重肺功能不全者,尤其伴有感染者,必须待感染得到控制方可手术。PaO_2<60mmHg 和 $PaCO_2$>45mmHg 者,围术期出现肺部并发症的可能性增加。对高危患者,术前肺功能检查意义重大,第 1 秒用力呼气容积(FEV_1)<2L 时,可能发生呼吸困难,FEV_1/FVC(用力肺活量)<50% 时,提示肺重度功能不全,需特殊监护。

6. 肝脏疾病　肝炎和肝硬化是最常见的肝脏疾病。肝功能轻度受损者,不影响手术耐受力;肝功能受损较严重或濒于失代偿者,必须经过较长时间严格准备,方可施行择期手术;肝功能有严重损害,表现有重度营养不良、腹水、黄疸者,或急性肝炎患者,多不宜施行手术。

7. 肾功能不全　对轻中度肾功能受损的患者,经过内科治疗,都能较好地耐受手术;重度肾功能受损者经透析处理后,可施行手术。应特别注意存在低血容量、低血压、脓毒症等情况者,可并发肾损伤。

8. 糖尿病　糖尿病患者在整个围术期都处于应激状态,其并发症发生率和病死率较无糖尿病者上升 50%。血糖高影响伤口愈合,并发症增多,且常伴发无症状的冠状动脉疾患。施行大手术前,糖尿病患者血糖以控制在轻度升高状态(5.6~11.2mmol/L)较为适宜。禁食患者应静脉输注葡萄糖加胰岛素。糖尿病酮症患者术前应纠正酮症、补充血容量、调整电解质(注意低血钾)。手术尽量在当日尽早进行,以避免由于禁食引起酮症酸中毒。

9. 肾上腺皮质功能不全　除慢性肾上腺皮质功能不足患者外,凡是正在应用或在 6~12个月内曾应用激素治疗超过 1~2 周者,肾上腺皮质功能可能会受到抑制,因此,可在手术前2 天开始给予适量的糖皮质激素,至手术应激状态过去后便可停用。

10. 凝血机制障碍　严重的肝硬化、脾功能亢进、血友病、凝血因子缺乏、原发性血小板减少症、骨髓造血机制异常等,由于凝血机制改变,可导致术中、术后的出血,应特别注意,根据具体情况分类处理。

第三节　术后处理

术后处理是针对麻醉的遗留作用及手术创伤造成的影响,采取综合治疗措施,防治可能出现的各种不适及并发症,尽快地恢复生理功能,促使患者早日康复。

一、常规处理

1. 术后医嘱　根据医疗文件书写规范与术中诊断,记录所采取的术后监测方法和治疗措施。如输液、抗生素应用、止痛、吸氧、引流处理等。

2. 术后监测　重症者可以进入 ICU 监测、治疗。一般监测包括生命体征、尿量、出入量等。必要时监测中心静脉压和肺动脉楔压。

3. 静脉输液　手术时间长的患者,因术前禁食、术中缺失液体、术后禁饮食等原因,导致体液不足。术后要根据情况补充体液,包括晶体、胶体、血液成分等。

4. 术后留置物处理　对手术中留下的各种引流物要科学护理。如对胃肠减压管、切口引流管(或引流条)、导尿管等的处理要规范,注意观察引流物是否通畅、引流量及性质等。

5. 术后饮食　①非腹部手术:小手术术后即可进食;大手术需待 1~4 天方可进食;局麻手术者,随患者要求给予饮食;蛛网膜下腔麻醉和硬膜外麻醉者,术后 3~6 小时可以进食;全身麻醉者,待麻醉清醒、恶心反应消失后即可进食。②腹部手术:尤其胃肠道手术,术后 1~2 天禁食;第 3~4 天肠道功能恢复、肛门排气后,开始进少量流质饮食并逐渐增加到全量流质饮食;第 5~6 天开始进半流饮食;一般在第 7~9 天可以恢复普通饮食。

6. 术后卧位　全麻未清醒者,平卧,头偏向一侧,避免误吸;蛛网膜下腔麻醉后,平卧或头低位 12 小时,以防头痛;硬膜外麻醉及局麻患者,可根据需要安置卧位。头颅手术后,如无昏迷,可取 15°~30° 头高脚低斜坡位,防止脑水肿;颈胸手术后多采取高坡卧位,膈肌下移使呼吸通畅;腹部手术后多取低半坐位,降低刀口处张力;脊柱或臀部手术后,可采取俯卧或仰卧位;休克患者,应取平卧位或下肢(床脚)抬高 15°~20°,头部和躯干抬高 20°~30° 的体位。

另外,原则上术后应早期活动(休克、心力衰竭、严重感染、出血、极度衰弱者和特殊固定、有制动要求的患者除外)。早期活动可以增加肺活量,减少肺部并发症;改善全身血液循环,促进切口愈合;减少因下肢静脉瘀血而发生的血栓形成;有利于肠道和膀胱功能的恢复,减少腹胀及尿潴留的发生;有利于调整患者的心理状态。

二、常见不适的处理

1. 疼痛　麻醉作用消失后,切口即开始疼痛,24 小时内达到高峰。疼痛的程度与手术的大小、部位和患者的耐受性有关。疼痛不仅能影响患者的休息,不利于疾病的恢复,而且可能诱发心脑血管等并发症。为了减少切口的疼痛,腹部手术后的患者常不敢深呼吸及咳嗽,使肺的膨胀受到影响,增加了肺部并发症的概率;会阴和肛门部的手术后疼痛较为剧烈,可导致排尿困难。应当有效地解除切口疼痛。常用的止痛剂有吗啡、哌替啶、盐酸布桂嗪和芬太尼。一般手术口服止痛药即可,如需要可以接连镇痛泵。

2. 呃逆　手术后发生呃逆者并不少见,多为暂时性,但有时可为顽固性。呃逆的原因可能是神经中枢或膈肌直接受到刺激。施行上腹部手术后,如果出现顽固性呃逆,要特别警惕吻合口或十二指肠残端漏导致膈下感染的可能。

处理原则:手术后早期发生者,可采用针刺,压迫眶上缘,抽吸胃内积气、积液,给予镇静或解痉药物等措施。

3. 恶心呕吐　术后恶心呕吐的常见原因是麻醉反应,待麻醉作用消失,肠道蠕动恢复,肛门排气后,恶心呕吐即可自行缓解。如手术后已数日而仍未排气,兼有腹胀,没有肠鸣音,可能的原因是腹膜炎或其他原因导致肠麻痹,以及低钾血症等。如腹胀伴有阵发性绞痛,肠鸣音亢进,甚至出现气过水声或金属音者,考虑为早期肠粘连或其他原因所引起的机械性肠梗阻,应做进一步检查和处理。处理原则:可予禁饮食、持续胃肠减压、放置肛管等。

4. 腹胀　多数为胃肠道功能受抑制、肠腔内积气过多所致。胃肠道功能恢复后可自行缓解。术后数日仍有腹胀不排气、肠鸣音消失或减弱,考虑是否为低钾肠麻痹所致;如腹胀伴有阵发性绞痛、肠鸣音亢进,甚或闻及气过水声,考虑为肠粘连或其他原因所致的机械性肠梗阻。处理原则:持续性胃肠减压、肛管排气、针刺足三里穴等。如为非胃肠道手术者,可以给新斯的明肌肉注射。

5. 尿潴留　多发生于肛门直肠和盆腔手术后的患者,全身麻醉或脊髓内麻醉后也可引起,前者系由于切口疼痛反射性引起膀胱括约肌痉挛,后者是由于排尿反射受到抑制。少数患者由于不习惯卧床排尿,下腹膨胀有排尿感,但无法排出。处理原则:试验改变姿势(或侧卧,或立位)后排尿,也可于膀胱区进行理疗、热敷和按摩,以促进排尿。还可使用阿托品肌注。上述方法均无效时予导尿,并留置导尿管 1~3 天。

三、切口的处理及拆线

1. 切口的分类　一般可分为三类:①清洁切口(Ⅰ类切口):指缝合的无菌切口,如甲状腺大部分切除术、大隐静脉剥脱术的切口等。②可能污染切口(Ⅱ类切口):指手术时可能带有污染的缝合切口,如胃大部分切除术、肠道手术的切口等。③污染切口(Ⅲ类切口):指邻近感染区或组织直接暴露于感染物的切口,如阑尾穿孔切除术、开放性骨折手术、肠梗阻坏死的手术切口等。

2. 切口的愈合等级　一般分为三级:第一级,甲级愈合,用"甲"字代表,指愈合优良,无不良反应。第二级,乙级愈合,用"乙"字代表,指愈合处有炎症反应,如红肿、硬结、血肿、积液等,但未化脓。第三级,丙级愈合,用"丙"字代表,指切口化脓,需要做切开引流等处理。

3. 缝线的拆除时间　可根据切口部位、局部血液供应情况、患者年龄来决定。一般头、面、颈部 4~5 日拆线,下腹部、会阴部 6~7 日拆线,胸部、上腹部、背部、臀部 7~9 日拆线,四肢 10~12 日拆线,减张缝线 14 日拆线,青少年患者可提早拆线,年老、营养不良患者可延迟拆线,有时可采用间隔拆线。

拆线时应记录切口愈合情况,例如患者切口愈合良好,并且是清洁切口,记录的格式为"Ⅰ/甲",如果是二类切口,切口化脓,记录为"Ⅱ/丙",余类推。

四、术后并发症的处理

术后并发症的处理是保证术后康复的重要部分,出现术后并发症时必须及时、妥善进行处理。

1. 出血　术中止血不完善、凝血功能异常、结扎线脱落、创面渗血等是术后出血的主要原因。手术后早期,若患者出现低血容量性休克的各种临床表现;或有大量呕血或便血;或从原来放置的引流管中不断有大量血性液体流出,如胸腔手术以后,从胸腔引流管内每小时引流出的血液量持续超过 100ml,就提示有内出血;中心静脉压低于 5cmH$_2$O,每小时尿量少于 25ml,在输给足够的血液和液体后,休克征象和监测指标均无好转,或继续加重,或一度好转后又恶化者,往往表示有手术后大出血的可能。因此,可以通过最直接的方法迅速确定术后出血情况,如彩超、局部穿刺、X 线片、CT 片等检查,可以帮助尽快确定诊断,以争取时间处理。

处理原则:如出血量不大,可先采用输血、全身或局部应用止血剂;出血量大者,应做好再次手术止血的准备,从原有的切口进入,寻找出血部位,给予相应的止血。手术时严格止血是预防术后出血的关键。

2. 切口感染　术后切口的感染除和细菌直接侵入有关外,还和血肿、异物、局部供血不良、糖尿病、体质弱、无菌操作不规范等有关。术后 3~4 天切口疼痛仍明显,局部发红、肿胀、热感、疼痛的炎性表现明显,或有局部波动感,并有发热、心率加快、白细胞计数增高等现象,可以判断有切口感染的可能性。

处理原则:局部理疗、全身应用抗生素,不能忽略抗厌氧菌药物的应用。必要时,可以切开引流,创面大者,当创面清洁时,可以二期缝合。

3. 发热　术后约超过 2/3 的患者都有不同程度的发热,多为低热,有约 2/5 的患者超过 38℃。术后发热的原因有细菌感染、真菌感染、术中输血、广泛组织损伤、麻醉剂引起的肝中毒、患者免疫力低下、糖尿病、原感染灶、尿路感染、肺感染、静脉炎、吸收热、药物热等。

处理原则:感染者对症用药;非感染者,可予物理降温,多饮水,必要时可补充液体及营养。

4. 低体温　术后低体温情况比较常见其主要的原因是麻醉剂对机体体温调节的影响、大手术如开胸及剖腹术使热量散失、输液温度过低等。低体温会对循环系统产生影响,使循环减慢、机体微循环淤滞等,减慢机体代谢。

处理原则:输注的液体或血液尽量接近常温,可用温盐水灌洗体腔,注意保暖。

5. 切口裂开　切口裂开可以发生在全身各个部位,但多见于腹部及肢体邻近关节部位,其主要原因有:营养不良,组织愈合能力差;切口缝合有缺陷,如缝线打结不紧,组织对合不全等;腹腔内压力突然增高,如剧烈咳嗽或严重腹胀。切口裂开常发生于术后 1 周左右。往往在患者一次腹部突然用力时,自觉切口疼痛和突然松开,小肠或网膜脱出,大量淡红色液体自切口流出。或由于某个体位失控,力量分布不均,导致关节肢体或某受力点异常,导致切口破裂。切口裂开分为完全裂开和部分裂开。

处理原则:正确的缝合方法是避免切口裂开的最主要环节。切口完全裂开时,要立即用无菌敷料覆盖切口,在良好的麻醉条件下予以清创、重新缝合,同时加用减张缝线。

6. **呼吸系统并发症**　呼吸系统的并发症主要表现为肺不张和肺部感染。常见的原因是吸入性麻醉使呼吸道分泌物增多、疼痛影响肺活量导致肺气管分泌物聚集阻塞支气管等。临床常表现为术后发热、呼吸急促、心率加快、咳嗽、呼吸音减弱、局限性肺湿啰音等。胸部X线片、CT检查有助于诊断。

处理原则:鼓励并协助患者咳嗽排痰、气管吸痰、雾化吸入、应用抗生素(注意分辨真菌、衣原体、球菌、杆菌等),必要时气管切开。

7. **泌尿系统并发症**　患者在术后出现尿急、尿频、尿道灼热感、发热、寒战、排尿困难等症状,尿检可以检出白细胞和细菌,应考虑尿路感染。尿潴留和泌尿道的操作是术后尿路感染的主要原因。

处理原则:处理尿潴留,严格执行无菌操作,应用抗生素等。

8. **下肢深静脉血栓形成**　下肢深静脉血栓形成是术后的常见并发症。常见于大手术后需要卧床时间长者、高血压者、既往有血栓史者、吸烟者、肥胖者、静脉功能不全者、癌症患者、抗凝因子缺乏者、纤维蛋白原异常者、血小板增多症者等。形成静脉血栓的三大要素是血液高凝、血流缓慢、血管损伤,前两个因素是外科术后常见的。术后下肢肿胀或伴有发热、疼痛者,考虑下肢深静脉血栓形成的可能。

处理原则:抗凝、祛聚治疗,早期给予溶栓剂,但应注意出血的危险性。

学习小结

1. 学习内容

围术期处理	概述	①围术期是指从明确诊断并确定手术治疗时起,至与本次手术有关的治疗基本结束为止的一段时间。包括术前、术中、术后三个阶段。 ②围术期处理是以手术为中心,围绕着患者手术所采取的综合诊疗措施。包括术前准备、术中保障和术后处理
	术前准备	手术分三种情况:急症手术、限期手术、择期手术
	术后处理	①切口的分类:清洁切口(Ⅰ类切口);可能污染切口(Ⅱ类切口);污染切口(Ⅲ类切口)。 ②切口的愈合等级:第一级,甲级愈合;第二级,乙级愈合;第三级,丙级愈合。 ③缝线的拆除时间:一般头、面、颈部4~5日拆线,下腹部、会阴部6~7日拆线,胸部、上腹部、背部、臀部7~9日拆线,四肢10~12日拆线,减张缝线14日拆线

2. 学习方法　理论学习结合临床实践训练,加深对围术期相关知识的理解。

复习思考题

1. 什么是围术期? 什么是围术期处理?

2. 手术按时限如何分级?

3. 切口如何分类?

4. 切口的愈合等级怎么划分?

5. 缝线的拆除时间是怎么规定的?

6. 术后常见并发症有哪些? 处理原则分别是什么?

(李先强)

第八章

外科患者的营养代谢

学习目标

掌握营养状态的评定方法及检测；熟悉肠内营养及肠外营养；熟悉外科营养支持的并发症及防治；了解临床营养支持的现状。

第一节　概　　述

人体在正常生命活动过程中需要不断摄取各种营养物质以维持机体的新陈代谢。外科患者在疾病、创伤等应激条件下，机体代谢情况显著改变，为维持细胞的代谢，保证组织器官的结构和功能，调控免疫、内分泌等功能，从而促进机体康复，选择适当的临床营养支持越来越成为疾病治疗过程中的重要一环。

一、临床营养进展

临床营养包括肠外营养和肠内营养，是指患者所需要的合理配比的营养素由肠外或肠内供给。营养的重要性在以往的医学中已被认识，但是缺少有效的方法使营养支持应用到临床。1967 年 Dudrick 等开创使用全肠外营养，经腔静脉置管输入水解蛋白液、高渗葡萄糖、维生素等高渗溶液，解决了经周围静脉不能耐受高渗、低 pH 值液的问题，从而达到肠外可供给患者所需的营养物质。同期 Randell 引进宇航员用的太空饮食，即化学组成饮食，现称之为要素膳（ED），应用于临床的 ED 在体外处理后使其易于消化吸收，使某些胃肠功能部分障碍的患者仍能从胃肠道获得所需要的营养。至此形成了现代营养支持的肠外与肠内两大途径，不论患者的胃肠道有无障碍，消化、吸收功能是否存在，营养支持都可实施。

多年来的临床实践使营养支持的理论与方法更趋完善。20 世纪 80 年代以后，多学科的研究证实肠内营养可改善肠黏膜屏障功能，提供谷氨酰胺等肠黏膜细胞所需的组织特需营养。除此，肠内营养尚有促进肠蠕动功能的恢复，加速门静脉系统的血液循环，促进胃肠道激素的分泌，营养物质中的营养因子直接进入肝脏等特点，较肠外营养更具优势。于是，肠外营养与肠内营养的应用比例从 20 世纪 70 年代肠外营养多于肠内营养逐渐转向肠内营养多于肠外营养，成为临床首选的营养途径。

二、正常营养需要

食物中能产生能量的营养素有蛋白质、脂肪、碳水化合物，经过氧化转变为能量。有了能量和各种营养素的补充,才能保证人体正常的生长发育和新陈代谢,以适应各类生理状况及各种环境条件下的功能需要。

（一）基础代谢和基础代谢率

在空腹、清醒、安静的非应激状态下,适宜的气温(18~25℃)环境中人体维持基本的生命活动,进行新陈代谢消耗的热能称为基础能量消耗(basal energy expenditure,BEE)。单位时间内人体每 1m² 体表面积所消耗的维持基础代谢的热能称为基础代谢率。通常成年男性每千克体重每小时约消耗 4.2kJ(1kcal),即日需能量 1 500~1 800kcal;成年女性的基础代谢率比男性约低 2%~12%;老人比中年人低 10%~15%;儿童比成人高 10%~12%。

基础能量消耗(BEE)值的测定可采用 Harris-Benedict 公式计算,此公式较临床上间接测热仪所测值高出约 10%:

男性 BEE(kcal/d)= 66.5＋13.7×体重(kg)＋5.0×身高(cm)–6.8×年龄(岁)

女性 BEE(kcal/d)= 65.1＋9.6×体重(kg)＋1.8×身高(cm)–4.7×年龄(岁)

（二）机体活动消耗的热能（AEE）

不同的劳动强度、不同年龄、不同的环境气候条件、不同的生理状态如妊娠、哺乳,人体能量的消耗均不相同。影响人体能量消耗的因素主要有以下几方面:

1. 年龄　年龄反映了生理活动状态。如以 20~39 岁为基数,40~49 岁能量消耗减少5%,50~59 岁减少 10%,60~69 岁减少 20%。

2. 气温　以 10℃作为基数,每升高 10℃,能量消耗就减少 5%;相反,每下降 10℃则增加约 3%。

3. 劳动(或活动)强度　除上述生理或环境情况外,劳动(或活动)强度是影响热能需要量的最主要因素。以强度和持续时间作为计算的指标,劳动(或活动)强度不同,其消耗能量的数值显著不同。重体力劳动每小时消耗的能量可达 0.628~1.255kJ(150~300kcal),而轻体力劳动每小时则为 0.313kJ(75kcal)。年龄、性别相当的成年人,重体力劳动者在单位时间内热能消耗为轻体力劳动者的 2~5 倍。

（三）应激时能量需要

应激时能量需要为基础能量消耗(BEE)×校正系数。

校正系数:择期大、中手术约为 1.2;多发性骨折为 1.3;严重感染为 1.5;大面积烧伤为 2.0。严重感染时体温每升高 1℃,对热量需要相对增加 5%~8%。一般每千克体重不超过 146.3kJ(35kcal)。

三、创伤应激、饥饿条件下的代谢改变

（一）创伤应激条件下的代谢改变

创伤、感染等应急条件下机体表现为高代谢和高分解,且与创伤的严重程度相关。

1. 能量代谢增高及蛋白质分解代谢加强　创伤或感染时机体的代谢特点是蛋白质持续分解、丢失增加,出现负氮平衡。患者均有肌肉组织分解并有糖原异生,部分氨基酸分解后转变为糖,尿中氮排出增加,血糖升高,血浆组氨酸、精氨酸减少,支链氨基酸(BCAA)增高。蛋白质的丧失可能是由于蛋白质的合成受到抑制或分解增加,或两者共同的结果,即使摄入蛋白质较多,仍可出现负氮平衡。此种反应的程度及时间随创伤的类型和程度而异,一般持续 2~3 天,复杂的大手术后可持续数周。

2. 糖代谢紊乱　主要是垂体-肾上腺轴对创伤的应激反应,表现为肾上腺皮质分泌增多和胰岛素功能受到抑制,处理葡萄糖能力下降,并且出现外周组织对胰岛素抵抗,从而出现高血糖。采用肠外营养支持时,要充分考虑这样的患者对糖的利用能力比非创伤、感染患

者差得多。

3.体重下降 是由于肌肉组织和脂肪的消耗增加所致,创伤应激状态下,机体为保存蛋白质使脂肪分解增强,脂肪消耗每天可达200g以上,如中等创伤的胃大部切除术,术后1周体重下降3kg左右。如果创伤、感染后病情趋于平稳,营养基质得到适当补充,体重下降可以逆转。表现为尿排氮量减少,血糖趋向正常,蛋白质合成大于分解,体重增加,氮代谢趋向平衡或正平衡。为储存脂肪的需要,必须供给足够的热量。此期可持续数周、数月。

(二)饥饿时的代谢变化

单纯饥饿时机体的代谢率降低,机体对整个代谢活动进行调整,一些不太重要的代谢逐步减缓或停止,仅维持与生命有密切关联的代谢,降低基础代谢率,这是机体自我保护的适应性反应。身体将消耗自身储备的脂肪、糖原等自身组成部分,以提供生命过程所必需的能量。禁食之初,肝脏、肌肉中储备的糖原会在24小时内即被耗尽,后期脂肪组织的甘油三酯提供机体所需的绝大部分热能。蛋白质虽也是可动用能源,但其是维持身体组织结构与功能的重要成分,蛋白质过分消耗常是长时期饥饿致死的原因。

在饥饿期间,糖原代谢主要为循环中激素水平所控制。胰岛素分泌减少以解除对糖原分解的抑制,胰高血糖素、生长激素、儿茶酚胺分泌增加,以使血糖下降,维持糖代谢恒定。此期间出现如下代谢反应:①加速糖原分解,使葡萄糖生成增加;②蛋白质分解,糖原异生随饥饿的时间延长而增加;③脂肪逐步成为主要能源,以尽量减少蛋白质的分解。表现为尿氮排出量开始时增高(约8.5g/d),以后逐渐降低(2~4g/d);血浆中脂肪酸、酮酸、酮体逐渐升高,导致代谢性酸中毒及酮尿症;血糖水平轻度下降;尿钠及钾排出增加。

饥饿状态下由于水分丢失,大量脂肪及部分蛋白质分解,导致体重减轻、器官功能下降。这些变化可涉及所有器官,例如肾浓缩能力消失,肝蛋白丢失,胃肠排空延迟,消化酶分泌减少,肠上皮细胞萎缩,肺通气及换气功能降低,心脏萎缩、功能减退等多器官功能障碍,最终可导致多器官功能衰竭而死亡。

> **思政元素**
>
> 中国居民营养状况的新变化
>
> 改革开放以来,随着中国特色社会主义市场经济体制的建立健全,我国在社会经济、卫生保健、文化教育、居民膳食营养状况等方面取得长足进步,人民生活水平不断提高。《中国居民营养与慢性病状况报告(2020年)》显示我国居民体格发育与营养状况总体改善,成年居民平均身高、体重逐年增长,居民营养不良情况明显改善,同时由于膳食结构变化,超重、肥胖问题逐渐凸显,成为《"健康中国2030"规划纲要》中需要统筹解决的重大和长远问题。

第二节 营养状态的评定与监测

临床上对外科患者的营养状态评定,既可判断其营养不良的程度,又是营养支持治疗的客观指标。所谓营养不良主要是指能量、蛋白质缺乏所致的营养状态不佳。在外科住院患者中营养不良的发生率较高,统计表明在普通外科其发生率可高达 25%~65%。营养不良常致患者感染发病率高,切口愈合延迟,甚至出现吻合口瘘等严重并发症,大大影响患者的康复过程和临床治疗效果。

一、营养状态的评定指标

评定患者的营养状态是营养支持的第一步,有助于了解患者应激时的代谢变化,掌握营养不良的程度和类型,为制订营养支持方案及监测营养治疗效果提供依据。营养状态的评定应包括以下内容:

（一）临床评价

1. 既往情况　病史中尤其要注意 5 个方面的因素:食物摄入不足、营养吸收不足、营养利用减少、营养丢失增加、营养需要增加。

2. 现症查体　如体重下降、肌肉萎缩、功能性水肿、腹水、皮疹和神经系统疾患等。

（二）身体测量指数

1. 体重　直接反映营养状态,但要排除脱水或水肿等影响因素。

2. 上臂肌围（AMC）　取尺骨鹰嘴至肩峰连线中点处测定其周径。反映全身肌肉及脂肪储备状况。

3. 肱三头肌皮皱厚度（TSF）　测试点同上臂肌围（AMC）,取上臂中点,以两手指紧捏该点后侧的皮肤与皮下脂肪往外拉,使脂肪与肌肉分开,测定其厚度。代表机体脂肪储备情况。

（三）内脏蛋白测定

1. 白蛋白　半衰期较长,约为 20 天,可代表体内较恒定的蛋白质情况。饥饿可使肝脏白蛋白合成速度迅速降低,在严重创伤、感染等应激情况下,分解代谢增强,白蛋白合成缓慢或继续丢失而减少。

2. 转铁蛋白　半衰期较短,约为 8 天,能较迅速地反映营养状况,是一个比较敏感的指标。但是影响转铁蛋白代谢的因素较多,缺铁、肝功能受损也会影响其测定结果。

（四）免疫功能测定

1. 总淋巴细胞计数　是评价细胞免疫功能的简易方法,其正常值为 $(2.5~3.0) \times 10^9/L$。

2. 延迟型超敏皮肤试验　将结核菌素（PPD）、白念珠菌、双球菌、腮腺炎病毒、植物血凝素等各 0.1ml 分别行皮内注射,24~48 小时后观察,局部红肿区大于 5mm 为阳性。有两项阳性反应者表示细胞免疫有反应性。

（五）氮平衡测定

氮平衡测定是蛋白质代谢变化的动态观察指标,反映了机体蛋白质分解代谢情况。正平衡表示蛋白质合成占优势,负平衡表示蛋白质消耗多于摄入,也可用于估算营养支持的效果。

$$氮平衡 = 24 \text{ 小时摄入氮量}(g) - 24 \text{ 小时总氮丧失量}$$
$$24 \text{ 小时摄入氮量}(g) = 蛋白质摄入量(g) \div 6.25$$
$$24 \text{ 小时总氮丧失量}(g) = 24 \text{ 小时内尿素氮量}(g) + 3g$$

每 6.25g 食物中的蛋白质含氮量为 1g,常数 3g 表示非尿素氮形式排出的含氮物质和经粪便、皮肤等排出的氮。在大面积烧伤或消化道瘘等有额外的蛋白质丢失的情况下,氮平衡测定将不够准确,在分析测定结果时要考虑到这一点。

知识链接

中国居民营养与健康状况监测与调查

国民营养与健康状况监测工作是长期、持续、动态地收集人群食物消费、营养素摄入及相关营养状况资料,了解和掌握社会发展的不同时期人们的食物消费及营养素摄入状况及其发展趋势,科学指导食品生产、国民健康与消费的协调发展,为全民营养健康状况改善、食品生产及慢性病防控策略的制定提供技术支持,同时是反映一个国家或地区经济与社会发展、卫生保障水平和人口素质的重要指标,也是公共卫生及疾病预防控制工作不可缺少的基础信息,定期开展人群营养监测是收集、分析国民营养与健康状况的重要手段。

中国居民营养与健康状况调查每 10 年进行一次,历年的调查结果对于了解我国城乡居民膳食结构、营养水平、相关慢性疾病的流行病学特点及变化规律,评价城乡居民营养与健康水平发挥了积极的作用,也为政府制定营养健康改善措施、疾病防治措施以及公共卫生政策等提供了重要的参考依据。我国于 1959 年、1982 年、1992 年和 2002 年分别开展了具有全国代表性的居民营养调查或监测。2010 年由卫生部疾病预防控制局决定将 10 年开展一次的中国居民营养与健康状况调查变换为常规性的营养监测,每 5 年完成一个周期的全国营养与健康监测工作。2015 年 7 月,国家卫生和计划生育委员会发布了《中国居民营养与慢性病状况报告(2015 年)》。

二、营养支持的适应证

许多外科患者存在不同程度的营养问题,但是并不意味这些患者都需要进行营养支持。一般来说,对非消化道手术而营养情况较好的患者,往往通过病因治疗、补充液体与电解质等,以及在较短时间内恢复进食,即可使患者顺利恢复,营养状况也能逐渐改善,并不需要特殊的营养支持。只有严重营养不良的患者和一些严重创伤、感染或术后发生严重并发症,以及估计在较长一段时间内不能很好进食的患者才需要采取营养支持治疗。

1. 肠道疾病 胃肠道梗阻、胃肠道外瘘、短肠综合征及消化道广泛炎症性疾病(炎性粘连性肠梗阻、Crohn 病、溃疡性结肠炎等在急性发作或术前准备时)。

2. 急性胰腺炎(尤其是重症胰腺炎)。

3. 高代谢状态。

4. 肿瘤患者接受化疗和大面积放疗。

5. 肝、肾衰竭。

6. 大手术围手术期营养。

第三节 肠外营养和肠内营养

外科营养支持的基本原则是只要肠道有功能,尽量采用肠内营养。应根据患者的具体情况而定,要求如下:①肠内营养与肠外营养两者之间首先选用肠内营养;②需较长时间营养支持应设法应用肠内营养;③肠内营养不能满足患者营养需要时可用肠外营养补充;④经中心静脉肠外营养支持与经外周静脉营养支持之间应优先选用经外周静脉营养支持;⑤营养需要的要求较高或希望短期内改善营养状况时可选用经中心静脉肠外营养支持。

一、肠外营养

肠外营养(parenteral nutrition,PN)指通过胃肠道以外途径(即静脉途径)提供患者所需的全部营养要素的营养支持方式,是使患者在不进食的情况下维持良好营养状态的一种治疗方法。它可提供足够的各种必需的营养物质和维护正氮平衡,防止或减少体内蛋白质的消耗,重建和恢复机体的无脂细胞群,促进康复,还可使机体得到正常的生长发育,伤口愈合和体重增加。与一般静脉输液的根本区别在于后者仅能供给患者所需的部分热量及电解质。

(一)肠外营养方法

肠外营养支持方法有两种:对于一般用量不大、肠外营养支持不超过2周的患者,可采用周围静脉输注;对于需长期支持的,则采用经中心静脉导管输入为宜。常采用经锁骨下静脉或颈内静脉途径置入导管至上腔静脉,尤以右颈内静脉穿刺插管并发症少、成功率高。

(二)肠外营养的要求和制剂

1. **营养液的基本要求** 其中含有七大营养物质:碳水化合物、脂肪、氨基酸、电解质、维生素、微量元素和水。提供足够的能量、保持机体正氮平衡是肠外营养支持的关键。一般要求:①每日应能供给氮0.2~0.24g/kg,热量167~188kJ/kg(40~45kcal/kg),氮和热量之比为1g:(628~837)kJ[1g:(150~200kcal)];②含有适量的电解质、维生素和微量元素;③钾与氮的比例为5mmol:1g,镁与氮的比例为1mmol:1g,磷量为每4 184kJ(1 000kcal)供磷5~8mmol;④氨基酸和葡萄糖应同时滴注,以保证氨基酸能为机体所充分利用,不致作为热量被浪费掉。⑤在较长时间的不用脂肪乳剂的肠外营养治疗的过程中,应定期补充脂肪乳剂,以防发生必需脂肪酸的缺乏;⑥补充胰岛素以防应用高浓度的葡萄糖后发生高血糖。

2. **肠外营养制剂**

(1)葡萄糖:葡萄糖是肠外营养的主要能源物质,来源丰富,价格低廉,符合生理要求,机体所有的组织、器官都能利用。但机体利用葡萄糖的能力有限,为4mg/(min·kg)。如单纯用其作为热量来源,主要的代谢产物是丙酮酸和乳酸,而且血清中胰岛素水平可以是正常人饭后的4倍,游离脂肪酸和酮体减少。所以如过量或过快输入可能导致高血糖、糖尿,甚至出现高渗性非酮性昏迷;葡萄糖如与脂肪乳剂共同作为热量来源,则上述情况可避免。此外,应激状态下机体利用葡萄糖的能力下降,多余的糖将转化为脂肪沉积在器官内,形成脂肪肝,一般供给量为2~3g/(kg·d)。高浓度(25%或50%)的葡萄糖溶液输注时对静脉壁的刺激很大,不宜经周围静脉补给,故目前肠外营养不用单一的葡萄糖能源。

(2)脂肪乳剂:是肠外营养的一种重要能源。脂肪乳剂按其脂肪酸碳链长度分为长链甘油三酯(long chain triglycerides,LCT)及中链甘油三酯(medium chain triglycerides,MCT)两种,LCT内含有人体必需脂肪酸;MCT内不含必需脂肪酸,其在体内代谢较LCT快,极少沉积在组织、器官内,但大量输入后可发生毒性反应。临床应用时,常由其提供30%~50%的热量,10%脂肪乳剂含热量4.18kJ(1kcal)/ml,且为等渗,可经由周围静脉输入。脂肪乳剂安全无毒,在应激状态时其氧化率不变,甚至加快。单独输注时须注意速度要慢,开始时每分钟1ml,500ml需5~6小时输完。输注速度太快可致胸闷、心悸或发热反应。通常比较普遍使用的是LCT。对于特殊患者(如肝功能异常)临床上常将MCT与LCT合用,重量比为1:1。

(3)复方氨基酸溶液:是肠外营养的唯一氮源,分平衡型和非平衡型两类。平衡型氨基酸溶液含必需氨基酸8种、非必需氨基酸8~12种,其组成符合人体合成代谢的需要,适用于大多数患者。特殊氨基酸溶液配方成分不同,专用于不同的疾病。例如适用于肝病的制剂中含支链氨基酸较多,含芳香氨基酸较少;用于肾病的制剂主要是8种必需氨基酸,非必需氨基酸仅含精氨酸、组氨酸;用于严重创伤或危重患者的制剂含更多的支链氨基酸或含谷氨酰胺二肽等。

(4)维生素:包括水溶性维生素及脂溶性维生素,常用的复合维生素制剂含有9~13种维生素,每支注射液的含量即是正常人每日的基本需要量。

(5)微量元素:同样为复方注射液,含锌、铜、铁、锰、铬、碘等多种微量元素,每日1支即可。缺乏铬可引起糖尿病、神经病变及抗感染能力下降;缺乏锌可发生皮炎。

(6)水和电解质:每天水的入量以2 000ml、尿量以1 000ml为基础计算。电解质对维持机体酸碱平衡,保持机体内环境稳定有重要作用,成人主要需要的电解质有钠、钾、氯、钙、镁、磷。镁的补充用25%硫酸镁。磷在合成代谢及能量代谢中发挥重要作用,磷的补充常用有机磷制剂甘油磷酸钠。

(三)全营养混合液

将肠外营养所需的营养素按照一定的比例在无菌条件下混合、配制,盛放于3L的塑料袋内,供静脉输注,即为全营养混合液(total nutrient admixture,TNA)。其优点是:①混合后高浓度葡萄糖被稀释,使经周围静脉输注成为可能;②由于脂肪乳剂被稀释,避免了其单独输注容易造成输入过快的不良反应;③全封闭的输注系统大大减少了污染的机会,使用更安全。

1. TNA的配制原则 ①氨基酸、葡萄糖、脂肪乳剂的容量之比为2∶1∶1,或1∶1∶1,或2∶1∶0.5;②总容量应大于1.5L;③混合液中葡萄糖的最终浓度为10%~20%,以利于混合液的稳定。

2. TNA的配制程序 ①将所有一价、二价、三价电解质及微量元素、水溶性维生素、胰岛素加入氨基酸或葡萄糖溶液中;②磷酸盐加入另一瓶氨基酸液中;③脂溶性维生素加入脂肪乳剂中;④将含有添加物的氨基酸、葡萄糖、脂肪乳剂分别经3L袋的3个输入口同时注入;⑤配制应不间断地一次完成,并不断加以摇动使之均匀混合。也可采用先加入葡萄糖溶液,继而加入电解质、微量元素、维生素,最后加入脂肪乳剂混合的方法。

在临床实际应用中,应根据病情及血、尿生化检查,在基本溶液中酌情添加各种电解质溶液。由于人体无水溶性维生素的储备,故每日均需补给复方水溶性维生素。短期禁食不会产生脂溶性维生素或微量元素缺乏,只有禁食超过2~3周才予补充。溶液中可加胰岛素,以胰岛素∶葡萄糖=1U∶(8~10)g比例补给,以避免发生高血糖。

3. TNA配制的注意事项 ①糖尿病患者应限制葡萄糖用量,充分补给外源性胰岛素,以控制血糖;增加脂肪乳剂用量,以弥补供能不足。②代偿期肝硬化肝功能基本正常者,可以使用表中所列的基本营养液;而肝功能异常的肝硬化患者,由于肝合成及代谢各种营养物质的能力锐减,所以肠外营养液的用量应减少1/2左右。在营养制剂中宜用支链氨基酸含量高的氨基酸溶液,并改用兼含MCT和LCT的脂肪乳剂;肝硬化伴有明显低蛋白血症的患者由于肝脏合成白蛋白的能力下降,需适量补充人血白蛋白。③肾衰竭患者应严格限制水的入量,氨基酸选用以必需氨基酸为主的肾病氨基酸溶液,葡萄糖和脂肪乳剂用量一般不受限制。④对脂肪代谢紊乱的患者不宜使用脂肪乳剂,必要时需做"廓清"检查,以了解机体脂肪的利用情况。

(四)肠外营养的输注技术

1. 肠外营养的输注途径

(1)经中心静脉:因其管径粗,血流速度快,血流量大,输入的液体很快被血液稀释而对血管壁的刺激小。此法不受液体浓度与 pH 值的限制,也不受输液速度与输液量的限制,可连续 24 小时输注,能最大限度地根据机体需要输入营养液量。但其技术难度较大,操作上有较高要求,留置的管道在良好的管理下,尤其适应于需长时期接受肠外营养支持的患者(如短肠综合征者)。

(2)经外周静脉:应用方便、技术要求较低,但因输入溶液的低 pH 值、高渗透压,以及导管刺激和损伤性穿刺等,易诱发静脉炎,适应于短期内接受肠外营养支持的患者。

2. 肠外营养的输注方式

(1)持续输注法:将营养液在 24 小时内持续均匀输入。优点是体内胰岛素的分泌及血糖值比较稳定,波动小,对机体内环境的影响较小。缺点是由于血清胰岛素持续处于高水平状态,阻止了脂肪分解,促进了脂肪合成,并使葡萄糖以糖原形式储存于肝脏,因此常出现脂肪肝和肝大,有时还会有转氨酶及胆红素的异常升高。

(2)循环输注法:使用较广泛,是将持续输注营养液时间缩短在夜间的 12~16 小时内,使患者白天可以恢复正常活动,有利于改善患者的生活质量,此法尤其适用于病情较平稳且需长期接受肠外营养支持的患者。为避免血糖有较大的波动,输液速度应采取递增或递减的方式,并密切监测血糖。必要时增加脂肪供能的百分比,或适量使用胰岛素,以控制血糖。

对免疫功能低下及全身衰竭的患者,为了预防菌血症的发生,宜应用"终端过滤器"(1.2μm 微孔过滤器)。为了既方便患者下床活动,又能防止输入空气,最好再加用带报警装置的输液泵。

肠外营养治疗所需费用较大,技术要求高,有并发全身感染的危险,而其适应证又和肠内营养基本相同。因此,凡尚有部分消化道可被利用时,应试用肠内营养来代替肠外营养。

二、肠内营养

肠内营养(enteral nutrition,EN)是将营养物质经胃肠道途径供给患者的营养支持方式。当肠道功能存在(完好或部分存在)且能安全使用时,就应尽量选用经胃肠营养支持。肠内营养具有节省费用、使用方便、容易监护、并发症少等优点。膳食的直接刺激有助于促进胃肠运动及消化道激素和酶的分泌,维护肠黏膜屏障功能;肠内营养能使营养物质经肠道吸收入肝,在肝内合成机体所需的各种成分,且可发挥肝脏的解毒作用,符合生理状态。长期肠外营养的患者可给予逐渐增量的肠内营养作为过渡,有助于早日恢复正常膳食。

(一)肠内营养的种类

包括经口的饮食、可以经管饲的一般流质饮食、部分水解的流质饮食和要素饮食四种。此处重点介绍要素饮食。

要素饮食是指包括自然食物的各种营养素,含有氨基酸、葡萄糖、脂肪、多种维生素和矿物质(含微量元素)的治疗饮食。要素饮食的配方均为化学组成明确的膳食,是根据病理生理和生物化学知识,采用现代食品技术和制药技术人工配成,含有人体必需的各种营养素,加水后形成溶液或较稳定的混悬液。

1. 常用制剂 有粉剂和溶剂两种制剂,粉剂需加水后使用,它们的浓度均为 24%,可供能 4.18kJ(1kcal)/ml。肠内营养制剂大致分为以下两类:

(1)以蛋白水解产物或氨基酸为主的制剂:其蛋白质源为乳清蛋白水解产物、肽类或氨基酸,碳水化合物源为低聚糖、糊精,脂肪源为大豆油及中链甘油三酯。不含乳糖。溶液渗透压较高,适用于胃肠道消化吸收不良者。

(2)以整蛋白为主的制剂:其蛋白质源为酪蛋白或大豆蛋白,碳水化合物源为麦芽糖、糊精,脂肪源为玉米油或大豆油。不含乳糖。溶液渗透压较低,适用于胃肠道功能正常者。

以上两种制剂内均含有生理需要的电解质、维生素及微量元素。

有的制剂中还含有谷氨酰胺、膳食纤维(可溶性果胶)。前者可直接被肠黏膜利用;后者有调整肠动力的作用,而且在结肠内可被细菌分解为短链脂肪酸(SCFA),被吸收而供能。

2. 特殊制剂

(1)创伤后用制剂:外科常用。其热量分配、热量密度和支链氨基酸的含量均高,维生素C、维生素E、维生素B复合物及钙、磷、铜与锌含量较多。适用于大手术后、烧伤、多发性创伤和脓毒血症等高分解代谢患者。

(2)肝衰竭要素膳:其氮源为14种纯氨基酸,支链氨基酸含量较高,占35.6%,而芳香氨基酸较少,仅3.3%,可减轻肝性脑病的症状。

(3)肾衰竭要素膳:其氮源为8种必需氨基酸,目的在于重新利用体内分解的尿素氮以合成非必需氨基酸,既减轻了氮质血症又合成了蛋白质。

(二)肠内营养的输入途径与输注方法

1. 输入途径 可以用口服的方式,但由于营养制剂有特殊气味,患者常不愿接受,故多需经导管输入。常用的方式有经鼻胃管、鼻十二指肠管和鼻空肠管,也常采用经胃、空肠造瘘管途径。

2. 输注方法 目前一般采用连续输注的方式,营养液缓慢、均匀输入,常需输液泵控制输注速度。为使肠道适应,通常以低浓度、低剂量、低速度开始,初用时可稀释成12%浓度,速度控制为50ml/h,每8~12小时后逐次增加浓度和速度,经3~4天后达到全量,即浓度24%,速度为100ml/h,总量2 000ml/d。

(三)肠内营养的注意事项

1. 年龄小于3个月的婴儿不能耐受高张力膳的喂养,宜采用等张的婴儿膳,使用时要注意可能产生的电解质紊乱,并补充足够的水分。

2. 小肠广泛切除后宜采用肠外营养4~6周,以后才能采取逐步增量的肠内营养。

3. 胃部分切除后不能耐受高渗糖的膳食,易产生倾倒综合征,有些患者仅能耐受缓慢的滴注。

4. 空肠瘘的患者不论在瘘的上端或下端喂养均有困难,因为缺少足够的小肠吸收面积,不能贸然进行管饲,以免加重病情。

5. 处于严重应激状态,如麻痹性肠梗阻、上消化道出血、顽固性呕吐、腹膜炎或腹泻的急性期,均不宜予肠内营养。

6. 严重吸收不良综合征和衰弱的患者在肠内营养以前应予一段时间肠外营养,以改善小肠酶的活力及黏膜细胞的状态。

7. 症状明显的糖尿病、接受大剂量类固醇药物治疗及糖代谢异常的患者都不耐受膳食的高糖负荷。

8. 先天性氨基酸代谢缺陷病的儿童不能采用一般的肠内营养膳。

第四节 外科营养支持的并发症及防治

肠外营养与肠内营养支持虽然是救治营养不足的强有力措施,但也有可能发生并发症,如处理不当,后果十分严重。尤以肠外营养的并发症为多。

一、营养支持并发症

(一) 技术性并发症

1. 插管的并发症

(1)肺与胸膜的损伤:在采用深静脉插管的过程中,气胸是常见的并发症之一,偶可发生张力性气胸或血胸。插管后常规做胸部 X 线检查,如有肺与胸膜的损伤可及时发现并处理。

(2)动脉与静脉损伤:锁骨下动脉损伤及锁骨下静脉撕裂伤可致穿刺局部出血,应立即拔出导针或导管,局部加压 5~15 分钟。如导管质地较硬可穿破静脉及胸膜导致血胸或水胸,如发现导管头端进入胸腔并输进了液体,应立即中止,拔出导管,并视胸腔积液量采取必要的胸腔引流术。

(3)神经损伤、胸导管损伤、纵隔损伤:均应立即退出导针或导管。

(4)栓塞:导管栓子一般需在透视定位下由带金属圈的专用器械取出。

(5)导管位置异常:应在透视下重新调整,如不能纠正,应予拔出。

(6)心脏并发症:应避免导管插入过深。

2. 导管留置期并发症

静脉血栓形成和空气栓塞一旦出现,应立即拔出导管并行溶栓治疗。

(二) 感染性并发症

在长时期的肠外营养中可产生感染(细菌或真菌性败血症),应特别注意防止和及时处理。感染的原因主要是插管时无菌操作不严、插管后局部伤口处理欠妥和高价营养液在配制过程中受到污染。导管性败血症的发病率一般为 4%~7%。如不及时处理,可导致患者死亡。因此,遇到患者突然发热而又无明确原因者,应首先考虑到插管感染的可能。应立即更换输液器和营养液,并分别抽血或取营养液做细菌培养。数小时后仍有发热,则应拔去导管,改用经周围静脉输注营养液或经胃肠道补给营养,并取部分静脉导管做细菌和真菌培养,以便在选用抗菌药物时作参考。如仍保留导管而依靠抗菌药物的应用,则很难控制此种感染。体弱患者如过多地应用抗生素或激素治疗,肠外营养时应当警惕霉菌感染可能。

(三) 与代谢有关的并发症

1. 糖代谢紊乱

(1)高血糖与低血糖:葡萄糖注射液输注过快,机体尚不适应;严重创伤、感染者或糖尿病患者机体胰岛素分泌不足,糖利用率下降,均可致体内血糖过高而出现高渗性利尿、脱水乃至更严重的后果。预防在于调节好输注速度,进行临床及实验室检查,如血糖、尿糖的监测等。对原有胰岛功能低下或处于应激状态下者,输注液应加入胰岛素。若要停止肠外营养,要逐渐撤除或从外周静脉输入等渗葡萄糖溶液,以防止低血糖发生。

(2)高渗性非酮性昏迷:当血糖浓度超过 40mmol/L 时,可产生高渗性非酮性昏迷。是由于输入大量高浓度的葡萄糖,而内生胰岛素一时不能相应增加,不能调节血糖水平所致,高渗导致细胞内脱水,进行性细胞内脱水可使细胞严重受损,首当其冲的是中枢神经系统受累而功能失常,患者出现昏迷甚至死亡,但尿内无酮体,与糖尿病酮症昏迷不同,一旦发生应立即停用葡萄糖溶液,用 0.45% 低渗盐水以 250ml/h 的速度输入,降低血渗透压,并输入胰岛素 10~12U/h 以降低血糖水平。伴有低钾血症者应同时纠正。为了预防高渗性非酮性昏迷的发生,一般可先应用浓度较低的葡萄糖注射液(15%~20%),在数日内逐渐增加浓度,使机体逐步适应,以分泌足够的胰岛素。也可按每 8~10g 葡萄糖加胰岛素 1U,以后改为 12~15g 葡萄糖加胰岛素 1U,来防止血糖过度升高和促进机体对葡萄糖的利用。在 5~7 日内可逐渐减量,直至完全不用胰岛素。

(3)肝脂肪变性:易发生于长期输入葡萄糖而又缺乏脂肪酸时。要减少这种并发症,宜用双能源,以脂肪乳剂替代部分能源,减少葡萄糖的用量。

2. 氨基酸性并发症

(1)高血氨、高氯性代谢性酸中毒:是蛋白质(氨基酸)代谢异常所致,目前采用氨基酸的醋酸盐和含游离氨低的氨基酸溶液后,这种并发症已较少发生。精氨酸在氨转换为尿素的过程中起到重要作用,能预防及纠正高血氨症。

(2)肝酶谱升高:有的患者在肠外营养治疗后不久(2周左右)出现转氨酶、碱性磷酸酶和血清胆红素升高。引起这些改变有多方面原因;如长期应用高糖营养,患者对氨基酸的耐受性不良;体内大量谷氨酰胺被消耗;色氨酸的分解产物、溶液中的抗氧化剂重硫酸钠对肝都有毒性作用等。也因肠外营养时肠屏障功能减退,肠内细菌和内毒素移位会使肝功能受损。这些异常改变通常是可逆的,肠外营养减量或停用可使肝功能恢复。

(3)肝性脑病:肝功能异常的患者若输入色氨酸含量高的溶液,会改变血浆氨基酸谱而引发肝性脑病,对这种患者应输支链氨基酸含量高的溶液。

3. 营养物质缺乏

(1)电解质紊乱:在肠外营养时,低钾血症和低磷血症比较常见,治疗中未规范补给是其主要原因。严重低磷血症表现为昏睡、肌肉软弱、口周或四肢刺痛感、呼吸困难,甚至发生昏迷、抽搐。每日补足需要量是可以预防的。

(2)微量元素缺乏:锌缺乏较多见,常发生于高分解状态并伴有明显腹泻者。锌是许多重要酶的必需元素,锌缺乏可产生口周或肛周红疹、出血性皮疹、皮肤色素沉着、神经炎、脱发、腹泻、腹痛或伤口愈合不良等,测得血清值下降可确诊。铬缺乏可致难以控制的高血糖;铜缺乏可产生小细胞性贫血。在肠外营养液中常规加入微量元素可预防由于肠外营养为时较长所产生的这些缺乏症。

(3)必需脂肪酸缺乏:长期肠外营养时如未补充脂肪乳剂,可发生必需脂肪酸缺乏症。表现为皮肤干燥、鳞状脱屑、脱发或伤口愈合延迟等。要预防其发生,每周须补充脂肪乳剂1次。

4. 其他并发症

(1)胆汁淤积:由于长期不经口进食,十二指肠黏膜缺乏刺激而处于休眠状态,缩胆囊素(CCK)分泌减少,导致胆囊弛张胀大,胆汁淤积,胆泥生成,乃至形成胆石。胆汁滞留也损害肝功能。

(2)肠屏障功能受损:肠外营养长期禁食,肠道缺少食物刺激和体内谷氨酰胺缺乏,使肠道屏障结构受损,引发的严重后果是肠内细菌、内毒素移位,损害肝和其他脏器功能,引起肠源性感染,甚至导致多器官功能衰竭。应力争尽可能早地改用肠内营养,在肠外营养期间补充肠黏膜细胞的主要能量物质谷氨酰胺,均为保护肠屏障功能的有效措施。

(3)肠内营养的并发症:肠内营养很少产生严重的并发症,如应用得当,它远比肠外营养安全。可能产生的反应是胃肠道症状,如恶心、呕吐、腹痛、腹胀、腹泻,大多因滴注过速或短期内浓度增加过速所致,故强调缓慢输入。为了排除腹腔压力的影响,可使用输液泵以保持恒速输入。从冰箱内取出的营养液使用时应适当加温。昏迷、年老体弱或有胃潴留的患者,经鼻胃管输入营养液时会因呃逆而误吸,导致吸入性肺炎。预防方法是患者取 30° 半卧位,避免夜间灌注,输入营养液后 30 分钟若回抽液量大于 150ml,则提示存在胃潴留,应暂停鼻胃管输入,改用鼻空肠管灌注。

二、外科营养支持的监测

多学科的密切配合,良好的组织管理和认真细致的临床监测,是确保外科营养支持取得良好疗效、避免诸多并发症发生的重要条件。

（一）肠外营养的管理

营养支持应由营养主治医师全面负责,决定患者使用营养支持的时机和方式,负责中心静脉导管和肠内营养管的放置,每天查房、开医嘱、监督指导各项工作的完成。护士则承担从观察患者生命体征到输液运转系统等多方面工作,定时进行各项营养状态评定指标的测定和记录,了解并消除患者及亲属对营养支持的心理疑虑等。药剂师要为各位医师提供有关药物配伍禁忌、溶解度及各种营养物质之间相容性的知识等,以确保肠外营养支持安全有效。

要有负责配制营养液的专门人员。营养液应在洁净的环境和严格的无菌操作下配制,如有层流罩装置则更为理想。取样做热原和细菌学检查后,储存于4℃冰箱内（防止细菌滋生）备用。

（二）肠外营养支持的监测

1. 中心静脉插管监测　中心静脉插管可通过上、下腔静脉分支的多种径路插入,要求导管尖端应达到上、下腔静脉的根部。

2. 对导管有关感染的监测　穿刺插管的进皮处每天须用碘伏消毒2次,严格避免微生物进入导管。应用1.2μm的过滤器,定期对滤膜进行微生物培养检查。营养液在应用前、后也需定期做微生物培养检查。

3. 输液系统的监护　包括进空气的除尘滤器、泵的选择、滤器使用及各联系点的可靠性检查,以免发生各种事故。深静脉插管只用来输给营养液,专管专用。给药、输血、输血浆或抽血化验应另选周围静脉进行。

4. 代谢平衡监测　严密对临床水、电解质和氮平衡监测,最初数日每6小时检查血糖和尿糖。糖和胰岛素供量趋于稳定后突然出现对糖的不耐受,常表示有新的应激情况出现,如败血症等,要及时处理。每日须记录出入量,测定尿比重、尿糖、尿丙酮、尿电解质、血清电解质、血糖和体重。

学习小结

营养代谢	概述	①分类：肠外营养和肠内营养；②基础能量消耗：成年男性 1kcal/(kg·h)
	营养状态的评定与检测	营养状态评定包括：体重、上臂肌周、肱三头肌皮皱厚度、白蛋白
	肠外营养和肠内营养	①七大营养素：糖类、脂肪、氨基酸、电解质、维生素、微量元素、水；②肠内营养优点：节省费用、使用方便、容易监护、并发症少
	外科营养支持的并发症及防治	技术性并发症,感染性并发症,与代谢相关的并发症

（韩俊泉）

复习思考题

1. 营养支持的适应证有哪些?
2. 简述外科营养支持与代谢有关的并发症。

第九章

外 科 感 染

09章PPT

PPT 课件

📑 学习目标

1. 掌握外科感染的特点、临床表现、诊断及治疗原则；掌握外科应用抗生素的原则；掌握脓毒症和菌血症的定义、全身性外科感染的临床表现及治疗原则。

2. 熟悉外科感染的病因、分类；熟悉非特异性感染及特异性感染的异同点；熟悉疖和痈的临床表现；熟悉甲沟炎的病因和临床表现及治疗；熟悉破伤风的临床表现及处理原则。

3. 了解破伤风和气性坏疽的病因。

第一节 概 述

感染是指病原体侵入机体引起的局部或全身性炎症反应。外科感染（surgical infection）是临床上最常见的疾病之一，通常指需要外科处理的感染，包括创伤、烧伤、空腔器官梗阻和手术治疗后等并发的感染。

一、分类

1. **按致病菌的种类** 分为非特异性感染和特异性感染两大类。

（1）非特异性感染：又称为化脓性感染或一般性感染。常见有疖、痈、丹毒、急性淋巴结炎、急性乳腺炎、急性阑尾炎、急性腹膜炎等。常见的致病菌有金黄色葡萄球菌、大肠埃希菌、铜绿假单胞菌、链球菌等。其特点为：可由单一病菌导致感染，也可由几种病菌共同致病形成混合感染；同一种致病菌可引起各种化脓性感染，而不同的致病菌也可引起同一种感染；有化脓性感染的共同特征，即红、肿、热、痛和功能障碍，病程演变、治疗原则亦相似。

（2）特异性感染：如破伤风、结核病、气性坏疽等，因致病菌不同，其临床表现各异。常见的致病菌有破伤风梭菌、结核分枝杆菌、产气荚膜杆菌、炭疽杆菌、念珠菌等。由特异性病菌感染引起，临床表现、病程进展和治疗方案与化脓性感染不同。

2. **按病程长短** 可分为急性、亚急性和慢性感染3类。①急性感染：病程一般在3周以内的感染；②慢性感染：病程超过2个月的感染；③亚急性感染：病程介于两者之间的感染。

3. **按感染范围** 分为局限性感染和全身性感染。前者局限于某个部位或组织，而后者范围广泛，侵袭入淋巴、血液循环系统而引起全身性症状。

4. **其他** 还可分为原发性感染和继发性感染、外源性感染和内源性感染、条件性（机会性)感染、二重感染、医院内感染等。

二、病因和病理

外科感染是否发生,取决于致病菌侵入人体和机体的抵抗力相抗衡的结果。

1. 病菌的致病因素 外科感染的发生与致病菌的数量与毒力有关。所谓毒力是指病原菌形成毒素或胞外酶的能力以及入侵、穿透和繁殖的能力。

(1)病菌的数量:病菌侵入体内并繁殖。当伤口污染的细菌数超过 10^5 常引起感染。

(2)释放的毒素和酶:致病菌可释放出的内、外毒素可作用于多系统,引起发热、代谢改变、休克、白细胞增多或减少等全身反应;释放出磷脂酶和胶原酶,侵蚀组织细胞、分解组织,产生脓液并使感染扩散。

2. 宿主的抗感染免疫能力

(1)天然免疫:①体表屏障:指完整的皮肤和黏膜结构;②吞噬细胞与自然杀伤细胞:称为固有免疫,能够识别多种病原体的共同成分;③补体和细胞因子:趋化吞噬细胞和免疫细胞,招引抗体、补体集中于炎症部位。

(2)获得性免疫:感染早期如病原体未被消灭,炎症促使淋巴细胞聚集,启动特异性免疫应答反应。包括 B 细胞免疫应答和 T 细胞免疫应答产生的体液和细胞免疫功能及免疫记忆作用。

3. 人体易感染的因素

(1)局部皮肤或黏膜的缺损:失去正常的屏障作用,病原体易入侵,使致病菌能侵入人体组织并生长繁殖。

(2)全身性免疫功能低下:由于严重创伤、休克、免疫抑制药物的应用、营养不良或先天性免疫功能缺陷等原因,可使机体免疫功能降低,即使是少量的病原菌侵入也可能发生外科感染。

4. 外科感染的特点

(1)多为混合感染:大部分外科感染由多种致病菌引起。

(2)局部症状明显:多数外科感染有明显而突出的局部症状。

(3)多为器质性病变:受感染的组织常发生化脓、坏死,愈合后多留有瘢痕。

5. 病程演变 取决于致病菌数量多少、细菌毒力大小、人体免疫功能高低、治疗措施是否正确与及时等方面。虽表现有所不同,但病程的演变类似。一般可出现三种不同的结局:①局限吸收或形成脓肿;②转为慢性;③感染扩散。

三、临床表现

外科感染的临床表现包括局部表现和全身性表现。

1. 局部表现 红、肿、热、痛及功能障碍是化脓性感染共同的典型症状,但不一定全部出现,随病程演变、病变范围和位置深浅各异。

2. 全身性表现 因人而异,不尽相同。感染轻者无全身症状;较重者常伴有发热、呼吸心跳加速、头痛、乏力、全身不适、食欲减退等表现;严重者可出现神志不清、寒战、高热、尿少等,并可能出现水电解质、酸碱平衡失调,甚至出现感染性休克和多器官功能衰竭。

四、诊断

根据病史、临床表现及实验室检查即可做出正确诊断。

局部触及波动感是浅表脓肿的主要诊断依据,但深部脓肿波动感不明显,其表面组织常有水肿,局部有压痛,全身症状较明显,白细胞计数增加,穿刺和超声检查可以帮助诊断。

对疑有全身感染者,应做血液培养加药敏试验,但一次阴性结果不能排除全身感染的可能,在必要时应反复多次检查,以明确诊断。

有困难时可做一些辅助检查,如 B 超、X 线、CT、MRI 检查等,应根据病情需要而选择。

五、治疗

外科感染的治疗原则是积极治疗原发病,清除脓液、坏死组织和异物,合理应用抗生素,改善患者的一般情况,增强机体抗感染能力和组织修复能力。

(一) 局部疗法

1. 局部制动、休息　患部抬高、制动、休息,可减轻疼痛,有利于炎症局限化和水肿消退。

2. 局部理疗　局部湿热敷、红外线辐射或超声短波等,可改善局部血液循环,增强局部抵抗力,促进感染吸收或局限化。

3. 药物局部外敷　浅表感染的早、中期可用鱼石脂软膏、金黄散(膏)等具有抗感染或消肿的药物外敷;脓肿溃破可外敷抗感染和促进创面愈合的药物。

4. 手术治疗　包括脓肿切开引流和感染病灶清除或脏器切除。对于脓肿已穿破但引流不充分者,可行扩大引流术;对于局部炎症较重、扩散迅速、全身中毒症状明显者或特殊部位的感染,亦可行切开减压,引流渗出物,以减轻局部症状,阻止感染继续扩散,如手指的化脓性腱鞘炎等。

(二) 全身疗法

1. 合理使用抗生素　正确合理地使用抗生素是治疗外科感染的重要措施。

较轻或局限的感染可不用或仅口服抗菌药物,范围较大或有扩展趋势的感染,需全身用药。一般应根据病灶细菌培养和药敏结果选用敏感抗生素,在药敏未出结果之前,应予经验用药。

2. 全身支持治疗　目的是改善患者全身状况和提高自身抵抗力。

(1)保证充分休息和睡眠,必要时使用镇静剂、止痛剂。

(2)予高热量和易消化的饮食,补充多种维生素,尤其是维生素 B、维生素 C;无法进食或口服摄入不足患者可以静脉输液补充所需的体液和热量。

(3)注意纠正水、电解质、酸碱平衡失调。

(4)成分输血,纠正贫血、低蛋白血症。

(5)可考虑短期应用皮质激素或炎症介质抑制剂控制感染引起的过度炎症反应,可根据情况给予胸腺素、丙种球蛋白、干扰素等增强免疫能力,促进康复。

3. 对症处理

(1)疼痛剧烈者给予止痛剂。

(2)高热,尤其是小儿高热,应予以降温,以减少身体的消耗。物理降温如冷敷、冰袋、温水浴等降温或化学药物降温如人工冬眠合剂,解热镇痛类药物等降温。

(3)积极抢救休克。

(4)伴有糖尿病、肝肾功能不全等,应针对这些疾病予以相应治疗,同时治疗外科感染。

六、抗菌药物的应用

抗菌药物在预防和治疗外科感染中有重要作用。外科感染与内科感染不同,常需要外科干预。若过分依赖或不适当地使用抗菌药物,不仅有可能使耐药菌株增加,导致棘手的二

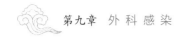

重感染,而且还会导致微生物生态失衡以及其他的毒副作用,因此抗菌药物不能取代外科处理,必须在全面了解患者病情、致病菌与抗菌药物性能三者的基本情况与相互关系的基础上,安全有效地应用抗菌药物。

（一）预防性应用抗菌药物的适应证

1. 严重创伤或烧伤,尤其是严重污染的损伤,如战伤、腹腔内空腔脏器破裂等。

2. 急诊手术并发休克、血液循环不良、术中低血压、大量输血者。

3. 外源性人工植入物进入体内。

4. 血管、肿瘤或肠道手术。

5. 免疫功能低下、营养不良或长期应用激素、抗癌药物。

6. 手术暴露时间过长,出血量大于 1 500ml。

7. 污染或可能污染区域的手术。

（二）治疗性应用抗菌药物适应证

1. 全身性化脓性感染。

2. 严重局部感染。

3. 不呈局限化的外科感染。

4. 切口感染和手术区域内的感染以及术后的全身性感染和非外科感染。

5. 特异性感染。

（三）抗菌药物合理应用的基本原则

1. 尽早确定致病菌。

2. 根据抗菌药物的作用特点选择最佳药物。

3. 综合病情程度制订合理的个体化用药方案。

4. 对于危重、暴发性的全身性感染,可根据菌种及药敏联合用药。

（四）抗生素的分类

根据抗菌药物的作用机制,可分为以下四类:

1. 繁殖期杀菌剂　如青霉素和头孢菌素类、万古霉素等。

2. 静止期杀菌剂　如氨基糖苷类、多黏菌素类、喹诺酮类等。

3. 快速抑菌剂　如氯霉素、红霉素、四环素类等。

4. 慢速抑菌剂　如磺胺类药物等。

（五）抗菌药物的联合应用

1. 抗菌药物联合应用的效果　联合用药通常二联即可,三联、四联既无必要,又可增加毒副作用。联合用药中至少应有一种对病原菌具有良好的抗菌活性;作用机制相同的抗菌药不宜合用,合用效果不一定比单一一种强,且可能增加药物毒性反应,甚至出现拮抗现象。

2. 联合应用的协同机制

（1）作用相同机制的不同环节。

（2）改变细菌细胞壁或细胞膜的通透性。

（3）抑制抗菌药的灭活酶。

（4）抑制不同的耐药菌群。

3. 联合应用的适应证

（1）致病菌未明的严重感染。

（2）单一抗菌药物难以控制的混合感染。

（3）单一抗菌药物不能有效控制严重感染。

（4）长期治疗,病原菌易对某些抗菌药产生耐药性的感染。

(5)为减少药物不良反应,联合用药时可将各药剂量适当减少。

4. 注意事项

(1)多采用两种药联合应用,过多药物联用可能会增加不良反应。

(2)注意药物的相互作用,合理配伍,选用有协同或累加作用的药物组合。

(3)避免药物相互作用引起的不良反应。

(4)特殊病理生理情况下,如肝肾功能不良、孕妇等,要特别注意药物毒性和不良反应。

5. 给药途径　有口服、肌内注射、静脉给药和局部用药。较轻且局限的感染,仅用口服或肌内注射即可;严重感染应从静脉途径给药。

6. 疗程　多数外科感染经有效抗菌药治疗5~7天。一般认为在体温恢复正常,全身情况好转,局部感染病灶完全控制后,白细胞计数和分类正常后及时停药;但严重感染如菌血症等不宜过早停药,可延长至1~2周,以免感染复发;骨髓炎常需在感染控制2~3周后停药。

第二节　浅表软组织感染

一、疖

疖又称疗,是单个毛囊及其周围组织的急性化脓性感染。表现为皮肤小红点或小脓点。多个疖同时或反复发生在不同部位称疖病。常发生于毛囊和皮脂腺丰富的部位,如颈、头、面部、背、腹、腹股沟、会阴部及小腿。

(一) 病因病理

致病菌大多数为金黄色葡萄球菌,偶可因表皮葡萄球菌或其他病菌致病。与局部皮肤不洁、擦伤、皮脂过多、机体抵抗力降低有关。因金黄色葡萄球菌的毒素含有凝固酶,使感染局限不扩散,脓栓形成是其感染的一个特征。疖病多发生于免疫力较低的小儿、营养不良或糖尿病者。

(二) 临床表现

初起时,局部出现红、肿、热、痛的圆形小结节(直径<2cm),以后逐渐肿大,数日后,结节中央因组织坏死而变软,出现黄白色小脓栓,继而表皮溃破,脓栓脱落,脓液排出而愈。

颜面部疖十分危险,特别是位于鼻、上唇及周围("危险三角区")称的疖,如被挤压或挑刺时,病菌可经内眦静脉和眼静脉扩散进入颅内,引起颅内化脓性海绵状静脉窦炎,出现颜面部进行性红肿、硬结和疼痛,可同时伴寒战、高热、头痛、昏迷等,甚至死亡。

(三) 治疗

1. 一般治疗　以局部治疗为主。早期炎症结节可用热敷或理疗(透热、红外线或超短波),亦可外敷鱼石脂软膏或金黄散等;已有脓头时,可在其顶部涂碘酊或活力碘;有波动时应及早切开排脓。

2. 面疖　因易向颅内扩散,切忌挤压,应注意休息。

3. 疖病　除治疗疖外,尚应注意全身营养,增加机体抵抗力,有糖尿病者应予胰岛素或降血糖类药物。

4. 抗菌药应用　对全身症状明显、面部疖或并发急性淋巴管炎和淋巴结炎者,可用静脉给予抗生素治疗。

(四) 预防

疖是可以预防的,注意保持皮肤清洁,防止皮肤损伤。

二、痈

痈是指邻近的多个毛囊及其周围组织同时发生的急性化脓性感染或多个疖融合而成。多见于成年人,一般以中、老年发病居多,好发于韧厚的颈项、背部,俗称"对口疮"和"搭背",偶见于上唇或其他部位。

(一)病因病理

致病菌以金黄色葡萄球菌为主。感染常先从毛囊底部开始,沿阻力较弱的皮下组织蔓延,直达深筋膜,再向四周扩散,侵入相邻的毛囊而使多个毛囊同时发生感染,形成具有多个"脓头"的痈。与局部皮肤擦伤、不清洁、皮脂过多、机体抵抗力降低有关;糖尿病患者抗感染能力低下,较易患痈。

(二)临床表现

早期呈现一片稍微隆起的暗红色炎症浸润区,皮肤硬肿、界限不清,中央区有多个脓头,可见粟粒状脓栓,破溃口呈蜂窝状。后期,中央皮肤坏死、溶解、底部塌陷,呈"火山口"样改变。周围组织呈浸润性水肿,局部淋巴结肿大和局部疼痛较重。同时患者多伴有畏寒、发热、食欲减退等全身性症状。若处理不当,可引起菌血症、脓毒血症。发生于唇部的痈称为唇痈,可并发颅内感染,应高度重视。

(三)治疗

1. 全身治疗 尽早选用最敏感的抗生素治疗,首选青霉素类。有糖尿病者给予相应治疗。适当休息,加强营养,补充维生素,必要时给予镇痛药。也可辅以清热解毒的中药治疗。

2. 局部处理 红肿初期,治疗与疖相似。可用热敷,或外敷鱼石脂软膏,也可用50%硫酸镁湿敷。病变范围扩大,坏死组织多,全身症状重,应及时作切开引流术。即使痈已破溃,也因引流不畅而需及时切开引流:①静脉麻醉下做"+"字形或"++"字形切口切开引流,有时亦可做"‖"或其他切口(图9-1);②切口的长度应超出病变边缘皮肤,达到健康组织,深达深筋膜(图9-2);③清除坏死组织,脓腔内填塞凡士林纱布条(图9-3),外加干纱布绷带包扎。

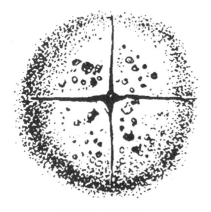

图9-1 十字切口

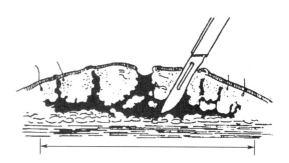

图9-2 切口长度要超过炎症范围少许,深达筋膜

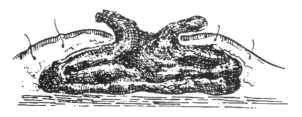

图9-3 脓腔内填塞纱布条止血

3. 预防　注意保持皮肤清洁,防损伤,及时治疗疖以防止感染扩散。

三、急性蜂窝织炎

急性蜂窝织炎是皮下、筋膜下、肌间隙或深部疏松结缔组织的一种急性弥漫性化脓性感染。可发生在人体任何部位。

(一)病因病理

致病菌主要是乙型溶血性链球菌,其次是金黄色葡萄球菌以及大肠埃希菌或其他型链球菌、厌氧菌等。炎症可由皮肤或软组织损伤后感染引起,亦可由局部化脓感染灶直接扩散或经淋巴、血液传播而发生。其病理特点是病变不易局限,扩散迅速,与正常组织无明显界线。溶血性链球菌引起的急性蜂窝织炎由于链激酶和透明质酸酶的作用,病变扩散迅速,脓液稀薄、血性,有时能引起菌血症;而金黄色葡萄球菌引起者,则比较容易局限为脓肿,脓液乳黄色、稠厚。病变附近淋巴结常受累肿大。

(二)临床表现

1. 较浅部位或组织疏松者,局部红、肿、热、痛及压痛明显,红色较暗,与正常皮肤分界不清,中央颜色比周围深。

2. 病变部位较深或组织致密者则局部红肿不明显,只有局部水肿和深部压痛,全身可有不同程度的寒战、发热、全身不适、头痛乏力、白细胞计数增加等。

3. 口底、颌面和颈部的急性蜂窝织炎可发生喉头水肿并气管压迫,引起呼吸困难,甚至窒息;由产气细菌如大肠埃希菌、厌氧菌等引起的感染,局部除有红、肿、热、痛外,可有捻发音,称为捻发音性蜂窝织炎,病变中心区出现进行性软组织坏死,脓液恶臭,全身症状明显。

(三)治疗

1. 局部处理

(1)早期可用 50% 硫酸镁湿敷,或敷贴金黄散、鱼石脂膏等。

(2)脓肿形成应及时切开引流。

(3)口底或颌下急性蜂窝织炎应早期切开减压,以防喉头水肿,引起窒息。

(4)捻发音性蜂窝织炎亦应早期广泛切开引流,切除坏死组织并用 3% 过氧化氢溶液冲洗和湿敷。

2. 全身治疗　全身营养支持。静脉应用抗生素,并做细菌培养加药敏,选用敏感有效的抗生素,如青霉素或头孢菌素类抗生素,疑有厌氧菌感染时加用甲硝唑。

3. 预防　注意保持皮肤清洁,防损伤,增强体质。

四、丹毒

丹毒是乙型溶血性链球菌由皮肤、黏膜破损或糜烂处侵入,引起皮肤和网状淋巴管的急性感染,又称网状淋巴管炎。

(一)病因病理

致病菌为乙型溶血性链球菌,毒力很强,患者常先有皮肤或黏膜的某种病损,如皮肤损伤、足癣、口腔溃疡等,致病菌入侵皮内的网状淋巴管,并累及皮下组织,感染蔓延迅速,同时有全身性炎症反应,但很少发生组织坏死或化脓。

(二)临床表现

丹毒好发于下肢与面部。一般起病急,开始即可有畏寒、发热、头痛、周身不适、白细胞计数增高等。局部特点如下:

1. 片状红斑,色鲜红,似玫瑰色,中间稍淡,边界清楚,形状不规则。

2. 手指轻压可使红色消退,放手红色即恢复。

3. 病变范围向周围蔓延时,中央红色逐渐消退,脱屑变为棕黄色。

4. 红肿边缘隆起,高出于正常皮肤,有时可发现水疱。

5. 局部疼痛呈烧灼样。

6. 很少有组织坏死和化脓。

7. 病情加重时可出现全身性脓毒血症。

8. 如下肢丹毒反复发作,可导致下肢淋巴水肿,甚至发展为"象皮肿"。

(三) 治疗

1. 局部处理　局部用 50% 硫酸镁溶液湿热敷。下肢丹毒若同时有足癣,应予彻底治疗,且应防止接触性传染。

2. 全身疗法　卧床休息,抬高患肢,全身应用抗菌药物治疗。且在局部症状消失后,仍需继续用药 3~5 日以免复发。

五、急性淋巴管炎和淋巴结炎

急性淋巴管炎(又称管状淋巴管炎)是指致病菌从破损的皮肤、黏膜侵入,或从其他感染病灶经组织淋巴间隙进淋巴管内,引起淋巴管及其周围的炎症。而急性淋巴结炎是致病菌沿淋巴管侵入淋巴结所致的急性化脓性炎症。淋巴管炎和淋巴结炎是病菌侵入淋巴液所致,可发生在人体各部位。

(一) 病因病理

常见致病菌是乙型溶血性链球菌和金黄色葡萄球菌。致病菌侵入淋巴管后,引起淋巴管壁周围组织充血、水肿,管腔内充满细菌、凝固的淋巴液和脱落的内皮细胞。炎症可沿淋巴管扩散至引流的淋巴结,引起局部淋巴结肿大、发炎。上肢、胸壁、乳腺、背部和脐以上的腹壁感染可引起腋部淋巴结炎;下肢、脐以下腹壁、会阴和臀部的感染可引起腹股沟部淋巴结炎等。

(二) 临床表现

1. 局部表现

(1)管状淋巴管炎常见于四肢,以下肢为多,常继发于足癣感染。

(2)管状淋巴管炎可分为深浅两种,浅层淋巴管炎在伤口近侧出现一条或多条"红线",硬而有压痛;深层淋巴管炎不出现红线,但受感染淋巴管沿线出现肿胀、压痛。

(3)深、浅淋巴管炎均可引起所属淋巴结肿大、压痛。

(4)病情较轻者局部淋巴结肿大常随原发灶愈合而自愈,较重者局部淋巴结有红、肿、痛,并伴有全身症状,若能及时处理,尚可完全消退。

(5)若炎症扩散到周围组织,使几个淋巴结粘连成团而发展为脓肿。此时疼痛加剧,局部皮肤暗红、水肿、压痛明显,有波动感,伴有明显的全身症状。

2. 全身症状　多有程度不等的全身不适、畏寒、发热、头痛、乏力和食欲缺乏、白细胞计数增高等。

(三) 治疗

1. 局部治疗

(1)首先处理好原发病灶。

(2)淋巴结炎的局部早期处理与痈相同。

(3)若形成脓肿,应切开引流。

2. 全身疗法　早期应用抗生素。

3. 积极治疗原发病　如扁桃体炎、手指足趾感染等。

笔记栏

六、脓肿

脓肿是指急性感染后,组织或器官内病变组织坏死、液化,形成的局限性脓液积聚,并有完整脓壁者。

(一)病因病理

致病菌多为金黄色葡萄球菌。脓肿常继发于各种化脓性感染,如急性蜂窝织炎、急性淋巴结炎、疖等,也可发生在局部损伤的血肿或异物存留处,还可从远处感染病灶经血液转移而形成。

(二)临床表现

1. 局部表现

(1)浅表脓肿:局部隆起,有红、肿、热、痛的典型症状,与正常组织分界清楚,压之剧痛,有波动感。

(2)深部脓肿:局部红肿多不明显,一般无波动感,但局部有疼痛和压痛,并在疼痛区某一部位可出现凹陷性水肿,患处常有功能障碍。在压痛或水肿最明显处用粗针头试行穿刺,可抽出脓液即可确诊。

结核杆菌引起的脓肿病程长,发展慢,局部无红、痛、热等急性炎症表现,故称寒性脓肿。常继发于骨关节结核、脊柱结核。

2. 全身表现

(1)小而表浅的脓肿多无明显的全身症状。

(2)大的或深部的脓肿,常有较明显的全身症状,如发热、头痛、食欲减退、白细胞计数增加等。

(3)体腔内脓肿:如膈下脓肿、盆腔脓肿、肠间脓肿等大都有明显的毒血症症状。

3. 辅助检查　需做超声、X线甚至CT、MRI检查以确诊,了解脓腔大小、位置。

(三)治疗

1. 局部处理　脓肿形成后应尽早切开引流。切开引流时需注意以下几方面:

(1)切口选择在波动最明显处切开。

(2)切口要有足够长度,以利引流,但不可超过脓腔壁而达正常组织,以免感染扩散。

(3)切口应尽量在脓肿最低处,以利体位引流。

(4)切口一般要与皮纹、血管、神经和导管平行,以免损伤。

(5)切开深部脓肿前,最好先做穿刺抽脓,确定脓腔部位。

(6)脓液排尽后,应用手指探查脓腔,并将脓腔内所有纤维间隔分开,不宜用剪刀或血管钳在深部盲目撑剪。

(7)根据脓腔大小、深浅选择合适的引流物如凡士林纱条、橡皮管、双腔管等。

(8)脓液送细菌培养加药敏,选用最敏感抗生素。

2. 全身疗法

(1)使用敏感抗生素。

(2)症状较重的深部脓肿、大脓肿应予支持疗法。

(3)严重中毒症状如寒战、高热,甚至中毒性休克者,应予抗休克治疗,必要时补液、输血。

七、甲沟炎和脓性指头炎

甲沟炎是指发生在甲沟及其周围组织的急性化脓性感染。脓性指头炎是指手指末节掌面皮下组织的急性化脓性感染。致病菌主要是金黄色葡萄球菌,多因微小刺伤、挫伤、逆拔倒刺或修剪指甲过深或嵌甲等损伤引起感染。

（一）临床表现

甲沟炎初起时，指甲一侧的软组织红、肿、疼痛，有的可自行消退，有的迅速化脓。甲沟炎化脓进一步沿甲根向对侧蔓延，形成半环形脓肿；炎症向甲下蔓延，在甲下形成脓肿，在指甲下可见黄白色脓液，指甲与甲床分离，压之则下陷，称为甲下脓肿。甲沟炎一般疼痛不剧烈，多无全身症状。

甲沟炎加重或是指尖、手指末节皮肤受伤后均可引起末节手指的皮下化脓性感染，发展成为脓性指头炎。初起，指尖有针刺样疼痛，随着炎症的发展，组织肿胀，小腔内压力增高，疼痛逐渐加剧，呈搏动性跳痛，手下垂时加重，多伴发热、全身不适、白细胞计数增加等全身表现，患者烦躁不安，彻夜不眠。有时指头红肿不明显，皮肤由红转白黄色，反映局部组织趋于坏死，轻触指尖即产生剧痛；甚至末节指骨并发骨髓炎，指骨坏死，化脓性指头破溃溢脓，创口经久不愈。

（二）治疗

1. 初起时，甲沟炎尚未化脓时，局部可用鱼石脂软膏、金黄散外敷，红外线、超短波等理疗，并口服敏感的抗菌药物。指头炎应悬吊前臂平置患手以减轻疼痛。

2. 化脓后，甲沟炎在一侧甲沟处做纵形切开引流（图9-4）；感染已累及指甲基部周围皮下，可在指甲两侧做纵形切口，将甲根部皮片翻起，切除根部，用小片凡士林纱条或橡皮片引流；必要时拔去指甲。拔甲时应注意避免甲床受损。

3. 对于指头炎，当疼痛加剧、未出现搏动性疼痛时，应早期切开减压引流，以解除指头密闭腔内的压力，减轻疼痛和避免感染深化。手术切口应在患指末节侧面行纵切口，切口远侧不超过甲沟的1/2，近侧不超过指节横纹，切断皮下纤维索，使引流通畅；切口不应做成鱼口形，以免术后瘢痕影响手指感觉（图9-5）。

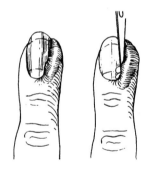

图9-4 甲沟炎与切开引流

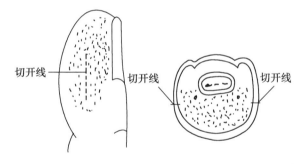

图9-5 指头炎及切开线

切开线

切开线

切开线

4. 术后全身治疗 按一般化脓性感染处理。

5. 经久不愈者，应拍X线片，检查是否并发骨髓炎及有无死骨，并做相应处理。

第三节 全身性感染

全身性感染是指病原菌侵入人体血液循环，并在其内生长繁殖和产生毒素，引起严重的全身感染症状或中毒症状。随着对感染病理生理学的进一步认识，感染的用词已有变化，当前国际上通用的是脓毒症和菌血症，不再使用"败血症"一词。

全身炎症反应综合征（SIRS）指任何致病因素作用于机体所引起的全身炎症反应，并且具备以下2项或2项以上体征：①体温>38℃或<36℃；②心率>90次/min；③呼吸频率>20次/min或动脉血二氧化碳分压（$PaCO_2$）<32mmHg；④外周血白细胞计数>$12×10^9$/L

或 $<4 \times 10^{9}/L$,或未成熟粒细胞 $>10\%$。

脓毒症是指因病原菌及毒素引起的全身炎症反应,体温、循环、呼吸等有明显改变的感染的统称。其病原菌包括细菌、真菌、寄生虫及病毒等。菌血症是脓毒症中的一种,即血培养检出病原菌者。但其概念不限于一过性菌血症,如拔牙、内镜检查时血液在短时间出现细菌,目前多指临床有明显感染症状者。

一、病因病理

全身性感染多为继发性,常继发于严重创伤后感染和各种化脓性感染,如大面积烧伤、开放性骨折、急性弥漫性腹膜炎、急性梗阻性胆管炎等。感染病灶未能局限化,使大量毒力强的病原菌持续或间断侵入血液循环,或是局部感染产生的炎症介质大量入血,包括肿瘤坏死因子、白细胞介素 -1、白细胞介素 -6、白细胞介素 -8 等,以及氧自由基、一氧化氮等,这些炎症介质适量时可起防御作用,过量时就可造成组织损害。感染如得不到控制,可因炎症介质失控,并可互相介导,出现网络反应,导致因感染所致的全身性炎症反应综合征(SIRS),脏器受损和功能障碍,严重者可致感染性休克、多器官功能障碍综合征(MODS)。

脓毒症常见的致病菌种类繁多,革兰氏阴性菌有大肠埃希菌、铜绿假单胞菌、变形杆菌、克雷伯菌等;革兰氏阳性菌有金黄色葡萄球菌、表皮葡萄球菌、肠球菌、化脓性链球菌等;厌氧菌有脆弱拟杆菌、梭状杆菌厌氧链球菌等;真菌有白念珠菌等。各种致病菌均可产生内毒素或外毒素和它们介导的多种炎症介质毒性物质,从而激发全身炎症反应。

二、临床表现

1. 全身性感染(脓毒血症)临床表现

(1)起病急骤,进展迅速,高热可达 40~41℃。

(2)全身症状重:高热、寒战、头痛、头晕、神志淡漠或烦躁不安,甚至谵语或昏迷。食欲缺乏、恶心、呕吐、腹胀、腹泻、大汗、面色苍白、全身无力。

(3)心率加快、脉搏细数、呼吸急促或困难。

(4)肝脾大、贫血,甚至出现黄疸、皮下出血、皮疹。

2. 不同病原菌引起的全身性感染特点

(1)革兰氏阴性菌所致菌全身性感染:常为大肠埃希菌、铜绿假单胞菌、变形杆菌等引起。多见于胆道、肠道、泌尿道和大面积烧伤感染。其特点是:一般比较严重,可出现三低现象(低温、低白细胞、低血压)。以突发寒战开始,发热呈间歇热。严重时体温不升或低于正常。有时白细胞计数增高不明显或反见减少。休克发生早,持续时间长。患者四肢厥冷,出现发绀,少尿或无尿,多无转移性脓肿。

(2)革兰氏阳性菌所致全身性感染:主要致病菌是金黄色葡萄球菌。多见于严重的痈、急性蜂窝织炎、化脓性关节炎和大面积烧伤感染时。其特点是:一般无寒战,热型呈稽留热型或弛张热型。患者面色潮红、四肢温暖,常有皮疹,呕吐、腹泻。可出现转移性脓肿,易并发心肌炎或心内膜炎。发生休克的时间较晚,但患者多有神昏谵语,白细胞计数升高。

(3)厌氧菌所致全身性感染:以脆弱杆菌为主,厌氧菌感染常伴有需氧菌感染;普通细菌培养基上无法检出,易被忽略;多见于腹腔脓肿、盆腔脓肿、脓胸、脑脓肿、吸入性肺炎、会阴部感染和口腔颌面部坏死性炎症等;有寒战、高热、大汗,休克发生率较高;局部感染灶坏死组织明显,有特殊腐臭味,可引起血栓性静脉炎及转移性脓肿。

(4)真菌所致全身性感染:常见致病菌是白念珠菌,多为二重感染。真菌性感染发生时间较晚,其临床表现类似革兰氏阴性杆菌感染,突发寒战高热,病情严重时出现神志淡漠、嗜睡、血压下降和休克。少数患者尚有消化道出血。多数患者血象呈白血病样反应,白细胞计数在 $25 \times 10^9/L$ 以上,出现晚幼粒细胞和中幼粒细胞。体内组织、脏器可发生多发性小脓肿。

三、实验室检查

1. 白细胞计数明显增加,可达 $(20{\sim}30) \times 10^9/L$ 以上,核左移、幼稚型增多,出现毒性颗粒。

2. 可有不同程度的酸中毒、氮质血症、溶血,尿中出现蛋白、血细胞、酮体等。

3. 寒战发热时抽血进行细菌培养、较易发现细菌。如仍为阴性,应考虑厌氧菌脓毒血症或真菌脓毒血症的可能。

四、诊断

根据病史、临床表现和血培养的结果,一般初步诊断并不困难。对一些难以用原发病灶来解释的临床表现,如寒战、高热、大汗、血压下降、脉搏细数、呼吸急促、神志改变、恶心、呕吐、腹胀、少尿、皮肤有瘀斑、全身状况迅速恶化等征象时,即应疑有全身化脓性感染存在。立即做原发感染灶的脓液和血液培养,如两者所得细菌相同,菌血症或脓毒血症的诊断即可确立。由于抗菌药物的广泛应用,可影响血培养结果的可靠性,因此,往往需多次做血培养。在寒战高热前采血培养阳性率较高,如仍为阴性,应考虑厌氧菌脓毒血症或真菌脓毒血症的可能。

五、治疗

治疗的原则:除增强患者的抵抗力和应用抗菌药物控制感染外,关键是处理原发感染灶。

1. 原发病灶的处理 明确感染的原发灶,给予及时、彻底的处理,包括清除坏死组织和异物、消灭死腔、脓肿引流等,还要解除相关的病因,如血流障碍、梗阻等因素。如原发灶不明确,应进行全面的检查,特别应注意一些潜在的感染源和感染途径,并予以解决,如拔除可能发生感染的导管。对疑为肠源性感染的患者应及时纠正休克,尽快恢复肠黏膜的血流灌注,并通过早期肠道营养促使肠黏膜的尽快修复,口服肠道生态制剂以维护肠道正常菌群等。

2. 抗菌药物的应用 一般先根据原发病灶的性质来选用抗菌药物,宜选用广谱抗菌药物或两种抗菌药物联合应用,剂量应够、疗程应足,不要等待培养的结果,以后根据治疗效果、病情演变和病原菌培养结果及药敏测定情况加以调整。对真菌性脓毒症应尽量停用广谱抗生素,改用对原来感染有效的窄谱抗生素,并全身应用抗真菌药物,如两性霉素 B、酮康唑等。

3. 全身支持治疗 卧床休息,给予高营养、易消化的饮食。不能口服者,应静脉补充热量,补充血容量、蛋白质、纠正水、电解质失衡和酸中毒。必要时反复输注新鲜血,纠正贫血、低蛋白血症。有休克等严重毒血症表现时,可给予升压药和肾上腺皮质激素。高热、烦躁不安者,给予物理降温或退热剂与镇静剂。加强监护治疗,维护各系统脏器功能。

4. 对症治疗 如控制高热,四肢厥冷者应注意保暖等。

第四节 特异性感染

一、破伤风

破伤风是破伤风梭菌通过皮肤或黏膜的伤口侵入人体,在缺氧环境内繁殖、产生毒素所引起的以机体全身或肌肉持续性或阵发性收缩和痉挛为特征的一种特异性感染。

（一）病因病理

破伤风梭菌是一种革兰氏染色阳性的专性厌氧性梭形芽孢杆菌。是常与创伤相关联的一种特异性感染,还可能发生于不洁条件下分娩的产妇和新生儿。致病菌是破伤风梭菌,其特点包括以下几方面:

1. 分布广泛 以芽孢状态广泛存在于泥土、灰尘、人畜粪便、锈铁等处。

2. 为革兰氏染色阳性的厌氧性梭形芽孢杆菌,该菌只有在缺氧的情况下才能生长繁殖,如伤口污染重、坏死组织多、伤口深且窄、引流不畅或有死腔等。

3. 芽孢抵抗力极强,煮沸要 60 分钟、高压灭菌要 20 分钟才能杀灭。浸于 5% 石炭酸溶液中,需 10~12 小时才能杀灭。

4. 通过皮肤或黏膜的伤口入侵人体。

5. 致病的原因是细菌繁殖所产生的外毒素,有痉挛毒素和溶血毒素,前者对神经有特殊的亲和力,引起肌肉阵发性痉挛,后者可引起局部组织坏死和心肌损害。所以破伤风是一种毒血症。

6. 通常潜伏期一般为 7~8 天,亦有短至 24 小时、长至数月者甚至数年,潜伏期愈短,预后越差。

（二）临床表现

1. 前驱症状 全身乏力、头晕、头痛、烦躁不安,伤口有疼痛和肌肉牵拉感,咀嚼无力、反射亢进等。这些前驱症状持续 1~2 天。

2. 典型表现 在肌肉持续性紧张性收缩的基础上产生阵发性痉挛性发作。其发作顺序为:最初是咀嚼肌,以后为面部表情肌、颈、背、腹、四肢肌群,最后是膈肌和肋间肌。其典型表现如下:

(1)咀嚼不便、张口困难,牙关紧闭。

(2)面部表情肌痉挛性收缩,出现口角歪斜、"苦笑面容"。

(3)颈项肌的持续收缩,出现颈项强直,头向后仰,致呼吸困难。

(4)腰背肌收缩,腰前前凸,头足后屈,形如弓背,称"角弓反张"。

(5)四肢肌肉收缩时,屈肌比伸肌有力,可出现屈膝、弯肘、半握拳等姿态。

(6)膀胱括约肌痉挛,可引起尿潴留。

(7)持续性呼吸肌群和膈肌痉挛,可造成窒息和呼吸停止。

上述发作可因轻微的刺激,如光、声、接触、饮水等而诱发强烈的阵发性痉挛。间歇期长短不一、发作频繁者,提示病情严重。

（三）诊断和鉴别诊断

凡有外伤史,不论伤口大小、深浅,如果受伤后出现肌紧张、张口困难、颈部发硬、反射亢进等,均应考虑此病的可能性。但对仅有某些前驱症状的患者,诊断就比较困难,需提高警惕,严密观察病情变化,以免延误诊断。破伤风与下列病相鉴别:

1. 化脓性脑膜炎 虽有"角弓反张"和"颈项强直"等症状,但无阵发性痉挛,无外伤史。患者有剧烈头痛、高热、喷射性呕吐、神志改变等。脑脊液检查有压力增高,血白细胞计数增多。

2. 狂犬病 有被狗、猫咬伤史,以吞咽肌抽搐为主。患者听见水声或看见水,咽肌立即发生痉挛、剧痛,喝水不能下咽,并流大量口涎。

3. 其他 如下颌关节炎、子痫、癔症等,一般容易鉴别。

（四）治疗

破伤风是一种极为严重的疾病,病死率高,尤其是新生儿和吸毒者,要积极采取综合治疗措施,包括消除毒素来源、中和游离毒素、控制和解除痉挛、保持呼吸道通畅、防止并发症等。

1. 伤口处理 凡有伤口者,应在抗毒血清治疗后,在控制痉挛下进行彻底清创,清除坏死组织和异物,敞开伤口,充分引流,并用 3% 过氧化氢溶液冲洗。有的伤口看似愈合,但要检查伤口有无窦道或无效腔。

2. 抗毒素的应用 常用破伤风抗毒素(TAT),目的是中和血液中的游离毒素,使其不再与神经组织结合,只在早期应用有效。一般用量是 1 万 ~6 万 U,分别由肌内注射与静脉滴入,用药前应做皮内过敏试验。连续应用或加大剂量并无意义,且易致过敏反应。破伤风人体免疫球蛋白在早期应用有效,总量 3 000~6 000U,一般只用一次肌内注射。

3. 控制和解除痉挛 患者应住单人病房,环境安静,避免声、光刺激,减少外界不良诱因。

(1)病情轻者使用镇静剂和安眠药,以减少患者对外来刺激的敏感性,但忌用量过大。可用地西泮 5mg 口服或 10~20mg 肌内注射与静脉注射,也可用苯巴比妥钠 0.1~0.2g 肌内注射,一般每日一次。或 10% 水合氯醛 20~40ml,保留灌肠,每日 3 次。

(2)病情较重者可加用人工冬眠药物。常用冬眠合剂 I 号(哌替啶 100mg,异丙嗪 50mg,氯丙嗪 50mg)或冬眠合剂 Ⅵ 号(哌替啶 100mg,异丙嗪 50mg,乙酰丙嗪 20mg),8~12 小时 1 次,每次肌内注射 1/3~1/2 量或加入 5% 葡萄糖注射液 250ml 中,静脉缓慢滴注。亦可仅用氯丙嗪 50~100mg 加入 5% 葡萄糖注射液 250ml 中缓慢滴注,每日 4 次。

(3)痉挛发作频繁不易控制者,可用 2.5% 硫喷妥钠静脉缓慢注射,每次 0.25~0.5g。但要警惕发生喉头痉挛和呼吸抑制,用于已进行气管切开的患者比较安全。如仍不能控制痉挛,则应考虑采用肌松剂,如氯化琥珀胆碱、左旋筒箭毒碱等,须在气管切开及控制呼吸的条件下使用。若并发高热、昏迷,可用肾上腺皮质激素(泼尼松 30mg 口服或氢化可的松 200~400mg 静脉滴注,每日 1 次)。给予各种药物时,应尽量减少肌内注射的次数,可混合一次注射或由静脉滴入。可口服的患者尽量口服,可减少对患者的刺激。

4. 抗生素的应用 大剂量青霉素对破伤风梭菌有抗菌作用。常用量为青霉素 80 万 ~120 万 U,肌内注射,每 4~6 小时一次,或大剂量静脉滴注,可抑制破伤风梭菌。也可给甲硝唑,每天 2.5g,分次口服或静脉滴注。

5. 全身支持治疗

(1)补充水和电解质,以纠正因强烈的肌痉挛、出汗、不能进食等所导致的水和电解质代谢失调。

(2)注意营养,补充高热量、高蛋白、高维生素。纠正水、电解质代谢紊乱。必要时补充白蛋白、氨基酸、输血或血浆。

(3)病情严重,不能进食或拒食者,应在控制痉挛或做气管切开术后,应鼻饲或全肠道外营养。

6. 防治并发症 有频繁抽搐,病情较重,窒息、肺不张、肺部感染等并发症者应及早行气管切开术,以便改善通气,清除呼吸道分泌物,保持呼吸道通畅;必要时可进行人工辅助呼吸。

(五) 预防

破伤风是完全可以预防的疾病。

1. 针对破伤风梭菌的特点,做好卫生宣传教育。小儿应施行"白百破"三联免疫注射。

2. 正确处理伤口。及时彻底清创,清除坏死组织、异物、血肿,使有可能侵入的破伤风梭菌清除,并消除其生长的条件,就可达到预防的目的。尤其是污染重的伤口和战伤,彻底清创后伤口予以敞开,不予缝合,并用 3% 过氧化氢溶液湿敷伤口。

3. 增加抗毒免疫力

(1)主动免疫:注射破伤风类毒素作为抗原,使人体产生抗体 - 抗毒素,从而起到主动免疫的作用,是目前最可靠的预防措施。

(2)被动免疫:用于未接受主动免疫注射的患者,在 24 小时内皮下或肌内注射破伤风抗毒素。破伤风抗毒素(TAT)是目前最常用抗毒血清。

二、气性坏疽

气性坏疽是由厌氧菌引起的发展迅速的严重急性混合性感染,肌肉广泛坏死、可有或无气体产生,伴有严重的毒血症。

(一)病因病理

常见的致病菌为梭状芽孢杆菌,其特点如下:

1. 为专性厌氧杆菌,革兰氏染色阳性。

2. 种类繁多,主要有产气荚膜杆菌、水肿杆菌和腐败杆菌等。临床上最常见的气性坏疽常是两种以上的致病菌的混合感染。

3. 广泛存在于泥土和人粪便中,易进入伤口。

4. 芽孢的抵抗力强,只能通过高压蒸气灭菌才能消灭。

5. 细菌在肌肉内繁殖,能使肌糖原、肌蛋白分解,产生二氧化硫和硫化氢气体而有恶臭气味。

6. 致病菌产生多种有害于人体的外毒素与酶,进入血液循环而引起严重毒血症,并可直接损害心、肝、肾等脏器。

7. 多种酶使组织坏死、产气,形成水肿,同时分解蛋白质和液化明胶产生二氧化硫和硫化氢而使伤口恶臭,气体积聚使组织间隙扩大,血液和淋巴循环障碍,组织发生大片坏死。

(二)临床表现

潜伏期长短不一,通常在伤后 1~4 日发病,最快者可在伤后 8~10 小时,最迟为 5~6 日。

1. 局部表现 患者开始仅有伤处沉重或包扎过紧感,随即出现下列特征:

(1)伤口"胀裂样"剧痛,常为最早出现的症状。

(2)伤口周围皮肤水肿、紧张、苍白、发亮,很快变为紫红、紫黑,并出现大小不等的水疱。

(3)伤口周围的组织间隙气体积聚,按压伤口周围肿胀处可有捻发音。

(4)伤口内肌肉很快坏死,呈暗红或土灰色,失去弹性,刀割时不收缩,也不出血。轻压患部,从中可流出带有恶臭、浆液性或血性液体。

2. 全身症状 患者极度衰弱、表情淡漠、烦躁不安、呼吸急促、出冷汗、高热、脉率快、呼吸急促,并有进行性贫血。晚期出现严重中毒症状,血压下降、休克、黄疸、谵妄、昏迷,甚至死亡。

3. 辅助检查 红细胞下降,血红蛋白下降,白细胞计数升高。X 线平片检查,发现肌群内有积气阴影。

(三)诊断

早期诊断气性坏疽的三个重要依据如下:

1. 伤口周围皮肤触诊有捻发音。

2. 渗出液细菌涂片检查有大量革兰氏阳性粗大杆菌。

3. 局部 X 线平片,发现肌纤维间有大量气体。

（四）治疗

要求早期诊断，早期治疗，越早越好，可以挽救患者生命，减少组织的坏死或截肢率。

1. 急诊清创　早期积极手术是处理气性坏疽的关键。术前积极备血、给予青霉素 200 万 U 静脉滴注或注射头孢菌素。不用止血带，术中给氧、输血、补液。在病变区做广泛、多处切开，彻底清除伤口及其周围的变色、不收缩、不出血的坏死肌肉、异物及碎骨片等，直到见到具有颜色正常、有弹性和易出血的健康组织为止。因细菌扩散的范围常超过肉眼病变的范围，所以应整块切除肌肉，包括肌肉的起止点。如感染限于某一筋膜腔，应切除该筋膜腔的肌群。如整个肢体已广泛感染，应果断进行截肢以挽救生命。如感染部分已超过关节截肢平面，其上的筋膜腔应充分敞开，用过氧化氢溶液冲洗、湿敷，经常更换敷料或氧疗和负压封闭引流，必要时还要再次清创。

2. 应用抗生素　术前、术中、术后大剂量青霉素 G（每日用青霉素 1 000 万 U 以上），静脉滴注。如患者对青霉素过敏，可静脉滴注红霉素，每日 1.5~1.8g。硝唑类（如甲硝唑、替硝唑）也有一定疗效。

3. 高压氧疗法　高压氧舱治疗效果显著。在短时间内可提高血和组织内的氧含量。感染部位的含氧量增高，可抑制气性坏疽杆菌的生长、繁殖，因而可控制感染的扩散。

4. 全身支持疗法　给高热量、高蛋白、高维生素的饮食，少量多次输血、氨基酸、白蛋白等，纠正水、电解质和酸碱平衡失调。营养支持与对症处理。

（五）预防

1. 尽早彻底清创是预防气性坏疽最可靠的方法。

2. 深而不规则的伤口应充分敞开引流，避免死腔存在，筋膜下张力高者，应早期行筋膜切开减张。

3. 对疑有气性坏疽的伤口，可用 3% 过氧化氢溶液或 1∶1 000 的高锰酸钾溶液冲洗、湿敷；对缝合的伤口，应予拆除缝线，敞开伤口。

4. 青霉素对预防气性坏疽有较好的作用。

5. 由于气性坏疽的传染性，为防传染，应将患者隔离。

学习小结

外科感染	概述	①分类：非特异性感染和特异性感染，局限性感染和全身性感染，急性感染、亚急性感染和慢性感染等。②转归：局限化或吸收，转为慢性，炎症扩散。③抗生素应用：不能取代外科干预
	局部感染	常见致病菌：①疖：金黄色葡萄球菌；②痈：金黄色葡萄球菌；③急性蜂窝织炎：溶血性链球菌；④丹毒：乙型溶血性链球菌
	全身性感染	①脓毒症：感染合并全身炎症反应综合征（SIRS）时，称为脓毒症；②菌血症：是脓毒症中的一种，即血培养检出病原菌者
	特异性感染	①致病菌：破伤风梭菌或厌氧性梭状芽孢杆菌；②潜伏期：破伤风一般为 7~8 天，气性坏疽一般为 1~4 天，亦可 8~10 小时；③主动免疫：注射破伤风类毒素；被动免疫：注射破伤风抗毒素；④气性坏疽防治最可靠方法：彻底清创

（李春雨）

复习思考题

1. 简述外科感染的分类。
2. 特异性感染的常见疾病种类有哪些?
3. 简述外科感染的临床特点和治疗原则。
4. 预防性应用抗抗菌药物的适应证有哪些?
5. 面部"危险三角区"是指什么?
6. 全身性感染的主要临床表现有哪些?
7. 破伤风和气性坏疽如何预防?

◆◆◆ **第十章** ◆◆◆

外科微创技术

> ▎**学习目标**
>
> 1. 了解外科微创技术的发展。
> 2. 熟悉内镜外科技术、腔镜外科技术、介入放射学技术及其临床应用。

第一节　概　　述

外科微创技术(minimally invasive surgery,MIS)是在传统外科学基础上应用现代最先进的科学技术发展起来的新技术,是以最小的组织器官创伤、最轻的全身应激反应、最接近正常组织的愈合,完成传统外科所需要完成的手术治疗的全过程,最终达到最理想的医疗效果。外科微创技术具有很多优点:手术损伤小,住院时间短,手术后疼痛轻,瘢痕更小,能更早返回工作岗位。但外科微创技术也带来一些新的问题,如治疗费用增加、操作者须经专门培训、对高新设备依赖等。现阶段,外科微创技术和传统外科手术各有优缺点,必须根据医生的经验和医院的设备条件,严格把握适应证,合理地选择应用。外科微创技术包括内镜外科技术、腔镜外科技术、介入放射学技术。

随着科学技术的不断进步,手术器械改进创新,外科微创技术的施展空间将会越来越大。

第二节　内镜外科技术

内镜外科的技术要点是:将内镜通过人体的自然通道或人工建立的通道送到体内病灶处,在内镜直视下或联合 X 线透视或联合内镜超声介导辅助,进行止血、引流、切除等技术操作。

一、内镜的配置

内镜的配置包括三个主要部分:内镜系统、手术设备和手术器械。

(一)内镜系统

根据光传导性质不同分为纤维光学内镜和电子内镜。随着制造技术的发展,现多采用电子内镜。从性质和质地角度划分,内镜可分为硬式内镜和软式内镜。硬式内镜包括膀胱镜、腹腔镜、胸腔镜、关节镜等,软式内镜包括支气管镜、胃镜、小肠镜、结肠镜、胆道镜等。内镜具有工作通道,用于诊断和手术的各种器械经过内镜工作通道进入人体内完成操作。超声内镜是在内镜镜端安装一个微型超声探头,既具有内镜的基本结构和功能,同时又能进行局部超声检查。胶囊内镜是受检者通过口服内置摄像与信号传输装置的智能胶囊,借助消化道蠕动使之在消化道内运动并拍摄图像,医师利用体外的图像记录仪和影像工作站,了解受检者的整个消化道情况,从而诊断病情。

(二)手术设备

包括高频电刀、电外科工作站、激光器、气压弹道碎石器、热凝器等。

(三)手术器械

包括活检钳、穿刺针、圈套器、抓钳、狭窄扩张器、造影管、十二指肠乳头切开刀、取石网篮、各种支架和引流管等。

二、内镜外科基本技术

(一)注射术

使用内镜注射针,在内镜直视下对准目标,如出血点、肿瘤瘤体等,注射相应的药物达到止血、使肿瘤坏死等目的。

(二)钳夹术

使用内镜止血夹,对准出血点、创面基底部等,可起到止血、闭合创面等作用。

(三)切除术

使用内镜切除器械,可切除病灶。

(四)导管植入术

在内镜直视下或 X 线透视引导下将导管前端对准腔道口,可行扩张术、支架或引流管置放术或引流术。

(五)碎石术

使用专用机械碎石器或液电碎石器、激光碎石器等特殊设备,在内镜直视下或 X 线透视引导下击碎各种结石、粪石等。

(六)十二指肠乳头切开术

在内镜下选择性大乳头插管成功后,可切开 Oddi 括约肌,从而治疗胆系疾病。

三、内镜的临床应用

(一)胃肠道疾病

1. 消化道出血　通过使用胃镜或结肠镜,既可明确诊断,又可采用注射、电凝、激光、氩气刀、止血夹等方法进行有效止血。除大血管破裂的出血首选手术和胃肠黏膜广泛糜烂性出血首选药物治疗外,均可首选内镜方法止血。诊断明确而经内镜止血失败者需要急症手术。内镜下止血技术的并发症主要包括再出血、狭窄和穿孔。

2. 消化道肿瘤　胃镜或结肠镜可以观察病灶并取组织行病理检查,但有一定的局限性,不能判断病变浸润深度、邻近器官和淋巴结转移情况。使用超声内镜,可帮助确定病变的浸润深度、范围大小以及有无淋巴结侵犯。对于直径小于 2cm 的消化道原位癌,无肌层浸润,无淋巴结转移者,可采用内镜下电切、圈套或黏膜切除术切除病灶。对于不能手术的晚期肿瘤,内镜治疗的主要目的是止血、再通腔道、缓解症状。

3. 消化道良性狭窄　包括食管、胃、结肠或直肠的局限性炎性狭窄或术后吻合口狭窄,使用内镜治疗可以缓解症状,部分患者可获得治愈。治疗方法包括狭窄球囊扩张术、支撑管置放术等。经内镜治疗效果不佳者,应改做传统手术。内镜治疗的主要并发症是出血和穿孔。

4. 经皮内镜下胃 / 空肠造口术　内镜造口术可在局麻下施行,具有操作简便、快速、安全、术后易护理等特点。胃 / 空肠造口管可长期留置,老化导管可在原位更换。并发症主要包括局部感染、造口管脱落和肿瘤在腹壁造口局部种植转移。

（二）肝胆胰疾病

经内镜逆行胆胰管成像(endoscopic retrograde cholangiopancreatography,ERCP)已经成为胆胰疾病的重要诊断和治疗手段,内镜下括约肌切开术(endoscopic sphincterotomy,EST)是在 ERCP 技术基础上最早开展的治疗技术,可以治疗肝外胆管梗阻、胆源性胰腺炎、急性梗阻性化脓性胆管炎等。肝胆管内镜,特别是经皮经肝胆管镜技术可以对肝内疾病进行有效的诊断、治疗,适应证为肝内胆管结石、胆肠吻合口狭窄、肝内胆管局限性良性狭窄、肝脏或胆道手术后胆瘘等。胆道镜可用于胆道疾病的诊断、活检、止血以及结石和异物的取出,也可联合球囊用于扩张狭窄的胆管。(图 10-1)

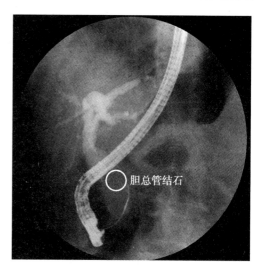

图 10-1　ERCP（胆总管结石）

（三）呼吸系统疾病

使用支气管镜,可对气道梗阻、出血、异物、肉芽肿以及手术后吻合口狭窄等进行诊断和治疗。麻醉多选用单纯会厌部丁卡因黏膜表面麻醉,手术时间较长、联合内镜手术操作时可选用静脉复合麻醉。入路包括经鼻和经口两种途径,但以经口入路患者痛苦少。主要并发症是出血和低氧血症。持续较高流量的呼吸道内充氧和术中间断退出内镜使患者休息,可以有效缓解低氧血症。

（四）泌尿外科疾病

泌尿外科是内镜技术应用最为广泛的临床科室之一,90% 以上的泌尿外科手术可通过内镜来完成。经皮肾镜、输尿管镜、膀胱镜或腹腔镜,可采用气压操道、液电、超声波、激光等方法碎石,清除绝大多数肾、输尿管或膀胱结石。自 20 世纪 70 年代以来,经尿道前列腺电切术已经成为治疗良性前列腺增生症的标准术式。

此外,内镜技术在泌尿系肿瘤的治疗中占有重要地位。膀胱癌根据其不同分期,可以选择不回的内镜治疗,如浅表性膀胱癌可经尿道作膀胱肿瘤电切术。

（五）胸外科疾病

支气管镜在胸外科主要用于支气管病变的诊断和切除、止血或支气管狭窄球囊扩张等。

（六）骨科疾病

关节镜是一种观察滑膜、软骨、半月板以及韧带等关节内部结构的内镜,主要用于关节内疾病的诊疗。此外,还可采用脊柱内镜行侧路或后路的脊柱微创手术,具有组织损伤小、出血少、脊柱稳定性能破坏小、术后疼痛轻,住院时间短等优点。

（七）神经外科疾病

神经内镜自 20 世纪 60 年代开始应用于神经外科疾病的诊疗,现已用于脑积水、颅内囊肿、颅内血肿、脑室及室旁肿瘤、垂体腺瘤、颅咽管瘤等神经外科疾病的治疗。

笔记栏

第三节　腔镜外科技术

腔镜外科技术的要点是将细小的光源、摄像机和外科器械通过体表锁眼大小切口伸入体腔(如腹腔、胸腔、关节腔等),外科医师通过传输到监视器中的图像,引导外科手术器械实施手术。由于腔镜手术多为二维视野,没有前后的立体感,可导致一些与视野相关的并发症,术者学习周期较长。目前,已有三维立体腹腔镜在临床得到应用。腔镜包括腹腔镜、胸腔镜、关节镜等。机器人手术是腔镜手术发展的高级阶段。

一、腹腔镜外科手术设备、器械

(一) 腹腔镜图像显示与存储系统

1. **腹腔镜镜头**　光线通过组合的石英玻璃柱束传导而产生明亮清晰的图像。临床常用直径 10mm,镜面视角 0° 和 30° 的腹腔镜。

2. **微型摄像头、数模转换器及显示器**　腹腔镜接上摄像头,其图像通过光电耦合器将光信号转换为数字信号,再通过数模转换器输送到显示器上将图像显示出来。

3. **冷光源**　冷光源通过光导纤维与腹腔镜相连以照亮手术野。常用的光源灯泡有金属卤素灯、氙灯、氩灯等。

4. **录像机与图像存储系统**　手术图像的存储,可用专业用的图像捕捉卡及相应的软件,将手术录像实时捕捉并存储在电脑硬盘上,可进行录像或图像的编辑与处理,并可刻录成光盘保存。

(二) 气腹系统

临床常用 CO_2 建立气腹,建立气腹的目的是为手术提供足够的空间和术野。避免意外损伤其他脏器。CO_2 钢瓶与气腹机相连,CO_2 经气腹机处理后,通过消毒的 CO_2 导管,经气腹针或套管注入腹腔。

(三) 手术设备与器械

设备主要有高频电凝装置、超声刀、冲洗吸引器等。手术器械主要有电钩、分离钳、抓钳、肠钳、吸引器、穿刺针、扇形牵拉钳、持针器、打结器、施夹器、各种腔内切割缝合与吻合器等。

二、腹腔镜基本技术

(一) 建立气腹

1. **闭合法**　在脐下缘做弧形或纵形切口,长约 10mm 达皮下,在切口两侧用巾钳或手提起腹壁,将气腹针经切口垂直或向盆腔斜行刺入腹腔,针头穿过筋膜和腹膜时有两次突破感,穿刺进腹后可采用抽吸试验、负压试验或容量试验证实气腹针已进入腹腔,即可向腹腔内注入二氧化碳气体,至预设压力 12~15mmHg,气腹即告完成。

2. **开放法**　在脐下缘做弧形或纵形切口,长约 10mm 达深筋膜,在直视下打开腹膜,用手指明确进入腹腔及腹壁下没有粘连后,置入套管连接充气管建立气腹。

(二) 腹腔镜下止血

电凝止血是腹腔镜手术中主要的止血方式。其他有钛夹、超声刀、切割闭合器、内套圈结扎及缝合等。

(三) 腹腔镜下组织分离与切开

腹腔镜手术分离组织结构时,不像开腹手术那样,可以用手触摸感觉组织,一旦操作不当,容易造成组织损伤。组织分离与切开的方法主要有剪刀锐性剪开、分离钳钝性分离、电凝切割、超声刀凝固切割、高压水柱分离等。

(四) 腹腔镜下缝合

腹腔镜下缝合是腹腔镜手术中难度较高的操作技术,是手术者必须掌握的手术技巧。缝针通过穿刺套管鞘进入腹腔后,用持针器夹住缝针进行缝合。缝合打结方法有腔内打结与腔外打结两种。

(五) 标本取出

小于或略大于套管鞘的标本可以直接从套管鞘内取出。如标本较大,可将操作孔扩大后取出标本。切除组织过大时,可借助器械或组织粉碎机将组织缩小、粉碎后,从套管鞘内取出,亦可做一小切口取出组织。恶性肿瘤标本取出时必须使用标本袋,以免造成肿瘤的播散。

三、腹腔镜在外科疾病诊断与治疗中的应用

1. 诊断性腹腔镜技术　可以弥补一些实验室检查与影像学检查的不足,有利于早期诊断、及时治疗,并可免除不必要的剖腹探查。此外,如果腹腔镜检查有阳性发现,可同时进行相应的手术治疗。腹腔镜诊断术也存在局限性与不足。首先,腹腔镜检查术是有创检查,需要麻醉,可能出现麻醉方面的一些并发症。其次,腹腔镜诊断术对腹腔深部的病变发现率低,需结合 B 超、CT、MRI 等检查方可提高诊断的准确性。

2. 治疗性手术　包括腹腔镜下胆囊切除术、阑尾切除术、疝修补术、结直肠癌手术、胃十二指肠穿孔修补术、胃大部切除术、胃减容术、胃癌根治术以及肝囊肿开窗引流、肝楔形切除术、脾切除术。多数人认为腹腔镜甲状腺手术是美容手术而非微创手术,其手术入路由传统手术的颈部入路改为比较隐蔽的部位,如乳晕、腋窝、胸骨前等。

四、腹腔镜手术的并发症

腹腔镜手术的创伤微小,但不等于其手术危险也微小。腹腔镜手术除了可能发生与传统开腹手术同样的并发症外,还可发生腹腔镜技术所导致的特有的并发症。

(一) 与 CO_2 气腹相关的并发症与不良反应

气腹的建立必将对心肺功能产生一定程度的影响,如膈肌上抬、肺顺应性降低、有效通气减少、心排血量减少、下肢静脉淤血和内脏血流减少等,并由此产生一系列并发症,包括皮下气肿、气胸、心包积气、气体栓塞、高碳酸血症与酸中毒、心律不齐、下肢静脉淤血和血栓形成、腹腔内缺血、体温下降等。

(二) 与腹腔镜手术相关的并发症

1. 血管损伤　术中血管损伤可发生于各种腹腔镜手术中,暴力穿刺是损伤后腹膜大血管的主要原因,其他则发生在手术操作过程中。根据损伤血管的部位,大致可分为以下三类:

(1)腹膜后大血管包括腹主动脉、下腔静脉、髂动静脉、门静脉等大血管,虽然这类损伤发生率较低,但病死率很高。

(2)腹壁、肠系膜和网膜血管等。

(3)手术区血管,如在行 LC 时损伤肝蒂血管,包括肝动脉、门静脉和胆囊动脉及其分支等。

2. 内脏损伤　腹腔镜术中内脏损伤并不少见,常因术中未能得到发现,术后发生腹膜炎等严重并发症而又未能及时确诊,造成严重后果。根据损伤脏器的不同可分为以下两类:

(1)空腔脏器损伤:包括肝外胆管、小肠、结肠、胃、输尿管和膀胱等。

(2)实质性脏器损伤:包括肝、脾、膈肌、肾、子宫等。

（三）腹壁并发症

腹腔镜手术的腹壁并发症主要是与戳孔有关,有戳孔出血与腹壁血肿,截孔感染、腹壁坏死性筋膜炎和截孔疝等。

五、胸腔镜外科技术

胸腔镜手术是将腔镜器械经胸壁的 2~4 个戳口进入胸腔内,在屏视下完成胸腔内的手术操作。其优点是胸壁切口小、不撑开肋骨、不影响胸壁完整性、术后疼痛轻、呼吸影响小、术后恢复快等。胸腔镜手术使一些肺功能较差的患者获得了手术治疗的机会,扩大了胸部手术的适用范围。胸腔镜手术的麻醉需双腔气管插管,手术中健侧单肺通气,患侧肺萎缩,从而为患侧的手术操作提供空间。

胸腔镜手术主要适应证:不明原因的胸腔积液、胸膜结节、弥漫性肺病变或结节、心包疾病、胸外伤探查等。胸腔镜还可用于部分胸部恶性肿瘤的临床分期,判断手术完全切除的可能性。

胸腔镜手术主要禁忌证:不能耐受单肺通气麻醉、曾有胸腔疾病使胸膜腔闭塞、严重心肺功能不全者。治疗性手术包括以下几种:

1. 胸腔镜肺癌切除术　目前胸腔镜肺癌切除的指征为肿瘤小于 5cm、无纵隔淋巴结转移,手术效果不低于传统开胸手术。熟练操作者已能完成非融合 N2 淋巴结清扫、支气管袖状切除等更复杂的手术。

2. 胸腔镜食管癌切除术　胸腔镜下食管癌切除一般经右侧胸腔。采用开腹或腹腔镜技术游离胃。食管和胃游离完后,一般将胃拉至颈部行胃食管吻合。

3. 心脏疾病的胸腔镜手术　动脉导管未闭患者可在胸腔镜下动脉导管结扎术。部分房间隔缺损、室间隔缺损修补及二尖瓣置换术可在建立体外循环后在腔镜下完成。

六、机器人外科技术

20 世纪 80 年代腹腔镜的出现使微创技术取得了长足的进步,在此基础上,手术机器人的研发与应用开启了微创外科新纪元。达芬奇手术机器人是目前世界上最有代表性可以在腹腔手术中使用的手术机器人系统,也是目前世界上最复杂、最昂贵的手术系统之一。

（一）机器人系统的组成

1. 医师操作台　该操作台是系统的控制中心,由计算机系统、监视器、操作手柄及输出设备等组成。

2. 床旁机械臂手术系统　包括 2~3 只工作臂及一只持镜臂,持镜臂用于手术中握持腹腔镜物镜,工作臂用于完成手术中各种操作。

3. 3D 成像系统　内装 Da Vinic 系统的图像处理设备,并配有监视器,还可放置辅助手术设备,如二氧化碳充气系统、一个双高强光源系统、一个 CCD 摄像系统。

（二）微创外科手术机器人系统的优势与传统腔镜相比

1. 视觉角度　手术机器人的 3D 图像具有更精细操作的空间定位,改善了手术操作的掌控力。

2. 人机工程学角度　手术机器人系统中的外科医生站在主操作台控制手术,具有较好的舒适性。

3. 操作度　微创外科机器人系统能滤除外科医生手部抖动,手术更加精确,可进行微细操作。

4. 灵活度　可避免器械碰撞与三角操作问题,还能实现自动缝合等操作,节省时间,灵活度高。

5. 触觉 传感器可测出组织与器械间的接触力,外科医生可感受到接触力的大小和方向。

6. 远程手术 机器人外科技术为跨地域远程手术提供了可能性。

知识链接

手术机器人的发展趋势

近年来,机器人不仅用于工业领域,在医疗系统也已得到推广应用,主要集中在外科手术机器人、康复机器人、护理机器人和服务机器人方面。手术机器人克服了传统外科手术精准度差、手术时间长、医生疲劳和缺乏三维精度视野等问题,给患者带来了更好的临床转归,并且大大缩短了医生对于复杂手术的学习曲线。

目前,在国内上市的手术机器人可分成两类,其一是辅助医生完成腹腔镜下终端手术操作的机器人,如达芬奇 Da Vinci 手术系统,此手术系统主要用于普通外科、泌尿外科的微创手术,现在被越来越多地应用于心外科、妇科以及小儿外科等外科微创手术。其二是用于定位辅助的机器人,为外科医生规划手术路径,主要应用在骨科和神经外科的机器人。

未来医用机器人发展是更加注重轻量化、精密、灵巧机器人机构构型创新设计;系统集成面向具体的手术流程需求、手术室应用,用遥控操作及远程手术操作;高精度3D 跟踪定位及可视化技术实现术中实时标定及配准;与互联网和大数据的结合。人工智能的快速进展将开创外科机器人的一片新天地。

第四节 介入放射学技术

介入放射学技术(interventional radiology technique)是以影像学为基础,在 X 线、超声、CT、MRI 等影像诊断设备的指引下,采用直接穿刺插管技术,对病变进行诊断与处理。这种方法具有创伤小、操作简便、定位准确、并发症少等优点,是外科微创技术的重要组成部分。

一、分类

根据介入途径不同分为经血管与不经血管两类。

1. 经血管介入技术(vascular interventional technique) 在影像设备的引导下,将专用的导管或器械通过大血管如股动脉、肱动脉、颈动脉或颈静脉等送入靶器官,进行造影诊断和治疗,包括活检、栓塞、球囊扩张、支架置入或药物灌注等。

2. 非经血管介入技术(non-vascular interventional technique) 在影像设备的引导下,避开血管直接做局部病变穿刺活检,囊肿、脓肿或积液置管引流;局部注射麻醉药物以阻滞神经镇痛,或对原发肿瘤和转移癌肿施行局部注射无水酒精,以及激光、射频、微波或冷冻等治疗。

二、常用外科介入治疗技术

1. 经血管介入治疗技术

(1)经导管血管灌注术(transcatheter vascular infusion,TVI):TVI 是将药物直接送入治疗

靶组织,能够显著提高局部药物浓度延长药物与病变组织接触时间,发挥药物的最大效能,达到提高疗效和减少副作用的目的。常用于恶性肿瘤的辅助化疗、消化道出血的止血治疗、局部血栓溶解和血管痉挛性疾病的治疗等。恶性肿瘤应用较为广泛,适用于全身各部位的恶性实体肿瘤的治疗,包括无法切除的恶性肿瘤的姑息性治疗,术前化疗、术后预防性或复发性肿瘤的局部化疗等。TVI 适用于上、下消化道出血的诊断与治疗,特别是对出血部位不明确时可注射造影剂先确定出血部位后再做止血处理。如肝外伤,胆道大出血,胃十二指肠、小肠、结肠等部位的出血。通过介入导管注入溶栓剂如尿激酶、链激酶到靶血管,以及时快速溶解心、脑、肺、肾、肠管和四肢等相应病变器官的血管内血栓。下列情况禁用溶栓剂:消化道出血、外伤性出血、出血性脑梗死、妊娠、产后和月经期间。

(2)经导管动脉内化疗栓塞术或栓塞术(transcatheter arterial chemoembolization or embolization,TACE or TAE):TACE 是将化疗药物和栓塞剂混合后,再经导管注入肿瘤血管内。添加栓塞剂可引起肿瘤缺血、梗死,延长与肿瘤细胞的接触,发挥化疗作用,还可因为缺氧造成组织通透性增强而提高药物的摄取量。常用于不可切除肝癌的辅助治疗。栓塞前在动脉内注射肾上腺素使血管收缩,血液流向肿瘤。常用栓塞剂是 40% 碘油或 Golfoam 颗粒。对于可切除肝癌,原则上不采用此方法治疗。门静脉主支或主干有癌栓、脾大伴脾功能亢进以及肝功能较差者,也不宜采用此方法治疗。单纯 TAE 主要用于治疗某些病例的消化道出血,以及肝、脾、肾以及腹膜后出血,具有一定的效果。其他可用于动脉瘤、脾功能亢进或肝、脾动静脉瘘,以及各种动静脉畸形(瘘)等。

(3)经皮腔内血管成形术(percutaneous transluminal angioplasty,PTA):是指经皮穿刺将球囊导管置入到血管腔内,对狭窄段血管进行扩张成形的一种技术。球囊有限度的挤压扩张时可使狭窄段血管内膜和中膜发生撕裂以达到扩张血管腔,扩张后的管径可由血压予以维持,而撕裂受损的血管内、中膜则由血小板沉积、纤维化、血管平滑肌细胞增生和血管内皮再生覆盖修复。PTA 同时可配合使用血管内支架(endovascular stent)以巩固和加强球囊扩张的治疗的效果。主要适用于粥样动脉硬化、大动脉炎、血管壁肌纤维发育不良、血管蹼、血管发育畸形;血管搭桥术后或移植血管吻合术后吻合口狭窄、布 - 加综合征下腔静脉膜性或节段性狭窄、闭塞及肝静脉狭窄和闭塞等。

(4)经颈静脉肝内门体静脉分流术(transjugular intrahepatic portosystemic shunt,TIPS):在超声的导向下作颈部穿刺,将介入导管插入颈内静脉入口,经上腔静脉、右心房、下腔静脉送达到肝静脉内,在 X 线导向下再经肝静脉穿刺门静脉,并在其间进行扩张、打通肝内肝静脉与门静脉之间的肝实质通道,最后置入金属支架以建立肝内肝静脉与门静脉之间的分流,使高压的门静脉血直接分流到下腔静脉,达到降低门静脉压力的目的。主要适用于门脉高压症并发食管静脉曲张破裂出血、顽固性腹水的治疗,特别适用于肝功能较差不能耐受外科手术者或等待肝移植的患者。TIPS 主要的缺点是再出血和门静脉—肝静脉通道再狭窄或阻塞的发生率较高。(图 10-2)

(5)经皮血管内导管药盒系统植入术(percutaneous intravascular port-catheter system implantation):采用 Seldinger 技术超选择地将留置管置于靶血管内,并与埋置于皮下的药盒相连接。目前临床上有以下几种:

1)经皮左锁骨下动脉导管药盒系统植入术(percutaneous left subclavian artery port-catheter system implantation,PSPI)。

2)经皮肝门静脉导管药盒系统植入术(percutaneous transhepatic portal port-catheter system implantation,THPPI)。

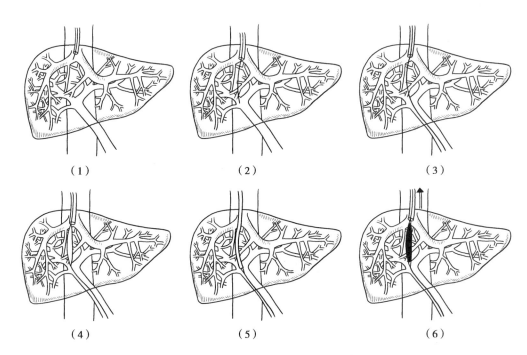

图 10-2　经颈静脉肝内门体静脉分流术

(1)颈内静脉穿刺、肝静脉造影及测压完成后,穿刺肝静脉;(2)穿刺针通过肝实质,穿刺进入门静脉右干近端;(3)经穿刺针导管引入导丝,交换 5F 导管,之后行门静脉造影及门 - 腔静脉压力梯度测量;(4)经导丝交换球囊导管行分流道扩张;(5)经导丝交换,引入 10F 血管鞘及其扩张器,使其进入门静脉;(6)经 10F 血管鞘引入内支架,通过肝实质分流道,释放内支架,并以球囊扩张内支架

前者适用于长期、规律性动脉内灌注化疗治疗各种实体性肿瘤,如肺癌、肝癌和转移性肝癌等。后者多用于少血供型转移性肝癌经门静脉化疗;经门静脉输入非化疗药物,如干扰素、胰岛素和胰源性激素等以营养肝细胞或经门静脉行肝内细胞移植,如胰岛细胞和肝细胞移植,以治疗糖尿病和某些终末期肝病。

2. 常用非血管途径的介入治疗技术

(1)经皮经肝穿刺胆道外引流术(percutaneous transhepatic choledocho drainage,PTCD):在超声或 X 线的引导下,经皮经肝穿刺肝内扩张的胆管。一般是选右腋中线与第 10 肋间交叉点横行向肝门方向穿刺右肝内或左肝内扩张胆管,并置入导管进行胆道引流或减压。可作为不能耐受外科手术的急性梗阻性化脓性胆管炎暂时性外引流,也可作为肝门部胆管癌或胰头癌术前减轻黄疸、改善肝功能,以提高手术安全性的一种手段。在 PTCD 的基础上,可进一步行经皮球囊扩张技术(balloon catheter technique)和经皮经肝胆道内支架置入术(percutaneous transhepatic biliary stent placement)。

(2)经皮穿刺置入式微波组织凝固治疗技术(implant microwave tissue coagulation,IMTC)和射频消融术(radiofrequency ablation,RFA):在超声的引导下,将微波治疗天线或射频探头插入靶组织癌肿内,通过微波或射频对局部产生的高温固化,使肿瘤及其周边组织迅速产生球形或扁球形的变性、坏死。

(3)冷冻消融术(cryosurgical ablation,CSA):其穿刺方法与上述两种方法相同,不一样的是 CSA 在肿瘤组织内产生超低温冷冻效应,可使癌肿发生凝固性坏死。

(4)经皮无水乙醇注射治疗(percutaneous ethanol injection therapy,PEI)、电化学治疗(elec-trochemical treatment):在超声的引导下穿刺肿瘤中心部位,分别注入无水乙醇或插入正负电极,使肿瘤产生凝固坏死。

(5)经皮穿刺置管引流术(percutaneous catheter drainage):在超声或 CT 的引导下,将穿刺导管置入脓腔或积液区局部,用于治疗肝脓肿、腹腔内脓肿、盆腔脓肿或积液等。

3. 外科介入技术的并发症

(1)经血管介入治疗技术相关并发症:常见为穿刺部位出血、血肿、血管内膜损伤或假性动脉瘤形成。故穿刺时务必注意患者的凝血功能状况,并选择合适的介入器材进行精细操作,以免并发症的发生。另外还有导管在血管内打结、断裂,甚至形成血栓,一旦栓子脱落可导致异位栓塞。极少数病例会发生造影剂的过敏反应或对肾小管的损害。过敏反应一般为皮疹,肾小管损害多能在 1~2 周后恢复。严重者可发生喉头水肿或过敏性休克。故对有过敏体质、肾功能不全、心功能不全、糖尿病或高龄体弱者,临床上应引起高度的重视。

(2)非血管途径的介入治疗技术相关并发症:主要为穿刺部位相关的组织和脏器损伤,如肝肿瘤射频消融治疗导致的胆囊或肠管损伤、胸腔穿刺引流引起的肺损伤,以及穿刺道出血。另外还有穿刺所致脓肿破溃扩散,肿瘤种植播散等。

学习小结

学习内容

	概述	
外科微创技术	内镜外科技术	1. 硬式内镜包括膀胱镜、腹腔镜、胸腔镜、关节镜等,其结构固定,无法弯曲。虽然不能像软式内镜那样随意调节观测方向,但具有结构简单、操作方便、不易受损等多种优点,至今在临床上仍被广泛应用 2. 软式内镜包括胃镜、结肠镜、小肠镜、胆道镜、鼻咽镜及支气管镜等,其镜身及头端均可弯曲。术者在内镜直视下可进行活检及切除等操作
	腹腔镜外科技术	腹腔镜下胆囊切除术:是目前腹腔镜技术在外科手术中应用最广泛、效果最显著的手术。其手术指征与开腹手术相同,绝对禁忌证较少。相对禁忌证包括肝硬化、凝血障碍、胰腺炎、妊娠、病理性肥胖、严重的心肺功能不全等
	胸腔镜外科技术	胸腔镜手术是将腔镜器械经胸壁的 2~4 个戳口进入胸腔内,在屏视下完成胸腔内的手术操作。其优点是胸壁切口小、不撑开肋骨、不影响胸壁完整性、术后疼痛轻、呼吸影响小、术后恢复快等
	介入放射学技术	以影像学为基础,在 X 线、超声、CT,MRI 等影像诊断设备的引导下,利用穿刺针、导管、导丝及其他介入器材,对疾病进行诊断或治疗的微创技术。具有创伤小、定位准确、并发症少等优点

(陈小菁)

复习思考题

1. 腹腔镜下胆囊切除术的并发症有哪些?

2. 经血管介入治疗技术的并发症有哪些?

◆◆◆ **第十一章** ◆◆◆

损　伤

概述

> ⚡ **学习目标**
>
> 通过学习损伤的分类、病理生理改变及临床表现,掌握常见损伤的概念、特点、诊断及处理原则。了解损伤致伤因素和损伤程度。

第一节　概　　述

损伤(trauma)是指致伤因素作用于机体所造成的组织结构完整性破坏或功能障碍。损伤不论在平时还是在战时都极为常见,手术也是一种人为的损伤。损伤不仅发生率高,而且程度差别很大,伤情可以严重而复杂,甚至危及伤员的生命。所以,损伤越来越受到社会的广泛关注,医务人员更应重视。

一、分类

损伤的分类方法很多,常见的有以下几种:

1. **按致伤机制分类**　机械性损伤,有挤压伤、刃器伤、火器伤等;物理性损伤,有烧伤、放射伤等;化学性和生物性损伤平时较少见。两种以上不同致伤因素作用于同一机体所致的损伤,称为复合性损伤(combined injuries)。

2. **按受伤部位分类**　一般分为颅脑伤、颌面部伤、颈部伤、胸(背)部伤、腹(腰)部伤、骨盆伤、脊柱脊髓伤、四肢伤和多发伤等。多个部位或器官同时发生的损伤,称为多发性损伤。

3. **按皮肤完整性分类**　皮肤保持完整性者称闭合伤,如挫伤、挤压伤、扭伤、震荡伤、关节脱位、闭合性骨折和闭合性内脏伤等。有皮肤破损者称开放伤,如擦伤、撕裂伤、切割伤、砍伤和刺伤等。开放性创伤的创口或创面易发生感染,但某些闭合性伤如肠破裂等也可造成严重的感染。

4. **按伤情轻重分类**　一般分为轻、中、重伤。轻伤是指组织器官结构轻度损伤或部分功能障碍,无生命危险,预后良好者。中等伤是指组织器官结构损伤较重或有较严重的功能障碍,有一定的生命危险,预后对健康有一定的影响。重伤是指组织器官结构严重损伤和功能障碍,通常危及生命,预后对健康有较大的影响。

二、损伤病理

在致伤因素作用下,机体迅速产生各种局部和全身性防御性反应,其目的是维持机体自身内环境的稳定。

（一）局部反应

是由于组织结构破坏、细胞变性坏死、微循环障碍，或病原微生物入侵及异物存留等所致。

局部反应表现为局部炎症反应，其基本病理过程与一般炎症相同。局部反应的轻重与致伤因素的种类、作用时间、组织损害程度和性质，以及污染轻重和是否有异物存留等有关。较重的损伤，由于局部组织细胞损伤较重，多存在组织结构破坏和邻近组织细胞严重变性坏死，加之创口常有污染、异物存留、局部微循环障碍，缺血缺氧及各种化学物质生成而造成的继发性损害，使局部炎症反应更为严重，炎症持续时间更长，对全身影响更大。损伤性炎症反应是非特异性防御反应，有利于消除坏死组织、杀灭细菌及组织修复。

（二）全身反应

全身反应是指致伤因素作用于人体后引起的一系列神经内分泌活动增强并由此而引发的各种功能和代谢改变的过程，是一种非特异性应激反应。表现为综合性的复杂过程，不仅包括神经内分泌系统和物质能量代谢，还涉及凝血系统、免疫系统和炎症介质及细胞因子的变化。

神经内分泌系统通过下丘脑 - 垂体 - 肾上腺皮质轴和交感神经 - 肾上腺髓质轴分泌大量的儿茶酚胺、肾上腺皮质激素、抗利尿激素、生长激素和胰高血糖素；同时肾素 - 血管紧张素 - 醛固酮系统也被激活。上述三个系统相互协调，共同调节全身各器官功能和代谢，调动机体的代偿能力。以对抗致伤因素的损害作用。由于神经内分泌系统的作用，伤后机体总体上处于一种分解代谢的状态，表现为基础代谢率增高，能量消耗增加，糖、蛋白质、脂肪分解加速，糖异生增加，因此伤后常出现高血糖、高乳酸血症，血中游离脂肪酸和酮体增加，尿素氮排出增加出现负氮平衡状态，水、电解质代谢紊乱可导致水、钠潴留，钾排出增多及钙、磷代谢异常等。

损伤组织、侵入细菌毒素、异物等可刺激机体组织细胞和免疫细胞释放大量炎症介质和细胞因子，不仅可以引起局部的炎症反应，同时可进入血液循环引起全身反应。严重损伤者全身炎症反应剧烈，炎症介质和细胞因子的大量释放对机体组织细胞产生直接损伤，机体抗感染能力减弱，乃出现全身炎症反应综合征，并可发生多器官功能障碍等严重后果。

三、损伤修复

损伤愈合可分为两种基本形式，一种是由结构与功能相同的组织再生来完成，修复后的组织与原来的组织完全相同或基本相同，称为完全修复，如肝脏、骨骼；另一种是由成纤维细胞、毛细血管构成的肉芽组织填充伤口，继而转变为瘢痕组织，称为不完全修复，这是损伤愈合常见的形式。

（一）损伤愈合的类型

可分为如下两种：

1. 一期愈合　多见于损伤程度轻、范围小、无感染的伤口或创面。组织修复以原来的细胞为主，仅含少量纤维组织，局部无感染、血肿或坏死组织，再生修复过程迅速，结构和功能修复良好。

2. 二期愈合　多见于组织创面范围较大、坏死组织多、伤口感染明显、初期外科处理不及时或不合理的伤口。以纤维组织修复为主，不同程度地影响结构和功能恢复。

（二）损伤愈合的基本过程

大致可分为以下三个既相互区分又相互联系的阶段：

1. 局部炎症反应阶段　在损伤后立即发生，常可持续 3~5 天。主要是损伤组织的止血和炎症反应,由于血管和细胞反应、免疫应答、血液凝固和纤维蛋白的溶解,清除了损伤或坏死组织,启动了修复细胞的迁移和增殖。

2. 增殖阶段　即细胞增殖分化和肉芽组织生成阶段,局部炎症开始不久,就可有新生细胞出现。成纤维细胞、内皮细胞等增殖、分化、迁移,分别合成、分泌组织基质(主要为胶原)和形成新生血管,共同构成肉芽组织充填创口。

3. 组织塑形阶段　最初形成的瘢痕组织由于胶原过多、排列紊乱,因而硬度和张力都不适应生理需要,需要经过较长时间改建、重塑。主要包括胶原纤维交联增加,强度增加,多余的胶原纤维被胶原蛋白酶降解,过度丰富的毛细血管网消退和创口的黏蛋白和水分减少等,这一过程要维持12~18个月,但瘢痕组织难以恢复到未损伤组织的强度和弹性。

(三) 影响损伤愈合的因素

主要有局部和全身两个方面。

1. 局部因素中创口感染是最常见的原因。细菌感染可损害细胞和基质,导致局部炎症持久不易消退,甚至形成化脓性病灶等,均不利于组织修复及损伤愈合。损伤范围大、坏死组织多或有异物存留的伤口,伤缘往往不能直接对合,且被新生细胞和基质连接阻隔,必然影响修复。局部血液循环障碍使组织缺血缺氧,或由于采取的措施不当(局部包扎或缝合过紧等)造成组织继发性损伤也不利于愈合。

2. 全身因素主要有营养不良(低蛋白血症,维生素 C 以及铁、锌、铜等微量元素缺乏),大量使用细胞增生抑制剂(如皮质醇等),免疫功能低下及全身性严重并发症(如多器官功能障碍综合征)等。因此在处理损伤时,应重视影响损伤愈合的因素,并积极采取相应措施予以纠正。

四、临床表现

损伤后的临床症状,取决于致伤因素的特点,机体在受伤时的生理及病理状态,以及外伤发生时的环境。通常在严重的局部损伤时,常伴有严重的全身症状。

(一) 局部症状

1. 疼痛　损伤后一般都有疼痛,是局部神经末梢受到损伤物刺激和炎症反应引起,其程度与受伤部位、性质及个体差异等有关,其后逐渐减轻,如疼痛持续或加重,可能并发感染。

2. 肿胀及瘀斑　局部出血或炎症渗出可引起肿胀,皮下组织也可因出血出现瘀斑青紫。组织松弛和血管丰富的部位,如头面、颈、踝部的损伤,其瘀斑及肿胀较为明显。

3. 功能障碍　主要是局部或器官的破坏以及疼痛引起的保护性反应所致。若为骨折、脱位或神经损伤,则肢体活动功能障碍更为显著。

4. 伤口及出血　为开放性损伤所共有。不同类型的损伤其伤口大小、形状、深度和损伤程度各异。伤口内可有出血和血块,或泥沙、木刺、玻璃、金属等异物存留,需仔细诊查。刺伤的伤口较小,但有时可能达深部组织血管或内脏,因此不能单凭伤口的大小来判断伤情。闭合性损伤时,血液流至体腔或组织间隙,称为内出血。

(二) 全身症状

1. 体温升高　由于局部出血或组织坏死分解的产物被吸收所致,故称为吸收热。体温一般在38℃左右,若有继发感染,则体温更高。脑损伤可引起持续性中枢性高热。

2. 休克　损伤性休克是严重损伤常见的并发症。主要由于组织严重损伤、大量失血、体液丧失等所致。表现为面色苍白、四肢湿冷、脉搏细弱、血压下降、脉压缩小等,为损伤急性期死亡的主要原因之一。

3. 尿量减少　多见于严重的挤压伤、大面积烧伤和创伤性休克。其发生原因往往是兼有肾缺血和肾中毒,抗利尿激素、醛固酮分泌增多,肾血流量减少所致。

五、损伤的诊断

诊断损伤主要是明确损伤的部位、性质、程度,全身病理生理变化以及并发症,应迅速完成对危重伤员的病史询问和初步检查。

（一）病史询问

1. 致伤的原因、机制、作用部位、受伤时的体位。

2. 伤后表现及其演变过程　不同部位的损伤,伤后表现不尽相同,如头部受伤应了解有无意识障碍,持续时间及肢体瘫痪等,胸部损伤是否有呼吸困难、咳嗽及咯血等,对开放性损伤如出血量较多者,应询问大致的失血量、失血速度及口渴情况。

3. 了解处理的经过及既往史、药物过敏史。

（二）体格检查

1. 初步检查　对危及生命的损伤患者的初步检查,按照检查气道(airway)、呼吸(breathing)、循环(circulation)、神经功能障碍(disability)、暴露(exposure)和骨折(fracture)的流程(ABCDEF)完成伤员体检,以便及时开展复苏。

2. 进一步检查　在危及生命的情况得到初步处理后,应认真进行全面系统体检和其他辅助检查,以确定损伤的部位、性质。

3. 辅助检查　对某些部位损伤有重要的诊断价值,可根据伤员的全身情况选择必需的项目。实验室检查有血常规、尿常规、凝血功能、动脉血气分析、电解质、肝肾功能检查,了解损伤对血液系统和脏器功能的变化,评价复苏效果。X 线平片检查可明确骨折、血胸、气胸、膈下游离气体等。CT 检查可诊断颅脑损伤和某些腹部实质器官及腹膜后的损伤。超声检查可发现胸、腹腔积血和肝、脾包膜破裂等。诊断性穿刺是一种简单、安全的辅助方法,一般胸腔穿刺可明确血胸或气胸,腹腔穿刺可证实腹腔内出血或内脏破裂。虽然各种辅助检查技术水平不断提高,但手术探查仍是诊断闭合性损伤的重要方法之一,不仅可以明确诊断,更重要的是为了抢救和进一步治疗,但必须严格掌握手术探查指征。

六、损伤的治疗

治疗损伤的总目标是抢救生命,恢复功能,保持机体结构的完整性。

（一）急救

急救的目的是挽救生命和稳定伤情。在处理复杂伤情时,应优先解除危及伤员生命的情况,使伤情得到初步控制,为转送和后续确定性治疗创造条件。必须优先挽救的急症主要包括心跳、呼吸骤停,窒息、大出血、张力性气胸和休克等。常用的急救技术包括心肺复苏,保持呼吸通畅,止血、包扎创口、固定和搬运等。对低血容量休克患者,应在迅速控制出血的同时,尽快建立一条以上静脉输液通路,快速输液或输血。张力性气胸或急性心脏压塞时,立即实施胸腔穿刺排气或心包穿刺抽液。对骨、关节损伤时必须固定制动,以减轻疼痛,避免骨断端损伤血管和神经。搬运脊柱、脊髓损伤伤员应采用硬板担架,避免脊柱活动或扭转加重损伤,颈椎损伤时,需用颈圈固定。对颅脑损伤急救的重点在保持适宜的脑灌注压,可适当静脉补液,吸氧,抬高患者头部,应用药物降低颅内压等综合急救措施。

（二）进一步救治

1. 判断伤情　伤员经现场急救后,应对其伤情进行判断、分类,然后采取针对性的措施进行救治。对致命性损伤,如危及生命的大出血、窒息、开放性或张力性气胸等伤员,做短时紧急复苏后就应急诊手术。对生命体征尚属平稳的伤员,可观察或复苏,争取时间做必要的检查,并同时做好手术准备。对潜在性损伤,性质尚未明确,应继续密切观察,并做进一步检查,对损伤患者,特别是对严重损伤怀疑有潜在性损伤的患者,必须进行生命体征的监测和进一步的检查,发现病情变化,应及时处理。

2. 呼吸支持　保持呼吸通畅,必要时行气管插管或气管切开。

3. 循环支持　主要是积极抗休克,尽快恢复有效循环血容量,维持循环的稳定。在扩充血容量的基础上,可酌情使用血管活性药物。

4. 镇静止痛和心理治疗　剧烈疼痛可诱发和加重休克,故在不影响病情观察的情况下选用药物镇静止痛。由于伤员可有恐惧、焦虑等,故心理治疗很重要,使伤员配合治疗利于康复。

5. 防治感染　遵循无菌术操作原则,使用抗生素预防感染。开放性损伤需加用破伤风抗毒素。

6. 密切观察　严密注视伤情变化,特别是对严重损伤怀疑有潜在性损伤的患者,必须进行生命体征的监测和进一步检查,发现病情变化,及时处理。

7. 支持治疗　主要是维持水、电解质和酸碱平衡,保护重要脏器功能,并给予营养支持。

（三）急救程序

在损伤的急救过程中,其基本原则是先救命、后治伤,可分为以下五个步骤进行:①把握呼吸、血压、心率、意识和瞳孔等生命体征,视察伤部,迅速评估伤情;②对生命体征的重要改变迅速做出反应,如心肺复苏,抗休克及外科的紧急止血等;③重点询问受伤史,分析受伤情况,仔细检查;④实施各种诊断性穿刺或安排必要的辅助检查;⑤进行确定性治疗,如各种手术等。

对于损伤严重处于生理极限的伤员需要采用损伤控制外科（damage control surgery, DCS）的策略,这是针对严重创伤者处于生理极限时采用的早期简化手术、复苏等待患者生理紊乱得到适当纠正、全身情况改善后再行确定性手术的救治策略。

（四）闭合性损伤的治疗

临床上多见的如浅部软组织挫伤等,临床表现为局部疼痛、肿胀、触痛,或有皮肤发红,继而转为皮下青紫瘀斑。治疗:常用物理疗法,伤后初期可用冷敷,24小时后改用热敷或红外线照射治疗,或包扎制动。少数挫伤后有血肿形成时,可加压包扎。如浅部挫伤系强大暴力所致,须检查深部组织器官有无损伤,以免因漏诊和延误治疗而造成严重后果。闭合性骨折和脱位应先复位,然后根据情况选用各种外固定或内固定的方法制动。头颈部、胸部、腹部等的闭合性损伤,可能造成深部组织器官的损伤,甚至危及生命,必须仔细检查诊断和采取相应的治疗措施。

（五）开放性损伤的处理

由于有伤口或创面,就有继发感染的可能,因此,尽早清除伤口污染物,及时正确地清创包扎伤口,是防止伤口感染的关键。根据伤情施行各种相应手术,如清创术、骨折内固定、断肢再植术等。在处理局部伤口时应检查伤员有无休克、大出血和重要脏器损伤,若有应首先抢救生命,同时进行局部处理。

1. 伤口的分类　伤口可分为清洁伤口、污染伤口和感染伤口。

1）清洁伤口（Ⅰ类伤口）:即所谓无菌手术的伤口。临床上指伤口创缘整齐,周围组织损伤轻而没有污染的伤口。清洁伤口只要在无菌操作下进行伤口冲洗、消毒、止血和正确的缝合,多能达到一期愈合。

2）污染伤口（Ⅱ类伤口）：指伤口有细菌污染，尚未大量生长繁殖，损伤时间在6~8小时以内。此类伤口的处理原则是彻底清创，以清除感染源，尽可能将污染伤口变为清洁伤口，争取伤口获得一期愈合。

3）感染伤口（Ⅲ类伤口）：受伤时间较长，细菌已侵入组织并生长繁殖引起感染和化脓的伤口，包括清创缝合后继发感染的手术切口。处理原则是控制感染，通畅引流，加强换药，促进伤口早日愈合。

2. 处理伤口的原则　任何伤口都应尽可能早地给予包扎。开放性创伤在条件可能的情况下，也应尽早行清创术，对伤口（必要时扩大伤口）进行彻底探查，明确受损的组织脏器、损伤程度和损伤类型，并进行止血、组织修复或切除损伤严重无法保留的脏器等。

3. 清创术的基本原则　在无菌操作技术下清除伤口内的污物、异物，切除无活力的、坏死的组织；严重损伤可以扩大伤口探查；根据需要实施止血、组织修复等措施。污染较轻而整洁的6~8小时内的伤口可以按层次一期缝合，争取达到一期愈合。如果伤口污染较重或处理时间已超过伤后8~12小时，但尚未发生明显的感染，皮肤的缝线可暂不结扎，伤口内留置纱条、乳胶片或软胶管引流。严重污染、12小时以后的伤口或战伤一般不缝合伤口，于伤口处疏松填塞呋喃西林或凡士林纱布，以后定期换药，待二期愈合，或经3~5天的观察，未见感染征象，再行延期缝合。

第二节　颅脑损伤

11章02节PPT

颅脑损伤

一、概述

颅脑损伤发生率仅次于四肢损伤而居损伤的第二位，其病死率却居首位。随着交通和机械化生产的发展，颅脑损伤亦有增多趋势。近年来颅脑损伤的临床诊疗及相关基础研究均得到了进展，但其病死率和致残率仍高居全身各部位损伤之首。

（一）分类

1. 按损伤组织层次　①头皮损伤；②颅骨损伤；③脑损伤。伤者可出现一种，也可出现两种或全部。

2. 按颅腔与外界是否沟通　①开放性颅脑损伤：头皮、颅骨及硬脑膜均已破损，颅腔与外界沟通；②闭合性颅脑损伤：硬脑膜完整，颅腔未与外界沟通。

3. 按脑组织损伤类型　①原发性颅脑损伤，是指伤后立即发生的病理性损害，包括脑震荡、脑挫裂伤和脑干损伤等；②继发性脑损伤是指在原发性脑损伤基础上逐渐发展的病理改变，包括颅内血肿、脑肿胀和脑水肿等。

（二）损伤机制

根据作用力大小、速度、方式和受伤部位，颅脑损伤类型和程度有所不同：

1. 直接损伤　指暴力直接作用于头部引起的损伤。

（1）加速损伤：即运动着的物体撞击于静止状态的头部所发生的脑损伤，如棍棒打击伤等。

（2）减速损伤：即运动着的头部撞碰到静止的物体而致伤，常在着力部位的对侧形成损伤，又称对冲伤。如坠落和跌伤等。

（3）挤压伤：即两个不同方向的外力同时作用于头部，使颅骨变形致伤。

2. 间接损伤　指外力作用于头部以外部位，暴力传递至颅脑造成的脑损伤。

（1）传递性损伤：如坠落时以臀部或双足着地，外力沿脊柱传递到颅底致伤。

（2）挥鞭式损伤：当躯干受到加速运动而头部处于相对静止状态时，头部与颈椎间出现剪切力伤，造成颈髓或脑组织损伤。

（3）胸部挤压伤：指胸部受到猛烈挤压时，内压骤升致使上腔静脉的血逆行灌入颅内引起脑部出血。

（三）损伤程度分级

1. **按意识障碍程度分级** 头部外伤后意识障碍可以嗜睡、朦胧、浅昏迷、昏迷、深昏迷五个等级判别轻重。

2. **按格拉斯哥昏迷评分（GCS）分级** GCS 系对伤者的睁眼、言语和运动三方面的反应进行记分，最高分为 15 分，最低分为 3 分。分数越低表明意识障碍程度越重。13~15 分为轻度脑损伤；9~12 分为中度脑损伤；3~8 分为重度脑损伤（表 11-1）。

表 11-1 格拉斯哥昏迷评分

睁眼反应	语言反应	运动反应
自动睁眼（4 分）	回答正确（5 分）	遵嘱动作（6 分）
呼唤睁眼（3 分）	回答错误（4 分）	刺痛定位（5 分）
刺痛睁眼（2 分）	只能说话（3 分）	刺痛躲避（4 分）
不能睁眼（1 分）	只能发音（2 分）	刺痛屈曲（3 分）
	不能言语（1 分）	刺痛强直（2 分）
		没有运动（1 分）

3. **按伤情轻重分级**

（1）轻型（GCS 13~15 分）：脑震荡昏迷时间在 30 分钟内，仅有轻度头晕头痛，神经系统和脑脊液检查无异常。

（2）中型（GCS 9~12 分）：轻度脑挫裂伤或颅内大小血肿，有或无颅骨骨折及蛛网膜下腔出血，无脑受压征，昏迷时间在 6 小时内，有轻度神经系统阳性体征和生命体征改变。

（3）重型（GCS 3~8 分）：有广泛颅骨骨折、脑挫裂伤、脑干损伤及较大的颅内血肿，昏迷时间在 6 小时以上，意识障碍逐渐加重或出现再昏迷，有明显神经系统阳性体征和生命体征改变。

二、头皮损伤

（一）头皮血肿

1. **皮下血肿** 因皮肤层和帽状腱膜层紧密连接，血肿不易扩散，周围较硬，中央有凹陷感（图 11-1）。

2. **帽状腱膜下血肿** 因帽状腱膜下组织疏松，血肿易于扩展，积血可多达数百毫升（图 11-2）。

3. **骨膜下血肿** 因钝器损伤后颅骨发生变形或骨折所致。

4. **治疗** 较小血肿无需处理，可观察或伤后立即冰敷，多可自行吸收。较大血肿可穿刺抽出并局部压迫包扎，如无效且血肿继续增大时，可切开清除血肿并止血。对合并颅骨骨折的骨膜下血肿，要注意并发颅内血肿的可能。凡已经感染的血肿均需切开引流。

（二）头皮裂伤

多由锐器或钝器致伤。裂口大小、深度及创缘整齐不一，因头皮血管丰富，出血较多，重者可发生休克（图 11-3）。

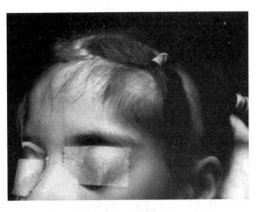

图 11-1　皮下血肿

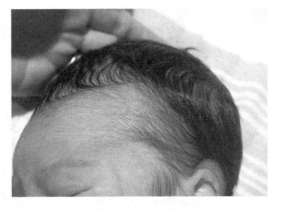

图 11-2　帽状腱膜下血肿

急救时可加压包扎止血。尽早清创、止血及缝合伤口，注意有无颅骨骨折及脑膜损伤。头皮组织缺损者可行皮下松解或转移皮瓣修复。伤后 24 小时以上无感染伤口仍可清创缝合。

（三）头皮撕脱伤

多因长发卷入转动的机器中，使部分或整块头皮自帽状腱膜下层或骨膜下撕脱，创面大，出血多，易发生休克（图 11-4）。

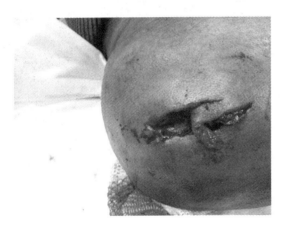

图 11-3　头皮裂伤

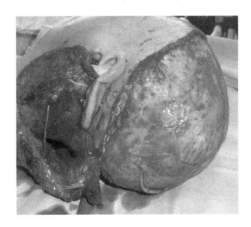

图 11-4　头皮撕脱伤

急救时用无菌敷料加压包扎止血，并将撕脱头皮包好备用，争取在 12 小时内清创缝合。小块撕脱者可转移头皮；整块撕脱者可行小血管吻合术后予头皮再植，或将撕脱的头皮做成全厚或中厚皮片再植。

三、颅骨损伤

指颅骨受暴力作用后出现正常结构的改变，多并发有脑膜、血管、脑和颅神经的损伤。颅骨骨折按部位分为颅盖骨折、颅底骨折；按形态分为线形骨折、凹陷性骨折；按与外界是否相通分为开放性骨折、闭合性骨折。颅底骨折虽不与外界直接沟通，但如伴有硬脑膜破损引起脑脊液漏、颅内积气，一般为开放性骨折。

（一）颅顶骨线形骨折

单纯线形骨折不需特别处理，应警惕合并脑损伤。当骨折线通过硬脑膜血管沟或静脉窦时，应注意颅内血肿，及时做 CT 检查（图 11-5）。

笔记栏

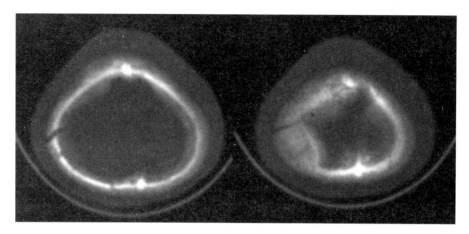

图 11-5 颅顶骨线形骨折

（二）颅盖骨凹陷骨折

可根据颅盖骨凹陷部位、深度和范围来决定是否手术。手术指征包括：①颅骨凹陷深度在 1cm 以上；②大块颅骨凹陷引起颅内压增高者；③因骨折片压迫脑组织，引起神经系统体征或癫痫者；④开放性骨折；⑤位于大静脉窦部的凹陷骨折引起颅内压增高者（图 11-6）。

（三）颅底骨折

颅底分前、中、后三个颅窝，根据局部迟发性淤血和脑脊液漏存在的情况，并结合 CT 检查，可判别骨折的部位（表 11-2，图 11-7~图 11-10）。

处理：一般无须治疗，应注意处理合并的脑损伤。耳鼻出血和脑脊液漏，不可堵塞或冲洗，以免引起颅内感染。如持续 1 个月

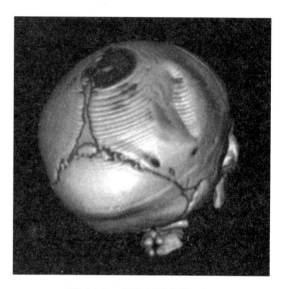

图 11-6 颅盖骨凹陷性骨折

以上者，应手术修补硬脑膜。如骨碎片压迫视神经时应尽早手术去除骨片。伴脑脊液漏的颅底骨折均需给予抗生素治疗。颅底骨折可伤及颈内动脉，造成颈内动脉 - 海绵窦瘘（CCF）导致鼻出血，应及早手术。

表 11-2 颅底各部位骨折特点

骨折的部位	迟发性淤血部位	脑脊液漏	颅神经损害
颅前窝	眼睑、球结膜（熊猫眼征）	鼻漏	Ⅰ、Ⅱ 对脑神经
颅中窝	颞部耳后皮下	耳漏	Ⅶ、Ⅷ 对脑神经
颅后窝	乳突部枕后皮下	少见	Ⅸ~Ⅻ 对脑神经

四、脑损伤

颅脑损伤中最重要的是脑损伤。脑损伤分为原发性损伤和继发性损伤两大类。原发性脑损伤包括脑震荡和脑挫裂伤；继发性脑损伤包括脑水肿、脑肿胀、颅内血肿等。

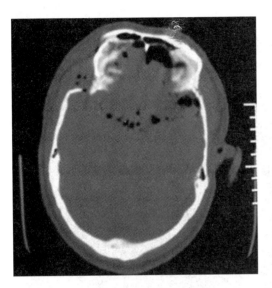

图 11-7 颅底骨折气颅

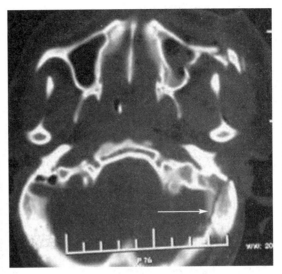

图 11-8 颅底骨折线

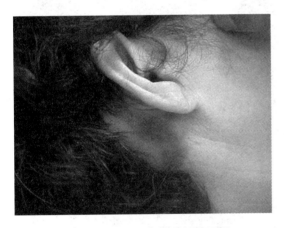

图 11-9 后颅窝骨折枕下部

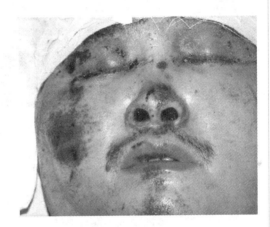

图 11-10 前颅底骨折

（一）脑震荡

脑损伤后立即出现短暂性脑功能障碍,脑组织无肉眼可见的器质性损害及神经病理改变,仅在显微镜下才能见到神经组织结构紊乱。

1. 临床表现

(1)意识障碍:伤后可立即出现昏迷,一般不超过 30 分钟。

(2)逆行性遗忘:清醒后不能回忆受伤当时乃至伤前一段时间内的情况,但对往事却能清楚回忆,故又称"近事遗忘"。

(3)自主神经功能紊乱:表现为面色苍白、出冷汗、血压下降等。但随意识好转而迅速恢复。

(4)神经系统检查无阳性体征。

(5)脑脊液、脑电图及 CT 检查均正常。

2. 治疗 轻型脑震荡无需特殊治疗。症状重者可给予镇静、镇痛对症治疗。

(1)一般治疗:卧床休息 1~2 周,伤后 24~48 小时内密切观察神志、瞳孔、肢体运动和神经系统体征的变化,定时测量脉搏、呼吸、血压。如有症状加重,及时复查头颅 CT,除外颅内血肿。

(2)对症治疗:适当给予镇静、镇痛、调节自主神经药物治疗,必要时给予脱水药物治疗。

(二)弥漫性轴索损伤

指头部遭受加速性旋转暴力时,因剪应力而造成的神经轴索断裂、肿胀为主要特征的损伤。病变位于脑的中轴部分,如胼胝体、大脑脚及脑干等处,多属挫伤、出血及水肿(图 11-11)。

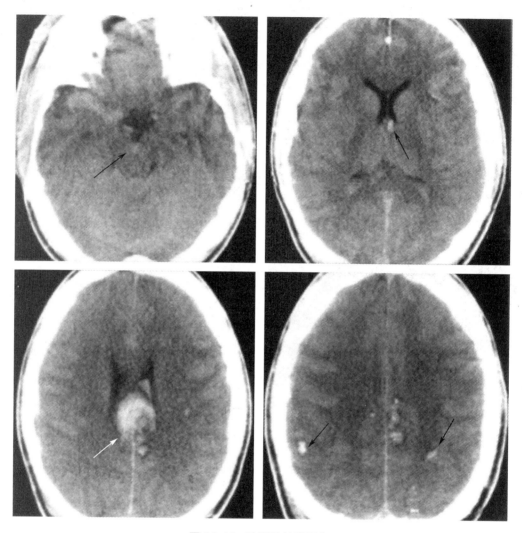

图 11-11 弥漫性轴索损伤

1. 临床表现

(1)意识障碍:伤后即刻发生长时间的严重意识障碍是弥漫性轴索损伤的典型临床表现。损伤级别越高,意识障碍越重,特别严重者数小时内即死亡。

(2)瞳孔和眼球运动改变:如损伤累及脑干,可有一侧或双侧瞳孔散大,光反应消失、同向凝视或双侧眼球分离等眼征,治疗好转后仍可因继发脑水肿而再次昏迷。

2. 实验室及其他检查 CT 检查可见大脑皮质与髓质交界处等有多个点状出血点。

3. 治疗 主要给予脱水、控制中枢性高热、维持机体水电解质、酸碱平衡,保持呼吸和循环稳定等对症处理。病情如有恶化,及时复查头颅 CT,如发现迟发性颅内血肿或严重脑水肿,需立即行血肿清除或去骨瓣减压术。

(三)脑挫裂伤

脑挫裂伤是一种严重的脑组织。神经和血管器质性损伤。其中脑组织遭受破坏较轻,脑皮质和软脑膜保持完整者即为脑挫伤;如软脑膜、血管及脑组织均破损撕裂,并伴有外伤性蛛网膜下腔出血者即为脑裂伤。因两者常同时存在,临床上又不易区分,故常合称为脑挫裂伤(图 11-12)。

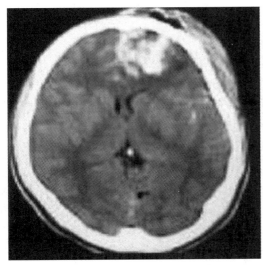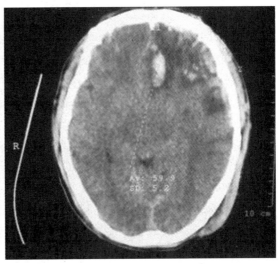

图 11-12　脑挫裂伤

1. 临床表现

(1)意识障碍:伤后立即昏迷,时间较长,短者数小时、数周或数月,有的持续昏迷至死。

(2)颅内压增高症:表现为头痛、呕吐、视盘水肿,重者出现脑疝。

(3)神经系统体征,除某些"哑区"伤后不显示体征或意识障碍,不能判断失语,偏盲等外,常立即出现相应体征;如一侧运动区损伤则出现对侧锥体束征或偏瘫。

(4)其他表现:常合并蛛网膜下腔出血,因而出现脑膜刺激征;如何并颅底骨折,则引起附近软组织出血征象和脑脊液漏。

2. 实验室及其他检查

(1)头颅 CT 和 MRI 检查:头颅 CT 检查是目前最常用的检查手段,可以清楚地显示脑挫裂伤的部位、范围和程度。MRI 检查时间长,但可以发现较轻的脑挫伤灶。

(2)腰椎穿刺:可检查脑脊液是否含有血液,同时可测定颅内压,并可引流血性脑脊液以减轻头痛症状;但颅内压明显增高患者,腰穿应谨慎或禁忌,以防导致脑疝。

3. 治疗

(1)非手术治疗

1)严密观察病情　脑挫裂伤患者早期病情变化较大,应有专人观察护理,有条件者送神经重症病房(NICU)治疗。密切观察生命体征、意识、瞳孔和肢体活动变化,必要时应作颅内压监测或及时复查头颅 CT 排除颅内血肿。

2)一般处理

体位:床头抬高 15°~30°,以利于颈内静脉回流,减低颅内压;昏迷患者头偏一侧再取侧卧位或侧俯卧位,以免涎液或呕吐物误吸。

保持呼吸道通畅:是脑挫裂伤治疗中的一项重要措施。呼吸道梗阻可加重脑水肿,导致病情恶化。对昏迷患者必须及时清除呼吸道分泌物,短期不能清醒者,应及早气管切开。有呼吸功能衰竭者予呼吸机辅助呼吸,定期做呼吸道细菌培养,选择有效抗生素,防治呼吸道感染。

营养支持:营养障碍将降低机体的免疫力和修复能力,容易导致并发症。尽早给予肠内营养,必要时经静脉输入高营养液。

躁动和癫痫的处理:对躁动不安者应查明原因,如疼痛、尿潴留、颅内压增高、体位不适、缺氧等,并做出相应处理。特别警惕躁动可能是脑疝发生前的表现。脑挫裂伤后癫痫发作可进一步加重脑缺氧,癫痫持续状态者可危及生命,应紧急处理,联合多种抗癫痫药物加以控制。

高热的处理:高热可使代谢率增高,加重脑缺氧和脑水肿,必须及时处理。中枢性高热,可采取亚低温冬眠治疗。其他原因(如感染)所致高热,应按原因不同分别处理。

脑保护,促清醒药物治疗:巴比妥类药物(戊巴比妥)有清除自由基、降低脑代谢率的作用,可改善脑缺血缺氧,有益于重型颅脑损伤的治疗。神经节苷脂、胞磷胆碱、乙酰谷酰胺等药物及高压氧治疗,对部分患者的清醒和功能恢复可能有帮助。

(2)手术治疗:目的在于清除颅内血肿,解除颅内压增高,防止或解除脑疝形成。手术包括血肿清除术、挫裂伤脑组织清创减压术、去骨瓣减压等。

(四)原发性脑干损伤

1. 临床表现　脑干包括中脑、脑桥和延髓。伤后立即陷入持续昏迷状态,轻者刺痛有反应,严重者呈深度昏迷,一切反射消失,四肢软瘫。生命体征表现为呼吸节律紊乱,心跳及血压明显波动,双侧瞳孔时大时小,眼球位置歪斜,有单侧或双侧锥体束征。多伴高热、消化道出血、顽固性呃逆等症。

2. 实验室及其他检查　CT 或 MRI 可确诊。MRI 在显示脑实质内小出血灶或挫裂伤方面优于 CT。

3. 治疗　主要以非手术治疗为主,可参照脑挫裂伤的处理。

(五)丘脑下部损伤

1. 临床表现　下丘脑损伤主要表现为昏迷、高热或低温,尚可出现消化道出血或穿孔、糖尿、尿崩症及电解质代谢紊乱等症状。

2. 治疗　可按脑挫裂伤处理,主要给予脱水、控制中枢性高热、维持机体水电解质、酸碱平衡,保持呼吸和循环稳定等对症处理。恢复期应着重于脑干功能的改善,可用促苏醒药物、高压氧舱治疗,增强机体抵抗力和防治并发症。

五、颅内血肿

颅内血肿是颅脑损伤中最常见、最严重的继发病变,可引起脑受压和颅内压增高症状,甚至发生脑疝,危及患者生命。

颅内血肿按症状出现时间分为急性血肿(3 日内)、亚急性血肿(4~21 日)和慢性血肿(22 日以上)。

(一)硬脑膜外血肿

多因颅骨骨折或颅骨局部暂时变形致血管破裂,血液积于硬膜外间隙所致,以颞部多见,多数单发,也有多发。出血来源为硬脑膜中动脉和静脉,板障血管、静脉窦等损伤。随着血肿扩大,可致硬脑膜自颅骨内板剥离,撕破小血管形成更大血肿(图 11-13)。

临床表现

(1)意识障碍:受伤时曾有短暂意识障碍,意识好转后,因颅内出血可出现急性颅内压增高症状,头痛进行性加重,烦躁不安,频繁呕吐等。生命体征表现为血压升高、脉搏和呼吸减慢,即"两慢一高"的库欣综合征。且受伤对侧还出现锥体束征,轻偏瘫等局灶症状。随之再次转入昏迷。两次昏迷之间的时间称为"中间清醒期"。

(2)颅内压增高:表现为昏迷前或中间清醒期头痛、恶心、呕吐等颅压高症状,伴有库欣综合征。

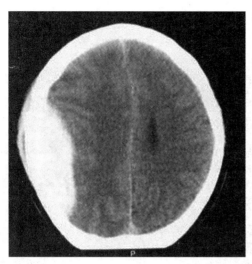
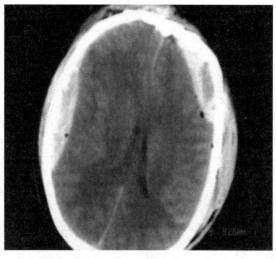

图 11-13 硬脑膜外血肿

（3）瞳孔改变：硬膜外血肿所致颅压增高达到一定程度，可形成脑疝。出现意识障碍和瞳孔改变：血肿侧瞳孔先缩小后散大，光反应随之消失，瞳孔散大；如脑疝继续发展，脑干严重受压，中脑动眼神经核受损，则出现双侧瞳孔散大，甚则呼吸停止而死亡。

（二）硬脑膜下血肿

硬脑膜下血肿（图 11-14）多伴发有脑挫裂伤，一般由脑表面的皮层静脉、桥静脉或静脉窦破裂出血所致。大多由对冲性脑挫裂伤所致，好发于额极、颞极及其底面，可视为脑挫裂伤的一种并发症，称为复合型硬膜下血肿，另一种较少见的血肿是由于大脑表面回流到静脉窦的桥静脉或静脉窦本身撕裂所致，范围较广，可不伴有脑挫裂伤，称为单纯性硬膜下血肿。

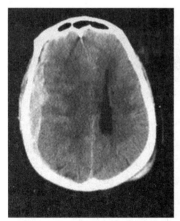
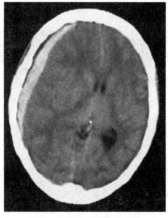
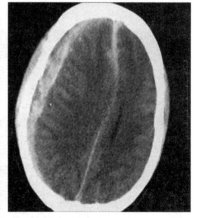

图 11-14 硬脑膜下血肿

1. 急性硬脑膜下血肿（图 11-15）　①脑挫裂伤较严重，进而出现急性颅内压增高及脑疝征象；②伤后意识障碍严重，常无典型的中间清醒期；③病情迅速恶化，很快出现单侧或双侧瞳孔散大，肌张力增高，呈去大脑强直状态；④头颅 CT 可以确诊，CT 表现为脑表面与颅骨之间由新月形高密度影。急性硬膜下血肿大多需要手术治疗，少量出血可以密切观察，按轻型脑挫裂伤治疗。

2. 慢性硬脑膜下血肿（图 11-16）　多见于有或无头部外伤史的老年人，常在伤后数周或数月出现颅内压增高症状、局灶性症状及精神症状，如头痛、记忆力减退、偏瘫、失语及偏侧感觉障碍等症,甚至出现脑疝。慢性硬膜下血肿凡有明显症状者,应手术治疗,且首选钻孔引流术。

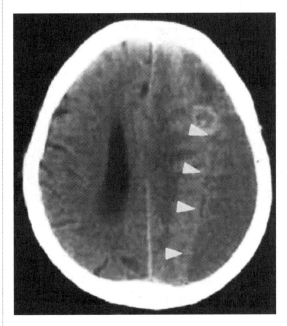
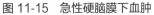
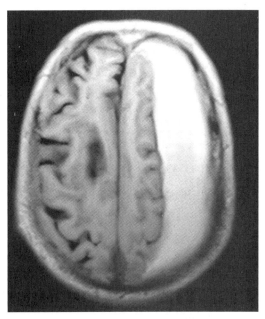

图 11-15 急性硬脑膜下血肿　　　　　　图 11-16 慢性硬脑膜下血肿

（三）脑内血肿

出血部位多与脑挫裂伤好发部位一致,少数发生在凹陷骨折处（图 11-17）。浅部血肿较深部血肿多见,多由脑挫裂伤区皮层血管破裂所致,常与急性硬脑膜下血肿并存。深部血肿系脑深部血管破裂所致,脑表面可有脑挫裂伤。

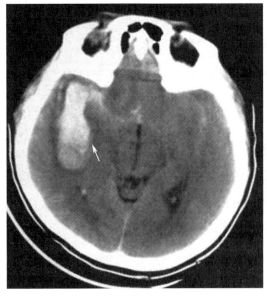
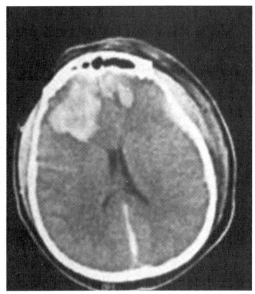

图 11-17 脑内血肿

（四）诊断

颅内血肿病情危重,病死率高,应早期诊断及早期治疗。对于头部外伤后出现明显的中间清醒期(昏迷—清醒—昏迷),或昏迷进行性加重,均应考虑颅内血肿。影像学检查:①头颅X线平片有骨折线;CT扫描在病变区有双透镜形应为硬脑膜外血肿;②CT扫描在病变区有高密度半月形影应为硬脑膜下血肿。如有低密度半月形影应为慢性硬脑膜下血肿;而MRI对显示损伤程度、血肿大小等的诊断优于CT;③CT扫描显示圆形或不规则高密度影,周围有低密度水肿带应为脑内血肿。

(五)治疗

颅内血肿确诊后应早期施行手术,清除血肿以缓解颅内高压,术后根据病情对症治疗。如原发性脑损伤较轻,病情发展缓慢者,可在严密监护或CT扫描动态观察下,采用非手术治疗,但治疗过程中如有病情恶化,仍需行手术治疗。

1. 手术治疗 钻孔冲洗引流术、骨窗或骨瓣开颅术及颞肌下减压或去骨瓣减压术;

2. 非手术治疗 适用于神志清楚、病情稳定、生命征基本正常,症状逐渐减轻;无局限性脑压迫致神经功能受损表现;头颅CT扫描脑室、脑池无显著受压,血肿在30ml以下,中线移位不超过10mm者,非颅中窝或颅后窝血肿者。主要措施是严密观察患者,应用脱水、止血药物治疗,有病情变化及时复查头颅CT做动态观察。

六、开放性颅脑损伤

开放性脑损伤分火器伤与非火器伤两类。后者比前者多见,且伤情更严重(图11-18、图11-19)。

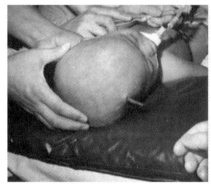
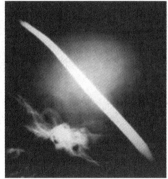
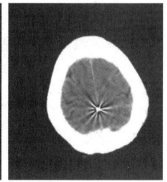

图 11-18 开放性颅脑损伤

(一)临床表现

1. 意识障碍 初期多有昏迷,有的有中间清醒期,或初期无昏迷,以后逐渐转入昏迷者。

2. 生命体征变化 重者伤后立即出现呼吸、脉搏、血压变化。伤及脑干者,可迅即出现中枢性呼吸、循环衰竭。伤后呼吸慢而深,脉搏慢而有力,血压升高等改变是颅内压增高和脑疝的危象,常提示有颅内血肿。

3. 眼部征象 一侧幕上血肿,常出现病侧瞳孔进行性散大。脑干损伤时,瞳孔可缩小、扩大或时大时小。颅后凹血肿早期很少瞳孔变化而生命体征变化较明显。双侧瞳孔散大固定,提示脑干受累严重,已处于濒危阶段。

4. 脑局灶症状 伤后立即出现的肢体偏瘫,是皮质运动区或其传导束直接损伤的结果。如出现瘫痪加重,多表示伤道内血肿形成,顶部切线或穿透伤,损伤矢状窦及其附近运动区,可引起截瘫、三肢瘫或四肢瘫。

5. 脑脊液、脑组织外溢 有些开放性脑损伤患者的伤口处可见脑脊液和/或脑组织外溢。

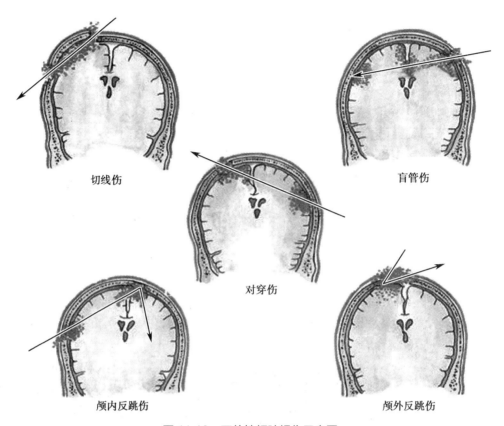

切线伤

盲管伤

对穿伤

颅内反跳伤

颅外反跳伤

图 11-19 开放性颅脑损伤示意图

（二）实验室及其他检查

1. 头颅 X 线、CT 和 MR 检查 可了解损伤情况,确定颅内异物性质、数目和位置等。

2. 对疑有颅内感染者,可进行腰穿和脑脊液检查。

（三）治疗

1. 急救 迅速止血,补充血容量,纠正休克,保持呼吸道通畅,防止窒息。

2. 暴露脑组织的保护 迅速包扎头部伤口,保护脑组织以免污染和增加损伤。

3. 侵犯颅腔致伤物的处理 对侵犯颅腔内的致伤物,不可贸然撼动或拔出,以免引起新的损伤如颅内突然的大出血。在对致伤物的位置与可能伤及的颅内重要结构(血管等)进行评估并做好充分准备的情况下,才可在手术中尽量显露致伤物周围重要结构后,将其小心取出。

4. 开放性颅脑损伤应争取在 6~8 小时内实施清创术,在无明显污染并应用抗生素的前提下,早期清创时间的时限可以延长到 72 小时。术前应仔细检查伤口,仔细阅读 CT 片,了解骨折、骨碎片及异物分布,脑挫裂伤及颅内血肿情况,清创时彻底清除毛发、碎骨片等异物,清除血肿及失活破碎的脑组织,彻底止血,尽可能严密缝合硬脑膜,必要时取自体帽状腱膜或颞肌筋膜修补,将污染的开放伤口变成清洁的闭合伤。其中特别要注意静脉窦损伤、颅面伤和脑室伤的处理,减少脑脊液漏、脑膨出、颅内感染及术后因瘢痕发生癫痫的机会。

第三节 胸 部 损 伤

一、概述

(一) 解剖生理

胸壁由骨骼及肌肉等组织构成。骨骼包括 12 个胸椎、12 对肋骨及 1 块胸骨形成的胸廓。胸廓呈上窄下宽、前后略扁的圆锥形。上口通向颈部,下口为膈肌封闭。胸廓保护胸内及部分腹内器官,并依靠肋骨上下升降及内外旋转动作配合膈肌的升降产生胸内的负压,进行呼吸运动和帮助静脉血向心回流。

肋骨为 12 对,肋骨的前端为肋软骨,第 1~7 对肋骨由软骨与胸骨形成关节相连,称为真肋。第 8~10 肋软骨不连接于胸骨,而连接于上一肋软骨,称为假肋。第 11 和第 12 肋骨前端游离称浮肋。胸骨由柄、体及剑突三部分形成。柄、体间形成角度名为胸骨角,第 2 肋软骨附于此,是体表解剖的重要标志。

胸膜分为脏层和壁层,两层胸膜之间的密闭间隙叫胸膜腔。正常情况下,胸膜腔内有少量浆液起润滑作用,病变时可积液或粘连。胸膜腔和空气及胸内的脏器不通,而且形成负压,随呼吸相应变化。吸气时胸廓向上向外伸展,膈肌收缩下降而使胸廓扩大,因肺的弹性回缩力的作用,使胸膜腔的负压增强,为 $-8 \sim -10 cmH_2O$。呼气时胸廓向下向内回缩,膈肌松弛上升使胸廓缩小,胸膜腔内负压减弱,为 $-3 \sim -5 cmH_2O$。肺随负压变化而膨胀或萎缩,进行通气及换气。胸膜腔内负压对维持肺的扩张和通气功能十分重要,对促进静脉回流和淋巴液回流也有很重要的作用。

(二) 分类

胸部损伤可分为闭合伤和开放伤两类。闭合伤的致伤原因,在平时常见的包括挤压、冲撞、高处坠落、钝性打击等。伤轻者只限于胸壁软组织或单纯肋骨骨折,伤重者则有内脏伤、发生气胸、血胸、皮下或纵隔气肿等。少数重伤可有膈肌破裂或其他胸内腹内脏器破裂。

开放伤在战时多见,多为火器伤。平时开放伤以刀剑刺伤较为常见。致伤物(子弹弹片或刃器)穿入胸膜腔或纵隔者称穿透伤。致伤物经胸膜腔或纵隔又穿出体外,形成有入口亦有出口的伤道,称贯穿伤。贯穿伤的损伤范围与伤道直接相关,常对膜、肺或胸腔内其他脏器造成严重的损伤。

胸部损伤按受伤的器官和组织可分为:①胸壁、肋骨和胸骨损伤;②心脏和大血管损伤;③肺和支气管损伤;④食管损伤;⑤胸导管损伤;⑥胸腹联合伤。

(三) 病理生理改变

胸部损伤引起的病理生理改变,包括以下五个方面:

1. 胸廓完整性及胸廓运动协调性的破坏 正常呼吸运动有赖于完整的胸廓解剖结构及其运动的协调和对称。在胸部损伤特别是在发生多根多处肋骨骨折或合并胸骨骨折的肋骨骨折时,受伤的胸壁部分脱离胸廓整体,失去支持形成浮(动)胸壁,该部分胸壁在吸气时反而向内塌陷,呼气时相对外突,也称连枷胸。其结果是肺通气量减少,导致呼吸循环功能的严重紊乱甚至衰竭。

2. 正常的胸膜腔负压减小或消失 正常胸膜腔负压对维持正常的呼吸运动,保持肺组织膨胀和表面张力都很重要。发生气胸(尤其是张力性气胸或开放性气胸)、血胸、血气胸时,胸膜腔正常负压减小、消失甚至变成正压,伤侧肺受压而萎缩,纵隔向对侧移位,使对侧肺组织受压,纵隔左右摆动,其结果是肺组织面积及通气量减少而致缺氧,静脉回心血量的受阻使心排血量减少,均可造成呼吸循环功能不全。

3. 胸膜 - 肺休克 在胸部开放性损伤时,大量空气进入胸膜腔,对满布神经末梢的壁层胸膜和肺产生强烈的刺激,以及由于纵隔摆动对迷走神经的牵扯刺激,均可引起反射性呼吸循环功能失调而导致休克,称为胸膜 - 肺休克。

4. 循环功能不全或衰竭 在胸壁软化反常呼吸运动、胸膜腔负压减小或消失的胸部损伤中,胸膜腔内压力增高,纵隔移位、摆动或扑动,使腔静脉扭曲移位,静脉血向心回流受阻,回心血量减少,心排出量减少,冠状动脉灌注及周围循环灌注不良,导致循环功能不全或衰竭。在有大量血胸或心脏大血管直接损伤时,就更容易出现循环功能不全。循环功能不全又可引起肺血流灌注减少,从而加重了通气 / 血流比例失调,进一步影响呼吸功能。

5. 呼吸道梗阻 严重胸部损伤,由于肺组织内出血,支气管的痉挛及分泌物增多,或因疼痛使伤员不能做有效的咳嗽排痰动作,使呼吸道内分泌物、血痰或呕吐物积存而产生呼吸道的梗阻,引起缺氧甚至窒息。

（四）胸部损伤的临床表现

胸部损伤的临床表现,视损伤严重程度而异。

1. 疼痛 受伤部位剧烈疼痛,呼吸或咳嗽时加剧。

2. 出血 可以是胸壁伤口的出血,也可表现为血胸。

3. 咯血 较大的支气管损伤和深部肺组织损伤后常有咯血,但肺损伤不一定都有咯血。肺表面挫伤可无咯血,或伤后数日才于痰内出现陈旧性血块。

4. 呼吸困难 气胸、血胸、连枷胸、反常呼吸、肺损伤、纵隔气肿、呼吸道梗阻均可引起不同程度呼吸困难。

5. 休克 见于严重胸廓损伤,心脏和大血管损伤引起的大量失血、心脏压塞以及心脏功能衰竭均可导致休克,开放性气胸可引起胸膜 - 肺休克。因治疗原则不同,应鉴别各种不同原因引起的休克。

6. 皮下气肿及纵隔气肿 常见于张力性气胸。

7. 胸壁伤口、伤道 在开放性胸部损伤时,在胸壁可见伤口,根据伤口、伤道在胸壁的位置可判断可能被伤及的胸内脏器,以及是否同时有腹腔内脏器的损伤。

（五）胸部损伤的紧急处理

1. 院前急救处理 包括基本生命支持和严重胸部损伤的紧急处理。其原则是保持呼吸道通畅,给氧,控制外出血,补充血容量,镇痛,固定长骨骨折,保护脊柱(尤其是颈椎),并迅速转运。对危及生命的严重胸部外伤需现场施行特殊急救处理。张力性气胸需放置具有单向活瓣作用的胸腔穿刺针或闭式引流,开放性气胸需迅速包扎封闭胸部创口,安放胸腔闭式引流管。对大面积胸壁软化的连枷胸有呼吸困难者,需有效阵痛并予以正压人工辅助呼吸。

2. 院内急诊处理 正确及时地认识最直接威胁患者生命的紧急情况与损伤部位,采取相应的急诊处理措施。在抢救胸部损伤患者的同时,应特别注意以下几种有双向改变可能的情况,处理得当伤情可能迅速好转,否则有可能死亡。

(1)呼吸道梗阻:呼吸道梗阻如不迅速予以解除,任何抢救措施均无济于事。

(2)出血性休克:严重的胸部损伤后,除失血外,尚有微循环淤血和血液中液体成分向血管外转移,使有效循环量的减少大大超过实际出血量,从而需要补充足够的血容量,纠正休克。

(3)恢复胸廓的完整和稳定胸膜腔内压力:胸壁上的伤口迅速封闭可阻断空气直接进出

胸腔,并尽早清创和胸腔闭式引流,大量血气胸使肺萎陷,应早期行胸腔闭式引流恢复胸内正常压力,促进肺的复张和静脉回流。

有下列情况时应急诊开胸探查手术:①胸膜腔内进行性出血;②心脏大血管损伤;③严重的肺裂伤或气管、支气管损伤;④食管破裂;⑤胸腹联合伤;⑥胸壁大块缺损;⑦胸内存留较大的异物。

二、肋骨骨折

肋骨在外力作用下发生断裂、裂纹,使其连续性破坏,在胸部损伤中最为常见。肋骨骨折可为单根骨折,也可为多根多处骨折。第1~3肋骨粗短,且有锁骨、肩胛骨保护,不易发生骨折。第4~7肋骨长而薄,最易折断。第8~10肋前端肋软骨形成肋弓与胸骨相连,第11~12肋骨前端游离,弹性都较大,均不易骨折。肋骨骨折处胸壁皮肤软组织完整,不与外界相通,称为闭合性肋骨骨折;肋骨断端与外界相通称为开放性肋骨骨折。

(一) 临床表现与诊断

单根单处肋骨骨折的主要症状为局部疼痛,在深呼吸、咳嗽或转动体位时加剧。胸痛使呼吸变浅、咳嗽无力,呼吸道分泌物增多、潴留,乃至肺不张和肺部感染。胸壁可有畸形,局部明显压痛,挤压胸部疼痛加重,甚至产生骨摩擦音。骨折断端向内移位可刺破胸膜、肋间血管和肺组织,产生气胸、血胸、胸壁皮下气肿或咯血。多根多处肋骨骨折不但累及多根肋骨,且在同一肋骨上发生2处以上折断,使局部胸壁失去肋骨支撑而软化,出现反常呼吸(图11-20),即当吸气时,软化部分胸壁不随全胸廓向外扩展,反而向内塌陷,使伤侧肺受压不能膨胀,伤侧胸膜腔内压增高,纵隔向对侧移位,使对侧肺也受压,在呼气时,该部分胸壁反而向外膨出,伤侧肺膨胀致使二氧化碳不能排出,结果肺通气量减少,残气量增加,二氧化碳蓄积,缺氧,同时纵隔左右摆动,静脉向心回流量减少,心搏出血量减少。如受累胸廓范围较大,则可严重影响呼吸循环功能。胸部X线摄片可显示肋骨骨折断裂线和断端错位。

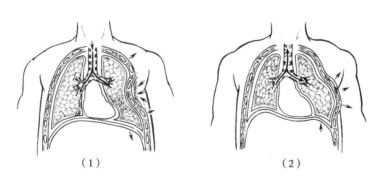

图 11-20 胸壁软化区的反常呼吸运动(连枷胸)
(1)吸气;(2)呼气

(二) 治疗

处理原则是镇痛、清理呼吸道分泌物、固定胸廓和防治并发症。

1. **闭合性单根单处肋骨骨折** 骨折两断端因有上下完整的肋间肌支撑,较少有错位、活动和重叠,多能自行愈合。可采用宽胶布、多带条胸带或弹性胸带固定胸廓,其目的主要为减少肋骨断端活动,减轻疼痛。

2. **闭合性多根多处肋骨骨折** 胸壁软化范围小者可用厚敷料铺在软化区加压、包扎固定。胸壁软化范围大,反常呼吸运动明显的连枷胸患者可用牵引固定或内固定,消除胸壁反常呼吸。对咳嗽无力、不能有效排痰或呼吸衰竭者,需做气管插管或气管切开,以利吸痰、给氧和施行辅助呼吸。

3. 开放性肋骨骨折 胸壁创口彻底清创,用不锈钢钢丝固定肋骨断端。如胸膜已穿破,尚需行胸腔闭式引流术,手术后应用抗生素预防感染。

三、气胸

胸膜腔内积气称为气胸,胸部损伤有 60%~70% 发生气胸,而且常伴有血胸。依损伤的性质和所产生气胸膜腔内压不同,临床上一般将损伤性气胸分为闭合性气胸、开放性气胸和张力性气胸三类,临床表现各异。

(一)闭合性气胸

多见于一般闭合性胸部损伤。空气主要来自肺组织、气管、支气管、食管裂口,气胸造成部分肺萎陷,胸膜腔内压仍低于大气压。胸膜腔积气量决定伤侧肺萎缩的程度。肺萎缩在30% 以下的小量气胸,可无明显症状。大量气胸时有胸痛、胸闷、呼吸短促、胸廓饱满、呼吸活动度降低,气管向健侧移位,伤侧胸部叩诊呈鼓音,呼吸音降低。胸部 X 线和 CT 检查可显示肺萎陷和胸腔积气,有时可伴有少量积液。

小量气胸无需特殊处理,胸腔内的积气一般可在 1~2 周内自行吸收。大量气胸应在伤侧锁骨中线第二肋间行胸腔穿刺抽气或行胸腔闭式引流术,排除积气,促进肺尽早膨胀,并应用抗生素预防感染。

病案分析

罗某,男,73 岁,无明显诱因突然出现胸闷喘促、憋气,伴呼吸困难,右侧胸痛,无寒战发热,由家人送至医院就诊。查血常规示:WBC 6.79×10^9/L、NE 78.5%,血气分析示:PCO_2 49.6mmHg、PO_2 78.2mmHg,心电图、电解质、心梗三项、BNP、肾功能、C 反应蛋白未见明显异常。既往慢性阻塞性肺病 10 余年,高血压病史 1 年,最高血压175/95mmHg,未规律治疗。吸烟史 30 余年,平均 20 支/d,饮酒史 20 年,约 100ml/d。查体:神志清楚,急性面容,体温:36.4℃,脉搏:101 次/min,呼吸:22 次/min,血压:168/95mmHg,桶状胸,肋间隙增宽,胸骨无压痛,右侧胸呼吸运动减弱、语颤减弱、叩诊过清音、呼吸音减低,呼吸不规则,双肺未闻及干、湿性啰音。心尖搏动未见异常,心律齐,各瓣膜听诊区未闻及病理性杂音,无心包摩擦音。胸部 CT(读片)示:右侧气胸。

分析:患者既往 COPD 病史 10 余年,突然出现胸闷喘促、憋气,伴呼吸困难,右侧胸痛,查体右侧胸呼吸运动减弱、语颤减弱、叩诊过清音、呼吸音减低,胸部 CT 示右侧气胸。

初步诊断:右侧气胸,慢性阻塞性肺病,高血压病 2 级(极高危)。

治疗:据病情立即安排右侧胸腔闭式引流术,并予抗感染、氧气吸入、控制血压等对症支持治疗。

(二)开放性气胸

开放性气胸指胸壁穿透性损伤导致胸膜腔与外界大气交通,空气随呼吸运动而经伤口自由出入胸膜腔,破坏了胸膜腔与外界大气间的正常压力差。胸膜腔内压与大气压力几乎相等,使伤侧胸膜腔负压消失,伤侧肺完全萎陷,丧失呼吸功能。伤侧肺内压高于健侧,使纵隔向健侧移位,导致健侧肺也扩张不全。呼、吸气时,两侧胸膜腔压力不均衡并呈现周期性变化,纵隔在吸气时移向健侧,呼气时移向伤侧,称为纵隔扑动(图 11-21)。纵隔扑动和移位影响静脉回心血流,引起循环功能障碍。伤员出现明显的呼吸困难,鼻翼扇动,口唇发绀,颈静脉怒张,伤侧胸壁创口可因有气体进出胸腔发出的吸吮样声音,气管向健侧移位,伤侧胸部叩诊鼓音,呼吸音消失,严重者伴有休克。胸部 X 线和 CT 检查可见伤侧胸腔大量积气,肺萎陷,纵隔移向健侧。

开放性气胸急救处理要点是迅速封闭伤口,使之变为闭合性气胸。可用大块多层的凡士林纱布外加棉垫暂时封闭伤口,并加压包扎。进一步处理如下:给氧,补充血容量,纠正休克,清创缝合胸壁伤口,并行胸腔闭式引流,鼓励患者咳嗽排痰,并给予抗生素预防感染。如疑有胸腔内脏损伤或进行性出血,则需行开胸或胸腔镜探查术。

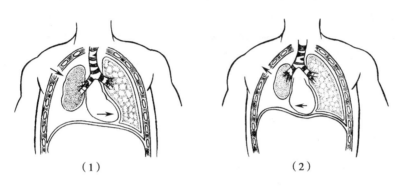

图 11-21 开放性气胸的纵隔扑动
(1)吸气;(2)呼气

(三) 张力性气胸

常见于较严重的闭合性胸部损伤。气胸来源于较大的气管、支气管或肺组织裂伤,破口与胸膜腔相通,且呈活瓣状,吸气时裂口张开,空气进入胸膜腔,呼气时裂口闭合,气体不能排出,使胸膜腔内气体愈积愈多,压力不断增高并超出大气压,又称高压性气胸。伤侧肺完全萎陷,纵隔明显向健侧移位,健侧肺也明显受压,造成严重的呼吸循环障碍。张力性气胸患者表现为严重或极度呼吸困难,烦躁,意识障碍,大汗淋漓,发绀,气管明显移向健侧,颈静脉怒张,多有皮下气肿,伤侧胸部饱满,叩诊呈鼓音,呼吸音消失。胸部 X 线和 CT 检查显示胸腔严重积气,肺完全萎陷,纵隔移位,并可能有纵隔和皮下气肿。胸腔穿刺有高压的气体向外冲出。患者可有脉细快,血压降低等循环障碍表现。

张力性气胸是可迅速致死的危急重症。入院前或院内急救需迅速使用粗针头穿刺胸膜腔排气减压。进一步处理应安置胸腔闭式引流,使用抗生素预防感染。在漏气停止肺充分膨胀后 24~48 小时,即可拔除引流管。如经闭式引流后持续漏气而肺难以膨胀时需考虑开胸或胸腔镜探查。

四、血胸

胸部损伤后引起胸膜腔积血者,称为损伤性血胸,与气胸同时存在时成为血气胸。胸腔积血主要来源于以下情况:

1. 肺组织破裂出血 最为常见。因肺循环压力低,一般出血量少,出血速度慢,常可自行停止。

2. 胸壁血管如肋间动脉或胸廓内动脉破裂出血 因来源于体循环,压力高,出血量多,且不容易自行停止,常需剖胸止血。

3. 心脏、胸内大血管破裂出血 多为急性大出血,往往在短时间内引起死亡。胸膜腔内积血,除导致血容量减少外,还因胸膜腔内大量积血压迫肺,并将纵隔推向健侧,使健侧肺也受压,因而严重地影响呼吸循环功能。

由于肺、心、膈肌的不断活动,对胸膜腔内积血有去纤维蛋白作用,血液多不凝固。当胸腔内迅速积聚大量血液,超过去纤维蛋白作用时,积血在胸膜腔内凝固,形成凝固性血胸。凝血块机化后形成纤维板,限制肺与胸廓活动,损害呼吸功能。如积血不及时排出,还易并发感染,形成感染性血胸甚至脓胸。

血胸的临床表现与出血量、出血速度和个人体质有关。一般而言,成人<0.5L 为小量血胸,0.5~1.0L 为中等量血胸,>1.0L 为大量血胸。少量血胸可无明显症状。中等量以上血胸可出现面色苍白,脉搏细速,血压下降等低血容量性休克表现和胸腔积液的表现,如呼吸急促,伤侧肋间隙饱满,气管向健侧移位,伤侧叩诊浊音,呼吸音减弱等。X 线和 CT 检查可见伤侧肺野被液体阴影所遮蔽,纵隔向健侧移位,血气胸时可见气液平面。胸腔穿刺抽出血液可明确诊断。具备以下征象则提示进行性血胸:①持续脉搏加快,血压降低,或虽经补充血容量血压仍不稳定;②胸腔闭式引流量每小时超过 200ml,持续 3 小时以上,流出的血液色鲜红,其血红蛋白及红细胞计数与周围血相近,且迅速凝固;③血红蛋白量,红细胞计数和血细胞比容测定呈进行性降低。血胸患者如有下列表现提示感染性血胸可能:①畏寒、高热等全身感染性表现;②抽取胸腔积血滴入蒸馏水后可见絮状浑浊;③胸腔积血检查白细胞计数明显增加;④积血涂片或菌培养发现致病菌,并可依据药敏试验选择有效抗生素。

非进行性血胸可根据积血量多少,采用胸腔穿刺或胸腔闭式引流术治疗,及时排出积血,促使肺膨胀,改善呼吸功能,并使用抗生素预防感染。进行性血胸应及时开胸探查手术,找到出血的来源,进行手术止血,并同时补充血容量,纠正低血容量性休克。凝固性血胸应待伤员情况稳定后尽早手术,清除血块,并剥除胸膜表面的血凝块机化而形成的包膜,术后留置胸腔闭式引流(图 11-22),使肺复张。

五、胸腹联合伤

凡钝性暴力(碰撞、碾轧、坠落等)或尖锐性暴力(穿透伤、子弹、刀刺伤等)所致的下胸部开放性或闭合性损伤,均有可能导致胸腔和腹腔脏器的联合伤,包括胸部胸壁、肺、大血管、心脏、食管、气管的损伤,腹部腹壁、肝、脾、胃、结肠、小肠或肾脏的损伤,而横膈可同时有或无裂伤。除胸部出现气胸、血胸等呼吸循环功能衰竭征象外,同时出现腹腔内出血及脏器破裂或穿孔所致的腹膜炎等临床表现,病情一般较严重,必须及时诊断和处理。床边 B 超检查能快速准确地判断胸腔腹腔积血情况,胸腔穿刺术和腹腔穿刺术是确定胸腹腔积血的简单而有效的措施。胸腹部 X 线检查及 CT 检查有助于判断金属异物存留,同时可明确腹腔脏器破裂、腹内脏器疝入胸腔等可能。

胸腹联合伤的处理原则:最紧要的是抢救休克、补充血容量,同时进行矫治胸腔的生理紊乱,如对开放气胸做封闭包扎,对张力性气胸或大量血胸做胸腔穿刺或闭式引流等应急措施。经上

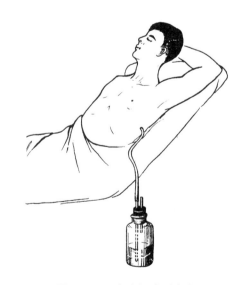

图 11-22 胸腔闭式引流术

述急救处理后,伤员呼吸、循环功能有所改善,随之应争取时间,进行开胸、开腹手术,以对胸腹内脏伤做确定性处理,控制内出血,对受伤的器官给予修补或切除,同时修补膈肌。

第四节　腹部损伤

腹部损伤

一、概述

腹部损伤的发病率在平时约占各种损伤的 0.4%~1.8%,在战时为 2%~8.1%。腹部损伤常有腹腔脏器损伤,表现为严重内出血或感染,若未及时正确救治,则会有较高的病死率和致残率。

（一）分类

腹部损伤按腹腔是否与外界相通可分为开放性和闭合性两大类。开放性损伤多伴有内脏损伤；穿透伤中,投射物有入口和出口者为贯通伤,只有入口无出口者为非贯通伤(盲管伤)。闭合性损伤可以仅局限于腹壁,也可能同时累及腹腔内脏器,有时诊治较困难,因而更具有临床意义。此外,临床上行各种穿刺、内镜诊疗、灌肠、刮宫、腹部手术等诊治措施都可导致腹部医源性损伤。

（二）病因病理

开放性损伤常由刀刺、枪弹等所引起,常见的受损内脏依次是肝、小肠、胃、结肠、大血管等。闭合性损伤常系坠落、碰撞、冲击、挤压等钝性暴力所致,常见的受损内脏依次是脾、肾、小肠、肝、肠系膜等。胰、十二指肠、直肠等由于解剖位置深,损伤发生率较低。

腹部损伤的严重程度以及是否涉及内脏、涉及什么内脏,在很大程度上取决于暴力的强度、速度、着力部位和作用方向,也受脏器解剖特点、原有病理情况和功能状态等内在因素影响。例如：肝、脾组织结构脆弱、血供丰富、位置比较固定,受到暴力打击时容易导致破裂；上腹受挤压时,胃窦、十二指肠第三部或胰腺容易被挤压在脊柱上而断裂；肠道固定部分(上段空肠、末段回肠、粘连的肠管等)比活动部分更易受损；充盈的空腔脏器(饱餐后的胃、未排空的膀胱等)比排空者更易破裂。

（三）临床表现

单纯腹壁损伤的症状和体征较轻,一般表现为受伤部位疼痛,局限性腹壁肿胀、压痛,或皮下瘀斑,其程度可随时间推移而逐渐减轻。如腹内脏器挫伤,可表现为腹痛或无明显临床表现；若腹内脏器损伤严重,则可因受伤器官不同而出现内出血或腹膜炎等病理变化。

肝、脾、胰、肾等腹部实质器官或大血管损伤的主要临床表现是腹腔内(或腹膜后)出血,患者表现为面色苍白,脉率加快,严重时脉搏微弱,血压不稳,甚至休克；腹痛呈持续性,一般并不很剧烈,腹膜刺激征也不严重。但肝破裂和胰腺损伤者可有胆汁和胰液进入腹腔而出现明显腹痛和腹膜刺激征；肾脏损伤时可出现血尿。肩部放射痛提示肝或脾的损伤。实质器官包膜下破裂或肠系膜、网膜腔内出血可表现为腹部肿块。通常体征最明显处即损伤所在。

胃肠道、胆道、膀胱等腹部空腔脏器破裂的主要临床表现是弥漫性腹膜炎。表现为明显的腹膜刺激征和胃肠道反应,腹痛迅速扩展到全腹部,多有恶心、呕吐、腹部压痛、反跳痛和肌紧张,其程度可因空腔脏器内容物不同而异,通常是胃液、胆汁、胰液刺激性最强,肠液次之,血液最轻。此外,伤者还可有气腹征、肠麻痹表现以及感染性休克。如果两类脏器同时破裂,则出血性表现和腹膜炎可以同时存在。

笔记栏

（四）诊断

详细的病史采集和仔细的体格检查，包括必要的辅助检查是诊断腹部损伤的主要依据。诊断的重点是确定有无内脏损伤。闭合性损伤比开放性损伤诊断难度更大。在对腹部受伤部位做重点检查的同时，不应忽视全身的、系统的检查，应注意某些伤者可同时有一处以上内脏损伤，有些还可同时合并腹部以外器官损伤。

1. 开放性损伤　开放性损伤的诊断要考虑是否为穿透伤，如有腹膜刺激征或腹内组织、内脏自腹壁伤口突出，诊断即可成立，且绝大多数都有内脏损伤。诊断穿透伤还应注意以下事项：①穿透伤的入口或出口可能不在腹部，而是在胸、肩、腰、臀或会阴等处；②有些腹部切线伤虽未穿透腹膜，但并不能排除内脏损伤的可能；③穿透伤的入、出口与伤道不一定呈直线；④伤口大小与伤情严重程度不一定成正比。

2. 闭合性损伤　闭合性损伤的诊断中，首先应判断有无内脏损伤，因为绝大部分内脏损伤者均需早期手术治疗；其次要判断何种脏器损伤，有无剖腹探查指征；最后还需判断有无多发性损伤。

（1）有无内脏损伤：无论开放性损伤或闭合性损伤，都有可能引起内脏的损伤。开放性损伤因有腹部伤口的存在，可以通过对伤口的检查或处理过程，了解伤口的深度、损伤的范围以及是否伤及内脏等情况，多能在伤后较快地做出诊断或决定是否剖腹探查。闭合性损伤要确定其是否合并内脏伤，有时是很困难的，要做出剖腹探查的决定也非易事，并常因此而延误了诊断和治疗，故闭合性腹部损伤比开放性损伤有更大的危险性。下列情况均可影响内脏损伤的及时诊断：①早期就诊而腹内脏器损伤体征尚不明显；②腹壁损伤伴明显软组织挫伤；③腹部以外有较严重的合并损伤。因此，短时间的严密观察非常重要。为防止漏诊，必须做到以下几方面：

1）详细采集病史：包括受伤时间、受伤地点、致伤因素、伤情、伤情变化和就诊前的急救处理。伤者有意识障碍或因其他情况不能回答问话时，应向现场目击者和护送人询问。

2）生命体征的观察：包括体温和脉率、呼吸、血压的测定，注意有无休克征象。

3）全面而有重点的体格检查：以腹部直接受致伤因素作用的部位及该部位相应的脏器作为检查重点，包括腹部压痛、肌紧张和反跳痛的程度和范围，是否有肝浊音界改变或移动性浊音、肠蠕动是否受抑制、直肠指检是否有阳性发现等。还应注意腹部以外部位有无损伤，尤其是火器伤或利器伤的入口虽不在腹部，但伤道却通向腹腔而导致腹部内脏损伤。有时需要反复检查。

4）必要的实验室检查：红细胞、血红蛋白与血细胞比容下降，表示有大量失血。血淀粉酶和/或尿淀粉酶升高提示胰腺损伤或胃肠道穿孔，或是腹膜后十二指肠破裂穿孔，但胰腺或胃肠道损伤未必均伴有淀粉酶升高。血尿是泌尿系统损伤的重要标志，但其程度与伤情不一定成正比。

通过以上检查，如发现下列情况之一者，应考虑有腹内脏器损伤：①早期出现休克征象者，尤其是出血性休克；②有持续性甚至进行性加重的腹部剧痛，伴恶心、呕吐等消化道症状者；③有明显腹膜刺激征者；④有气腹表现者；⑤腹部出现移动性浊音者；⑥有呕血、血尿或者血便者；⑦直肠指检发现前壁有压痛或波动感者。

（2）何种脏器损伤：首先需要确定是哪一类脏器损伤，然后考虑具体何种脏器损伤及其损伤程度。单纯实质性器官损伤时，腹痛一般不重，压痛和肌紧张也不明显。出血量多时可有腹胀和移动性浊音。但肝、脾破裂后，因局部积血凝固，可出现固定性浊音。单纯空腔器官破裂导致的腹膜炎，不一定在伤后很快出现，尤其是下消化道破裂，腹膜炎体征通常出现较迟。有时肠壁的破口很小，可因黏膜外翻或肠内残渣堵塞暂时闭合，而不发展为弥漫性腹膜炎。以下几点可作为判断损伤脏器的参考：

1)有恶心、呕吐、便血、气腹者多为胃肠道损伤,再结合暴力打击部位、腹膜刺激征最明显的部位和程度,可确定损伤在胃、上段小肠、下段小肠或结肠。

2)有排尿困难、血尿、外阴或会阴部牵涉痛者,提示泌尿系脏器损伤。

3)有膈面腹膜刺激表现,同侧肩部牵涉痛者,提示上腹部脏器损伤,其中尤以肝和脾的破裂多见。

4)有下位肋骨骨折者,提示有肝或脾破裂的可能。

5)有骨盆骨折者,提示有直肠、膀胱、尿道损伤的可能。

(3)是否为多发性损伤:各种多发损伤可能有以下几种情况:①腹腔内某一脏器有多处损伤;②腹腔内有一个以上脏器受到损伤;③除腹部损伤外,尚有腹部以外的合并损伤;④腹部以外损伤累及腹内脏器。不论是哪一种情况,在诊断和治疗中,都应注意避免漏诊,否则可能导致严重后果。

(4)进行必要的辅助检查:可以采取相关方法进一步明确诊断。

1)X 线检查:如果伤情允许,有选择的 X 线检查,可以提供有价值的资料。最常用的是胸片及平卧位腹部平片,酌情可拍骨盆片。骨折的存在提示可能有脏器的损伤。腹腔游离气体是胃肠道(主要是胃、十二指肠和结肠,少见于小肠)破裂的证据,立位腹部平片可表现为膈下"新月形"阴影。腹腔内有大量积血时,仰卧位显示小肠多浮动到腹部中央,肠间隙增大,充气的左、右结肠可与腹膜脂肪线分离。腹膜后血肿时,腰大肌影消失。胃右移、横结肠下移,胃大弯有锯齿形压迹,是脾破裂的征象。右膈升高,肝正常外形消失及右下胸肋骨骨折,提示有肝破裂的可能。

2)超声检查:主要用于诊断肝、脾、胰、肾的损伤。超声检查能够根据脏器的形状和大小,提示损伤的有无、部位和程度以及周围积血、积液情况,还可以动态观察,或者在伤者床边操作。

3)CT 和 MRI 检查:CT 对实质脏器损伤及其范围、程度有重要的诊断价值。CT 影像比超声波更为精确,假阳性率低。MRI 检查对血管损伤和某些特殊部位的血肿,如十二指肠壁间血肿有较高的诊断价值。

4)血管造影:可疑肝、脾、胰、肾、十二指肠等脏器损伤,经上述检查方法未能证实者,选择性血管造影可有较大的帮助。实质器官破裂时,可见动脉像的造影剂外漏、实质像的血管缺如及静脉像的早期充盈。

5)诊断性腹腔穿刺术和腹腔灌洗术:穿刺点多选脐和髂前上棘连线的中、外 1/3 交界处或经脐水平线与腋前线相交处。可用 8 号长针头直接刺入腹腔,亦可用带有塑料导管的套管针置入腹腔深处,抽吸腹腔内容物,观察其性状,是否有不凝血液、胃肠内容物、混浊腹水、胆汁或尿液等,借以推断哪类脏器受损。如肉眼不能判断,尚需进行化验检查。抽不到液体并不能完全排除内脏损伤的可能性,应继续严密观察,必要时可重复穿刺,或行腹腔灌洗术。

诊断性腹腔灌洗术是通过上述腹腔穿刺置入的导管向腹腔内缓慢灌入 500~1 000ml 生理盐水,再检查回流液有无红细胞、白细胞、胃肠液、胆汁、胰液或尿液等。本方法操作较复杂,且有假阳性及假阴性可能。

6)诊断性腹腔镜检查:可应用于一般状态良好而不能明确有无或何种腹内脏器伤的患者。诊断性腹腔镜检查需注意避免大静脉损伤时发生气体栓塞的危险。

7)剖腹探查术:以上方法未能排除腹内脏器损伤或在观察期间出现以下情况时,应及时手术探查:①全身情况有恶化趋势,出现口渴、烦躁、脉率增快或体温及白细胞计数上升;②红细胞计数进行性下降;③积极救治休克而情况不见好转或继续恶化。④腹痛和腹膜刺激征进行性加重或范围扩大;⑤肠鸣音逐渐减弱、消失或出现明显腹胀;⑥膈下有游离气体,肝浊音界缩小或消失,出现移动性浊音;⑦消化道出血;⑧腹腔穿刺抽出气体、不凝血液、胆汁、胃肠内容物等;⑨直肠指诊有明显触痛。尽管可能会有少数伤者的探查结果为阴性,但因腹内脏器损伤被漏诊有导致死亡的可能,所以只要严格掌握指征,剖腹探查术所付出的代价是值得的。

(五) 治疗

单纯腹壁的软组织开放性损伤和闭合性损伤与一般软组织损伤的处理原则一致。腹部穿透性开放损伤和闭合性腹内脏器损伤多需手术,应做好术前准备。应首先处理对生命威胁最大的损伤,如窒息、呼吸窘迫、气胸、心脏压塞、大出血等。穿透性损伤如伴腹内脏器或组织自腹壁伤口突出,可用消毒碗覆盖保护,勿予强行回纳,以免加重腹腔污染。回纳应在手术室麻醉后进行。

1. 防治休克　实质性脏器损伤常并发出血性休克,应在积极抗休克的同时,迅速剖腹止血。空腔脏器破裂者,休克发生较晚,多数属低血容量性休克,同时可伴有感染性休克,一般应在纠正休克的前提下进行手术,应用足量抗生素。

2. 保守治疗

(1)严密观察:对于一时不能明确有无腹内脏器损伤而生命体征尚稳定的伤员,应严密观察并反复检查伤情的演变,并根据这些变化,动态综合分析,尽早做出结论而不致贻误治疗。观察内容包括:①每15~30分钟测定一次脉率、呼吸和血压;②每30分钟检查一次腹部体征,注意腹膜刺激征程度和范围的改变;③每30~60分钟测定一次红细胞数、血红蛋白和血细胞比容,了解是否下降,并复查白细胞数是否上升;④必要时可重复进行诊断性腹腔穿刺术或灌洗术。

(2)注意事项:①不要随便搬动伤者,以免加重伤情;②不轻易使用止痛剂,以免掩盖伤情;③暂时禁食禁水,以免有胃肠道穿孔时加重腹腔污染。

(3)治疗措施:①积极补充血容量,防治休克;②注射广谱抗生素以预防或治疗可能存在的腹内感染;③疑有空腔脏器破裂或有明显腹胀时,应进行胃肠减压。

3. 手术治疗　对于已确诊或高度怀疑腹内脏器损伤者应尽快早期手术探查。原则上优先处理实质器官伤以控制出血。

麻醉选择气管内插管麻醉比较理想,既能保证麻醉效果,又能根据需要供氧,并防止手术中发生误吸。胸部有穿透伤者,无论是否有血胸或气胸,麻醉前都应先做患侧胸腔闭式引流,以免在正压呼吸时发生张力性气胸。

根据可能受伤脏器的位置,选择最易接近的切口进腹。如不能确定受伤器官时,多采用正中切口或右侧经腹直肌切口,进腹迅速,创伤和出血较少,能满足彻底探查腹腔内所有部位的需要,还可根据需要延长或向侧方添加切口。腹部开放性损伤时,不可通过扩大伤口去探查腹腔,以免伤口感染和愈合不良。

有腹腔内出血时,开腹后应立即吸出积血,清除凝血块,迅速查明来源,并加以控制。一般凝血块集中处即为出血部位。若出血迅猛,一时难以判断其来源时,可用手指压迫主动脉穿过膈肌处,争取时间补充血容量,查明原因再做处理,切忌用止血钳在血泊中盲目钳夹。肝、脾、肠系膜和腹膜后的胰、肾是常见的出血来源。

如果腹腔内没有大出血,则应对腹腔脏器进行系统、有序地探查。原则上应先探查肝、脾等实质性器官,同时探查膈肌、胆囊等有无破损,接着从胃开始,逐段探查十二指肠、空肠、回肠、大肠及其系膜,然后探查盆腔脏器,若有必要则切开胃结肠韧带显露网膜囊,检查胃后壁和胰腺。原则上是先处理出血性损伤,后处理穿破性损伤;对于穿破性损伤,应先处理污染重的损伤,后处理污染轻的损伤。

二、常见内脏损伤的特征和处理

(一)脾损伤

脾脏遭受暴力损伤而发生破裂称脾破裂。脾脏是腹腔内较大的实质性脏器,血运丰富,组织脆弱,易损伤破裂。在腹部闭合性损伤中,脾破裂居于首位。有慢性病理改变(如血吸虫病、疟疾、淋巴瘤等)的脾脏更易破裂。

脾破裂按照病理解剖可分为三种类型,即为中央型破裂(破裂在脾实质深部)、被膜下破裂(被膜完整,破裂在脾实质周边部分)和真性破裂(脾实质与脾被膜同时破裂)三种。真性脾破裂立即有内出血及腹膜刺激征,表现明显,一般较易诊断。中央型破裂与被膜下破裂因出血受包膜限制,临床上可无明显出血表现,早期诊断不易,血肿最终亦可被吸收。如被膜下血肿继续增大,可自发地或在轻微外力下突然破裂,称为"延迟性脾破裂",一旦发生,应立即手术。如怀疑有中央型或被膜下脾破裂可能,应进行 B 超及 CT 检查,多能确诊。此类伤员应予住院观察,严格卧床休息,给予止血剂,加强监测,定期观测脾脏的变化,做好随时手术的准备。

真性脾破裂常并发休克,应在抗休克的同时施行手术治疗。手术进入腹腔后首先用手捏住脾蒂,控制出血,吸出积血,同时探查以明确诊断并决定手术方式。由于脾组织脆弱,不易缝补止血,一般多采用脾切除术治疗,尤其是裂口广泛、深大者。因脾脏参与一系列免疫功能,施行脾切除的患者,主要是婴幼儿有可能发生难以控制的以肺炎球菌为主的凶险性感染而死亡,故建议在"抢救生命第一,保留脾脏第二"的原则下尽量保留脾脏或脾组织。

病案分析

患者男性,35 岁,因从工地 3m 高处摔落,左侧背部着地 1 小时来院,检查:血压 85/50mmHg,心率 120 次/min,面色苍白、肢冷、出汗、脉数。左胸压痛,全腹压痛、反跳痛和肌紧张,以左上腹为显著。急诊查血常规示:白细胞计数 14.2×10^9/L,中性粒细胞百分比 80%;红细胞计数 2.91×10^{12}/L,血红蛋白 82g/L。胸部 X 线检查示:左侧第 6 肋骨多发骨折,第 7~9 后肋骨折。B 超及 CT 平扫示:多发肋骨骨折,脾破裂,脾周及腹腔积液。收入病房后立即行急诊剖腹探查术,术中见腹腔内不凝血液约 1 500ml,脾脏表面见一裂口长约 6cm,深约 2cm,行脾切除术。

术后诊断:①出血性休克;②真性脾破裂;③多发肋骨骨折。

分析:外伤性脾破裂是内脏损伤中较为常见的急危重症,临床上应高度重视,当考虑为真性脾破裂同时合并出血性休克时应争分夺秒进行抢救,尽早手术探查以增加病患生存的机会。

(二)肝损伤

肝脏遭受强大暴力损伤而破裂,称为肝破裂。通常右肝破裂较左肝为多。肝脏因其体积大、重量大,质地脆弱,血运丰富,结构和功能复杂,破裂伤情往往较重,病死率和并发症发生率都极高。肝破裂的病理类型和临床表现与脾破裂相似,不过肝破裂后可有胆汁与血同时进入腹腔,故其腹痛及腹膜刺激征较脾破裂明显。肝破裂的临床表现和损伤的严重程度与有无合并胆管及血管损伤有关。浅表的肝破裂出血可自行停止,出血量和速度亦小于脾破裂。深大的真性肝破裂出血较多,如伴有较大的肝血管破裂,可发生致命性大出血。肝被膜下破裂也有转为真性破裂的可能。中央型肝破裂形成的血肿,可以被吸收,但有继发感染形成肝脓肿的可能。肝破裂的出血有时会通过胆管进入十二指肠而出现呕血或黑便。B超及CT检查对肝破裂的诊断有重大帮助。

肝破裂原则上均应手术治疗。手术治疗的原则是:彻底清创、确切止血、消除胆漏、充分引流。轻度肝实质裂伤或血流动力学指标稳定或经补液后生命体征稳定的伤员,可在严密观察下行保守治疗。若生命体征经补液后仍不能稳定或需大量输血才能维持者,提示可能存在活动性出血,应尽早手术。手术方法包括填塞压迫、缝合止血、血管结扎、肝切除等。

(三)小肠损伤

钝性外力的直接或间接打击以及锐器伤可以导致小肠破裂。因小肠是腹腔内占位最广的器官,腹前壁、侧壁均为软组织,缺乏充分保护,故受伤机会较多。小肠破裂早期即有明显的腹膜炎,诊断一般不困难。但小肠破裂早期,可因穿孔较小,或穿孔处暂时被肠管或大网膜堵塞,以致自觉症状较轻,临床表现不典型,腹腔穿刺结果为阴性,X线检查无气腹征,诊断较困难。

小肠破裂一旦诊断成立,均需手术治疗。手术方法以修补术为主,也可根据伤情采用部分小肠切除加肠吻合术。手术时要对整个小肠和系膜进行系统、细致地探查,避免遗漏小的穿孔。

(四)结、直肠损伤

结、直肠破裂一般较小肠破裂少见。结肠破裂常发生于上腹部和两侧腹部损伤后,直肠破裂易发生于盆腔损伤后。由于结、直肠内容物黏稠,破裂后漏出较慢,其刺激性较弱,故早期腹膜刺激征不明显,诊断有一定难度。同时,结、直肠内容物又因细菌含量多,常常导致严重的腹腔内和腹膜后感染,预后较差。直肠损伤后,直肠指检可发现直肠内有出血,有时候还可摸到直肠破裂口。

结肠破裂的处理原则不同于小肠破裂。除右半结肠小的新鲜伤口、腹腔污染轻、一般情况良好的患者可考虑做一期修补或一期切除吻合外,大部分患者宜先做暂时性肠造口术或肠外置术,待3~4周后,伤员情况好转再回纳瘘口。对较严重的损伤一期修补后,可加做近端结肠造口术。直肠破裂的处理原则是早期彻底清创、修补肠管破损,行转流性结肠造瘘和直肠周围间隙彻底引流。

11章05节PPT

泌尿系统损伤

第五节 泌尿系统损伤

泌尿系损伤以男性尿道损伤最为多见,肾、膀胱、输尿管次之。泌尿系统损伤常是胸、腹、腰部或骨盆等严重多发性损伤的合并伤,目前也常见于医源性损伤,如手术、内镜操作及其他器械检查等所致的损伤。

泌尿系损伤主要表现为出血和尿外渗。大出血可引起休克,血肿和尿外渗可继发感染,严重时导致脓毒症、周围脓肿、尿瘘或尿道狭窄。因此,早期诊断,合理处理,尤为重要。

一、肾损伤

肾损伤常见于男性青壮年,以闭合性损伤多见,约1/3合并有其他脏器损伤。肾脏由于解剖位置深,有腹壁、肋骨、膈肌、腰大肌等保护,加之在肾脂肪囊内有一定的活动度可以缓冲外来暴力作用,因而不易受到损伤。但肾脏质地脆弱,包膜薄,周围有骨质结构,在遭受较大暴力打击或存在肾积水、结石、囊肿、肿瘤等病理改变时,损伤的可能性更大,甚至发生破裂或肾蒂损伤。由于肾脏血液循环丰富,在挫伤或轻度裂伤时容易自行愈合。

（一）病因

1. 开放性损伤 因枪弹、刀刃等锐器致伤,多见于战时。肾和皮肤均受到损伤,肾脏与外界相通,常合并胸、腹部其他组织器官损伤,损伤复杂而严重。

2. 闭合性损伤 体表皮肤完整,肾脏与外界不相通,多因钝性暴力所致。直接暴力如撞击、跌打、挤压、肋骨或横突骨折等;间接暴力如对冲伤、高空坠落时足跟或臀部着地发生的减速伤等。

3. 医源性损伤 肾穿刺、经皮肾镜碎石取石术、体外冲击波碎石术等,可能发生肾损伤。

4. 自发性肾破裂 是指在无明显外伤情况下突然发生的肾实质、集合系统或肾血管的损伤,与肾脏本身病变有关。如积水、肿瘤、结核、肾囊性疾病、较大肾血管平滑肌脂肪瘤等。

（二）病理

肾损伤以闭合性损伤最为常见,根据损伤的程度可分为以下病理类型(图 11-23):

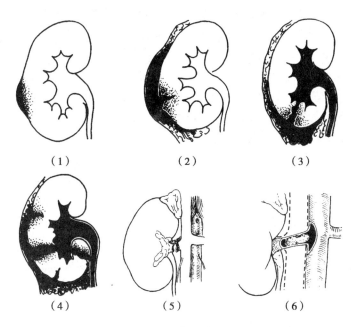

图 11-23 肾损伤病理类型

(1)肾瘀斑及包膜下血肿;(2)表浅肾皮质裂伤及肾周围血肿;(3)肾实质
全层裂伤、血肿及尿外渗;(4)肾横断;(5)肾蒂血管断裂;(6)肾动脉内膜
断裂及血栓形成

1. 肾挫伤 最多见,仅局限于部分肾实质,形成肾瘀斑和/或包膜下血肿,肾包膜及肾盏肾盂黏膜完整。可以自愈。

2. 肾部分裂伤 部分实质裂伤。伴有肾包膜破裂,可致肾周血肿。若肾近集合系统部分裂伤伴有肾盏肾盂黏膜破裂,则可有明显血尿。

3. 肾全层裂伤 实质深度裂伤,外及肾包膜,内达肾盂肾盏黏膜,常引起广泛的肾周血肿、血尿和尿外渗。若肾横断或碎裂时,可导致部分肾组织缺血。

4. 肾蒂损伤 比较少见,肾蒂或肾段血管的部分或全部撕裂,可以导致大出血、休克及死亡。也可能因肾动脉突然被剧烈牵拉,血管内膜断裂,形成血栓,易造成肾功能受损。

（三）临床表现

肾损伤的临床表现与损伤类型和程度有关,常表现为休克、血尿、疼痛、腰腹部肿块及发热。在合并其他器官损伤时肾损伤的表现有时不易被察觉。

1. 休克 多见于严重肾裂伤、肾蒂血管裂伤或合并其他脏器损伤。致创伤性休克或/和失血性休克,可危及生命。

2. 血尿 绝大多数肾损伤患者可出现血尿。轻者为镜下血尿,重者为肉眼血尿,可伴有条状血块和肾绞痛。尿内出血量的多少不能判定损伤的范围和程度,严重损伤而大量出血时常因血块或肾组织碎片阻塞输尿管,血尿可不明显。血尿时间延长常与继发感染或动静脉瘘形成有关。

3. 疼痛 常是外伤之后的首发症状。腰部软组织挫伤、肾包膜下血肿、肾周围软组织损伤、出血或尿外渗均可引起患侧腰、腹部疼痛。体检可有腰部压痛和叩击痛,严重时腰肌紧张和强直。血液、尿液渗入腹腔或合并腹内脏器损伤时,可出现全腹疼痛和腹膜刺激症状。但值得注意的是出现腹膜刺激征不一定有腹腔脏器损伤。输尿管内存在凝血块时可发生肾绞痛。

4. 腰腹部肿块 血液、尿液渗入肾周围组织可使局部肿胀、逐渐包裹形成肿块。腰部可有压痛和叩击痛,严重时腰肌紧张和强直。肿块的大小视出血量和/或尿外渗量有关。

5. 发热 肾周血肿和尿外渗可继发感染,甚至导致肾周脓肿或化脓性腹膜炎,伴有全身中毒症状。血肿吸收也可致发热。

当肾损伤症状与临床表现不符时,应考虑存在其他脏器损伤的可能。合并胸腔脏器损伤者多表现呼吸循环系统症状;合并肝脏、脾脏及大血管损伤时,以出血为主要表现,腹腔内可抽出不凝血;合并胃肠道损伤以腹膜炎症状为表现。

（四）诊断

根据病史、症状、体检和尿液检查可做出初步诊断。要进一步了解损伤范围和程度,必须选择相关的特殊检查。

1. 病史与体检 任何腹部、背部、下胸部外伤或受对冲力损伤的患者,无论是否有典型的腰、腹部疼痛、肿块、血尿等,均需考虑肾损伤的可能。有时症状与损伤的严重程度并不相符。严重的胸、腹部损伤时,往往容易忽视泌尿系损伤的临床表现。

2. 实验室检查

(1)尿常规:尿中有多量红细胞。

(2)血常规:血红蛋白与血细胞比容持续降低,提示有活动性出血。白细胞数增加,应注意感染的可能。

3. 特殊检查 超声检查能观察肾损伤部位与程度,是闭合性肾损伤的首选检查,可连续监测腹膜后血肿及尿外渗情况;CT 增强扫描是能迅速准确地了解肾实质损伤情况、尿外渗及血肿范围、其他器官损伤及对侧肾情况,并可显示无活力的肾组织;CT 血管成像还可显示肾血管损伤情况,也可了解血管损伤情况、有无肾动静脉瘘或创伤性肾动脉瘤等。排泄性尿路造影、动脉造影、磁共振、核素扫描等检查一般不作为常规首选。

（五）治疗

肾损伤的治疗目的:降低病死率,保护肾功能。随着交通事故的增多,建筑行业的发展,肾损伤的发生率逐年增加,治疗方法的选择要根据患者伤后的一般情况、受伤范围和程度以及有无其他器官损伤而确定,绝不能盲目行手术探查。由于大多此类伤者多在突发状况下出现,需要重视对伤者心理调适,多与伤者沟通解释,平缓伤者的紧张情绪,配合治疗。

1. 紧急治疗 对大出血、休克的患者应采取抗休克、复苏等急救措施,严密观察生命体征变化,同时明确有无合并伤,并积极做好手术探查的准备。

2. 保守治疗

(1)绝对卧床休息 2~4 周,病情稳定、血尿消失后才可以允许患者离床活动。通常损伤后 4~6 周肾部分挫裂伤才趋于愈合,症状完全消失 2~3 个月内不宜参加体力劳动或者体育运动。

(2)监测生命体征及局部体征的变化;动态检测血红蛋白和血细胞比容。

(3)加强支持疗法,维持水电解质平衡,保持足够尿量。

(4)早期合理应用抗生素防治感染。

(5)合理应用镇静、止痛及止血药。

3. 手术治疗

(1)开放性肾损伤:几乎都需要手术探查,常需清创、缝合和引流,并探查有无合并伤。

(2)闭合性肾损伤:一旦确定为严重肾裂伤、肾碎裂伤或肾蒂伤,应尽早手术探查。若保守治疗者发现下列情况时,应立即施行手术:①经积极抗休克治疗后症状不见改善。②血尿加重,血红蛋白和血细胞比容继续下降。③腰腹部肿块明显增大并疑有腹腔脏器损伤。

(3)医源性损伤:少见但有增多趋势,可导致严重不良后果。不同手术会引起不同类型的肾损伤,处理方式也不同,如经皮肾镜碎石取石术,出血较多时,可先夹闭造瘘管,停止手术,或行血管介入止血,或改变穿刺部位,或改为其他手术方法等方法处理。

手术时通常取经腹入路,以便探查腹腔脏器和肠管。术中可根据肾损伤的程度和范围,选择肾周围引流、肾修补、肾部分切除、肾切除、肾血管修复及血管栓塞等术式。

4. 并发症处理 肾损伤时常因血或尿外渗以及继发性感染等引起肾损伤后并发症。腹膜后尿囊肿或肾周脓肿要切开引流。输尿管狭窄、肾积水需施行成形术或肾切除术。恶性高血压要做血管修复或肾切除术。动 - 静脉瘘和假性肾动脉瘤应予以修补或行部分肾切除术。持久性血尿可施行选择性肾动脉栓塞术。

二、膀胱损伤

膀胱是位于盆腔内、腹膜外的空腔脏器,空虚时位于骨盆深处,受到周围筋膜、肌肉、骨盆及其他软组织的保护,除贯通伤或骨盆骨折外,一般难以损伤。当膀胱充盈时,壁变薄而紧张,高出耻骨联合之上,易遭受损伤。

(一)病因

膀胱损伤可分为开放性损伤、闭合性损伤、医源性损伤、自发性破裂四类。

1. 开放性损伤 由子弹或锐器贯通伤所致,常合并其他脏器损伤,如直肠、阴道损伤,可以形成腹壁尿瘘、膀胱直肠瘘或膀胱阴道瘘。

2. 闭合性损伤 膀胱充盈时,下腹部遭撞击、挤压或骨盆骨折骨片刺破膀胱壁等所致。产程过长,膀胱壁被压在胎头与耻骨联合之间引起缺血性坏死,可致膀胱阴道瘘。

3. 医源性损伤 见于下腹部手术、经尿道腔镜手术或检查、盆腔手术、阴道手术。其中发生于妇产科手术时最常见。

4. 自发性破裂 病理性膀胱(如肿瘤、结核、神经源性膀胱、放疗或多次手术)在过度充盈时可发生自发性破裂。

(二)病理

1. 挫伤 仅伤及膀胱黏膜或肌层,膀胱壁未穿破,局部出血或形成血肿,可有血尿,但无尿外渗。

2. 膀胱破裂 分为腹膜外型、腹膜内型、混合型(图 11-24)。

笔记栏

(1)腹膜外型:此类型较多见。多发生于骨盆骨折时,常伴有尿道损伤。绝大多数的腹膜外膀胱破裂合并有耻骨骨折。膀胱壁破裂,但腹膜完整。尿液外渗到膀胱周围组织及耻骨后间隙,沿骨盆筋膜到盆底,或沿输尿管周围疏松组织蔓延到肾区。这种类型的膀胱破裂腹痛范围广,程度轻。

(2)腹膜内型:较少见。但后果较腹膜外型严重。破裂位置多见于膀胱顶邻近腹膜的区域。膀胱壁破裂,尿液流入腹腔,引起化学性腹膜炎。此时腹膜吸收大量尿素致血尿素氮明显升高。

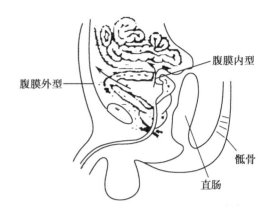

图 11-24 膀胱破裂

(3)混合型:此类型约占10%,同时存在腹膜外型和腹膜内型膀胱破裂,通常由强大外力作用导致,锐器贯通伤是其主要原因,往往合并多脏器损伤,病死率高。

(三)临床表现

膀胱挫伤可无临床表现,或仅有下腹部疼痛和少量终末血尿,短期内自行消失。膀胱全层破裂时,可有休克、腹痛、血尿和排尿困难以及尿瘘。闭合性损伤时,常见皮肤肿胀、瘀斑和血肿。

1. 休克 骨盆骨折或合并其他器官损伤所致剧痛、大出血可以导致休克。膀胱破裂引起尿外渗及腹膜炎等,易发生感染性休克。

2. 腹痛 腹膜外型膀胱破裂时,尿外渗及血肿可引起下腹部疼痛,压痛及肌紧张。直肠指检可触及直肠前壁饱满和触痛,可有放射痛。腹膜内外型膀胱破裂时,尿液流入腹腔,可出现急性腹膜炎症状,腹痛、腹胀、腹肌紧张并有移动性浊音。

3. 血尿和排尿困难 肉眼血尿是膀胱破裂的主要表现。尿液外渗至膀胱周围或腹腔内时,患者可有尿急和排尿感,但仅能排出少量血尿或无尿液排出。

4. 尿瘘 开放性损伤可有体表伤口漏尿;如与直肠、阴道相通,则经肛门、阴道漏尿。闭合性损伤在尿外渗感染后破溃,可形成尿瘘。

(四)诊断

根据病史、临床表现,一般可以确诊膀胱损伤。但如伴有其他脏器损伤时,膀胱损伤的表现可被掩盖。因而,凡下腹部、臀部或会阴部有损伤时,或下腹部有闭合性损伤时,患者有尿急而不能排尿或仅能排出少量血尿时,均应考虑膀胱损伤。若临床表现不典型而难以确诊时,可选择下述方法帮助诊断。

1. 导尿试验 膀胱破裂时导尿管可顺利插入膀胱,仅流出少量血尿或无尿流出。经导尿管注入 200~300ml 灭菌生理盐水,片刻后吸出,液体外漏时吸出量会减少,腹腔液体回流时吸出量会增多。若液体进出量差异很大,提示膀胱破裂。

2. X线检查 腹部平片可以发现骨盆或其他骨折。自导尿管注入 15% 泛影葡胺 300ml 行膀胱造影,拍摄前后位片及左右斜位片,抽出造影剂后再摄片,可发现造影剂漏至膀胱外,排液后的照片更能显示遗留于膀胱外的造影剂。腹膜内膀胱破裂时,则显示造影剂衬托的肠袢。也可注入空气造影,若空气进入腹腔,膈下见到游离气体,则为腹膜内破裂。

3. CT CT膀胱造影与X线膀胱造影价值相当,但CT在诊断复合伤方面具有独特的优势。

(五)治疗

1. 膀胱挫伤一般不需手术治疗,卧床休息、多饮水、自行排尿或留置导尿管引流尿液,同时使用抗生素,多可自愈。

2. 膀胱破裂出现休克时应行抗休克治疗,早期使用广谱抗生素预防感染。手术处理的原则:①闭合膀胱壁缺损;②保持通畅的尿液引流,或完全的尿流改道;③充分引流膀胱周围及其他部位的尿外渗。若有其他器官损伤,也可同时处理。

三、尿道损伤

尿道损伤在泌尿系损伤中最为常见,多见于男性。如处理不当,常发生尿道狭窄、假道形成、尿失禁、尿瘘、阴茎勃起功能障碍及肾功能损害等并发症。

（一）病因与分类

1. 按损伤类型可分为开放性损伤和闭合性损伤

(1)开放性损伤:多因弹片、锐器伤所致,常伴有阴囊、阴茎或会阴部贯通伤。

(2)闭合性损伤:常为挫伤、撕裂伤或腔内器械直接损伤。

2. 按损伤部位分为前尿道损伤和后尿道损伤

(1)前尿道损伤:是指球部尿道和阴茎部尿道损伤。以球部尿道骑跨伤多见。

(2)后尿道损伤:是指前列腺部和膜部尿道损伤。以膜部尿道多见,多为骨盆骨折所致,也常见于尿道器械操作与手术时损伤。

（二）病理

尿道损伤可有挫伤、裂伤或完全断裂。尿道挫伤时仅有水肿和出血,可以自愈。尿道裂伤或完全断裂可有血、尿外渗,外渗的范围视尿道损伤的部位和程度不同而各不相同。如阴茎筋膜尚完整,则血液及尿液外渗仅限于阴茎筋膜内,表现为阴茎肿胀。如阴茎筋膜也破裂,则血液及尿液沿阴茎、阴囊、腹壁下浅筋膜外渗到阴囊、阴茎、会阴浅层和腹壁(图 11-25)。后尿道断裂,尿液沿前列腺尖处外渗到耻骨后间隙和膀胱周围(图 11-26)。

血、尿外渗可继发感染和组织坏死,并发尿道周围脓肿和尿瘘,晚期由于纤维瘢痕的形成,可产生尿道狭窄。

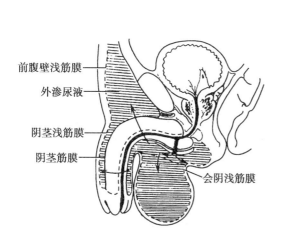

图 11-25 尿道球部损伤后尿外渗

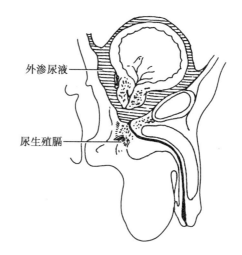

图 11-26 后尿道损伤后尿外渗

（三）临床表现

1. 出血 尿道外口滴血或溢血,为前尿道外伤最常见的症状。骨盆骨折所致后尿道损伤,虽然尿道外口无流血或仅有少量溢血,但常合并失血性休克。

143

2. 疼痛　前尿道损伤有会阴部疼痛,可以放射到尿道外口,尤以排尿时明显;后尿道损伤可有下腹部疼痛。

3. 排尿困难　常因疼痛而致括约肌痉挛出现排尿困难。尿道完全断裂时可有尿潴留。

4. 局部肿胀和瘀斑　受伤处组织出现肿胀和淤血。如尿道骑跨伤者会阴部、阴囊处可见肿胀、瘀斑及蝶形血肿。

5. 尿外渗　尿道全层裂伤后,尿液可由裂口处外渗到周围组织中。一旦继发感染容易导致蜂窝织炎,出现脓毒血症。如为开放性损伤,则尿液可从皮肤创口、肠道或阴道瘘口流出,最终形成尿瘘。

（四）诊断

应首先确定有无尿道损伤,同时还要了解损伤的部位、程度以及有无合并伤。

根据病史和典型临床表现以及血肿、尿外渗分布,诊断并不困难。为检查尿道是否连续与完整,可试行导尿术。一旦插入导尿管,应予留置,引流尿液并支撑尿道。逆行尿道造影检查可显示损伤部位与程度。骨盆前后位 X 线摄片可显示骨盆骨折,有助于后尿道损伤的诊断。B 型超声检查可了解有无膀胱周围血肿及尿外渗情况。膀胱尿道镜检查是诊断后尿道最为直观的办法,必要时可改用输尿管镜观察。CT 和 MRI 可帮助了解骨盆骨折、阴茎海绵体、肾及其他脏器损伤情况。

（五）治疗

1. 紧急处理　尿道球海绵体严重出血或骨盆骨折可致休克,应尽早采取抗休克措施。前者应立即手术止血;后者勿随意搬动,以防加重出血和损伤。有排尿困难时,可试行插入导尿管,如成功则予以保留导尿 2 周左右,并用抗生素预防感染。否则,可做耻骨上膀胱穿刺造瘘引流尿液,不可反复试插导尿管。

2. 手术治疗

（1）前尿道横断或严重撕裂:根据患者情况及医疗条件,可选择经耻骨上膀胱造瘘术或急诊一期尿道端端吻合术。

（2）后尿道损伤:尿道损伤不严重者,可试行插入导尿管,并予以保留尿管。尿道损伤严重者,可选择早期做耻骨上膀胱造瘘术、尿道会师复位术。必要时 3 个月后再行二期尿道修复重建。

（3）并发症处理:尿道狭窄应定期施行尿道扩张术,无效者可用尿道镜行狭窄尿道切开,或于伤后 3 个月切除尿道瘢痕组织及尿道端端吻合术。后尿道合并直肠损伤,早期可立即修补,并做暂时性结肠造瘘。尿道直肠瘘时,一般 3~6 个月后再施行修补手术。

（4）重视伤者心理调适:男性尿道除了尿液通道外,还有性生活中排精通路,因而尿道损伤后除需要恢复排尿外,还要考虑性生活的情况,尤其是年轻伤者,要告知伤者大多数伤者经过积极治疗对今后生活不会造成太大影响,对于受伤非常严重的伤者积极配合医生治疗,可尽量恢复功能。

第六节　烧　　伤

烧伤

烧伤是热力直接作用于人体所造成的组织损伤的统称,也是一种常见的损伤性疾病。主要致伤因素有火焰、热液、热蒸汽、发(蓄)热物体等。由于电、化学物、放射线等所致的损伤特点与烧伤相似,故也归属于烧伤范畴。烧伤病损虽在体表或开放性黏膜,其病理变化常常波及全身,甚至出现严重的全身性并发症。

一、热力烧伤

（一）病理生理及临床分期

1. 体液渗出期 烧伤后的立即反应为体液渗出。一般以伤后 6~12 小时内最快,持续 36~48 小时。至 48 小时渐趋恢复,此后,渗出于组织间隙的水肿液开始回吸收,临床表现为血压趋向稳定,尿液开始增多。临床上常根据上述规律进行液体复苏治疗,补液速度先快后慢。较大面积烧伤时,防治休克是此期的关键。

2. 急性感染期 伤后 3~5 天是感染高峰时期,此时创面坏死组织溶解及蛋白不断渗出,加上早期休克的打击及皮肤屏障功能的破坏,免疫防御功能低下,极易引起感染。如早期处理不当,感染进行性加重,并向四周或深部组织蔓延,严重者导致脓毒症,甚则死亡。防治感染是此期的关键。

3. 创面修复期 伤后 5~8 天,组织开始修复,浅度烧伤多能自行愈合;深Ⅱ度烧伤依靠残存上皮在痂皮下融合修复;Ⅲ度烧伤焦痂在伤后 2~3 周开始溶痂,大量坏死组织液化,适于细菌繁殖,感染机会增多,加之此时机体抵抗力和创面修复能力降低,成为发生全身性感染的又一高峰时机。此期的关键是加强营养,扶持机体修复功能和抵抗力,积极消灭创面和防治感染。

（二）伤情判断

1. 烧伤面积的估计

(1)手掌法:适用于小面积或散在烧伤的估算。伤者五指并拢的手掌面积,约占其全身体表面积的 1%(图 11-27)。

(2)中国新九分法:主要用于成人,即将全身体表面积分为 11 个 9%,另加 1%,构成 100% 的体表面积计算。儿童因头部较大而下肢较小,应结合年龄进行计算(表 11-3、图 11-28)。

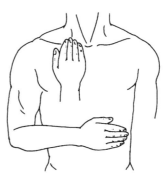

图 11-27 手掌法

表 11-3 中国新九分法

部位		占成人体表 %		占儿童体表 %
头颈	发部	3	9×1	9+(12- 年龄)
	面部	3		
	颈部	3		
双上肢	双上臂	7	9×2	9×2
	双前臂	6		
	双手	5		
躯干	躯干前	13	9×3	9×3
	躯干后	13		
	会阴	1		
双下肢	双臀	5*	9×5+1	9×5+1-(12- 年龄)
	双大腿	21		
	双小腿	13		
	双足	7*		

* 成年女性的臀部和双足各占 6%。

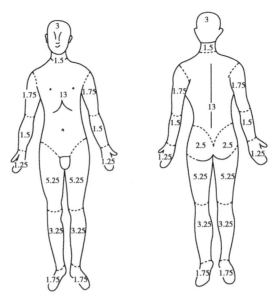

图 11-28 成人体表各部所占百分比(%)示意图

2. 烧伤深度的估计 一般按三度四分法分度,即Ⅰ度、浅Ⅱ度、深Ⅱ度和Ⅲ度烧伤(图 11-29,表 11-4)。

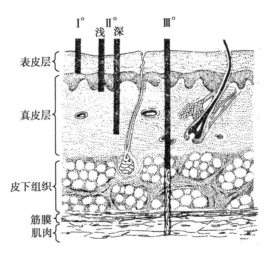

图 11-29 烧伤深度分度示意图

表 11-4 烧伤深度的识别

烧伤深度	深度	病理	创面表现	愈合过程
Ⅰ度	达表皮角质层	局部血管扩张、充血、渗出	红、肿、热、痛、感觉过敏,表面干燥	2~3 天后痊愈、无瘢痕
浅Ⅱ度	达真皮浅层,部分生发层健在	血浆渗出,积于表皮与真皮之间	剧痛,感觉过敏,有水疱,基底均匀发红潮湿,水肿明显	1~2 周痊愈,无瘢痕
深Ⅱ度	达真皮深层,有皮肤附件残留	局部组织坏死,皮下层渗出明显	痛觉迟钝,有水疱,基底苍白,间有红色斑点潮湿	3~4 周痊愈,有轻度瘢痕
Ⅲ度(焦痂)	达皮肤全层,甚至深达皮下组织、肌肉、骨骼	皮肤坏死,蛋白质凝固,形成焦痂	痛觉消失,无弹性,干燥,无水疱,如皮革状,蜡白、焦黄或炭化	2~4 周焦痂脱落,须植皮才能愈合,可形成瘢痕和瘢痕挛缩

3. 烧伤严重性分度

(1)轻度烧伤：Ⅱ度烧伤面积 10% 以下。

(2)中度烧伤：Ⅱ度烧伤面积在 11%~30%，或Ⅲ度烧伤面积不足 10%。

(3)重度烧伤：烧伤总面积在 31%~50%；或Ⅲ度烧伤面积 11%~20%；或烧伤面积虽不足上述百分比，但已发生休克、合并较重的吸入性损伤和复合伤等。

(4)特重烧伤：烧伤总面积 50% 以上，或Ⅲ度烧伤超过 20%。

(三)烧伤常见并发症

1. 感染 烧伤后皮肤屏障功能破坏，机体免疫防御功能低下，易致细菌感染。严重烧伤时肠黏膜因应激性损害，肠道微生物、内毒素等均可进入肝、脾及血液，导致内源性感染，重者可致脓毒血症或死亡。

2. 休克 重度烧伤体液大量渗出可致低血容量性休克，或因强烈损伤刺激引发疼痛性休克。如早期处理不当，极易引起感染和多器官功能衰竭。

3. 肺部并发症 呼吸道烧伤、肺水肿及脓毒血症等可引起肺部感染，或继发呼吸窘迫综合征，导致急性呼吸功能衰竭。

4. 心功能不全 多发生于严重休克或感染时，主要因缺血缺氧和失控性炎症反应造成心肌损伤。如休克、感染等原因持续存在并加重，可发展成为严重的心力衰竭。临床症状有心慌、气急、阵发性哮喘、咳粉红色泡沫痰、心率增快、心律失常、舒张期奔马律、肺动脉瓣第二音增强和亢进、急性肺水肿、颈静脉怒张、心室肥大等。

5. 肾功能不全 血容量减少可致肾缺血，加上血红蛋白、肌红蛋白及细菌毒素等对肾的损害，导致急性肾功能不全甚至急性肾衰竭。

6. 应激性溃疡 是重度烧伤后胃肠道出现的一种特殊应激反应，可引起出血、穿孔甚至休克。对严重烧伤，需常规给予抗酸治疗以保护胃黏膜。

(四)烧伤的救治

1. 治疗原则

(1)保护烧伤创面。

(2)防治低血容量性休克。

(3)预防局部和全身性感染。

(4)促使创面早日愈合。

(5)防治器官并发症。

2. 现场急救

(1)一般处理：①脱离致伤源；②保护受伤部位，避免再次损伤；③减少创面污染；④镇静止痛；⑤防治休克。

(2)保持呼吸道通畅：如火灾现场有燃烧烟雾、爆炸粉尘等，应注意有无吸入性损伤，必要时给予气管切开、吸氧等处理。

(3)积极处理复合伤：如伤员有大出血、窒息、开放性气胸、骨折等应施行相应的急救处理。

3. 创面处理

(1)创面清理：以灭菌盐水冲洗创面，去除污物，修剪毛发及指(趾)甲，剪除破损水疱表皮，外用药物。如休克者先抗休克治疗，好转后再做清创。

(2)创面用药：①小面积Ⅱ度烧伤，水疱完整者，可外涂碘伏等，穿刺抽出水疱液，加压包扎；②较大面积的Ⅱ度烧伤，水疱完整，或小面积水疱已破者，剪去水疱皮；外用 1% 磺胺嘧啶银霜剂、碘伏等。创面给予暴露或包扎；③Ⅲ度烧伤创面可先外用碘伏，待去痂处理。

笔记栏

（3）暴露疗法

1）适应证

①头面颈、躯干、臀部、会阴部等不便包扎部位。

②污染重,特别是铜绿假单胞菌或霉菌感染的创面。

③特大面积烧伤的保痂治疗。

2）方法：创面不盖敷料,直接暴露于温暖干燥空气中。创面尽量不要受压或减少受压,可使用收敛、制痂及抗菌药物外涂。

3）条件：相对无菌病房,严格无菌操作,恒温（28~30℃）,恒湿（湿度30%~40%）。应注意室内床单及毛巾等须经无菌处理。

4）优点：便于观察创面的变化情况,有利于控制创面感染,免去换药而节约敷料,适用于夏季或大批烧伤的治疗。

缺点：是增加了护理工作量,早期创面有干痛,不适合于门诊治疗及伤员转送。

（4）包扎疗法

1）适应证

①四肢特别是手足,污染较轻的创面。

②不合作者如小儿,烦躁不安者。

③感染创面需药物控制感染或用生物敷料者。

④冬季无取暖设备时。

2）方法：清创后,以药物纱布或创面覆盖物作内层敷料,外以无菌纱布,棉垫包扎,厚约3~5cm,超出创缘5cm,要求松紧适当,露出肢端,便于观察血运,可保护创面,如敷料湿透,则更换敷料。

3）优点：减少换药次数,有利于创面愈合,减轻疼痛,便于转送。

4）缺点：创面潮湿,易致铜绿假单胞菌或霉菌感染,敷料消耗大,换药包扎任务繁重。

（5）湿润暴露疗法

1）适应证：无特殊禁忌证,但磷烧伤后,因油脂可能有助于无机磷吸收,故不建议应用。

2）方法：创面清创后,外用湿润烧伤膏涂于创面,厚约1mm,注意每4~6小时换药一次。

3）优点：对于深Ⅱ度创面和部分Ⅲ度偏浅创面,可以最大限度地保护残存的上皮组织,并促进其生长,可促进创面愈合。

4）缺点：①工作量大；②药品消耗大；③愈合时间较植皮等方式较长。

（6）焦痂的处理：深Ⅱ度或Ⅲ度烧伤创面多有焦痂形成,易致痂下感染。应在伤后3~5日内使用手术削痂或切痂等方法处理。削痂主要用于深Ⅱ度烧伤,削去坏死组织,使之形成新鲜创面。切痂主要用于Ⅲ度烧伤,将焦痂和坏死组织一起切除。

（7）植皮：创面处理干净应及时植皮。小面积深度烧伤可行自体皮移植。大面积深度烧伤如自体皮源不足,可用大张异体皮或异种皮打孔加自体皮片嵌入,或用大张异体皮加自体微粒皮移植覆盖创面。还可应用自体表皮异体真皮皮浆复合皮移植,或自体皮体外培养,增容后再覆盖创面等新技术。

（8）感染创面处理：脓性分泌物可选用湿敷、半暴露法或浸浴法等法去除。创面换药：可每日或隔日一次。创面感染控制后,如肉芽组织良好,应及时植皮,促使创面愈合。

4. 全身治疗

（1）防治休克：烧伤后除损伤的一般反应外,迅速发生体液渗出,渗出速度伤后6~12小时内最快,持续24~36小时,严重者可延至48小时以上。如果不行补液治疗,可因为体液大量渗出,导致有效循环血量减少而发生休克。

1)补液种类：因烧伤后渗出液体主要是血浆成分，故所补液体中除包括平衡盐液或等渗盐水等晶体液外，还需有血浆、全血、右旋糖酐、羟乙基淀粉等胶体液。

常用比例　中重度烧伤：胶体：晶体 =0.5∶1

特重度烧伤：胶体：晶体 =0.75∶0.75

2)补液量：常用计算公式是：

$$烧伤面积\% × 体重(kg) × 1.5+2\,000(ml)成人$$

即在烧伤后第一个 24 小时每 1% 烧伤面积（Ⅱ度、Ⅲ度）每千克体重共需补充胶体和晶体液量共 1.5ml（小儿 2.0ml），其中胶体和晶体的比例为 0.5∶1，严重深度烧伤可为 0.75∶0.75。另加水分需要量 2 000ml（小儿 80ml/kg，婴儿 100ml/kg）。

3)补液方法：伤后 8 小时补入总量的 1/2，另 1/2 于以后 16 小时补入。第二个 24 小时补胶体和晶体的量为第一个 24 小时的一半，水分仍为 2 000ml。第 3 日起静脉补液可减少或口服补液。

举例：烧伤Ⅱ度面积 60%，体重 50kg 患者，第 1 个 24 小时输入总量为 60×50×1.5+2 000=6 500ml。其中胶体为 60×50×0.5=1 500ml，晶体为 60×50×1=3 000ml，水分为 2 000ml，伤后 8 小时输入电解质溶液、胶体、水分均匀为第 1 个 24 小时的一半，共 3 250ml，以后 16 小时亦输入剩下的 3 250ml。第 2 个 24 小时输入量：电解质溶液 1 500ml，胶体液 750ml，水分 2 000ml，共 4 250ml。

4)抗休克观察有效指标

①尿量：成人 >20ml/ 小时，儿童 >1ml/kg/ 小时，有血红蛋白尿时，应碱化尿液，增加尿量防止肾衰。

②脉搏 <120 次 /min（成人），脉搏 <140 次 /min（儿童），血压正常。注意肢体环形焦痂或肿胀对于血压的影响。

③神志清楚。

④末梢血运正常。

⑤无明显口渴。

⑥中心静脉压正常。

(2)防治感染

1)积极处理创面：对深度烧伤创面进行消痂、切痂及植皮，是防治全身性感染的关键措施。

2)应用抗菌药物：根据创面分泌物的形状、细菌培养和药敏试验结果，选择有效抗生素。

3)增强机体免疫能力：如应用免疫球蛋白或输入新鲜血浆，较大面积烧伤应给予注射破伤风抗毒素等。

(3)营养支持：烧伤后能量消耗过大，可经胃肠道或静脉进行营养补充。如静脉输入全血、血浆和白蛋白等，也可进食高蛋白、低脂肪、含纤维素的食物。同时还应注意水、电解质紊乱的纠正。

(4)防治器官并发症

1)肺部感染、肺不张等多器官并发症的防治

①如协助患者排痰、选用抗菌药物、改善通气功能、吸氧等。

②如出现尿少、血红蛋白尿等，应考虑血容量不足、溶血等，应采取改善肾灌流、利尿、碱化尿液等措施。

2)应激性溃疡的治疗

①去除应激因素，纠正供血、供氧不足，维持水、电解质、酸碱平衡，及早给予营养支持等措施，如肠内营养等，另外还包括预防性应用制酸剂和抗生素的使用。

②应用胃肠减压方法,在胃管内注入硫糖铝、H_2 受体拮抗剂和离子泵抑制剂等以保护胃十二指肠黏膜。

③如并发穿孔,大出血时,经过输血等抢救措施无效,应采用手术治疗。

3)心功能不全的治疗:早期在于迅速纠正休克和肺功能不全,后期预防重点应是防治感染。

①去除病因:及时给予输血、输液等以迅速纠正休克,改善组织灌流,防止心肌长时间缺血和缺氧损伤。

②保证患者休息,减轻心脏负荷,以降低组织需氧量,必要时给予镇痛和镇静剂。有缺氧表现者,应给予吸氧。如有肺部病变,出现呼吸困难、二氧化碳潴留者,可使用呼吸机辅助或控制呼吸。体温过高者,应予以降温,以降低机体代谢,减少氧耗。同时应及时纠正水、电解质及酸碱平衡紊乱。

③减轻心脏前负荷:如患者出现颈静脉怒张、血压升高、心率快而有力、肺充血、中心静脉压升高等表现时,应根据伤情减慢输液速度、减少输液总量,同时应用利尿剂,降低心室充盈压力,并静脉注射呋塞米(速尿)等促使大量尿液排出。

④减轻心脏后负荷:如为血管收缩药物所致,应立即停用,并适量应用血管扩张药物,如硝普钠等;如有明显肺水肿,中心静脉压等增高,可使用速效的 α 受体阻滞剂,如酚妥拉明等加入葡萄糖溶液,缓慢静脉滴注,使周围血管扩张,外周阻力降低,减轻心脏负担,缓解肺水肿。

二、电烧伤、化学烧伤

(一) 电烧伤

因电引起的烧伤有两类:电火花引起的灼伤的性质和处理同火焰烧伤;电源直接接触所致的电烧伤,其伤情取决于接触时间,以及电流的强度、性质和路径等。

1. 损害机制 电流导入人体后,由于不同组织的电阻不同(依大小顺序为骨、脂肪、皮肤、肌腱、肌肉、血管和神经),局部损害程度也有所不同。组织电阻越大,局部产生的热能也越大,故在骨骼周围常因高温的产生而发生"套袖式"坏死。同时,体表的电阻又因皮肤的厚薄及干湿情况而异。如皮肤潮湿或出汗时,因电阻低,电流易通过,可迅速沿电阻低的血管运行,因而全身性损害重。如皮肤干燥时,局部电阻大,损害较严重,但全身性损害相对较轻。

2. 临床表现

(1)全身性损害:轻者有恶心、心悸、头晕或短暂意识障碍;重者昏迷,呼吸、心搏骤停,但如及时抢救多可恢复。

(2)局部损害:电流通过"入口"致组织烧伤较"出口"处严重。入口处常出现炭化,形成裂口或洞穴,常深达肌肉、肌腱、骨周,损伤范围常外小内大。由于邻近血管受损,可造成广泛性组织坏死,继发大出血或全身性感染。肘、腋或膝、股等屈面可出现"跳跃式"伤口。

3. 治疗

(1)现场急救:①采取有效措施使患者脱离电源;②扑灭燃烧的衣服;③呼吸及心搏骤停者,立即给予心肺复苏;④如有复合伤,应据病情做相应处理。

(2)全身治疗:早期予以补液,并给予利尿剂和碱性药物,防止肾衰竭。同时应用大剂量抗生素,警惕厌氧菌感染并予破伤风抗毒素注射。

(3)局部治疗:清创时注意切开减张,切除坏死组织,尽早应用植皮或皮瓣等方法修复创面,密切注意和及时处理继发性出血。

（二）化学烧伤

以强酸、强碱或磷等化学物质所致的烧伤，称为化学烧伤。损害程度与化学物质的性质有关，还取决于化学物的剂量、浓度和接触时间。

1. 损害机制　使局部组织细胞脱水，蛋白质凝固坏死，还可继续侵入或被吸收，导致进行性局部损害或全身性中毒。

2. 处理原则　及时用大量清水长时间冲洗创面。早期输液量应稍多，可加用利尿剂以排出毒性物质。

3. 酸烧伤　常为强酸（硫酸、硝酸、盐酸等）所致，共同特点是组织细胞脱水，蛋白质凝固坏死，不形成水疱，皮革样成痂。急救时可用大量清水冲洗，尽早切痂。但氢氟酸腐蚀性强，冲洗后可用氯化钙或硫酸镁湿敷并给予暴露，使其痂下愈合或切痂植皮。

4. 碱烧伤　常为强碱，如氢氧化钠、氢氧化钾、氢氧化钙等，共同特点是除使组织细胞脱水，与组织蛋白结合成复合物外，还可使脂肪皂化和溶解。皂化时产生的热量，可促使深层组织继续坏死，创面扩大加深，愈合时间延长。急救时可用大量清水长时间冲洗，争取早期切痂与植皮。但在处理氢氧化钙等烧伤时，应去除伤处颗粒，以免用清水冲洗时产热再加重烧伤。

5. 磷烧伤　磷的特点是与空气接触即自燃。磷是细胞质毒物，吸收后可致肝、肾等脏器功能损害。急救时应用大量清水浸浴，并在水下清除磷颗粒，随后用 1% 硫酸铜涂布，使之形成无毒性的磷化铜。深度创面争取早期切痂与植皮。

第七节　咬　蜇　伤

咬蜇伤

自然界能够攻击人类造成损伤的动物数以万计，动物利用其牙、爪、角、刺等袭击人类，咬、抓、刺、撕造成机体不同程度的咬伤、蜇伤和其他损伤，严重者可使人致残或死亡。因此了解各种动物的致伤特点，采取有针对性的治疗，可降低伤残或死亡。

一、致伤机制

（一）中毒

是咬、蜇伤应关注的问题。常见的是节肢动物中的黄蜂、蝎子、蜈蚣、黑蜘蛛的蜇（刺）伤；爬虫类动物以毒蛇咬伤多见；水中动物如水母、海胆、海星刺伤也可产生毒液。

（二）机械性损伤

动物利用其牙、爪、钳、角、刺等攻击人类，除造成不同程度的咬、蜇（刺）伤外，严重者尚可有大块软组织撕裂毁损。

（三）继发感染

除受伤后环境污染外，更重要的是动物口腔、唾液、爪甲污垢等的污染。动物口中，尤其是哺乳动物口腔中菌种杂、菌量大；伤口中可带进异物，如泥土、衣服、动物牙齿、毛、爪、尾刺等。常见的是化脓性细菌感染，非芽孢性厌氧菌感染也较多见。在深部刺伤，特别是利牙所致者，可有广泛的肌肉撕裂伤，气性坏疽和破伤风也不少见；此外，可传染疾病如狂犬病、鼠疫、鼠咬热、兔热病、黑热病、黄热病、恙虫病等。

二、急救处理原则

1. 详询受伤史　尽可能了解受伤时间、地点、何种动物所伤。

2. 如果一时无法识别动物种类,可按下列基本原则处理:

(1)如系咬伤应尽早进行清创,清除一切失活的组织和异物;常规应用有效抗生素,特别注意厌氧菌感染的防治,常规注射破伤风抗毒素。

(2)如系蜇(刺)伤应仔细检查刺入处有无折断的尾针(异物),应在无菌条件下去除。急救时可用肥皂水或弱碱液中和毒液,因为大多数蜇(刺)伤的毒液为酸性,局部用碘伏消毒后包扎。

(3)在未否定疯狗或毒蛇咬伤以前,一律按疯狗或毒蛇咬伤处理。

(4)给予镇痛、镇静药。

(5)门诊观察或住院进行后续治疗。

三、兽、畜类咬伤

兽、畜类咬伤是一种常见的损伤。在农村多为狗、猪、马、猫、鼠等咬伤,在城市以狗、猫等动物咬伤多见。利齿咬伤伤口深细,周围组织常有不同程度的挫裂损伤,动物口腔内菌种多、菌量大。兽、畜类咬伤伤口污染严重,致病菌有需氧菌和厌氧菌,异物也常被带入伤口,容易继发感染。兽、畜类咬伤后伤口应立即清创,清除异物和一切失活的组织,以生理盐水或稀释的碘伏溶液反复冲洗伤口,再用3%过氧化氢液淋洗,然后用碘伏消毒伤口周围皮肤,伤口应开放引流。必须在伤后12小时内注射破伤风抗毒素1 500IU,早期应用抗生素预防感染。

兽、畜类咬伤还可传播一些疾病,如狂犬病、鼠咬热、猫爪病等,以狂犬病最常见。狂犬病是由动物唾液中的狂犬病毒引起,常由受感染的狗、猫、蝙蝠等咬伤所传染,犬咬伤是主要原因。自狂犬咬伤后到发病可有10日到数月的潜伏期,一般为30~60日。判定伤人的动物有无狂犬病毒是决定治疗的关键,密切观察伤人的犬兽,并加以隔离,若动物存活10日以上,可以排除狂犬病。受狂犬、疯猫伤害的患者,应以肥皂水清洗后敞开伤口并接受免疫治疗。被动免疫为20U/kg的人抗狂犬病免疫球蛋白半剂量创口局部浸润注射,半剂量臀部肌内注射。采用狂犬病疫苗主动免疫在伤后第1、3、7、14、28日各注射一剂,共5剂。如曾接受过全程主动免疫,则咬伤后不需被动免疫治疗,仅伤后当日与第3日强化主动免疫各一次,狂犬病预后差,病死率高,应当加强预防。

四、毒蛇咬伤

毒蛇咬伤是指人体被毒蛇咬伤,其毒液由伤口进入人体内而引起的一种急性全身性中毒性疾病。本病发病急、变化快,若不及时救治,常可危及生命,其发病率在我国南方地区较高。我国已发现毒蛇有40余种,其中最常见的约10余种。根据所分泌的蛇毒性质,大致可分为神经毒、血液毒和混合毒三种。神经毒对中枢神经和神经肌肉节点有选择性毒性作用,常见于金环蛇、银环蛇、海蛇咬伤。血液毒对血细胞、血管内皮及组织有破坏作用,可引起出血溶血、休克、心力衰竭等,常见于竹叶青、尖吻蝮蛇、蝰蛇、烙铁头蛇咬伤。混合毒兼有神经、血液毒素的特点,如蝮蛇、眼镜蛇、眼镜王蛇咬伤。

(一)临床表现

毒蛇咬伤后,患部一般都有两个较粗大而深的毒牙痕,而无毒蛇咬伤的牙痕则小而排列整齐,局部伤处疼痛,肿胀迅速蔓延,皮肤出现血疱,瘀斑,甚至局部组织坏死。

神经毒的毒蛇咬伤表现为神经系统损伤,潜伏期较长,多在咬伤后1~6小时出现,轻者头晕、出汗、胸闷、四肢无力等,严重者出现视物模糊、言语不清、吞咽困难、眼睑下垂、肢体软瘫、呼吸困难,以致呼吸减弱或停止。血液毒的毒蛇咬伤表现为血液系统损伤,在短期内即出现全身中毒症状,寒战发热,全身肌肉酸痛,皮肤黏膜及创口出血,血尿、尿少,内脏出血(便血、吐血、咯血等),严重者肾功能不全及多脏器功能衰竭。混合毒的毒蛇咬伤兼见上述两种表现,混合毒造成死亡的主要原因仍为神经毒。值得注意的是神经毒的吸收速度快,潜伏期较长,局部症状轻,常易被忽视,一旦发作,就急骤发展,并难以控制,危险性较大;血循毒引起的局部症状重,全身症状亦出现早,一般治疗较早,故病死率较神经毒的毒蛇咬伤低。

（二）治疗

治疗的目的是尽快排除毒素阻止毒素的吸收,减少局部和全身损害。

1. 绑扎伤肢 这是传统的急救方法,在咬伤肢体近侧约5~10cm处用止血带或手帕等绑扎,以达到阻断静脉血和淋巴回流为度。每10~20分钟松绑一次。

2. 扩创排毒 先用肥皂和清水洗周围皮肤,再用等渗盐水过氧化氢溶液反复冲洗创口,然后以牙痕为中心或两牙痕之间切开创口,使毒液流出。胰蛋白酶能破坏蛇毒,可用胰蛋白酶2 000U加入0.5%普鲁卡因液或1%利多卡因2ml于伤口周围局部注射。也可用地塞米松5mg加入0.5%普鲁卡因液或1%利多卡因2ml于伤口周围封闭注射。

3. 危重症的抢救 如果出现呼吸困难等呼吸肌麻痹的症状,必须立即进行气管插管或者气管切开,保持呼吸道畅通,防止呼吸衰竭的发生。

4. 抗蛇毒血清 根据毒蛇咬伤的毒蛇种类,选用相应的抗蛇毒血清进行注射。使用前需行过敏试验,阳性者采用脱敏注射法。

5. 防治多器官功能损害 如呼吸循环衰竭、休克、急性肾衰竭、肝衰竭、凝血功能障碍等

6. 防治感染 应用抗生素、破伤风抗毒素等,注意伤口的清创、引流和换药等。

7. 中草药治疗 除使用蛇药中成药外,还有一部分新鲜草药也对毒蛇咬伤有疗效,如七叶一枝花、八角莲、白花蛇舌草、半枝莲、鸭跖草、鬼针草等。

五、蜂蜇伤

蜂主要包括蜜蜂、黄蜂、大黄蜂等。蜜蜂和黄蜂的尾刺连有毒腺,蜂毒中含有组胺样物质、激肽、透明质酸酶、神经毒等。蜇人时可将蜂毒注入皮内,引起局部与全身症状。

（一）临床表现

临床表现的轻重主要与所接受毒液量的多少和患者是否过敏及蜇刺的部位有关。主要临床表现为局部出现红肿、疼痛,轻微者数小时后可自行消退。如被群蜂蜇伤,症状多较严重,特别蜇伤部位为头、颈、胸部和四肢。除局部皮肤红肿外,全身可出现荨麻疹,剧痒,头晕目眩,恶心呕吐,烦躁不安,严重者可出现过敏性休克,有的还可发生血红蛋白尿、急性肾衰竭以致死亡。

（二）治疗

1. 局部处理 蜂蜇伤后尽量拔除蜂刺,局部用2%~3%碳酸氢钠溶液、肥皂水或3%氨水洗敷,以中和毒素。再以中成药蛇药糊剂敷于伤口,并口服蛇药片。局部症状较重者,可进行局部封闭。

2. 全身治疗 蜂蜇伤后全身症状严重者,应采取相应急救措施,有过敏反应者,用抗组胺类药物或给予肾上腺皮质激素等抗过敏药,有休克时应积极抗休克治疗。

六、蝎蜇伤

蝎子是地球上最古老的节肢动物,身细长,节状尾,尾节为一球茎状的壶腹,内含两个毒液腺,尾端为一个蜇针。蜇针穿透皮肤后,毒液经刺针注入人体内。毒液性质为神经毒。

（一）临床表现

1. 局部症状 被蝎蜇刺处刺痛,大片红肿,并出现水疱,继之出现麻木,数日后可消失。

2. 全身症状 开始表现为口鼻发痒,舌钝,讲话障碍,重者张口吞咽均有困难,寒战发

热,恶心呕吐,头痛,头晕,烦躁不安,腹痛等全身症状。更重者有呼吸困难、肺水肿,消化道出血等表现。儿童被蜇后严重者可因呼吸循环衰竭而死亡。

（二）治疗

1. 局部处理　蝎蜇伤后立即进行近心端绑扎,蜇伤处消毒后切开局部创口,拔出毒针,创口以弱碱液体或高锰酸钾液清洗。伤口周围用 0.5% 普鲁卡因液环状封闭,创口冷敷或蛇药片捣烂外敷。

2. 全身处理　静脉注射 10% 葡萄糖酸钙注射液,如需要可重复注射,用以缓解肌肉痉挛和抽搐,肌内注射阿托品,用以减少流涎。如有休克,应抗休克治疗。可口服蛇药片,注射糖皮质激素等。局部组织如有坏死感染,宜选用适当抗生素。

七、蜈蚣咬伤

蜈蚣第一对足咬（刺）人后,其毒液自其出口进入人体。其毒液呈酸性,含有组胺样物质,溶血性蛋白质和蚁酸等。伤处红肿、灼痛、瘙痒,重者可发生坏死、淋巴管炎、头痛、眩晕、恶心、呕吐、发热,甚至抽搐和昏迷。

咬伤后立即用 5% 碳酸氢钠溶液或肥皂水清洗伤口,肿痛明显者局部冷敷或利多卡因封闭,必要时可肌内注射止痛药。重者可用蛇药片内服或局部外敷。局部坏死感染或有急性淋巴管炎者给予抗菌药物。

学习小结

1. 学习内容

损伤	概述	①损伤定义:指致伤因素作用于人体所造成的组织结构完整性的破坏或功能障碍;②损伤愈合的类型:一期愈合、二期愈合
	头颅损伤	①颅脑损伤的分类、损伤机制及损伤程度分级;②格拉斯哥昏迷评分;③头皮损伤、颅骨损伤、脑损伤、开放性颅脑损伤的临床表现、诊断及治疗方法
	胸部损伤	①最易发生肋骨骨折的是:第4~7肋骨;②气胸的分类:闭合性气胸,开放性气胸,张力性气胸;③判断进行性血胸:持续脉搏加快,血压降低;胸腔闭式引流量每小时超过 200ml,持续 3 小时;血红蛋白量,红细胞计数和血细胞比容进行性降低;④肺膨胀良好,连续24小时无气体和液体流出
	腹部损伤	①腹部损伤按腹壁是否与外界相通可分为开放性和闭合性两大类;②腹部实质性脏器破裂的主要临床表现是腹腔内(或腹膜后)出血,腹部空腔脏器破裂的主要临床表现是弥漫性腹膜炎;③腹部损伤的诊断重点是确定患者有无内脏损伤、何种脏器损伤以及是否为多发性损伤。一旦确定内脏损伤或高度怀疑内脏损伤时,应及时行手术探查
	泌尿系统损伤	①肾损伤的病理类型:肾挫伤、肾部分裂伤、肾全层裂伤、肾蒂损伤;②膀胱损伤的诊断要点:导尿试验;③前尿道损伤和后尿道损伤的诊断和治疗;④肾损伤临床表现为休克、血尿、疼痛、腰腹部肿块及发热;⑤膀胱损伤可有休克、腹痛、血尿、排尿困难以及尿瘘等表现;⑥尿道损伤可有出血、疼痛、排尿困难、局部肿胀、瘀斑及尿外渗;⑦肾损伤的治疗目的是降低病死率,保存肾功能;⑧膀胱损伤手术处理的原则是充分引流、闭合缺损、尿流改道;⑨尿道损伤根据病情,可选择导尿、经耻骨上膀胱造瘘术、急诊一期尿道端端吻合术等
	烧伤	①烧伤病理生理及临床分期;②烧伤面积的估计;③烧伤深度的估计;④烧伤补液量的计算和补液方法;⑤电烧伤、化学烧伤的诊断及处理
	咬蜇伤	①狂犬病多见于犬咬伤;②蛇毒分为神经毒、血液毒、混合毒

2. 学习方法 在对机体的不同部位局部解剖知识复习的基础上,结合损伤的原因,了解机体病理生理改变,从而掌握常见损伤的临床表现、诊断及处理原则。

（顾宏刚 程建业 韩俊泉 陈 铭）

复习思考题

1. 损伤的分类是什么?
2. 伤口的分类有哪些?
3. 试述格拉斯哥昏迷评分的具体内容。
4. 试述颅脑损伤中脑损伤的临床表现、诊断及治疗方法。
5. 颅骨凹陷性骨折手术指征有哪些?
6. 试述胸部损伤的临床表现及处理原则。
7. 腹部闭合性损伤时,如何诊断腹内脏器损伤?
8. 试述胸部损伤的临床表现及处理原则。
9. 简述连枷胸的形成及临床表现。
10. 根据肾损伤程度分为哪几种?
11. 试述后尿道损伤的处理原则。
12. 试述烧伤深度的判定标准。

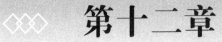

第十二章

肿　瘤

学习目标

1. 通过对肿瘤的学习,掌握肿瘤的基本理论,提高对常见肿瘤的认识和防治。

2. 掌握肿瘤的概念、常见病因、病理、临床表现;熟悉肿瘤的诊断、鉴别诊断、治疗原则与预防措施;

3. 了解肺癌、食管癌、胃癌、结直肠癌、肝癌、膀胱癌的病因、病理、临床表现、分期、诊断、鉴别诊断及治疗原则。

概述

第一节　概　述

肿瘤(tumor)是机体细胞在各种始动因素与促进因素作用下产生的细胞异常增殖与异常分化所形成的新生物。新生物一旦形成,不因病因消除而停止增生。它的生长不受正常机体生理调节,而且破坏正常组织与器官。

一、病因

恶性肿瘤的病因尚未完全了解。目前认为肿瘤是环境与宿主内外因素交互作用的结果。主要包括致癌因素和促癌因素,同时机体的内在因素在肿瘤的发生、发展中也起着重要的作用,如遗传因素、内分泌与免疫机制等。

(一)环境因素

1. 化学因素　各类烷化剂如有机农药等;多环芳香烃类化合物如 3,4- 苯并芘等;氨基偶氮类如各种染料类;亚硝胺类;真菌毒素和植物毒素;金属(镍、铬、砷)等。

2. 物理因素　电离辐射如 X 射线防护不当、吸入放射污染粉尘等;紫外线;长期存在烧伤深瘢痕;皮肤慢性溃疡等。

3. 生物因素　主要为病毒病因如 EB 病毒、单纯疱疹病毒、乳头瘤病毒。寄生虫病因如埃及血吸虫、华支睾吸虫、日本血吸虫等。

(二)机体因素

1. 遗传因素　癌症具有遗传倾向性,即遗传易感性,如结肠息肉病、乳腺癌、胃癌等;相当数量的肿瘤有家族史。

2. 内分泌因素　某些激素与肿瘤发生有关如雌激素、催乳素等;生长激素可以刺激癌的发展。

3. 免疫因素　先天或后天免疫缺陷者易发生恶性肿瘤,如获得性免疫缺陷综合征(艾滋病)患者易患恶性肿瘤,丙种球蛋白缺乏症患者易患白血病和淋巴造血系统肿瘤。脏器移植后长期使用免疫抑制剂者肿瘤发生率较高。

肿瘤发生还有其他方面因素如营养、微量元素、精神因素等。一部分良性疾病可能发生恶性变,或称为癌前病变。

二、病理

(一) 分类

分类的目的在于明确肿瘤的性质、组织来源,有助于选择治疗方案、提示预后。目前常见的分类方法尚欠理想。根据肿瘤的形态学及肿瘤对机体的影响即肿瘤的生物学行为,肿瘤可分为良性与恶性两类。

1. 良性肿瘤 指无浸润和转移能力的肿瘤。肿瘤细胞分化良好,和正常细胞相近。一般称为"瘤"。

2. 恶性肿瘤 指细胞不仅异常快速增殖,而且可发生扩散转移的肿瘤。肿瘤细胞分化不良,分化越低,其恶性程度越高。根据细胞分化程度,又分为高分化、中分化及低(未)分化肿瘤。来自上皮组织者称为"癌";来源于间叶组织者称为"肉瘤";胚胎性肿瘤常称为母细胞瘤。某些恶性肿瘤也可称"瘤"或"病",如恶性淋巴瘤、精原细胞瘤、白血病、霍奇金病等。表现在组织化学方面其相应的变化为:①核酸增多;②酶的改变:有的酶活性增高,有的酶因分化不良而减少活性;③糖原减少:由于肿瘤内糖酵解过程加强,能量消耗快。根据组织化学上的特点,检测酶的表达有助于肿瘤的诊断与鉴别诊断。

在临床上除良性与恶性肿瘤两大类以外,少数肿瘤形态上属良性,但常浸润性生长,切除后易复发,甚至出现转移,从生物学行为上显示良性与恶性之间的类型,故称交界性或临界性肿瘤。临床上还将肿瘤分为实体瘤和非实体瘤。实体瘤常形成明确肿块,主要以外科为主的综合性治疗;而非实体瘤临床上常无明确肿块,以化学治疗为主,大多数为血液系统恶性肿瘤。

(二) 恶性肿瘤的转移方式

1. 直接蔓延 肿瘤细胞由原发灶侵入邻近的组织及器官,也称浸润性生长。如乳腺癌穿透胸壁而侵犯胸膜、直肠癌侵及骨盆壁。

2. 淋巴转移 癌细胞多由淋巴转移,侵入淋巴管,随淋巴液到区域淋巴结生长繁殖。多数情况为区域淋巴结转移。但也可出现"跳跃式",不经区域淋巴结而转移至"第二、第三站"淋巴结。肿瘤细胞可以穿过淋巴结,或绕过淋巴结。皮肤真皮层淋巴管的转移可出现水肿。毛细淋巴管转移可使局部呈卫星结节。毛细淋巴管内癌栓可致毛细血管扩张充血,呈炎症表现。

3. 血道转移 肿瘤细胞进入静脉血流,随血液循环转移至远处器官。腹腔内肿瘤可经门静脉系统转移到肝;肺癌可随动脉系统而致全身性播散到骨、脑。

4. 种植性转移 肿瘤细胞脱落后在体腔或空腔脏器内生长,最多见的为胃癌种植到盆腔、手术切口的种植。

三、临床表现

(一) 良性肿瘤

良性肿瘤生长缓慢,多为外生性或膨胀性生长,挤压周围纤维组织,形成假包膜,彻底切除后不复发,合并出血、感染或恶变时,可迅速增大。良性肿瘤一般不转移。多无明显全身症状,局部可有肿块,多表现局部压迫或阻塞症状,少数出现疼痛、溃疡、出血与梗阻症状。但来自有特定功能的器官或组织可有明显的症状,如肾上腺髓质的嗜铬细胞瘤早期可出现

笔记栏

高血压,胰岛细胞肿瘤伴低血糖。

（二）恶性肿瘤

恶性肿瘤生长较快,除外生性或膨胀性生长外,多为浸润性生长,扩展范围常较大。临床表现取决于肿瘤性质、发生组织、所在部位以及发展程度。恶性肿瘤早期多无症状,即使有症状也常无特征性。待患者有特征性症状时常已属进展期。尽管临床表现不一,但有其共同的特点。

1. 局部表现

(1)肿块:位于浅表或浅在的肿瘤,肿块常是第一症状,一般较硬、移动度差及无包膜。位于深部或内脏者,肿块不易触及,但可出现脏器受压或空腔器官梗阻症状,肿块生长较快,且可出现相应的转移灶,如淋巴结肿大等。

(2)疼痛:肿块浸润、膨胀、破溃或感染等使末梢神经或神经干受刺激或压迫,可出现局部刺痛、跳痛、灼热痛、隐痛或放射痛,常难以忍受,尤以夜间更明显。空腔脏器肿瘤可致痉挛,产生绞痛,如肿瘤致肠梗阻的肠绞痛。

(3)溃疡:体表或胃肠道的肿瘤,若生长过快,血供不足而继发坏死或感染可致溃烂。部分呈菜花状,可有恶臭及血性分泌物。

(4)出血:体表及与体外相交通的肿瘤,发生破溃、血管破裂可致出血。在上消化道者可有呕血或黑便;在下消化道者可有血便或黏液血便;在胆道与泌尿道者,除见血便和血尿外,常伴局部绞痛;肺癌可并发咯血或血痰;子宫颈癌可有血性白带或阴道出血;肝癌破裂可致腹腔内出血。

(5)梗阻:肿瘤可导致空腔脏器阻塞,而随部位不同可出现不同症状。如胰头癌、胆管癌可合并黄疸,胃癌伴幽门梗阻可致呕吐,肠道肿瘤可致肠梗阻。支气管癌可致肺不张。梗阻的程度有不完全性和完全性两类。

(6)转移:区域淋巴结转移肿大,压迫相应部位静脉,致肢体水肿或静脉曲张;骨转移可有疼痛或触及硬结、甚至发生病理性骨折;肺癌、肝癌、胃癌可致癌性或血性胸腔积液、腹水等。

2. 全身症状　恶性肿瘤早期多无明显的全身症状,或仅有非特异性的全身症状,如贫血、低热、消瘦、乏力等。如肿瘤影响营养摄入或并发感染出血等,则可出现明显的全身症状。恶病质是恶性肿瘤晚期全身衰竭的表现;某些部位的肿瘤可呈现相应的功能亢进或低下,继发全身性改变。如肾上腺嗜铬细胞瘤引起高血压、甲状旁腺瘤引起骨质改变、颅内肿瘤引起颅内压增高和定位症状等。不少肿瘤患者是以全身症状作为就医的主诉。因此,对病因不明而有全身症状的患者,必须重视和深入检查(表 12-1)。

表 12-1　良性肿瘤与恶性肿瘤的区别

	良性肿瘤	恶性肿瘤
分化程度	分化良好,异型性小	分化不良,异型性大
核分裂象	无或少,不见病理性核分裂象	多,可见病理性核分裂象
生长速度	缓慢	较快
生长方式	膨胀性或外生性生长	浸润性或外生性生长
继发改变	少见	常见,如出血、坏死、溃疡形成等
转移	不转移	易转移
复发	不复发或很少复发	易复发
对机体的影响	较小,主要为局部压迫或阻塞等症状	较大,破坏原发部位和转移部位的组织;坏死、出血,合并感染;恶病质

四、诊断

诊断的目的在于确定有无肿瘤及明确其性质、部位和病因,恶性者应进一步明确病变的范围、程度及分期,以便拟定治疗方案及评估预后。结合病史与体检及各种检查的综合诊断是当前早期诊断的有效方法。

(一)病史

全面系统地询问病史,包括个人史、饮食生活习惯、肿瘤家族史、既往疾病史、致癌物接触史等。要高度警惕早期非特征性症状。如:身体任何部位逐渐增大的肿块;反复出现的干咳或痰中带血;进食后胸骨后不适、异物感、烧灼样疼痛或进行性吞咽困难;进行性消化不良、食欲减退、消瘦;大便习惯改变、便血;间歇性无痛血尿等。并结合年龄综合考虑。

(二)体格检查

应做系统的全身检查,特别是心、肺、肝、肾、脑等重要脏器,然后结合病史进行重点检查。对于肿瘤局部检查应注意以下几方面:

1. 肿瘤的部位、大小、数量、形态、质地、表面光滑程度、有无压痛、活动度、血管分布、有无包膜、与周围组织器官的关系。

2. 肿瘤所在器官的功能,对邻近器官有无侵犯。

3. 区域淋巴结是否增大,特别是颈部、腋下和腹股沟等部位。

4. 常见的远处转移部位检查,如肺、肝、骨骼、脑、盆底等部位。

(三)实验室检查

1. 常规检查 血、尿及粪便常规化验的异常并不一定是恶性肿瘤特异的标志,但该类阳性结果常可提供诊断的线索。胃癌患者可伴贫血及大便隐血;白血病患者血象明显改变;大肠肿瘤的患者可有黏液血便或大便隐血阳性;泌尿系统肿瘤的患者可见血尿。

2. 血清学检查 用生化方法测定人体内由肿瘤细胞产生的分布在血液、分泌物、排泄物中的肿瘤标志物。肿瘤标志物可以是酶、激素、糖蛋白、胚胎性抗原或肿瘤代谢产物。虽其特异性较差,但可作为辅助诊断,对肿瘤高危人群的筛查、肿瘤复发与转移的监测、肿瘤的鉴别诊断,肿瘤治疗疗效观察、预后判断以及随访等方面具有一定的价值。

(1)酶学检查:肝癌、骨肉瘤血清碱性磷酸酶增高;前列腺癌血清酸性磷酸酶增高,前列腺癌伴骨转移时酸性和碱性磷酸酶都增高;肝癌和恶性淋巴瘤有乳酸脱氢酶(LDH)不同程度增高。

(2)糖蛋白:肺癌血清 α 酸性糖蛋白、消化系统癌 CA19-9、CA50 增高。

(3)激素:垂体肿瘤致生长激素增高;胰岛细胞瘤伴胰岛素分泌过多致低血糖;甲状旁腺肿瘤可出现高钙血症;肺燕麦细胞癌出现抗利尿激素增高伴低钠血症等。

(4)肿瘤相关抗原:癌胚抗原(CEA)在结肠癌、胰腺癌、胃癌、肺癌、乳腺癌的诊断有一定参考价值。甲胎蛋白(AFP)对原发性肝癌、卵巢癌、睾丸胚胎癌有诊断价值。EB 病毒抗体可作为鼻咽癌早期诊断较特异的方法;HCG 水平可作为绒毛膜上皮癌和恶性葡萄胎的诊断依据;单克隆抗体(McAb)是恶性肿瘤早期诊断最有希望的方法。

3. 流式细胞分析术 是用以了解细胞分化的一种方法,分析染色体倍体特性、DNA 倍体类型、DNA 指数等,结合肿瘤病理类型用以判断肿瘤恶性程度及推测其预后。另一方面应用各种单抗检测不同肿瘤标志物的表达;细胞免疫系统状况如 CD4、CD8、NK 等表达;细胞周期素,细胞凋亡等检测。有助于临床估计预后及指导治疗。

4. 基因诊断 核酸中碱基排列具有极严格的特异序列,基因诊断即利用此特征,根据有无特定序列以确定是否有肿瘤或癌变的特定基因存在,从而做出诊断。

（四）影像学检查

检查有无肿块及其所在部位、阴影的形态与大小，以判断有无肿瘤及其性质。

1. X线

（1）透视与平片：肺肿瘤、骨肿瘤可见特定的阴影。

（2）造影检查：应用对比剂，如钡剂、碘剂，做器官、血管造影，根据显示的充盈缺损、组织破坏、有无狭窄等形态，可得对比清晰的图像。

（3）特殊X线显影术：硒静电X线和钼靶X线摄影，应用于软组织及乳腺组织，对不同软组织显示不同对比的影像。

2. 超声　安全简便且无损伤。目前广泛应用于肝、胆、胰、脾、甲状腺、乳房、子宫、卵巢、膀胱、前列腺等部位肿瘤的诊断与定位，对判断囊性与实性肿块很有价值。在超声引导下进行穿刺活检，成功率可达80%~90%。

3. CT　常用于颅内肿瘤、实质性脏器肿瘤、实质性肿块及淋巴结等的鉴别诊断。螺旋CT一次扫描，经电脑工作站处理，可形成三维图像、CT血管造影、仿真内镜检查等。

4. MRI　对肿块的辨别力优于CT，有利于显示肿瘤的范围及来源，对神经系统及软组织成像更为清晰。

5. 放射性核素显像　某些组织亲和的核素进入体内，通过测定某一脏器对放射性核素的吸收情况，诊断某些脏器的肿瘤。临床上常用于甲状腺肿瘤、肝肿瘤、骨肿瘤、脑肿瘤和大肠癌的诊断。一般可显示直径在2cm以上的病灶。骨肿瘤诊断阳性率较高，且可早于X线显影，可较早地发现骨转移肿瘤，但易有假阳性。胃肠道肿瘤阳性率低。

6. PET　为一项无创、动态、定量分子水平的三维活体生化显像技术，对脑肿瘤、结肠癌、肺癌、黑色素瘤、乳腺癌、卵巢癌等诊断率可高达90%左右。目前应用的大多为PET和CT的结合检查。

（五）内镜检查

应用腔镜和内镜直接观察空腔脏器、胸腔、腹腔及纵隔的肿瘤或其他病变情况，并可取细胞或组织行病理学检查；还能对小的病变进行治疗；也可向输尿管、胆总管或胰管插入导管做X线造影检查。

（六）病理学检查

病理学检查是目前确定肿瘤的最直接而可靠的依据，也常常是对肿瘤进行治疗的先决条件。

1. 临床细胞学检查　此法取材方便、易被接受。

（1）体液自然脱落细胞：肿瘤细胞易于脱落，取胸腔积液、腹水、尿液沉渣及痰液与阴道分泌物涂片。

（2）黏膜细胞：取自食管拉网、胃黏膜洗脱液、宫颈刮片及内镜下肿瘤表面刷脱细胞。

（3）细针穿刺吸取细胞：用针和注射器吸取肿瘤细胞进行涂片染色检查。优点是简便易行、花费低、不需麻醉；缺点是多数情况下仅能做细胞学定性诊断，对分化高的肿瘤细胞诊断较困难、诊断标准不易统一。

2. 病理组织学　是目前肿瘤定性诊断及病理类型正确性最高的一种方法。根据肿瘤所在部位、大小及性质等，应用不同的取材方法。有穿刺活检、切除活检、钳取活检，或于手术中切取部分或全部组织做快速（冷冻）切片诊断。对色素性结节或痣，尤其疑有黑色素瘤者，一般不做切取或穿刺取材，因为此类检查有可能促使恶性肿瘤扩散，故应完整切除检查。各类活检有促使恶性肿瘤扩散的潜在可能，因此应在术前短期内或术中施行。

3. 免疫组织化学检查　利用特异性抗体与组织切片中的相关抗原结合，经过荧光素、过氧化物酶、金属离子等显色剂处理,使抗原 - 抗体复合物显现出来。具有特异性强、敏感度高、定位准确、形态与功能相结合等优点,对提高肿瘤诊断的准确率、判别组织来源、发现微小病灶、正确分期及恶性程度判断等有重要意义。

4. 基因检查　利用目前的基因测序技术对病理组织中的相关基因进行直接测序,以了解其突变的情况并指导临床相关治疗。

（七）肿瘤分期

为了合理制订治疗方案,正确地评价治疗效果,判断预后。国际抗癌联盟提出的 TNM 分期法是目前被广泛采用的分期法。T 是指原发肿瘤,N 为淋巴结,M 为远处转移。再根据病灶大小及浸润深度等在字母后标以 0~4 的数字,表示肿瘤发展程度。1 代表小,4 代表大,0 为无。以此三项决定其分期,不同 TNM 的组合,诊断为不同的期别。在临床无法判断肿瘤体积时则以 T_x 表示。

五、治疗

肿瘤有手术治疗、化学治疗、放射治疗、生物治疗及中医中药治疗等各种疗法。良性肿瘤及临界性肿瘤以手术切除为主,尤其临界性肿瘤必须彻底切除,否则极易复发或恶性变。恶性肿瘤必须从整体考虑,具体治疗方案应经多科医师参与的多学科协作诊疗模式讨论,结合肿瘤性质、分期和全身状态而选择,拟订综合治疗方案。一般认为,Ⅰ期者以手术治疗为主。Ⅱ期以局部治疗为主,原发肿瘤切除或放疗,包括可能存在的转移灶的治疗,辅以有效的全身化疗。Ⅲ期者采取综合治疗,手术前、后及术中放疗或化疗。Ⅳ期以全身治疗为主,辅以局部对症治疗。

（一）手术治疗

手术切除恶性肿瘤,仍然是首选最有效的治疗方法。

1. 预防性手术　用于治疗癌前病变,防止其发生恶变或发展成进展期癌。

2. 根治性手术　包括原发癌所在器官的部分或全部,连同肿瘤可能累及的周围正常组织和区域淋巴结整块切除;并应用不接触技术阻隔肿瘤细胞沾污或扩散。以求达到彻底治愈的目的。

3. 扩大根治性术　在根治性手术范围基础上适当切除附近器官及区域淋巴结。

4. 对症性手术或姑息性手术　目的是为了缓解症状、减轻痛苦、改善生活质量、延长生存期、减少和防止并发症。

（二）化学治疗

目前已能单独应用化疗治愈绒毛膜上皮癌、睾丸精原细胞瘤、Burkitt 淋巴瘤、急性淋巴细胞白血病等。对某些肿瘤可获得长期缓解,如粒细胞白血病、霍奇金病、肾母细胞瘤、乳腺癌等。化疗药物只能杀灭一定比例的肿瘤细胞,仍可出现复发。化疗药物的作用机制各不相同,多类药物的合理应用、多疗程治疗是控制复发的可能途径。

1. 药物分类

（1）按作用原理分类

1）细胞毒素类药物:烷化剂类,由其氮芥基团作用于 DNA 和 RNA、酶、蛋白质,导致细胞死亡。如环磷酰胺、氮芥、卡莫司汀等。

2）抗代谢类药:此类药物对核酸代谢物与酶结合反应有相互竞争作用,影响与阻断了核酸的合成。如氟尿嘧啶、替加氟、硫嘌呤、阿糖胞苷、甲氨蝶呤等。

3）抗生素类:有抗肿瘤作用的抗生素如放线菌素 D（更生霉素）、丝裂霉素、多柔比星等。

4）生物碱类:干扰细胞内纺锤体的形成,使细胞停留在有丝分裂中期。常用的有长春新碱、羟喜树碱、紫杉醇及鬼臼毒素类依托泊苷(VP-16)、替尼泊苷(VM-26)等。

5)激素和抗激素类：能改变内环境进而影响肿瘤生长,有的能增强机体对肿瘤侵害的抵抗力。常用的有他莫昔芬、己烯雌酚、黄体酮、丙酸睾酮、甲状腺素、泼尼松及地塞米松等。

6)其他：不属于以上诸类,如顺铂、卡铂等。

7)分子靶向药物：近年出现了一些以肿瘤相关的特异分子作为靶点而未明确归类的药物。它们在化学特性上可以是单克隆抗体和小分子化合物。其作用靶点可以是细胞受体、信号传导和抗血管生成等。单抗类常用的有曲妥珠单抗、利妥昔单抗、西妥昔单抗和贝伐单抗等;小分子化合物常用的有伊马替尼、吉非替尼等。分子靶向药物有较明确的作用靶点,治疗的选择性较强,副作用较轻。

(2)根据药物对细胞周期作用分类：细胞增殖周期包含 DNA 合成的各时相。药物对细胞增殖周期作用的不同可分为:

1)细胞周期非特异性药物：该类药物对增殖或非增殖细胞均有作用,如氮芥类及抗生素类;

2)细胞周期特异性药物：作用于细胞增殖的整个或大部分周期时相者,如氟尿嘧啶等抗代谢类药物;

3)细胞周期时相特异性药物：药物选择性作用于某一时相,如阿糖胞苷抑制 S 期,长春新碱对 M 期的抑制作用。

2. 化疗方式　根据化疗在治疗中的地位和治疗对象的不同,其临床应用主要有以下四种:

(1)诱导化疗：常多种化疗药物的联合使用。用于可治愈肿瘤或晚期播散性肿瘤姑息。全身诱导化疗的疗程和化疗药物通常不固定,根据肿瘤的缓解情况和患者的耐受情况而定。

(2)辅助化疗和新辅助化疗：辅助化疗常用于癌根治术后或治愈性放疗后,针对可能残留的微小癌灶进行治疗,进一步提高局部治疗效果。辅助化疗通常有固定的疗程。新辅助化疗是针对尚可根治切除肿瘤病灶但术后复发风险较大的患者,主要在于减少术后复发而不是肿瘤降期。新辅助化疗通常也有固定的疗程。

(3)转化化疗：是针对临床判断无法切除或仅勉强可切除但会带来较严重器官毁损的肿瘤。通过术前化疗争取使肿瘤缩小以达到根治性切除或尽可能保留较多人体器官组织的疗法。转化治疗要求达到肿瘤降期。常选用诱导化疗中肿瘤反应率最高的方案,在较短的疗程中获得较高的转化切除率。

(4)特殊途径化疗：介入化疗、灌注化疗、皮下留置微泵化疗等。

3. 化疗毒副作用　各类抗癌药对正常细胞都有一定的影响,尤其是增殖状态的正常细胞,用药后可能出现各种不良反应。常见的有：①骨髓抑制：白细胞、血小板减少;②消化道反应：恶心、呕吐、腹泻、口腔溃疡等;③毛发脱落;④血尿;⑤免疫功能降低,容易并发细菌或真菌感染。

(三) 放射治疗

放射治疗是利用各种放射物质如 X 线、γ 射线、各种同位素、电子、中子、质子照射肿瘤,使肿瘤细胞生长受到抑制而死亡的一种方法。目前常用的仪器包括：加速器如电子感应加速器和电子直线加速器、^{60}Co 远距离治疗机、^{137}Cs 中距离治疗机、X 线治疗机等。

各种肿瘤对放射线的敏感性不一,可归纳为三类：①高度敏感：淋巴造血系统肿瘤、性腺肿瘤、多发性骨髓瘤、肾母细胞瘤等低分化肿瘤;②中度敏感：鳞状上皮癌及一部分未分化癌,如基底细胞癌、宫颈鳞癌、鼻咽癌(未分化癌,淋巴上皮癌)、乳腺癌、食管癌、肺癌等；③低度敏感:胃肠道腺癌、软组织及骨肉瘤等。

放射治疗的副反应主要为骨髓抑制(白细胞减少、血小板减少)、皮肤黏膜改变及胃肠反应等。治疗中必须常规检测白细胞和血小板。发现白细胞降至 3×10^9/L,血小板降至 80×10^9/L 时须暂停治疗。还有各种局部反应。

(四)免疫治疗

肿瘤的免疫治疗是利用人体免疫系统来对抗肿瘤,是近年来肿瘤治疗领域最具潜力的新方向。目前的免疫治疗大致有三种,分别是细胞免疫疗法、抗体药物阻断异常免疫检查点疗法、肿瘤治疗性疫苗。

(五)中医中药治疗

中医治疗恶性肿瘤,应用祛邪、扶正、化瘀、软坚、散结、清热解毒、化痰、祛湿及通经活络、以毒攻毒等原理。以中药补益气血、调理脏腑,配合化学治疗、放射治疗或手术治疗,可减轻毒副作用。

六、预防

肿瘤是由环境、营养、饮食、遗传、病毒感染和生活方式等多种不同的因素相互作用而引起的。目前尚无单一预防措施。国际抗癌联盟认为 1/3 癌症是可以预防的,1/3 癌症如能早期诊断是可以治愈的,1/3 癌症可以减轻痛苦、延长寿命。据此提出了恶性肿瘤的三级预防:一级预防是消除或减少可能致癌的因素,防止癌症的发生,近年来开展的免疫预防和化学预防也属于一级预防范畴；二级预防是早期发现,早期诊断,早期治疗；三级预防是对症治疗和各种姑息治疗,改善生存质量、减轻痛苦、延长生存时间。

七、随访

肿瘤的治疗不能仅以患者治疗后近期恢复而告结束,应定期对患者进行随访和复查。早期发现有无复发和转移灶,及时进行治疗；研究、评价、比较各种恶性肿瘤治疗方法的疗效,提供改进综合治疗的依据,进一步提高疗效；同时随访对肿瘤患者有心理治疗和支持作用。

第二节 常见体表肿物

12章02节PPT

常见体表
肿物

体表肿物是指来源于皮肤、皮肤附件、皮下组织等浅表组织的肿物。多数体表肿物为局部疾病,也可为全身疾病的局部表现,病理分为良性及恶性肿瘤。

一、脂肪瘤

脂肪瘤是正常脂肪样组织的瘤状物。可以发生在身体有脂肪组织存在的任何部位,以四肢及腹部最常见。

脂肪瘤一般多发,少数单发,其边界清楚,质地软,呈分叶状,有包膜。与周围无粘连,可推动。生长缓慢,但有时可达巨大体积。本病常有家族史。患者通常无自觉症状或仅有轻度疼痛。除皮下外,脂肪瘤还可发生在肌间隔、肌肉深层及腹膜后等部位。组织学检查示:病变包膜完整,主要由成熟的脂肪细胞构成。

虽然脂肪瘤属良性肿瘤,很少恶变。但一经发现,最好手术切除。如肿块生长加速,应

笔记栏

立即切除，并送病理做组织学检查。

二、皮脂腺囊肿

皮脂腺囊肿又称粉瘤，为皮脂腺排泄受阻所致的潴留性囊肿。好发于皮脂腺分布密集部位如头面部、背部及臀部。多数为单发，少数为多发。多呈圆形，稍有隆起，质软、界限清、可移动，表面可见皮脂腺开口的小黑点。囊内为皮脂与表皮角化物集聚的油脂样"豆腐渣样物"。易继发感染，有奇臭味，

皮脂腺囊肿宜手术切除。手术中应完整切除皮脂腺囊肿的囊壁，否则手术后容易复发。若继发感染，宜在感染控制后予手术切除。

三、神经纤维瘤

神经纤维包括神经纤维束内的神经轴及轴外的神经鞘细胞与纤维细胞。故神经纤维瘤包括神经鞘瘤和神经纤维瘤。前者由鞘细胞组成，后者为特殊软纤维，具有折光的神经纤维细胞并伴有少量神经索。

1. 神经鞘瘤 位于体表者，可见于四肢神经干的分布部位。中央型：源于神经干中央，其包膜即为神经纤维。肿瘤呈梭形。手术不慎易切断神经，手术应沿神经纵行方向切开，包膜内剥离肿瘤。边缘型：源于神经边缘，神经索沿肿瘤侧面而行。易于手术切除，较少损伤神经干。

2. 神经纤维瘤 可夹杂有脂肪、毛细血管等。多发性，常对称。大多无症状，也可伴明显疼痛、皮肤常伴咖啡样色素斑，肿块可如乳房状悬垂。本病可伴有智力低下，或原因不明头痛、头晕，可有家族聚集倾向。如皮肤神经纤维瘤伴有其他系统疾患者，称神经纤维瘤病。神经纤维瘤呈象皮肿型者为另一种类型，好发于头顶或臀部。肿瘤由致密的纤维成分组成。其中为血管窦，在手术切面因血窦开放，渗血不易控制。手术时应从正常组织切入。创面较大者需植皮修复。

四、黑痣与黑色素瘤

黑痣为色素斑块。可分为以下几种：

1. 皮内痣 痣细胞位于表皮下，真皮层，常高出皮面。表面光滑，表面常有毛发生长，表现为大小不一的半球形褐色隆起，少见恶变。

2. 交界痣 痣细胞位于表皮和真皮交界处，向表皮下延伸。表面平坦、光滑、色素较深，以手掌、足底、足趾及移行上皮部位最为常见。受外伤或感染后易发生恶变，应尽早切除。较少见的位于眼睑（闭合痣）。

3. 混合痣 皮内痣与交界痣同时存在。当黑痣色素加深、变大，或有瘙痒、疼痛时，有发生恶变的可能，应及时做完整切除，并送病检。如有破溃及出血，更应警惕。切忌做不完整的切除或化学烧灼。冷冻、电灼虽可消除，但无病理诊断，不宜推广。

黑色素瘤是一种高度恶性的肿瘤，发展迅速。若受外伤，如不彻底切除或切取活检，可迅速出现卫星结节及转移，故应做广泛切除。如截趾（指）或小截肢，4~6周后行区域淋巴结清扫，对较晚期或切除难以根治者，可进行免疫治疗或冷冻治疗，争取局部控制后再行手术治疗。晚期免疫治疗为卡介苗或白介素及干扰素治疗。

五、血管瘤

血管瘤按其结构分为三类，临床过程和预后各不相同。

1. 毛细血管瘤　多见于婴儿，女性多见。出生时或生后早期见皮肤有红点或小红斑，逐渐增大、红色加深并可隆起。如增大速度比婴儿发育更快，则为真性肿瘤。瘤体境界分明，压之可褪色，放手后恢复。大多为错构瘤，大多 1 年内可停止生长或消退。早期瘤体较小时，施行手术切除或液氮冷冻，效果良好。瘤体增大时仍可手术或冷冻，但易留有瘢痕。亦可用 ^{32}P 敷贴或 X 线照射，使毛细血管栓塞，瘤体萎缩。个别生长范围较广的毛细血管瘤，可试用泼尼松口服治疗。也可行手术切除或行皮肤移植术。

2. 海绵状血管瘤　一般由小静脉和脂肪组织构成。多数生长在皮下组织内，也可在肌肉、骨骼或内脏等部位。皮下海绵状血管瘤可使局部轻微隆起，皮肤正常，或有毛细血管扩张。或呈青紫色。质软，边界欠清楚，有的稍有压缩性，可有钙化结节，可触痛。肌海绵状血管瘤常使肌肥大、局部下垂，在下肢者久立或多走时有胀感。治疗应及早施行血管瘤切除术，以免增长过大，影响功能且增加治疗困难。术前需充分估计病变范围，必要时可行血管造影。术中要注意出血和尽量彻底切除血管瘤组织。辅助治疗可在局部注射血管硬化剂。

3. 蔓状血管瘤　由较粗、迂曲的血管构成，大多为静脉，也可有动脉或动静脉瘘。除了发生在皮下和肌肉，还常侵入骨组织，范围较大，甚至可超过一个肢体。瘤体表面常见蜿蜒的血管，有明显的压缩性和膨胀性，或可听到血管杂音，或可触到硬结。在下肢者皮肤可因营养障碍而变薄、色素沉着，甚至破溃出血，累及较多肌群者影响运动，累及青少年骨组织，患肢增长、增粗。应争取手术切除。术前做血管造影检查，详细了解血管瘤范围，制订好手术方案。

六、皮肤癌

皮肤癌常见为基底细胞癌与鳞状细胞癌。

1. 基底细胞癌来源于皮肤或附件基底细胞，发展缓慢，呈浸润性生长，血道和淋巴道转移较少。可同时伴色素增多，呈黑色，称色素性基底细胞癌，临床上易误诊为恶性黑色素瘤，但质地较硬，破溃者边缘呈溃疡状。好发于头面部，尤其是鼻、前额、眼、颧部及上唇，溃疡边缘呈鼠咬状。对放疗敏感，早期也可手术切除。

2. 鳞状细胞癌可发生在任何部位，尤其是皮肤黏膜连接处及四肢、下唇、鼻、耳、手背和阴部，早期呈溃疡，常继发于慢性溃疡或慢性窦道开口，或瘢痕部溃疡经久不愈而癌变。表面呈菜花样，边缘不规则隆起，基底部不平，易出血、感染致恶臭。可发生局部浸润及淋巴结转移。以手术治疗为主，应清扫区域淋巴结。对放疗敏感，但不易根治。在下肢者严重时伴骨髓浸润，常需截肢。

第三节　支气管肺癌

12章03节PPT

支气管肺癌

支气管肺癌简称肺癌，大多数起源于支气管黏膜上皮，是最常见的肺部原发性恶性肿瘤。肺癌患者发病年龄大多在 40 岁以上，男女比例 3：1~5：1。

一、病因

病因尚未完全明确。长期大量吸烟是肺癌最重要风险因素，吸烟量越大、开始年龄越早、吸烟年限越长则患肺癌的危险性越高。

烟尘中含有的致癌物质（多环芳香烃和一些镍化合物等）；长期接触石棉、铬、镍、铜、锡、砷、放射性物质;装修污染、烹调油烟等所致的污染可能与肺癌的发生有关。

分子生物学方面的研究表明,基因表达的变化与基因突变同支气管肺癌的发病有密切关系。

二、病理和分类

(一) 根据肿瘤发生的部位分类

分为中央型肺癌和周围型肺癌。

(二) 组织学分类

肺癌主要分为两大类:非小细胞肺癌和小细胞肺癌。

1. 非小细胞肺癌

(1)鳞状细胞癌:与吸烟关系密切,男性占多数。大多起源于较大的支气管,常为中央型肺癌。生长速度较缓慢,病程较长,对放射和化学疗法较敏感。通常先经淋巴转移,血道转移发生较晚。

(2)腺癌:近年来发病率上升明显,已超越鳞癌成为最常见的肺癌。发病年龄较小,女性相对多见。多数起源于较小的支气管上皮,多为周围型肺癌;少数则起源于大支气管。一般生长较慢,但有时在早期即发现血道转移,淋巴转移则较晚发生。

(3)大细胞癌:此型肺癌甚为少见,约半数起源于大支气管。分化程度低,常在发生脑转移后才被发现。预后很差。

2. 小细胞肺癌 指未分化小细胞肺癌,发病率比鳞癌低,发病年龄较轻,多见于男性。一般起源于大支气管,大多为中央型肺癌。细胞形态与小淋巴细胞相似,形如燕麦穗粒,因而又称为燕麦细胞癌。恶性程度高,生长快,较早出现淋巴和血道转移。对放射和化学疗法虽比较敏感,但在各型肺癌中预后最差。

此外,少数肺癌病例同时存在不同类型的肿瘤组织,如腺癌内有鳞癌组织,鳞癌内有腺癌组织或与小细胞癌并存,这一类肿瘤称为混合型肺癌。

三、扩散和转移

(一) 直接扩散

肺癌形成后,肿瘤沿支气管壁并向气管腔内生长,可以造成支气管腔部分或全部阻塞。肿瘤可直接扩散侵入邻近肺组织,并穿越肺叶间裂侵入相邻的其他肺叶。肿瘤的中心部分可以坏死液化形成癌性空洞。此外,随着肿瘤不断地生长扩大,还可侵犯胸内其他组织器官。

(二) 淋巴转移

是常见的扩散途径。小细胞癌在较早阶段即可经淋巴转移;鳞癌和腺癌也常经淋巴转移扩散。癌细胞经支气管和肺血管周围的淋巴管道,先侵入邻近的肺段或肺叶支气管周围淋巴结,然后根据肺癌所在部位,到达肺门或气管隆嵴下淋巴结或侵入纵隔和支气管淋巴结,最后累及锁骨上前斜角肌淋巴结和颈部淋巴结。纵隔和支气管以及颈部淋巴结转移一般发生在肺癌同侧,但也可以在对侧,即所谓交叉转移。肺癌侵入胸壁或膈肌后,可向腋下或上腹部主动脉旁淋巴结转移。

(三) 血行转移

血行转移是肺癌的晚期表现。小细胞癌和腺癌的血行转移较鳞癌更为常见。通常癌细胞直接侵入肺静脉,然后经左心随着大循环血流而转移到全身各处器官和组织,常见的有肝、骨骼、脑、肾上腺等。

四、临床表现

(一) 早期临床表现

肺癌的临床表现与癌肿的部位、大小、是否压迫侵犯邻近器官以及有无转移等情况密切相关。早期肺癌特别是周围型肺癌往往无任何症状,大多在行胸片或胸部 CT 检查时发现。随着肿瘤的进展,出现不同的症状。临床常见症状包括:咳嗽、血痰、胸痛、发热、气促。其中最常见的症状咳嗽,癌肿在较大的支气管内长大后,常出现刺激性咳嗽。当癌肿继续长大阻塞支气管,继发感染,痰量增多,伴有脓性痰液。血痰常见于中心型肺癌,通常为痰中带血点、血丝或断续少量咯血,大量咯血则很少见。肺癌的症状没有特异性,凡超过两周经治不愈的呼吸道症状,尤其是血痰、干咳,或原有的呼症状发生改变,要警惕肺癌的可能性。

(二) 局部晚期临床表现

①压迫或侵犯膈神经,引起同侧膈肌麻痹。②压迫或侵犯喉返神经,引起声带麻痹,声音嘶哑。③压迫上腔静脉,引起上腔静脉梗阻综合征,表现为面部、颈部、上肢和上胸部静脉怒张,皮下组织水肿。④胸膜腔种植,可引起胸膜腔积液,常为血性积液,导致气促;癌肿侵犯胸膜及胸壁,还可引起持续性剧烈胸痛。⑤癌肿侵入纵隔,压迫食管,可引起吞咽困难。⑥肺上沟瘤,亦称 Pancoast 瘤,侵入纵隔和压迫位于胸廓入口的器官或组织,如第 1 肋骨、锁骨下动脉和静脉、臂丛神经、颈交感神经等,产生剧烈胸肩痛、上肢静脉怒张、水肿、臂痛和上肢运动障碍,也可引起同侧上眼睑下垂瞳孔缩小眼球内陷面部无汗等颈交感神经综合征(Horner 综合征)。

(三) 远处转移临床表现

按侵入的器官不同生不同症状,脑转移可引起头痛、恶心或其他的神经系统症状和体征;骨转移可引起骨痛、血液碱性磷酸酶或血钙升高;肝转移可导致肝大、碱性磷酸酶、谷草转氨酶、乳酸脱氢酶或胆红素升高等;皮下转移时可在皮下触及结节。

(四) 副瘤综合征

少数肺癌病例,由于肿瘤产生内分泌物质,临床上呈现非转移性的全身症状,如骨关节病综合征(杵状指、骨关节痛、骨膜增生等)、库欣综合征、Lambert-Eaton 综合征、男性乳腺增大、多发性肌肉神经痛等。这些症状在切除肺癌后有可能会消失。

五、诊断及特殊检查

临床诊断:根据临床症状、体征及影像学检查,符合下列之一者可作为临床诊断:①胸部 X 线检查发现肺部孤立性结节或肿物,有分叶或毛刺。②肺癌高危人群,有咳嗽或痰血,胸部 X 线检查发现局限性病变,经积极抗炎或抗结核治疗(2~4 周)无效或病变增大者。③节段性肺炎在 2~3 个月内发展成为肺叶不张,或肺叶不张短期内发展成为全肺不张。④短期内出现无其他原因的一侧增长性血性胸水,或一侧多量血性胸水同时伴肺不张者或胸膜结节状改变者。⑤明显咳嗽、气促,胸片显示双肺粟粒样或弥漫性病变,可排除粟粒型肺结核、肺转移瘤肺霉菌病者。⑥胸片发现肺部肿物,伴有肺门或纵隔淋巴结肿,并出现上腔静脉阻塞、喉返神经麻痹等症状,或伴有远处转移表现者。

确诊方法:细胞学或组织病理学检查。

(一) 影像学检查方法

1. 胸部正侧位片 胸部正侧位片是临床常用的检查手段,可发现较典型的肺内病灶。中心型肺癌早期 X 线胸片可无异常征象。当癌肿阻塞支气管,受累的肺段或肺叶出现肺炎征象。支气管管腔被癌肿完全阻塞,可产生相应的肺叶或一侧全肺不张。癌肿转移到肺门及纵隔淋巴结可出现肺门阴影或纵隔阴影增宽,不张的上叶肺与肺门肿块联合可形成"反S征"影像。纵隔转移淋巴结压迫膈神经时,可见膈肌抬高,透视可见膈肌反常运动。气管隆嵴下肿大的转移淋巴结,可使气管分叉角度增大。晚期病例还可看到胸膜腔积液或肋骨破坏。

2. 胸部 CT　胸部 CT 图像避免了病变与正常组织互相重叠,可发现一般 X 线检查隐藏区的病变(如肺尖、脊柱旁、心脏后、纵隔等处)。因其薄层扫描,密度分辨率很高,可以显示直径更小,密度更低的病变。CT 不但可以显示病灶的局部影像特征,还可以评估肿瘤范围、肿瘤与邻近器官关系、淋巴结转移状况,为制定肺癌的治疗方案提供重要依据。肺癌常见的 CT 征象有:分叶征、毛刺征、空泡征、空气支气管像、肿瘤滋养动脉、血管切迹和集束征、胸膜凹陷或牵拉征、偏心空洞等征象。部分早期肺腺癌在 CT 中可表现为磨玻璃样病(ground-glass opacity,GGO)。中心型肺癌 CT 表现为肺门肿块,可表现支气管内占位、管腔狭窄、阻塞、管壁增厚,同时伴有肺门增大,及阻塞性肺炎或肺不张等改变。低剂量胸部 CT 是目前肺癌筛查最有效的手段,可以发现肺内的早期病变。通过早发现、早诊断、早治疗,从而降低肺癌患者的病死率。在高危人群中开展肺癌筛查有益于早期发现早期肺癌,提高治愈率。高危人群为:年龄 55~74 岁,吸烟史 ≥30 年,戒烟史<15 年;或年龄 ≥50 岁,吸烟史 ≥20 年,另外具有被动吸烟之外的危险因素。低剂量螺旋 CT(low-dose computed tomography,LDCT)对发现早期肺癌的敏感度是常规 X 线胸片的 4~10 倍,可以早期检出早期周围型肺癌。

3. PET　是利用正常细胞和肿瘤细胞对放射性核素标记的脱氧葡萄糖的摄取不同而显像,恶性肿瘤的糖代谢高于正常细胞,表现为局部放射性浓聚。ET 检查可用于肺结节的鉴别诊断、肺癌分期、转移灶检测、疗效评价、肿瘤复发转移监测等。近年来发展的PET-CT,结合了 PET 与 CT 的优点弥补了 PET 对病灶精确定位的困难,提高了诊断的效能及准确性。

4. MRI　并非肺癌诊断的常用检查手段,但对肺上沟瘤(又称 Pancoast 肺癌)需显示胸壁侵犯及锁骨下血管和臂丛神经受累情况,MRI 可提供更准确的诊断信息。此外对碘过敏不能行增强 CT 扫描的病例可考虑行 MRI 检查。

5. 超声　对于肺癌分期具有重要意义,除腹部超声(主要是肝和肾上腺)外,胸腔积液定位、锁骨上区淋巴结等也是重要的辅助检查手段。

6. 骨扫描　采用 ^{99m}Tc 标记的二磷酸盐进行骨代谢显像是肺癌骨转移筛查的重要手段。

(二)可明确病理检查的方法

1. 痰细胞学检查　肺癌脱落的癌细胞可随痰液咳出,痰细胞学检查找到癌细胞,可以明确诊断。中央型肺癌,特别是伴有血痰的病例,痰中找到癌细胞的机会较高。临床可疑肺癌者,应连续送检痰液 3 次或 3 次以上做细胞学检查。

2. 支气管镜检查　临床怀疑的肺癌病例应常规进行支气管镜检查,其主要目的是:①观察气管和支气管中的病变,并取得病理证据(包括在直视下钳取、刷检、肺泡灌洗);②病灶准确定位,对制订手术切除范围、手术方式有重要意义;③发现可能同时存在的气管内原发癌。近年新出现的自发荧光电子支气管镜技术能进一步提高对肉眼未能观察到的原位癌或隐性肺癌的诊断,电磁导航支气管镜有助于肺外周小结节诊断。

3. 支气管内超声引导针吸活检术　通过气管镜,在超声引导下,对纵隔或肺门淋巴结进行细针穿刺针吸活检,用于肺癌病理获取和淋巴结分期。与纵隔镜检查相比,本方法具有更加微创的优势。

4. 纵隔镜检查　全麻下经颈部或胸骨旁局部切口,直视下对气管周围、隆突下区域淋巴结做组织活检,明确有无淋巴结转移。纵隔镜取材量大,诊断准确率高,如临床需要,应积极采用。

5. 经胸壁针吸细胞学或组织学检查(transthoracic needle aspiration,TTNA　对于肺部的病变,尤其是靠近周边的肿块,常规的痰细胞学或支气管镜等检查难以诊的病例,可考虑行 TTNA。这项检查在 CT 或 B 超引导下进行经胸壁穿刺针吸活检,有引起气胸、出血的可能,少数可能会引起针道种植转移,故通常只用于无手术指征的肺癌患者病理取材,以协助指导放、化疗方案的制订。

6. 胸腔积液检查　对于怀疑肺癌转移所致胸腔积液,可抽取胸腔积液做涂片检查,寻找癌细胞。

7. 转移病灶活检　怀疑转移的体表淋巴结(如锁骨上淋巴结),或皮下结节,可切取病灶组织做病理切片检查,或穿刺抽取组织作涂片检查,以明确诊断。

8. 手术探查　在其他检查未能取得病理诊断且临床高度怀疑肺癌时可考虑电视胸腔镜手术(video-assisted thoracic surgery,VATS)或者开胸探查,全面探查胸腔内情况,针对胸膜病变、肺的弥漫性病变、肺外周小结节、肺门纵隔淋巴结等进行活检,明确病理诊断及分期,并可同时完成治疗性切除手术。

（三）肿瘤标志物检查

通过测定血清及体液内肿瘤标志物的含量是否异常升高,可以对肿瘤病情进行辅助诊断、预后判断及治疗指导。目前临床主要测定的肿瘤标志物有癌胚抗原(CEA)、β_2- 微球蛋白和铁蛋白等。

六、临床分期

肺癌的分期对临床治疗方案的选择具有重要指导意义。国际抗癌联盟按照肿瘤大小(T),淋巴结转移(N)和远处转移(M)情况将肺癌加以 TNM 分期。目前各国采用的是第 8 版国际肺癌 TNM 分期(表 12-2)。该分期适用于非小细胞肺癌和小细胞肺癌,以前小细胞肺癌所用的"局限期"和"广泛期"两分法已不适用。不同分期的预后差别较大,非小细胞肺癌 I_A 期 5 年生存率 80%~90%,而IV期肺癌的 5 年生存率则不到 10%。

1. 原发肿瘤（T）

T_X:未发现原发肿瘤,或者通过痰细胞学检查或支气管灌洗发现癌细胞,但影像学及支气管镜无法发现。

T_0:无原发肿瘤证据。

Tis:原位癌。

T_1:肿瘤最大径 ≤3cm,周围包绕肺组织及脏层胸膜,支气管镜见肿瘤侵及叶支气管,未侵及主支气管。①$T_{1a(mi)}$:微小浸润癌;②T_{1a}:肿瘤最大径 ≤1cm;③T_{1b}:肿瘤 1cm<最大径 ≤2cm;④T_{1c}:肿瘤 2cm<最大径 ≤3cm。

T_2:肿瘤 3cm<最大径 ≤5cm;或者肿瘤侵犯主支气管,但未侵及隆突;侵及脏层胸膜;有阻塞性肺炎或者部分或全肺不张。符合以上任何 1 个条件即归为 T_2。①T_{2a}:肿瘤 3cm<最大径 ≤4cm;②T_{2b}:肿瘤 4cm<最大径 ≤5cm。

T_3:肿瘤 5cm<最大径 ≤7cm;或任何大小肿瘤直接侵犯以下任何一个器官,包括:胸壁(包含肺上沟瘤)、膈神经、心包;同一肺叶出现孤立性癌结节。符合以上任何一个条件归为 T_3。

T_4:肿瘤最大径>7cm;无论大小,侵及以下任何一个器官,包括:纵隔、心脏、大血管、隆突、喉返神经、主气管、食管、椎体、膈肌;同侧不同肺叶内孤立性癌结节。

笔记栏

表 12-2　2016 年第 8 版国际肺癌 TNM 分期标准

分期	TNM
隐匿性癌	$T_XN_0M_0$
0 期	$TisN_0M_0$
I_{A1} 期	$T_{1a(mi)}N_0M_0, T_{1a}N_0M_0$
I_{A2} 期	$T_{1b}N_0M_0$
I_{A3} 期	$T_{1c}N_0M_0$
I_B 期	$T_{2a}N_0M_0$
II_A 期	$T_{2b}N_0M_0$
II_B 期	$T_{1a\sim c}N_1M_0, T_{2a}N_1M_0, T_{2b}N_1M_0, T_3N_0M_0$
III_A 期	$T_{1a\sim c}N2M0, T_{2a\sim b}N_2M_0, T_3N_1M_0, T_4N_0M_0, T_4N_1M_0$
III_B 期	$T_{1a\sim c}N_3M_0, T_{2a\sim b}N_3M_0, T_3N_2M_0, T_4N_2M_0$
III_C 期	$T_3N_3M_0, T_4N_3M_0$
IV_A 期	任何 T、任何 N、M_{1a},任何 T、任何 N、M_{1b}
IV_b 期	任何 T、任何 N、M_{1c}

2. 淋巴结（N）

N_X：区域淋巴结无法评估。

N_0：无区域淋巴结转移。

N_1：同侧支气管周围和 / 或同侧肺门淋巴结以及肺内淋巴结有转移,包括直接侵犯而累及的。

N_2：同侧纵隔内和 / 或气管隆嵴下淋巴结转移。

N_3：对侧纵隔、对侧肺门、同侧或对侧斜角肌及锁骨上淋巴结转移。

3. 远处转移（M）

M_X：远处转移不能被判定。

M_0：无远处转移。

M_1：远处转移。① M_{1a}：局限于胸腔内,对侧肺内癌结节；胸膜或心包结节；或恶性胸膜（心包）渗出液。② M_{1b}：超出胸腔的远处单器官单病灶转移(包括单个非区域淋巴结转移)。③ M_{1c}：超出胸腔的远处单器官多病灶 / 多器官转移。

七、鉴别诊断

（一）肺结核

肺癌可与肺结核合并存在,两者在临床症状和 X 线表现的相似性而使其易被忽略,延误肺癌的早期诊疗。主要有以下几种类型：①肺结核球：多见于青年,一般病程较长,发展缓慢。病变常位于上叶尖后段或下叶背段。在 X 线片上块影密度不均匀,可见到稀疏透光区和钙化点,肺内常另有散在性结核病灶；②粟粒性肺结核：常见于青年,全身毒性症状明显,抗结核药物治疗可改善症状,病灶逐渐吸收；③肺门淋巴结结核：可被误诊为中央型肺癌,多见于青少年,常有结核感染症状,很少有咯血。

（二）肺部炎症

主要包括：①支气管肺炎：发病较急,感染症状比较明显。X 线片表现为边界模糊的片状或斑点状阴影，密度不均匀。抗生素药物治疗后，症状迅速消失，肺部病变吸收也较快；②肺脓肿：在急性期有明显感染症状，痰量多，呈脓性。X线片空洞壁比较薄，内壁光滑，常有液平面，脓肿周围的肺组织或胸膜常有炎性变，支气管造影多可见空洞充盈，并常伴有支气管扩张。

（三）肺部其他肿瘤

常见肿瘤包括：①良性肿瘤：如错构瘤、纤维瘤、软骨瘤等，X线片呈现接近圆形的肿块影，密度均匀，可以有钙化点。边缘整齐，多无分叶状；②支气管腺瘤：是一种低度恶性的肿瘤，发病年龄比肺癌轻，女性发病率较高。

（四）纵隔淋巴肉瘤

生长迅速，临床上常有发热和其他部位表浅淋巴结肿大。X线片上表现为两侧气管旁和肺门淋巴结肿大。对放射疗法高度敏感，纵隔镜检查亦有助于明确诊断。

病案分析

患者男性，59岁，有吸烟饮酒习惯近40年，近3个月出现无明显诱因的咳嗽、发热，自服抗生素2周余，咳嗽症状无明显改善，清晨发现痰中带血，来院就诊。体格检查：体温37.7℃，脉搏92次/min，呼吸21次/min，血压140/90mmHg。锁骨上淋巴结不大。胸部叩诊清音，右肺呼吸音略低。余未发现有意义的阳性体征。X线片见右肺不张，肺门似有肿块，胸部增强CT显示：右肺门处占位病变，包块最长径约3.5cm，侵犯右主支气管，右肺门淋巴结肿大，直径约为0.9cm；痰细胞检查见可疑癌细胞；纤维支气管镜见右肺开口处大量脓痰，黏膜糜烂。

诊断：右支气管肺癌。

分析：患者有长期吸烟史，有典型痰中带血症状，X线检查发现肺门肿块，痰细胞病理学检查发现可疑癌细胞。综合上述情况，考虑诊断为右支气管肺癌。

八、治疗

肺癌的治疗方法主要有外科手术治疗、放射治疗、化学药物治疗、靶向治疗、免疫治疗等。小细胞肺癌和非小细胞肺癌在治疗原则有很大的不同。小细胞肺癌远处转移早，除早期（$T_{1-2}N_0M_0$）的患者适于手术治疗外，其他应以非手术治疗为主。而非小细胞肺癌则依据确诊时的TNM分期治疗：I_A期：手术治疗；I_B期：手术治疗±术后化疗；II_A期：手术治疗+术后化疗；III_A期：多学科综合治疗：化疗、放疗±手术治疗；III_B期：多学科综合治疗：化疗、放疗；Ⅳ期：综合治疗，根据基因突变情况考虑靶向治疗、化疗或免疫治疗。

（一）手术治疗

早期肺癌外科手术治疗通常能达到治愈效果。手术治疗的适应证是I、II期和部分经过选择的ⅢA期（如$T_3N_1M_0$）的非小细胞肺癌。已明确纵隔淋巴结转移（N_2）的患者，手术可考虑在（新辅助）化疗/放化疗后进行。III_B、Ⅳ肺癌，除个别情况外，手术不应列为主要的治疗手段。除考虑肿瘤因素外，患者心肺等重要器官需有足够的功能储备以耐受手术。

肺癌手术方式首选解剖性肺叶切除和淋巴结清扫。但由于肿瘤或患者耐受性因素，又有扩大切除和局部切除。扩大切除，指需切除范围不仅局限于一个肺叶的术式，如双肺叶切

笔记栏

除、支气管袖状肺叶切除术、肺动脉袖状肺叶切除术、一侧肺切除（全肺切除）、心包内处理肺血管和／或合并部分左心房切除的全肺切除等。扩大切除的风险远高于标准肺叶切除，因此手术适应证的筛选宜谨慎。局部切除术，指切除范围小于一个肺叶的术式，包括肺段切除术和楔形切除术。其优点是手术风险低，但与标准的肺叶切除相比局部复发率增加，主要用于非常早期的肺癌和耐受不良的老年患者。

手术禁忌证：①远处转移，如脑、骨、肝等器官转移（即 M_1 病例）；②心、肺、肝、肾功能不全，全身情况差的患者；③广泛肺门、纵隔淋巴结转移，无法清除者；④严重侵犯周围器官及组织，估计切除困难者；⑤胸外淋巴结转移，如锁骨上淋巴结（N_3）转移等。

（二）放射治疗

是局部消灭肺癌病灶的一种手段。在各种类型的肺癌中，小细胞肺癌对放射疗法敏感性较高，鳞癌次之，腺癌和细支气管肺泡癌最低。临床上常采用的是手术后放射疗法。也有的病例应该在手术前先做放射治疗，使肿瘤缩小，可提高肺癌病灶的切除率。对于肺癌脑转移病例，若颅内病灶较局限，可采用 γ 刀放射治疗，有一定的缓解率。

（三）化学治疗

对有些分化程度低的肺癌，特别是小细胞肺癌，疗效较好。化学疗法作用遍及全身，临床上可以单独应用于晚期肺癌病例，以缓解症状，或与手术、放射等疗法综合应用以防治肿瘤转移复发，提高治愈率。需要注意的是，目前化学药物对肺癌疗效仍然较差，症状缓解期较短、副作用较多。

（四）免疫治疗

免疫治疗主要针对抑制 T 细胞的程序性细胞死亡分子 1（PD-1）及其受体（PD-L1）通路的单克隆抗体药物，可以纠正被肺癌细胞表达的 PD-L 分子抑制的免疫反应，从而特异性杀伤肿瘤。可使少数晚期患者可获得远期生存。

（五）中医中药治疗

按照患者临床症状、脉象、舌苔等表现，应用辨证论治法则治疗肿瘤，一部分患者的症状可以得到改善，寿命延长。

（六）靶向治疗

靶向治疗针对肿瘤特有的和依赖的驱动基因异常进行的治疗称为靶向治疗。它具有性强、对该肿瘤具有较好的疗效，且副作用轻。目前，在肺癌领域的得到应用的靶点主要有表皮生长因子受体（EGFR）、血管内皮生长因子（VEGF）和间变淋巴瘤激酶（ALK）等。包括中国在内的东亚腺癌患者群中，特别是女性、非吸烟者，EGFR 基因突变比例超过 50%，是最重要的治疗靶点。

携带驱动基因异常的晚期肺癌患者接受靶向治疗的有效率和疾病控制时间远高于传统化疗，部分患者可长期生存。新一代靶向药物也在不断研发，覆盖更多的驱动基因，克服旧有药物的耐药，患者获得更长的生存。

目前所有的各种治疗肺癌的方法效果均不令人满意，具体的治疗方案应根据肺癌病理类型、TNM 分期和患者的心肺功能和全身情况以及其他有关因素等，进行认真详细的综合分析后再作决定，采用多学科综合治疗。

九、随访

对于新发的肺癌患者建立完整的病案和相关资料档案，治疗后定期随访和进行相应检查。治疗后前 2 年每 3 个月 1 次，2 年后每 6 个月 1 次，直到 5 年，以后每年 1 次。

第四节 食 管 癌

食管癌是常见的一种消化道肿瘤。男性发病率高于女性,发病年龄多在40岁以上。

一、病因

1. 吸烟和饮酒　吸烟和饮酒是食管癌的发病危险因素。

2. 亚硝胺类化合物　亚硝胺类化合物是被公认的一种强致癌物质,多存在于腌制食品中。

3. 真菌及病毒作用　目前研究表明,我国食管癌高发区的发病与真菌性食管炎和真菌对食物的污染有关;食管癌相关病毒主要为人乳头瘤状病毒(HPV)。

4. 食管损伤、食管疾病以及食物的刺激作用　食管损伤及某些食管疾病可以促发食管癌;长期进食很烫的食物、饮烈酒、吃大量胡椒,这些对食管黏膜的慢性理化刺激,均可引起局部上皮细胞异常增生。

5. 营养不良和微量元素缺乏。

6. 遗传因素　食管癌常表现为家族性聚集现象。

二、解剖与病理

临床上食管的解剖分段多分为:①颈段:自食管入口至胸骨柄上沿的胸廓入口处;②胸段:又分为上、中、下三段。胸上段——自胸廓上口至气管分叉平面;胸中段——自气管分叉平面至贲门口全长度的上一半;胸下段——自气管分叉平面至贲门口全长度的下一半。通常将食管腹段包括在胸下段内,胸中段和胸下段食管的交界处接近肺下静脉平面处(图12-1)。胸中段食管癌较多见,下段次之,上段较少。③腹段:为食管裂孔上缘至胃食管交界处。早期食管癌病变多数限于黏膜表面(原位癌),未见明显肿块。肉眼所见表面为充血、糜烂、斑块或乳头状。至中、晚期癌肿长大,逐渐累及食管全周,肿块突入腔内,还可穿透食管壁全层,侵入纵隔和心包。

按病理形态,临床上食管癌可分为四型:①髓质型:向管壁内扩张,管壁明显增厚,癌组织呈坡状隆起,表面常有表浅不一的溃疡,瘤体切面呈灰白色,为均匀致密的实体肿块,此型多见,恶性程度高;②蕈伞型:瘤体呈卵圆形扁平肿块状,向腔内呈蘑菇样突起,表面多有浅表溃疡,其底部凹凸不平,属高分化癌,预后较好;③溃疡型:常累及食管壁的一部分,在食管壁内形成一个较深的溃疡,边缘稍隆起,出血和转移较早,发生梗阻较晚;④缩窄型(即硬化型):呈明显的管状狭窄,环形生长,病变几乎累及食管全周,出现梗阻较早,出血和转移较晚。

扩散及转移:①直接扩散:早中期食管癌主要为壁内扩散,由于食管无浆膜层,可直接侵犯邻近脏器;②淋巴转移是食管癌重要转移途径之一;③血道转移

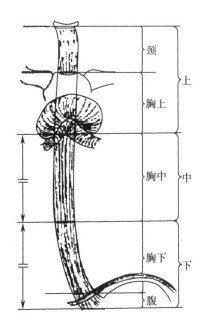

图12-1　食管解剖

多见于晚期患者,最常见转移至肝与肺,其他脏器依次为骨、肾、肾上腺、胸膜、网膜、胰腺、甲状腺和脑等。

三、临床表现

1. 食管癌早期症状多不典型,主要表现为咽下哽噎感、胸骨后和剑突下疼痛、食物滞留感和异物感,少数患者有咽喉部干燥和紧缩感。早期症状时轻时重,持续时间长短不一,可无症状。

2. 食管癌中晚期症状

(1)进行性吞咽困难:是食管癌最突出的症状,患者由不能咽下固体食物发展至不能咽下液体食物。

(2)咽下疼痛:系由癌糜烂、溃疡、外侵或近段伴有食管炎所致,每于饮食时加重。疼痛可涉及颈、胸骨后、肩胛区或背部。

(3)食物反流:食物梗阻的近段扩张和潴留可导致食物反流,可呈血性。

(4)声音嘶哑:常由于肿瘤直接侵犯或转移的淋巴结压迫喉返神经所引起。

(5)其他:晚期患者由于咽下困难导致长期摄入不足,可出现慢性脱水、营养不良、消瘦及恶病质。当肿瘤侵及相邻器官并发生穿孔时,可发生食管支气管瘘、纵隔脓肿、肺炎、肺脓肿、气管食管瘘、致死性大出血等。高位食管癌可出现咳嗽。当全身广泛转移时可引起相应症状,如黄疸、腹水、气管压迫、呼吸困难、声带麻痹、昏迷等。

四、诊断及鉴别诊断

1. 早期食管癌的诊断 我国对早期食管癌的诊断积累了丰富的经验。临床上我们应着重注意以下几个方面:

(1)重视早期症状。

(2)细胞学检查:我国首创用带网气囊食管细胞采集器,做食管拉网检查脱落细胞,早期病变阳性率较高,是一种简便易行的普查筛选诊断方法。

(3)纤维内镜检查:对临床已有症状或怀疑而又未能明确诊断者,则应尽早做纤维食管镜检查。纤维胃镜检查可见食管腔内肿物,多呈菜花样改变,病变活检可以确诊。对于食管黏膜浅表性病变可行碘染色检查法鉴别良性和恶性病变,即将碘溶液喷布于食管黏膜上。正常食管鳞状上皮因含糖元,与碘反应呈棕黑色,而肿瘤组织因癌细胞内的糖原消耗殆尽,故仍呈碘本身的黄色。采用食管超声内镜检查(EUS)可以通过确定食管的浸润深度以及有无纵隔淋巴结转移进行术前 T 分期及 N 分期。

(4)胸、腹部 CT 扫描,头颅磁共振以及骨扫描可以帮助确定食管癌外侵及远处转移,多用于 N 分期和 M 分期。

(5)对可疑病例,均应做食管吞稀钡 X 线双重对比造影。早期可见:①食管黏膜皱襞紊乱、粗糙现象;②浅的充盈缺损;③局限性管壁僵硬;④小龛影。

2. 中晚期食管癌的诊断 中晚期食管癌都有典型的吞咽困难。食管钡餐造影:①黏膜皱襞紊乱、中断;②深浅不一的龛影;③管壁僵硬,蠕动中断;④管腔充盈缺损。软组织肿块影以及病变部位上方食管不同程度的扩张。

CT 能显示食管癌向腔外扩展的范围以及有无腹腔内器官及淋巴结转移。超声内镜检查是食管癌局部分期、判断肿瘤浸润深度和淋巴结范围的最好影像学技术。对肿瘤分期、治疗方案的选择以及预后判断有重要意义。

早期无咽下困难时,应与食管炎、食管憩室和食管静脉曲张相鉴别。已有咽下困难时,应与食管良性肿瘤、贲门失弛症和食管良性狭窄相鉴别。诊断方法主要依靠食管吞钡造影、纤维胃镜检查和食管测压。

五、临床分期

食管癌和胃食管交界癌国际 TNM 分期标准（AJCC/UICC）见表 12-3。

表 12-3　食管癌和胃食管交界癌国际 TNM 分期标准（第 8 版）

分期	标准
T 分期	原发肿瘤
T_x：	原发肿瘤不能确定
T_0：	无原发肿瘤证据
Tis：	重度不典型增生（定义为恶性细胞未突破基底膜）
T_1：	肿瘤只侵及黏膜固有层、黏膜肌层或黏膜下层
T_{1a}：	肿瘤侵及黏膜固有层或黏膜肌层
T_{1b}：	肿瘤侵及黏膜下层
T_2：	肿瘤侵及肌层
T_3：	肿瘤侵及食管外膜
T_4：	肿瘤侵及食管周围结构
T_{4a}：	肿瘤侵及胸膜、心包、奇静脉、膈肌或腹膜
T_{4b}：	肿瘤侵及其他近结构如主动脉、椎体及气管
N 分期	区域淋巴结
N_x：	区域淋巴结转移不能确定
N_0：	无区域淋巴结转移
N_1：	1~2 枚区域淋巴结转移
N_2：	3~6 枚区域淋巴结转移
N_3：	≥7 枚区域淋巴结转移
M 分期	远处转移
M_0：	无远处转移
M_1：	有远处转移
腺癌 G 分期	
G_x：	分化程度不能确定
G_1：	高分化癌，>95% 的肿瘤组织由分化好的腺体组成
G_2：	中分化癌，50%~95% 的肿瘤组织显示腺体形成
G_3：	低分化癌，肿瘤组织由片状和巢状细胞组成，其中形成腺体结构的细胞成分<50%
鳞癌 G 分期	
G_x：	分化程度不能确定
G_1：	高分化癌，有明显的角化珠结构及较少量的非角化基底样细胞成分，肿瘤细胞呈片状分布，有丝分裂少
G_2：	中分化癌，呈现出各种不同的组织学表现，从角化不全到角化程度很低再到角化珠基本不可见
G_3：	低分化癌，主要由基底样细胞组成的大小不一的巢状结构，内有大量中心性坏死；由片状或铺路石样肿瘤细胞组成的巢状结构，其中偶见少量的角化不全细胞或角化的细胞

六、治疗

食管癌的治疗原则是多学科综合治疗，即包括手术、放射治疗和化学治疗等。

（一）内镜治疗

早期食管癌及癌前病变可以采用内镜下治疗，包括射频消融、冷冻治疗、内镜黏膜切除术（EMR）或内镜黏膜下剥离术（ESD）治疗，但应严格掌握手术适应证。

（二）手术治疗

是可切除食管癌的首选治疗方法。术前应进行准确的 TNM 分期。手术方式是肿瘤完全性切除（切除的长度应在距癌瘤上、下 5~8cm 以上）、消化道重建和胸、腹两野或颈、胸、腹三野淋巴结清扫。

手术适应证：①Ⅰ、Ⅱ期和部分Ⅲ期食管癌（$T_1N_1M_0$ 和部分 $T_4N_1M_0$）；②放疗后复发，无远处转移，一般情况能耐受手术者；③全身情况良好，有较好的心肺功能储备；④对较长的鳞癌估计切除可能性不大而患者全身情况良好者，可先采用术前放化疗，待瘤体缩小后再做手术。

手术禁忌证：①Ⅳ期及部分Ⅲ期食管癌（侵及主动脉及气管的 T_4 病变）。②心肺功能差或合并其他重要器官系统严重疾病，不能耐受手术者。

食管癌切除的手术方式包括开放手术、胸腹腔镜联合手术、机器人手术，手术入路包括单纯左胸切口、右胸和腹部两切口、颈胸腹三切口、胸腹联合切口，以及不开胸经食管裂孔钝性食管拔脱术等不同术式。目前临床常用经右胸的两切口或三切口入路，因其更符合肿瘤学原则。消化道重建的部位也因食管癌的位置而有所不同，食管下段癌的吻合口部位通常在主动脉弓上，而食管中段或上段癌则吻合口多选择颈部。消化道重建中最常用的食管替代物是胃，也可根据患者个体情况选结肠和空肠。目前以胸（腹）侵及主动脉及气管的 T_4 病变腔镜为代表的微创技术广泛应用于食管癌外科。各种术式的选择取决于患者的病情和肿瘤的部位。吻合口瘘是较严重的术后并发症之一，其他并发症包括吻合口狭乳糜胸、喉返神经损伤等。

对晚期食管癌，不能根治或放射治疗、进食有困难者，可做姑息性减状手术，如食管腔内置管术、食管胃转流吻合术、食管结肠转流吻合术或胃造瘘术等。这些减状手术有可能发生并发症，应严格掌握适应证和手术技术。

近年来，食管癌术前放化疗（新辅助放化疗）取得了较好的效果，不但提高了手术切除率，也改善了远期生存，适合于部分局部晚期食管癌。

目前食管癌的切除率为 58%~92%，手术并发症发生率为 6.3%~20.5%；切除术后 5 年和 10 年生存率分别为 8%~30% 和 5.2%~24%。

（三）放射疗法

放射和手术综合治疗可增加手术切除率，也能提高远期生存率。术前放疗后，休息 2~3 周再做手术较为合适。对手术切除不完全的残留癌组织处做金属标记，一般在术后 3~6 周开始术后放疗。

单纯放射疗法多用于颈段、胸上段食管癌，因手术难度大、手术并发症多，疗效常不满意；也可用于有手术禁忌证而病变不长、患者尚可耐受放疗者。

（四）化学治疗

采用化疗与手术治疗相结合，或化疗与放疗、中医中药治疗相结合的综合治疗，有时可提高疗效，或使食管癌患者症状缓解，存活期延长。但要定期检查血象，并注意药物反应。

(五)放化疗联合

局部晚期食管癌无全身远处转移可以进行新辅助同步或序贯放化疗,然后重新评估疗效以决定是否采用外科手术治疗或继续根治性放化疗。

七、随访

食管癌的总体 5 年生存率为 20% 左右。对于新发食管癌患者应建立完整病案和相关资料档案,治疗后定期随访。

第五节 胃 癌

胃癌

胃癌是我国最常见的恶性肿瘤之一。在我国消化道恶性肿瘤中居第二位,好发年龄在 50 岁以上,男女发病率之比约为 2∶1。

一、病因

胃癌的确切病因不十分明确,但以下因素与发病有关:

1. 地域环境及饮食生活因素 在我国的西北与东部沿海地区胃癌发病率明显高于南方地区。在世界范围内,日本发病率最高,欧美地区发病率低。长期食用熏烤、盐腌食品的人群胃癌发病率高,与食品中亚硝酸盐、真菌毒素、多环芳羟化合物等致癌物含量高有关;食物中缺乏新鲜蔬菜与水果与发病也有一定关系。吸烟者的胃癌发病风险较不吸烟者高。

2. 幽门螺杆菌(HP)感染 幽门螺杆菌感染也是引发胃癌的主要因素之一。HP 可通过多种途径引起胃黏膜的炎症和损伤,具有致癌作用。控制 HP 感染在胃癌防治中的作用已受到高度重视。

3. 慢性疾病和癌前病变 易发展为胃癌的胃部疾病包括胃息肉、慢性萎缩性胃炎及胃部分切除后的残胃。胃息肉可分为炎性息肉、增生性息肉和腺瘤,前两者恶变可能性很小,胃腺瘤的癌变率在 10%~20%,胃息肉直径超过 2cm 时癌变机会加大。萎缩性胃炎以胃黏膜萎缩、减少为主要特征,常伴有肠上皮化生或黏膜上皮异型增生,可发生癌变。胃部分切除术后残胃黏膜发生慢性炎症改变,长期易发展为残胃癌。癌前病变系指容易发生癌变的胃黏膜的病理组织学改变,本身尚不具备恶性特征,是从良性上皮组织转变成癌的过程中的病理变化。胃黏膜上皮的异型增生属于癌前病变,根据细胞的异型程度,可分为轻、中、重三度,重度异型增生与分化较好的早期胃癌有时很难区分。

4. 遗传和基因 遗传与分子生物学研究表明,与胃癌患者有血缘关系的亲属其胃癌发病率较对照组高 4 倍。胃黏膜的癌变是一个多因素、多步骤、多阶段发展过程,涉及多种基因、抑癌基因、凋亡相关基因与转移相关基因等的改变。人类表皮生长因子 2(HER2)、血管内皮生长因子(VEGF)在胃癌细胞中有异常表达,为胃癌的靶向治疗提供了理论基础。

二、病理

(一)大体形态分型

1. 早期胃癌 指病变仅限于黏膜或黏膜下层者,不论病灶大小或有无淋巴结转移,均为早期胃癌。癌灶直径在 5mm 以下的为微小胃癌,5~10mm 的称小胃癌。早期胃癌根据病灶形态可分三型:Ⅰ型为隆起型,癌灶突向胃腔;Ⅱ型为浅表型,癌灶比较平坦,没有明显的隆起与凹陷;Ⅲ型为凹陷型,为较深的溃疡。Ⅱ型还可以分为三个亚型,即Ⅱa浅表隆起型、

Ⅱb 浅表平坦型和Ⅱc 浅表凹陷型。早期胃癌多为高分化腺癌,预后好。

2. 进展期胃癌 指癌组织浸润深度超过黏膜下层的胃癌。按国际上采用 Borrmann 分型法分四型:①Ⅰ型(息肉型,也叫肿块型):为边界清楚突入胃腔的块状癌灶,具有明显的局限性;②Ⅱ型(溃疡局限型):为边界清楚并略隆起的溃疡状癌灶;③Ⅲ型(溃疡浸润型):为边界模糊不清的浸润性溃疡状癌灶,癌灶向周围浸润,是进展期胃癌中最常见的一型;④Ⅳ型(弥漫浸润型):癌肿沿胃壁各层全周性浸润生长,边界不清。若全胃受累胃腔缩窄、胃壁僵硬如革囊状,称皮革状胃癌,几乎都是低分化腺癌或印戒细胞癌引起,恶性程度极高,发生转移早。

胃癌好发部位以胃窦部为主,约占一半;其次是胃底贲门部,约占 1/3;胃体部较少。

(二) 组织学分型

世界卫生组织 2000 年将胃癌分为:①腺癌(肠型和弥漫型);②乳头状腺癌;③管状腺癌;④黏液腺癌;⑤印戒细胞癌;⑥腺鳞癌;⑦鳞状细胞癌;⑧小细胞癌;⑨未分化癌;⑩不能分类的癌。胃癌绝大部分为腺癌。

(三) 扩散与转移

1. 直接浸润 浸润性生长的胃癌突破浆膜后,易扩散至网膜、结肠、肝、脾、胰腺等邻近器官。当胃癌组织侵及黏膜下层后,可沿组织间隙与淋巴网蔓延,贲门胃底癌易侵及食管下段,胃窦癌可向十二指肠浸润。通常浸润在幽门下 3cm 以内。

2. 淋巴转移 是胃癌的主要转移途径,进展期胃癌的淋巴转移率高达 70% 左右,早期胃癌也可有淋巴转移。通常将引流胃的区域淋巴结分为 16 组,有的组还可以进一步分为若干亚组(图 12-2),前 1~6 组为胃旁淋巴结,分别为贲门右、贲门左、胃小弯、胃大弯、幽门上、幽门下淋巴结。7~16 组淋巴结原则上按照动脉分支排序,分别为胃左动脉旁、肝总动脉旁(动脉前方为 8a,动脉后方为 8p)、腹腔动脉旁、脾门、脾动脉旁(脾动脉近侧为 11p,脾动脉远侧为 11d)、肝十二指肠韧带内(沿肝动脉为 12a,沿门静脉为 12p)、胰头后、肠系膜上血管旁(肠系膜上静脉旁为 14v,肠系膜上动脉旁为 14a)、结肠中血管旁、腹主动脉旁淋巴结。依据它们距胃病灶的距离,可分为 3 站。胃癌由原发部位经淋巴网向第一站(N_1)胃周淋巴结转移,之后癌细胞随支配胃的血管,沿血管周围淋巴结向心性转移至第二站(N_2),并可向更远的第三站淋巴结(N_3)转移。不同部位胃癌的淋巴结的分站组合各不相同(表 12-4)。但有时也可发生跳跃式淋巴转移。终末期胃癌可经胸导管向左锁骨上淋巴结转移,或经肝圆韧带转移至脐部。

表 12-4 不同部位胃癌各分站淋巴结的划分

淋巴结站别	全胃	窦部	体部	贲门部
第一站(N_1)	1,2,3,4,5,6	3,4,5,6	1,3,4,5,6	1,2,3,4
第二站(N_2)	7,8,9,10,11	1,7,8,9	2,7,8,9,10,11	5,6,7,8,9,10,11
第三站(N_3)	12,13,14	2,10,11,12,13,14	2,13,14	12,13,14

3. 血行转移 癌细胞进入门静脉或体循环向身体其他部位播散,形成转移灶。以肝多见,另外还有肺、骨、肾、脑等。

4. 种植转移 当胃癌组织浸润至浆膜外后,肿瘤细胞脱落并种植在腹膜和脏器浆膜上,形成转移结节。直肠前凹的转移癌,直肠指检可以发现。女性患者胃癌可形成卵巢转移性肿瘤,称 Krukenberg 瘤。癌细胞腹膜广泛播散时,可出现大量癌性腹水。

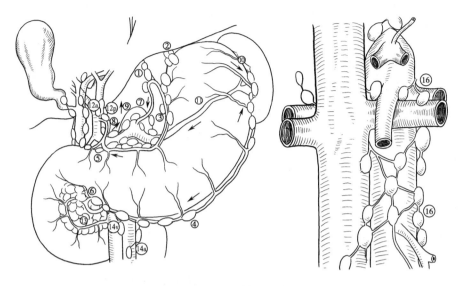

图 12-2 胃的区域淋巴结分组

（四）临床病理分期

国际抗癌联盟和美国癌症联合会 2010 年共同公布的胃癌 TNM 分期法,分期的病理依据主要是肿瘤浸润深度、淋巴结以及远处转移情况。

1. 肿瘤浸润深度 以 T 代表原发肿瘤侵及胃壁的深度。T_1:肿瘤侵及黏膜固有层、黏膜肌层或黏膜下层;T_2:肿瘤侵及固有肌层;T_3:肿瘤穿透浆膜下结缔组织而未侵及脏层腹膜或邻近结构;T_{4a}:肿瘤侵及浆膜;T_{4b}:肿瘤侵及邻近组织或脏器。

2. 淋巴结转移 N 表示局部淋巴结的转移情况。N_0:无区域淋巴结转移(受检淋巴结个数 ≥15 枚);N_1:1~2 枚区域淋巴结转移;N_2:3~6 枚区域淋巴结转移;N_3:≥7 枚区域淋巴结转移。

3. 远处转移 M 表示肿瘤远处转移的情况。M_0 表示无远处转移;M_1 表示有远处转移。

4. 胃癌的临床病理分期(表 12-5)

表 12-5 胃癌的临床病理分期

	N_0	N_1	N_2	N_3
T_1	I_A	I_B	II_A	II_B
T_2	I_B	II_A	II_B	III_A
T_3	II_A	II_B	III_A	III_B
T_{4a}	II_B	III_A	III_B	III_C
T_{4b}	III_B	III_B	III_C	III_C
M_1	IV			

三、临床表现

早期胃癌多数患者无明显症状,有时表现为上腹部不适、隐痛、食欲缺乏等非特异性或类似溃疡病的上消化道症状,按胃炎和溃疡治疗,症状可暂时缓解,易被患者或医生忽视,因此早期胃癌诊断率低。疼痛与体重减轻是进展期胃癌最常见的临床症状。患者常有较为明确的上消化道症状,随着病情进展上腹疼痛加重,出现食欲下降、乏力、消瘦、体重减轻,部分患者有恶心、呕吐。另外,根据肿瘤的部位不同,也有其特殊表现。贲门胃底癌可有胸骨后疼痛和进行性吞咽困难;幽门附近的胃癌可因幽门梗阻而致呕吐,呕吐物多为宿食和胃液;肿瘤破溃或侵犯胃周血管后可有呕血、黑便等消化道出血症状。也有发生胃急性穿孔可能。早期患者多无明显体征。晚期胃癌患者可触及锁骨上淋巴结肿大、腹水、腹部包块、直肠前凹肿块等。也可出现贫血、消瘦、黄疸、营养不良甚至恶病质等表现。

四、诊断

早期诊断是提高胃癌治愈率的关键。但由于早期胃癌无特异性症状,易被忽视,国内早期胃癌的比例仅为 10% 左右。为提高早期胃癌诊断率,应对以下人群定期进行检查:① 40 岁以上,既往无胃病史而出现上述消化道症状者,或已有溃疡病史但症状和疼痛规律明显改变者;②有胃癌家族病史者;③有胃癌前期病变者,如萎缩性胃炎、胃溃疡、胃息肉、胃大部切除病史者;④有原因不明的消化道慢性失血,或短期内体重明显减轻、食欲缺乏者。目前临床上常用的检查主要有以下几种:

1. 电子胃镜检查　能直接观察胃黏膜病变的部位和范围,可以对可疑病变组织进行活检,是诊断胃癌的最有效方法。为提高诊断率,对可疑病变组织进行活检不应少于 4 处,也不应集中一点取材。通过使用染色内镜和放大内镜,可显著提高小胃癌和微小胃癌的检出率。采用带超声探头的电子胃镜,对病变区域进行超声探测成像,有助于了解肿瘤在胃壁内的浸润深度以及向壁外浸润的情况,是判断肿瘤 T 分期的最佳方法,也可以探及胃周淋巴结转移情况,有助于胃癌的术前临床分期,以及决定病变是否适合进行内镜下切除。

2. X 线钡餐检查　数字化 X 线胃肠造影技术的应用使得影像分辨率和清晰度大为提高,目前仍为诊断胃癌的常用方法。常采用气钡双重造影,通过对黏膜相和充盈相的观察做出诊断。X 线征主要有龛影、充盈缺损、胃壁僵硬胃腔狭窄、黏膜皱襞的改变等。钡餐检查对胃上部癌是否侵犯食管也有一定诊断价值。X 线钡餐检查的优点是痛苦小,易被患者接受;缺点是不如胃镜直观,且不能进行活检。

3. 腹部超声　主要用于判定胃癌转移情况,如肝、胰腺、卵巢、腹腔淋巴结及腹水等,有助于术前分期和预后判断。

4. CT 检查　多排螺旋 CT 扫描结合增强扫描有助于胃癌的诊断和术前临床分期,准确性较高。是手术前肿瘤 N 分期和 M 分期的首选方法。

5. MRI 和 PET　对胃癌的诊断,以及判断淋巴结和远处转移病灶情况具有较高的临床价值。

6. 实验室检查　大便潜血试验持续阳性,有助于胃癌诊断。CA50、CA19-9 可作为早期胃癌的诊断、判断疗效和预后的参考指标。

五、治疗

胃癌的治疗原则是以外科手术为主的综合治疗。部分早期胃癌可在内镜下切除;进展期胃癌强调足够的胃切除范围和淋巴结清扫;化学治疗适用于不可切除或术后复发的患者,也可用于根治术后患者的辅助治疗。

(一)早期胃癌的内镜下治疗

直径小于 2cm 的无溃疡表现的分化型黏膜内癌,可在内镜下行胃黏膜切除术(EMR)或内镜下黏膜下剥离术(ESD)。目前临床上更多推荐 ESD,即将病灶周围黏膜用高频电刀环周切开,在黏膜下层和肌层间剥离。对于肿瘤浸润深度达黏膜下层、无法完整切除和可能存在淋巴结转移的早期胃癌,不应盲目进行内镜下治疗,原则上应采用标准的根治性手术。

（二）手术治疗

手术治疗是胃癌的主要治疗手段,分为根治性手术和姑息性手术两类。

1. 根治性手术　原则为整块切除包括癌灶和可能受浸润胃壁在内的胃的部分或全部,按临床分期标准整块清除胃周围的淋巴结,重建消化道。

（1）胃切除范围:胃癌胃壁的切线必须距肿瘤边缘至少 5cm,保证切缘无肿瘤残留。临床上常用的胃切除包括远端胃切除、近端胃切除和全胃切除。

（2）淋巴结清扫:淋巴结清除范围以 D(dissection)表示,依据不同的胃切除式式系统地规定了淋巴结清扫的范围(表 12-6)。D 级标准可分为 D_1 和 D_2 手术。D_1 手术仅适用于临床分期 T_1N_0,并且肿瘤不适合内镜下切除的早期胃癌;进展期胃癌,即临床分期为 $T_2 \sim T_4$ 期或临床发现淋巴结转移的肿瘤,均应行 D_2 手术。术前和术中的淋巴结转移无法做到完全准确诊断,如果怀疑淋巴结存在转移就应该行 D_2 手术。

表 12-6　胃癌根治术淋巴结清扫范围

	近端胃切除术	远端胃切除术	全胃切除术
D_1 手术	第 1、2、3、4 组	第 3、4、5、6 组	第 1、2、3、4、5、6 组
D_2 手术	D_1+ 第 5、6、7、8、9、10、11 组	D_1+ 第 1、7、8、9 组	D_1+ 第 7、8、9、10、11 组

（3）手术方式举例

1）根治性远端胃切除术:切除包括病灶在内的远端胃,切缘距癌缘不小于 5cm,按 D_2 标准清扫淋巴结,切除大网膜、网膜囊、横结肠系膜前叶、胰腺被膜;消化道重建可选 Billroth Ⅰ式胃十二指肠吻合术或 Billroth Ⅱ式胃空肠吻合术 Roux-en-Y 吻合术(图 12-3)。

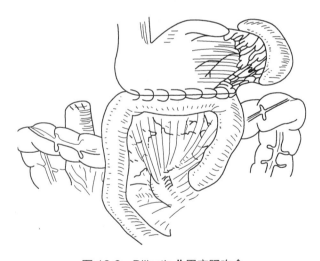

图 12-3　Billroth Ⅱ胃空肠吻合

2）根治性全胃切除术:多适用于胃体与胃近端癌。切除包括病灶在内的全部胃,按 D_2 标准清扫淋巴结,切除大网膜、网膜囊,根据情况可切除脾脏,消化道重建常行食管空肠 Roux-en-Y 吻合(图 12-4)。

3）腹腔镜胃癌根治术:腹腔镜胃癌根治术近年来在临床上得到逐步开展。对于临床 Ⅰ 期的胃癌,腹腔镜手术与开腹手术相比,在安全性和治疗效果上没有显著差异,可以作为标准治疗方式。而对于 Ⅰ 期以上的进展期胃癌,腹腔镜手术在安全性上不劣于开腹手术,但远期效果有待进一步证明。

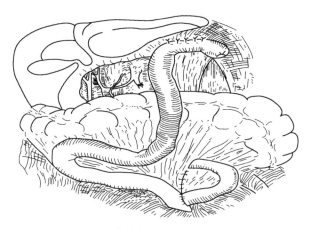

图 12-4 食管空肠 Roux-en-Y 吻合

2. 姑息性手术 是指原发灶无法切除,针对由于胃癌导致的消化道梗阻、穿孔、出血等并发症而做的手术,如胃空肠吻合术、空肠造口、穿孔修补术等。

（三）胃癌的化疗

对于不可切除的、复发的或姑息性手术后等晚期胃癌患者,化疗可能有减缓肿瘤的发展速度、改善症状等效果。根治性手术后辅助化疗的目的是控制残存的肿瘤细胞,以减少复发的机会。早期胃癌根治术后原则上不必辅助化疗;进展期胃癌根治术后无论有无淋巴结转移均需化疗。施行化疗的胃癌患者应当有明确病理诊断。常用的胃癌化疗给药途径有口服给药、静脉给药、腹膜腔给药、动脉插管区域灌注给药等。为提高化疗效果、减轻化疗的毒副作用,常选用多种化疗药联合应用。

（四）胃癌的其他治疗

胃癌对放疗的敏感度较低,较少采用,可用于缓解肿瘤引起的局部疼痛症状。免疫治疗包括曲妥珠单抗、贝伐珠单抗和西妥昔单抗,在晚期胃癌的治疗有一定的效果。中医中药在胃癌治疗中的作用日益受到人们重视。

六、预后

胃癌的预后与胃癌的病理分期、部位、组织类型、生物学行为以及治疗措施有关。早期胃癌远比进展期胃癌预后要好。提高早期胃癌诊断率、多学科联合实施规范化综合治疗将会显著提高胃癌的治愈率和生存率。

第六节 结直肠癌

结直肠癌

结直肠癌（colorectal cancer,CRC）是常见的消化道恶性肿瘤。我国结直肠癌的发病率和病死率均呈上升趋势,其中,城市远高于农村。

一、病因

结直肠癌病因不十分明确,但现认为与下列因素有关:除遗传易感因素（机体内因）外,过多的动物脂肪及动物蛋白饮食,缺乏新鲜蔬菜及纤维素食品,缺乏适度的体力活动,溃疡性结肠炎、克罗恩病、结直肠息肉及家族性肠息肉病也与结直肠癌的发生密切相关。

二、病理与分型

（一）大体病理分型

1. 溃疡型（图12-5）　是结直肠癌常见的大体类型。癌肿向肠壁深层生长并向周围浸润，中心凹陷，边缘凸起，呈蝶形。此型分化度低，转移较早。

2. 隆起型（图12-6）　以右半结肠多见。癌肿向肠腔内生长，体积大，表面易破溃、出血、坏死和感染，生长缓慢。此型恶性程度低，淋巴转移晚，预后好。

3. 浸润型（图12-7）　以左半结肠和直肠多见。癌肿沿肠壁各层弥漫浸润，使局部肠壁增厚、肠腔狭窄，但表面常无明显溃疡或隆起。此型分化度低，淋巴转移早而预后差。

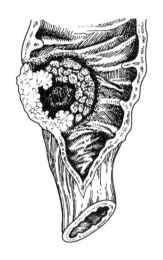

图12-5　溃疡型结直肠癌

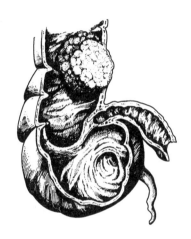

图12-6　隆起型结直肠癌

（二）组织学分类

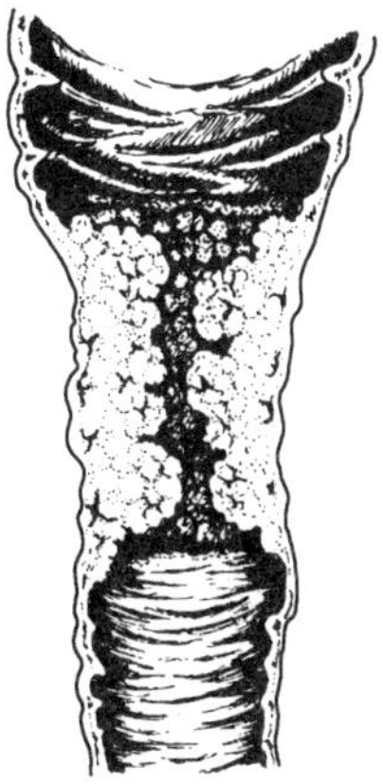

1. 腺癌　占结直肠癌的大多数。包括：①管状腺癌；②乳头状腺癌；③黏液腺癌；④印戒细胞癌；⑤未分化癌。

2. 腺鳞癌　又称腺棘细胞癌，较少见。由腺癌细胞和鳞癌细胞构成。主要见于直肠下段和肛管。

3. 髓样癌　是2000年WHO消化系统肿瘤组织学分类中，新纳入的一个特殊的组织学类型。

结直肠癌可以在一个肿瘤中出现两种或两种以上的组织类型，且分化程度并非完全一致，这是结直肠癌的组织学特征。

（三）扩散和转移

1. 淋巴转移　结直肠癌主要是经淋巴转移。结肠癌首先转移至结肠壁和结肠旁淋巴结，再到肠系膜血管周围和肠系膜血管根部淋巴结。

图12-7　浸润型结直肠癌

直肠癌淋巴转移分三个方向：①向上沿直肠上动脉、腹主动脉周围的淋巴结转移；②向侧方经直肠下动脉旁淋巴结引流到盆腔侧壁的髂内淋巴结；③向下沿肛管动脉、阴部内动脉旁淋巴结到达髂内淋巴结。

2. 血行转移　癌肿侵入静脉后沿门静脉转移至肝，也可转移至肺、骨和脑等。

3. 直接浸润　癌组织向外浸润，也可直接侵及邻近器官，如乙状结肠癌常侵犯膀胱、子宫、输尿管；横结肠癌可侵犯胃壁，甚至形成内瘘。

4. 种植转移　脱落的癌细胞也可在腹膜种植转移。

病案分析

患者，女，56岁，因大便习惯改变3个月来医院就诊。既往健康，近3个月来体重减轻约10kg。来院体检时发现右侧腹部包块，直径约6cm，质地硬，不光滑，活动度差，略有触痛。肛诊直肠黏膜光滑，未触及异常肿物，退指指套未见血迹。

辅助检查：红细胞 2.45×10^9/L，血红蛋白79g/L，肝功能正常，总蛋白59g/L，白蛋白33g/L，CEA 3.1μg/L，CA19-9 47.4U/ml。结肠镜检查发现：升结肠肿物；病理活检示：结肠腺癌，中度分化。

入院诊断：升结肠癌、贫血。

分析：患者为中老年女性，主诉排便习惯改变，查体可及腹部肿块，辅助检查提示贫血，结肠镜及病理提示升结肠癌，故诊断可明确为升结肠癌、贫血。其中升结肠癌诊断明确，而贫血诊断容易遗漏，应谨慎。

三、临床病理分期

国际抗癌联盟（UICC）结直肠癌2017年第8版TNM分期法见表12-7。分期的目的在于了解肿瘤发展情况，指导拟定治疗方案及评估预后。T代表原发肿瘤，N为区域淋巴结，M为远处转移。

表 12-7　结直肠癌的分期

T_x	原发肿瘤无法评估
T_0	无原发肿瘤证据
Tis	原位癌：局限于上皮内或侵犯黏膜固有层
T_1	肿瘤侵及黏膜下层
T_2	肿瘤侵及固有肌层
T_3	肿瘤穿透固有肌层至浆膜下或侵犯无腹膜覆盖的结直肠旁组织
T_4	肿瘤穿透脏腹膜
N_x	区域淋巴结无法评估
N_0	无区域淋巴结转移
N_1	1~3个区域淋巴结转移
N_2	4个及4个以上区域淋巴结转移
M_x	无法估计远处转移
M_0	无远处转移
M_1	凡有远处转移

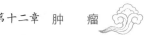

续表

TNM 分期	
0 期	$TisN_0M_0$
Ⅰ期	$T_{1\sim2}N_0M_0$
ⅡA 期	$T_3N_0M_0$
ⅡB 期	$T_4N_0M_0$
ⅢA 期	$T_{1\sim2}N_1M_0$
ⅢB 期	$T_{3\sim4}N_0M_0$
ⅢC 期	任何 T、任何 N、M_0
Ⅳ期	任何 T、任何 N、M_1

TNM 分期基本能够客观反映结直肠癌的预后。国外资料显示：Ⅰ期患者的 5 年生存率约为 90%，Ⅱ~Ⅲ期约为 70%，Ⅳ期可根治性切除约为 30%，姑息治疗为 8%。国内因地域医疗水平的差距，因而预后差别也较大。

我国根据 Dukes 法的改良分期如下：

A 期：癌仅限于肠壁内者。

B 期：癌已穿透肠壁侵入浆膜或 / 及浆膜外，但无淋巴结转移者。

C 期：除具有 B 期征象外，有淋巴结转移者。其中淋巴结转移仅限于癌肿附近如结直肠壁及结直肠旁淋巴结者为 C_1 期；转移至系膜和系膜根部淋巴结者为 C_2 期。

D 期：有远处转移或腹腔转移者，或广泛侵及邻近脏器无法切除者。

四、临床表现

结直肠癌早期症状不明显，癌肿生长到一定程度，依其生长部位不同而有不同的临床表现。由于结肠癌的部位和病理类型不同，左半结肠癌与右半结肠癌的临床表现也有差异。

1. 左半结肠癌的临床表现 左半结肠管腔窄，血供差，吸收能力差，肿瘤以浸润型多见。常见症状有以下几方面：

（1）便血、黏液血便：70% 以上可出现便血或黏液血便。粪便黏稠成形。

（2）腹痛：约 60% 出现腹痛，腹痛可为隐痛。如出现梗阻表现时，亦可表现为腹部绞痛。

（3）腹部肿块：40% 左右的患者可触及左下腹肿块。

（4）梗阻：出现较早，可急性发病。

（5）中毒症状：贫血、低热、乏力、消瘦等症状出现较晚，相对较轻。

2. 右半结肠癌的临床表现 右半结肠管腔较宽大，血供和淋巴丰富，吸收能力强，多见肿瘤呈隆起型突向肠腔。常见症状有以下几方面：

（1）腹痛：70%~80% 患者有腹痛，多为隐痛。

（2）贫血：癌灶坏死、脱落可引起慢性失血。

（3）腹部肿块：腹部肿块是右半结肠癌的常见症状。

（4）梗阻：出现较晚。

3. 直肠癌的临床表现

（1）直肠刺激症状：便意频繁，排便习惯改变，便前有肛门下坠感，伴里急后重、排便不尽感，晚期有下腹痛。

（2）肠腔狭窄症状：肿瘤侵犯致肠管狭窄，初时大便变形、变细，严重时出现肠梗阻表现。

（3）癌肿破溃感染症状：大便表面带血及黏液，甚至脓血便。

五、诊断

结直肠癌早期症状多不明显,易被忽视。凡40岁以上有以下任一表现者应列为高危人群:①Ⅰ级亲属有结直肠癌史者;②有癌症史或肠道腺瘤或息肉史;③大便隐血试验阳性者;④以下五种表现具有二项以上者:黏液血便、慢性腹泻、慢性便秘、慢性阑尾炎史及精神创伤史。

对大便习惯改变、便血等症状时,应引起足够的重视和警惕。常用检查方法有以下几项:

1. 直肠指诊　是诊断直肠癌最重要的方法。我国直肠癌中70%为低位直肠癌,大多能在直肠指诊中触及。凡遇患者有便血、大便习惯改变、大便变形等症状均应行直肠指诊。

2. 大便潜血检查　可作为大规模普查或高危人群结直肠癌的初筛手段,阳性者需做进一步检查。

3. 肿瘤标志物　血清癌胚抗原(CEA)为结直肠癌的非特异性指标,约60%的结直肠癌患者CEA高于正常,本指标对于判断预后和术后复发转移有一定帮助。

4. 肠镜检查　不仅可以发现病变,还可以了解病变所在位置、病变的大小和范围,并可取活体组织做病理检查。直肠指诊和结肠镜检查是诊断结直肠癌的最基本检查手段。

5. 影像学检查

(1)钡剂灌肠:可确定肿瘤的部位和范围。是结肠癌的重要检查方法,对直肠癌的诊断意义不大。

(2)腔内超声:用腔内超声探头可探测癌肿浸润的深度及有无侵犯邻近脏器。对中低位直肠癌推荐此检查。

(3)CT检查:可以了解结直肠癌的局部浸润和扩散情况。是术前常用的检查方法。对判断有无肝、肺转移及区域淋巴结肿大等均有帮助。

(4)MRI检查:对直肠癌肿的范围及术后盆腔、会阴部复发的诊断较CT优越。对中低位直肠癌的诊断及术前分期有重要价值。

(5)PET-CT检查:不推荐常规使用,但对病情复杂、常规检查无法诊断的患者,为排除远处转移及评价手术价值时,可作为有效的辅助检查,以排除远处转移。

病案分析

患者男性,65岁,因间断性便血8年,加重2个月来院就诊。患者自述8年前大便带血,色鲜红,量少,无脱出,自认为"痔疮",未引起重视,症状时隐时现,自用痔疮膏(栓)后好转。2个月前患者无明显诱因再次出现便血,次数更加频繁,为暗红色血便,伴排便习惯改变、肛门下坠感、里急后重、大便变细,偶有黏液脓血便,排便费力,需要口服果导片才能顺利排便。2个月以来体重减轻8kg。

既往史:既往健康。

专科检查:胸膝位,肛门外形规整。入肛约6cm于直肠后壁可触及直肠肿物下极,环全周,质硬,活动度差,有触痛,患者疼痛难忍,未继续进指,退指指套有陈旧性血迹。

辅助检查:癌胚抗原(CEA)271.6ng/ml;肠镜:直肠占位性病变(直肠癌?);病理活检示:直肠腺癌。

入院诊断:直肠癌。

分析:患者间断性便血8年,加重2个月。入肛约6cm于直肠后壁可触及直肠肿物下极,环全周,质硬,活动度差,有触痛,退指指套有陈旧性血迹。辅助检查示癌胚抗原271.6ng/ml;肠镜示直肠占位性病变;病理活检示直肠腺癌。根据病史及辅助检查,诊断明确。

六、治疗

结直肠癌的治疗原则是以手术治疗为主的综合治疗。

(一) 手术治疗

1. 结肠癌根治性手术 切除范围应包括癌肿在内的远端、近端 10cm 以上的肠管,及其系膜和区域淋巴结。

(1)右半结肠切除术:适用于盲肠、升结肠、结肠肝曲的癌肿。对于盲肠和升结肠癌,切除范围包括回肠末段 15~20cm、阑尾、盲肠、升结肠、右半横结肠(图 12-8),做回肠与横结肠端端或端侧吻合。对于结肠肝曲的癌肿,除上述范围外,须切除横结肠和胃网膜右动脉组的淋巴结。

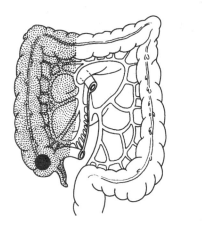
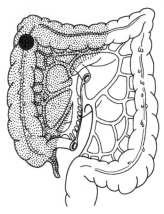

图 12-8 右半结肠切除范围

(2)横结肠切除术:适用于横结肠癌。切除包括肝曲和脾曲的横结肠及其系膜、大网膜并清扫引流区域淋巴结(图 12-9),行升结肠和降结肠端端吻合。倘若因两端张力大而不能吻合,对偏左侧的横结肠癌,可切除降结肠,行升结肠、乙状结肠吻合术。

(3)左半结肠切除术:适用于结肠脾曲癌和降结肠癌。切除范围包括横结肠左半、降结肠并根据降结肠癌位置的高低切除部分或全部乙状结肠(图 12-10),然后做结肠间或结肠与直肠端端吻合术。

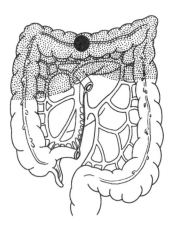
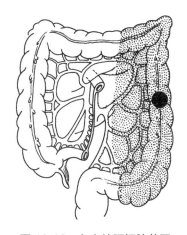

图 12-9 横结肠切除范围　　　　图 12-10 左半结肠切除范围

(4)乙状结肠切除术:适用于乙状结肠癌。要根据乙状结肠的长短和癌肿所在的部位,分别采用切除整个乙状结肠和全部降结肠,或切除整个乙状结肠、部分降结肠和部分直肠(图 12-11),做结肠直肠吻合术。

2. 结肠癌姑息性手术 肿瘤已侵及盆壁,腹膜已有种植转移或远处有转移者,应根据患者全身情况和局部病变程度,行单纯肿瘤切除、捷径手术或造口术,以延长患者的生命。

3. 结肠癌并发急性肠梗阻的手术 应当在进行胃肠减压、纠正水和电解质紊乱以及酸碱失衡等适当的准备后,早期施行手术。右侧结肠癌行右半结肠切除一期回肠结肠吻合术。如患者情况不许可,则先做盲肠造口解除梗阻,二期手术行根治性切除。如癌肿不能切除,可切断末端回肠,行近切端回肠横结肠端侧吻合,远切端回肠断端造口。左侧结肠癌并发急性肠梗阻时,一般应在梗阻部位的近侧做横结肠造口,在肠道充分准备的条件下,再安排二期手术行根治性切除。对肿瘤不能切除者,则行姑息性结肠造口。

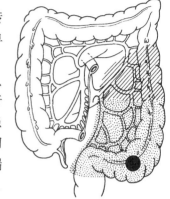

图 12-11 乙状结肠切除范围

4. 直肠癌的手术 直肠癌根治切除范围包括癌肿、足够的两端肠管、已侵犯的邻近器官的全部或部分、周围被浸润的组织及全直肠系膜切除(TME)。临床常用的手术方式如下:

(1)局部切除术:适用于瘤体小(<3cm)、T_1、分化程度高的早期直肠癌。有经肛局部切除术、经骶尾部局部切除术和经肛内镜微创外科手术(TEM)。

(2)经腹会阴联合直肠癌根治术(Miles 手术):原则上适用于癌肿距肛门不足 7cm 的下段直肠癌(腹膜返折以下的直肠癌)(图 12-12)。本手术为 1908 年由英国外科医生 Miles 首先提出的直肠癌根治手术,为直肠癌主要术式选择。

(3)直肠低位前术(Dixon 手术):是目前应用最多的直肠癌根治术式,也是中低位直肠癌保肛手术的主要方式。一般适用于治疗距齿状线 5cm 以上的肿瘤(图 12-13)。

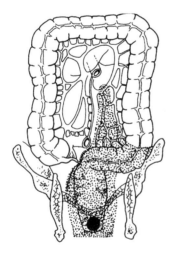

图 12-12 Miles 手术

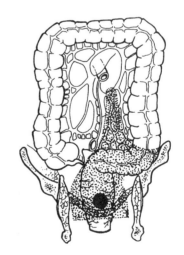

图 12-13 Dixon 手术

(4)经腹直肠癌切除、近端造口、远端封闭手术(Hartmann 手术):适用于全身一般情况差,不能耐受 Miles 手术或急性梗阻不宜行 Dixon 手术的直肠癌者。

(5)腹腔镜下直肠癌根治手术:近年来,腹腔镜技术迅猛发展,腹腔镜结直肠癌根治手术作为腹腔镜消化道肿瘤手术中最为成熟的手术方式。具有视野好、创伤小、痛苦少、恢复快等优点,但对于 T_4 的直肠癌不宜推荐腹腔镜手术。

(二)化学治疗

包括术前化疗和术后化疗,是治疗结直肠癌综合疗法的一部分,对不能切除的结直肠癌也是一种治疗手段。给药途径有全身静脉给药、术后腹腔热灌注化疗等。结直肠癌的化疗均以氟尿嘧啶为基础用药,以全身静脉化疗为主。一般术后 2 周即可进行化学药物治疗。化疗期间必须定期检查血常规及肝、肾功能。

目前,化疗方案主要有 FOLFOX 和 CAPEOX 两种。

(三)放射治疗

主要针对中下段直肠癌。主要适用范围如下:①根治术的辅助治疗;②有手术禁忌症或拒做手术的直肠癌患者;③姑息性放疗用于晚期直肠癌缓解疼痛、改善症状。

(四)新辅助化疗

主要是用于直肠癌,对于 T_3、T_4、N^+,且距肛门 <12cm 的直肠癌,推荐术前新辅助放化疗。常采用方案为放疗 2Gy,5 次 /w,总剂量 46Gy。同时辅以氟尿嘧啶为基础的化疗,如 FOLFOX6 方案、MAYO 方案 2~3 个月,新辅助放化疗后,推荐间隔 6~12 周进行手术。术后再辅助化疗。

(五)其他治疗

生物治疗、靶向治疗、免疫治疗及中医中药治疗等。

第七节　原发性肝癌

原发性肝癌是我国常见的恶性肿瘤之一,东南沿海地区发病率较高。发病高峰年龄为 40~50 岁,男性多于女性。

一、病因和病理

原发性肝癌的病因和发病机制尚未确定。目前认为与肝硬化、病毒性肝炎、黄曲霉毒素、亚硝胺等某些化学致癌物质及环境等因素有关。

原发性肝癌的大体病理形态可分三型:结节型、巨块型和弥漫型。结节型最常见,表现为单个或多个结节,大小不等,也有数个结节融合成一个较大的结节,与周围肝组织分界不清,手术切除率低,预后差。巨块型肝癌呈单发大块瘤体,也可由多个密集的结节融合而成,直径在 10cm 以上,手术切除率高,预后也较好。弥漫型肝癌最少见,表现为许多小的癌结节散布全肝,恶性程度高,发展快,预后极差。按肿瘤大小可分类为:微小肝癌(直径 ≤2cm),小肝癌(>2cm, ≤5cm),大肝癌(>5cm, ≤10cm)和巨大肝癌(>10cm)。

从病理组织上可分为三类:肝细胞型、胆管细胞型和两者同时出现的混合型。我国绝大多数原发性肝癌是肝细胞癌,占 90% 以上。

原发性肝癌极易侵犯门静脉分支,癌栓经门静脉系统形成肝内播散,甚至阻塞门静脉主干,引起门静脉高压的临床表现;肝外血道转移最多见于肺,其次为骨、脑等。淋巴转移至肝门淋巴结最多,其次为胰周、腹膜后、主动脉旁及锁骨上淋巴。此外,向横膈及附近脏器直接蔓延和腹腔种植转移也不少见。

二、临床表现

原发性肝癌早期缺乏典型临床表现,一旦出现症状和体征,疾病多已进入中、晚期。主要临床表现有以下几方面：

1. 肝区疼痛　有半数以上患者以此为首发症状，多为持续性隐痛、钝痛、刺痛或胀痛。主要是因为肿瘤迅速生长使肝包膜紧张所致。位于肝右叶顶部的癌肿累及横膈，则疼痛可牵涉右肩背部。当肝癌结节发生坏死、破裂，引起腹腔内出血时，则表现为突然的右上腹剧痛和压痛，出现腹膜刺激征及休克等急腹症表现。

2. 全身症状和消化道症状　主要表现为乏力、消瘦、食欲减退、腹胀等。部分患者可伴有恶心、呕吐、发热、腹泻等症状。晚期则出现贫血、黄疸、腹水、下肢水肿、皮下出血及恶病质等。

3. 肝大　为中、晚期肝癌最主要的体征。肝大呈进行性，瘤体较大者可见上腹局部隆起，质地坚硬，呈结节样，边缘不规则。癌肿位于肝右叶顶部者可使膈肌抬高，肝浊音界上升。

此外，如发生肺、骨、脑等远处转移，可产生相应症状。少数患者还可有低血糖症、红细胞增多症、高钙血症和高胆固醇血症等伴癌综合征。

原发性肝癌的并发症，主要有肝性昏迷、上消化道出血、肝癌破裂出血及继发感染等。

三、诊断与鉴别诊断

肝癌出现了典型症状，诊断并不困难，但往往已达中晚期。因此，凡是中年以上，特别是有肝病史的患者，如有原因不明的肝区疼痛、消瘦、进行性肝大者，应及时做详细检查。采用甲胎蛋白（AFP）检测和 B 型超声等现代影像学检查，有助于早期发现，甚至可检出无症状及体征的早期小肝癌患者。

（一）肝癌血清标志物检测

1. 血清甲胎蛋白（AFP）测定　是诊断原发性肝癌的重要方法，诊断标准：血清 AFP ≥ 400ng/L，并能排除妊娠、活动性肝病、生殖腺胚胎源性肿瘤者，即可考虑肝癌的诊断。AFP 轻度升高者，应动态观察，并结合肝功能变化及影像学检查加以综合分析判断。

2. 血液酶学及其他肿瘤标志物检查　肝癌患者血清中 γ- 谷氨酰转肽酶及其同工酶、血清碱性磷酸酶、乳酸脱氢酶同工酶等可高于正常。但由于缺乏特异性，需结合 AFP 分析，有助于提高肝癌的确诊率。

（二）影像学检查

各种影像学检查手段各有特点，应该强调综合应用、优势互补、全面评估。

1. 超声检查　因操作简便、实时、无创、移动便捷等特点，是临床上最常用的肝脏影像学检查方法，并可用作高发人群的普查工具。采用分辨率高的 B 型超声显像仪检查，可显示肿瘤的大小、形态、所在部位以及肝静脉或门静脉内有无癌栓等，其诊断符合率可达 90% 左右。超声造影检查可提示肝肿瘤的血流动力学变化，可帮助鉴别诊断不同性质的肝肿瘤。

2. CT 检查　分辨率较高，可检出直径 1.0cm 左右的微小癌灶，对肝癌的诊断符合率可达 90% 以上。肝脏动态增强 CT 除常应用癌的临床诊断及分期外，也应用于肝癌局部治疗的疗效评价，特别是对经动脉化疗栓塞（TACE）术后碘沉积观察有优势。同时，借助 CT 后处理技术可进行三维血管重建、肝脏体积和肝肿瘤体积测量、肺和骨等其他脏器转移评价。

3. MRI 检查　肝脏多模态 MRI 具有无辐射影响，组织分辨率高，可多方位、多序列参数成像的优势，对良、恶性肝内占位病变，特别与血管瘤的鉴别优于动态增强 CT，对于微小肝癌检出和诊断能力优于动态增强 CT，且可进行肝静脉、门静脉、下腔静脉和胆道重建成像,可显示这些管腔内有无癌栓。

4. 选择性腹腔动脉或肝动脉造影 该技术更多用于肝癌局部治疗或急性肝癌破裂出血治疗等。

（三）肝病灶穿刺活组织检查

对于缺乏典型肝癌影像学特征的肝占位性病变,肝病灶穿刺活检可获得明确的病理诊断。肝病灶穿刺活组织检查通常在超声引导下进行,穿刺活检主要风险是出血和肿瘤针道种植转移。

原发性肝癌主要应与肝硬化、继发性肝癌、肝良性肿瘤（局灶性结节性增生、肝腺瘤等）、肝脓肿、肝囊肿、肝包虫病,以及与肝毗邻器官如右肾、结肠肝曲、胃、胰腺等处的肿瘤相鉴别。

四、治疗

肝癌治疗具有多种治疗方法、多个学科共存的特点,早期诊断,根据不同病情进行多学科综合治疗,是提高远期疗效的关键。

（一）外科手术治疗

肝癌的外科治疗是肝癌患者获得长期生存最重要的手段,主要包括肝部分切除术和肝移植术。

1. 肝部分切除术 目前仍是肝癌治疗的首选和最有效的方法。解剖性切除与非解剖性切除均为常用手术技术,可以通过开腹手术施行,也可选择经腹腔镜或机器人辅助下施行。肝切除术的基本原则是完整切除肿瘤并保留足够体积且有功能的肝组织,因此完善的术前肝脏储备功能评估与肿瘤学评估非常重要。

全身状况及肝脏储备功能评估:①一般情况良好,无明显心、肺、肾等重要脏器器质性病变;②采用肝功能 Child-Pugh 分级和吲哚菁绿（indocyanine green,ICG）检测评估肝脏储备功能,通常认为 Child-Pugh A 级、ICG-R15<30% 是手术切除的必要条件;③如预期切除范围较大,则采用 CT 或 / 和 MRI 测定残余肝体积,以确保术后足够维持正常肝功能。

肝切除术的肿瘤学评估:①无肝外多处转移;②单发微小肝癌或小肝癌;③单发大肝癌或巨大肝癌,肿瘤包膜完整、界限清楚,受肿瘤组织破坏的肝组织<30%;④多发性肿瘤,肿瘤结节少于三个,且局限在肝脏的一段或者一叶内。

2. 肝移植 肝移植是肝癌根治性治疗手段之一,尤其适用于肝功能失代偿、不适合手术切除及局部消融的早期肝癌患者。然而由于供肝是公共、稀缺的资源,且费用昂贵,故临床引用受到限制。

（二）局部消融治疗

消融治疗是借助医学影像技术的引导对肿瘤靶向定位,局部采用物理或化学方法,直接杀灭肿瘤组织的一类治疗手段,主要包括射频消融、微波消融、无水乙醇注射治疗、冷冻治疗等,局部消融最常用超声引导下经皮穿刺路径,具有方便、经济、微创的特点,适用于不宜手术的原发性肝癌,或术后复发、转移性肝癌,大多数的小肝癌经皮穿刺消融也可获得良好的治疗效果。

（三）肝动脉栓塞或化疗栓塞（TACE）

经股动脉做超选择性插管至肝动脉,注入栓塞剂或 / 和化疗药物行化疗栓塞,TACE 治疗最常用栓塞剂为碘油乳剂,常用的化疗药物有蒽环类、铂类等。目前被公认为是肝癌非手术治疗的最常用方法之一,可用于不可切除的肝癌或作为肝癌切除术后的辅助治疗,对于部分不适宜一期手术治疗的巨大肝癌,经 TACE 治疗后可获得手术机会。

(四) 系统治疗

由于大多数肝癌患者确诊已是晚期,系统治疗成为主要的治疗选择。肝癌的系统治疗主要包括分子靶向治疗、免疫治疗及全身化疗等。仑伐替尼成为继索拉非尼之后新一线分子靶向治疗药物,程序性细胞死亡蛋白 1(PD-1)或 PD-1 配体(PD-L1)单抗药物如纳武利尤单抗、卡瑞利珠单抗等先后问世,其他免疫调节剂如干扰素、胸腺肽等也具有一定抗肿瘤作用。多种免疫治疗、免疫与靶向、免疫治疗与局部治疗等的结合,是系统治疗的一个重要方向。

(五) 放射治疗

放疗分为外放疗和内放疗。外放疗是利用放疗设备产生的射线(光子或粒子)从体外对肿瘤照射。内放疗是利用放射性核素,经机体管道或通过针道植入肿瘤内。

(六) 中医中药治疗

中医中药治疗能够改善临床症状,提高机体抵抗力,减轻放化疗不良反应,提高患者的生活质量。多根据不同病情采取辨证施治、攻补兼施的方法,除了采用传统的辨证论治、服用汤剂之外,我国药品管理部门已批准了若干种现代中药制剂,应用于手术切除后的辅助治疗。

第八节　膀　胱　肿　瘤

膀胱肿瘤

膀胱肿瘤是最常见的泌尿系肿瘤,多见于 45 岁以上患者,男女之比约为 4∶1,90% 是尿路上皮肿瘤,近 1/3 的膀胱癌为多发性肿瘤。

一、病因

膀胱肿瘤病因尚不完全清楚。膀胱肿瘤的发生是复杂、多因素、多步骤的病理变化过程,既有遗传因素,又有环境因素。较为明确的两大致病危险因素是吸烟和长期接触工业化学产品。目前重视癌基因和抗癌基因对膀胱癌发病的影响以及患者遗传基因和免疫状态在发病中所起作用的研究。

二、病理

膀胱肿瘤的病理和分期与肿瘤的细胞分化程度、浸润深度和转移情况有关(表 12-8)。

1. 分化程度　按肿瘤细胞大小、形态、核改变及分裂相等可分为三级:Ⅰ级分化良好,属低度恶性;Ⅱ级分化中等,属中度恶性;Ⅲ级分化不良,属高度恶性。

2. 生长方式　分为原位癌、乳头状癌和浸润性癌。原位癌的病理为存在癌变上皮,侵及整个黏膜层,可有三种表现:①无症状的局灶性原位癌;②有症状的弥漫性原位癌;③癌旁原位癌(较常见)。移行细胞癌多为乳头状,鳞癌和腺癌常有浸润。

3. 浸润深度　是肿瘤临床和病理分期的主要依据(图 12-14),可分为:原位癌 Tis;乳头状无浸润 T_a;浸润黏膜固有层 T_1;浸润肌层 T_2,又分为浸润浅肌层 T_{2a},浸润深肌层 T_{2b};浸润膀胱周围脂肪组织 T_3,又分为显微镜下发现侵犯膀胱周围组织 T_{3a},肉眼可见肿瘤侵犯膀胱周围组织 T_{3b};浸润前列腺或膀胱邻近组织 T_4。临床上习惯将 Tis、T_a 和 T_1 期肿瘤称为表浅膀胱癌。

表 12-8 膀胱癌 TNM 分期

T（原发肿瘤）	
T_x	原发肿瘤无法评估
T_0	无原发肿瘤证据
T_a	非浸润性乳头状癌
Tis	原位癌
T_1	肿瘤侵入上皮下结缔组织
T_2	肿瘤侵犯肌层
T_{2a}	肿瘤侵犯浅肌层
T_{2b}	肿瘤侵犯深肌层
T_3	肿瘤侵犯膀胱周围组织
T_{3a}	显微镜下发现肿瘤侵犯膀胱周围组织
T_{3b}	肉眼可见肿瘤侵犯膀胱周围组织（膀胱外肿块）
T_4	肿瘤侵犯以下任一器官或组织，如前列腺、精囊、子宫、阴道、盆壁和腹壁
T_{4a}	肿瘤侵犯前列腺、精囊、子宫或阴道
T_{4b}	肿瘤侵犯盆壁或腹壁
N（区域淋巴结）	
N_x	区域淋巴结无法评估
N_0	无区域淋巴结转移
N_1	真骨盆区（髂内、闭孔、髂外、骶前）单个淋巴结转移
N_2	真骨盆区（髂内、闭孔、髂外、骶前）多个淋巴结转移
N_3	髂总淋巴结转移
M（远处转移）	
M_0	无远处转移
M_{1a}	区域淋巴结以外的淋巴结转移
M_{1b}	其他远处转移

4. 肿瘤分布　在膀胱侧壁及后壁最多，其次为三角区和顶部。

5. 扩散方式　以直接浸润为主，主要向深部浸润，直至膀胱外组织。淋巴转移常见，血道转移多在晚期，多为肝、肺、骨转移。

三、临床表现

1. 血尿　是膀胱肿瘤最常见的症状，约 85% 的患者以间歇性、无痛性全程肉眼血尿为首发症状，少数为起始血尿或终末血尿。

2. 膀胱刺激征　尿频、尿急、尿痛为膀胱癌另一常见症状，常与弥漫性原位癌或肌层浸润性膀胱癌

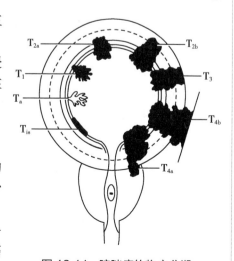

图 12-14　膀胱癌的临床分期

有关。

3. 其他症状 输尿管梗阻引起的腰痛,膀胱出口梗阻引起的尿潴留,静脉、淋巴管堵塞或全身营养不良导致的下肢水肿,以及巨大肿瘤导致的盆腔包块。肿瘤晚期患者可出现骨痛、体重减轻、肾功能不全或腹痛。

四、诊断

有间歇性、无痛性血尿病史,年龄在 40 岁以上者,应考虑膀胱癌,并做详细检查。

1. 尿液检查 尿常规可见到红细胞,合并感染时有白细胞。尿脱落细胞学检查可作为血尿患者的筛选检查,但阳性率较低。

2. B 型超声检查 作为一线检查方法,可发现 0.5cm 以上的肿瘤。

3. CT 及磁共振检查 可了解肿瘤的大小及浸润的深度,以及局部转移情况,有助于诊断、分期及手术方式的选择。

4. X 线检查 泌尿系统平片和排泄性尿路造影可以了解肿瘤是否在肾盂、输尿管呈多中心发生,以及肾功能情况,是否因肿瘤压迫输尿管而引起肾积水。膀胱造影时可见充盈缺损,浸润膀胱壁僵硬不整齐。

5. 膀胱镜检查和活检 是诊断膀胱癌最可靠的方法,能直接观察肿瘤的部位、数目、大小、形态以及周围膀胱黏膜的异常情况,并可钳取肿瘤部分组织和可疑病变进行活检以明确病理诊断。

6. 诊断性经尿道电切术 若影像学发现膀胱肿物,可行该术,以切除肿瘤,并明确肿瘤的病理诊断和分级分期,为进一步治疗及预后判断提供依据。

五、鉴别诊断

1. 肾癌 早期多无明显症状,晚期可出现不同程度的间歇性无痛肉眼血尿。肾癌有时有条状血块,系输尿管管型,血块堵塞输尿管时可引起肾绞痛。一旦出现血尿、疼痛、肿块三大典型症状的任何一种或出现肾外表现者即应重视,尤其是无痛性肉眼血尿者应进一步检查。B 超可以作为首选的检查方法,肾实质内的团块状回声是超声诊断肾癌的直接征象。CT 和磁共振检查能显示肾实质占位,是目前最可靠的诊断肾癌的影像学方法。

2. 肾盂肿瘤 以移行细胞乳头状瘤为多见,可单发或多发,常于早期转移到肾周围淋巴结,或在同侧输尿管、膀胱内发生。血尿是肾盂肿瘤的主要表现,早期多为间歇性无痛性肉眼血尿。尿细胞学检查有助于早期诊断。B 超检查可见肾盂内实性占位。CT 检查可发现肾盂占位。泌尿系肾盂静脉造影可见肾盂内充盈缺损、变形。膀胱镜检可见输尿管口喷血性尿。

六、治疗

膀胱肿瘤的治疗应根据病理分期、临床进展、分子生物学特性、患者的年龄及全身健康状况选择具体的治疗方案。以手术治疗为主,放射、化学、免疫治疗为辅。膀胱癌可分为非肌层浸润性膀胱癌(Tis、T_a、T_1)和肌层浸润性膀胱癌(T_2 以上),根据不同类型进行治疗。

1. 非肌层浸润性膀胱癌 手术方法包括经尿道膀胱肿瘤切除术、经尿道激光手术、膀胱部分切除术、根治性膀胱切除术。

术后辅助治疗:膀胱灌注化疗,常采用化疗药物包括吡柔比星、表柔比星、多柔比星、羟喜树碱、丝裂霉素、吉西他滨等。免疫治疗,包括卡介苗、生物制剂等。

2. 肌层浸润性膀胱癌 根据肿瘤发展情况,分为可根治性切除肿瘤和不可根治性切除肿瘤。可根治性切除肿瘤,根治性膀胱切除术联合新辅助化疗是目前治疗的推荐方案。不可根治性切除肿瘤,以系统性治疗为主,并联合局部治疗可使患者最大获益。

对于身体条件不能耐受根治性膀胱切除术,或者不愿接受根治性膀胱切除术的肌层浸润性膀胱癌患者,可考虑保留膀胱的综合治疗。包括姑息性膀胱切除术和采取手术、化疗和放疗的三联综合治疗。

保留膀胱的各种手术,为防止术后肿瘤复发可采用 BCG(卡介苗)、丝裂霉素、多柔比星、噻替哌、羟基树碱等做膀胱灌注。化疗可认为是治疗膀胱肿瘤的一个组成部分,可选用 MVAC 方案(氨甲蝶呤、长春新碱、多柔比星、顺铂)、GC 方案(顺铂和吉西他滨)、CMV 方案(顺铂、甲氨蝶呤、长春碱)、顺铂和多柔比星、顺铂和 5- 氟尿嘧啶等。

放射治疗效果不如根治性全膀胱切除,大多仅用于不宜手术的患者,但必须注意放射性膀胱炎的发生。

学习小结

肿瘤	概述	①瘤定义:肿瘤是机体组织细胞在内外致瘤因素的长期作用下,导致基因水平的突变和功能失调,从而使细胞异常增殖而形成的新生物;②恶性肿瘤的扩散方式:直接蔓延、淋巴转移、血道转移、种植性转移;③良、恶性肿瘤的鉴别要点;④治疗:手术治疗、化学治疗、放射治疗、生物治疗及中医中药治疗
	常见体表肿物	脂肪瘤、皮脂腺囊肿、神经纤维瘤、黑痣及黑色素瘤、血管瘤的诊断和治疗
	支气管肺癌	①部位分类:中央型肺癌、周围型肺癌;②按组织学分类:非小细胞肺癌(鳞状细胞癌、腺癌、大细胞癌)、小细胞肺癌;③临床表现:刺激性咳嗽、咳痰,咯血,其他症状;④诊断:X 线检查和 CT、痰细胞学检查、纤维支气管镜检查、经胸壁穿刺活检、胸腔积液检查、手术探查、肿瘤标志物检查;⑤治疗:手术治疗、放射治疗、化学治疗、免疫治疗、中医中药治疗、靶向治疗
	食管癌	①理分型:髓质型、蕈伞型、溃疡型、缩窄型;②临床表现:进行性吞咽困难,咽下疼痛,食物反流,声音嘶哑,其他;③治疗:手术治疗、放射治疗、化学治疗
	胃癌	①胃癌的大体形态分型:早期胃癌(隆起型、表浅型和凹陷型),进展期胃癌(结节型、溃疡局限型、溃疡浸润型和溃疡弥漫型);②临床表现:早期有上腹不适、隐痛、食欲缺乏及溃疡病症状,进展期有疼痛加重、体重减轻、上消化道出血症状、幽门梗阻症状、营养不良症状和恶病质表现;③检查手段:胃镜、钡餐、超声、CT、PET、大便潜血、癌基因检测等;④治疗:以手术为主的综合治疗
	结直肠癌	①直肠癌的大体形态分型:隆起型、浸润性和溃疡型;②临床表现:右半结肠癌有腹痛、贫血和腹部肿块,左半结肠癌有血便、腹痛和腹部肿块,直肠癌有直肠刺激症状、肠腔狭窄症状和癌肿破溃感染症状;③诊断:直肠指检、大便潜血、影像学检查和结肠镜检查;④治疗:以手术为主的综合治疗
	肝癌	①癌的大体形态分型:结节型、巨块型和弥漫型;②病理组织分型:肝细胞型、胆管细胞型和混合型;③临床表现:肝区疼痛、全身症状、消化道症状和肝大;④并发症:肝性昏迷、上消化道出血、癌肿自发破裂出血和继发感染等;⑤诊断:AFP、超声、CT、MRI、肝动脉造影、肝穿刺等
	膀胱癌	①据生长方式分为原位癌、乳头状癌及浸润性癌,肿瘤浸润深度是临床(T)和病理(P)分期的主要依据;②膀胱镜检可观察肿瘤的大小、数目、形态、部位、肿瘤基底情况,术前行膀胱镜检加活检是明确诊断不可缺少的手段;③应根据病理分期、临床进展、分子生物学特性、患者的年龄及全身健康状况选择具体的治疗方案

（潘晋方 范 悦 李春雨 苗 健 关 伟）

复习思考题

1. 如何鉴别良性、恶性肿瘤?

2. 试述黑痣的分类。

3. 肺癌的常见临床表现是什么?

4. 肺癌的诊断方法有哪些?

5. 简述非小细胞肺癌的治疗原则。

6. 食管癌的病理形态分类有哪些?

7. 食管癌的常用辅助检查有哪些?

8. 食管癌的手术指征及治疗原则是什么?

9. 试述早期胃癌和进展期胃癌的定义以及胃癌的扩散和转移途径。

10. 简述结直肠癌的临床表现及治疗原则。

11. 试述原发性肝癌的播散转移途径及并发症。

12. 原发性肝癌的临床表现有哪些? 如何诊断原发性肝癌? 本病应与哪些疾病鉴别?

13. 试述原发性肝癌的治疗原则、治疗方法。

14. 膀胱肿瘤的临床表现有哪些?

第十三章

甲状腺疾病

学习目标

通过学习甲状腺的解剖生理特点,掌握常见甲状腺疾病的临床表现、诊断和治疗。

第一节　甲状腺解剖生理概要

甲状腺位于甲状软骨下方、气管的两旁,有中央的峡部和左右两个侧叶构成,峡部一般位于第 2~4 气管软骨的前面;两侧叶的上极通常平甲状软骨,下极多数位于第 5~6 气管环。甲状腺有两层被膜包裹着:内层被膜叫甲状腺固有被膜,很薄,紧贴腺体并形成纤维束伸入到腺实质内;外层被膜包绕并固定甲状腺于气管和环状软骨上。成人甲状腺约重 30g。正常情况下,做颈部检查时,不容易看到或摸到甲状腺。吞咽时,甲状腺亦随之而上、下移动。

甲状腺的血液供应十分丰富,主要有两侧的甲状腺上动脉(颈外动脉的分支)和甲状腺下动脉(锁骨下动脉的分支)供应;甲状腺有三条主要的静脉,即甲状腺上、中、下静脉,其中甲状腺上、中静脉血液流入颈内静脉,甲状腺下静脉血液流入无名静脉(图 13-1)。甲状腺的淋巴液流入沿颈内静脉排列的颈深淋巴结。

甲状腺主要由交感神经和副交感神经支配,与手术关系密切的是喉上神经和喉返神经。喉上神经来自迷走神经,在甲状腺上极上方 2~3cm 处分为内、外两支,内支分布在喉黏膜上,损伤后可出现饮水呛咳的症状;外支与甲状腺上动脉伴行,支配环甲肌,损伤后可导致发声减弱。喉返神经亦来自迷走神经,上行于甲状腺背面、气管食管沟之间,向上入喉并分为前、后两支,共同调节声带的运动。喉返神经多在甲状腺下动脉的分支间穿过,一侧损伤可致声音嘶哑,双侧损伤可致失声或严重的呼吸困难。

甲状腺的主要功能是合成、贮存和分泌甲状腺素。释放入血的甲状腺素与血清蛋白结合,其中 90% 为 T_4(四碘甲状腺原氨酸),10% 为 T_3(三碘甲状腺原氨酸)。甲状腺素的主要作用包括:①增加全身组织细胞的氧消耗及热量产生;②促进蛋白质、糖类和脂肪的分解;③促进人体的生长发育及组织分化,主要在出生后影响脑与长骨。主要调节的机制包括下丘脑 - 垂体 - 甲状腺轴控制系统和甲状腺腺体内的自身调节系统,甲状腺通过上述调节控制体系维持正常的生长、发育与代谢功能。

甲状腺的功能活动,是与人体各器官、各系统的活动及外部环境相互联系、相互影响的,并受大脑皮质 - 下丘脑 - 垂体前叶系统的控制与调节。垂体前叶分泌的促甲状腺素(TSH)有加速甲状腺素分泌和促进甲状腺素合成的作用。当人体内在活动或外部环境发生变化,甲状腺素的需要量激增时(如寒冷、妊娠期女性、生长发育期的青少年),或甲状腺素的合成发生障碍时(如给予抗甲状腺药物),血中甲状腺激素浓度下降,即可刺激垂体前叶,引起TSH 的分泌增加(反馈作用),而使甲状腺合成和分泌甲状腺素的速度加快;当血中甲状腺素浓度增加至一定程度后,又可以反过来抑制 TSH 的分泌(负反馈作用),使合成和分泌甲状腺素的速度减慢。通过这种反馈与负反馈作用,维持着人体内在活动的动态平衡。

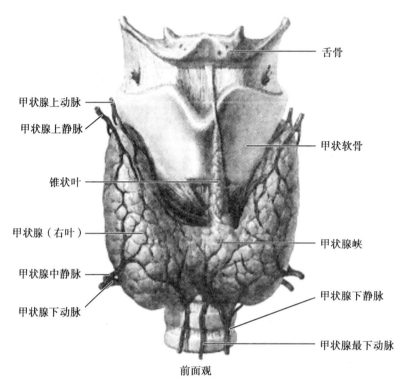

图 13-1　甲状腺解剖

第二节　单纯性甲状腺肿

单纯性甲状腺肿是因缺碘、致甲状腺肿因子或酶缺陷等原因造成甲状腺代偿性增大。一般不伴有甲状腺功能失常。单纯性甲状腺肿可分为地方性和散发性;按有无缺碘可分为缺碘性甲状腺肿和高碘性甲状腺肿。习惯上将缺碘性甲状腺肿又称为地方性甲状腺肿。

一、病因

1. 缺碘　地方性水、土、食物中缺碘及机体青春期、妊娠、哺乳期对碘的需求量增加而相对缺碘。体内甲状腺激素合成相对不足,可致垂体 TSH 分泌增多,甲状腺滤泡上皮增生,摄碘功能增强,从而使缺碘情况达到缓解。但持续长期缺碘,甲状腺发生代偿性肿大,甚至形成结节。

2. 致甲状腺肿因子的作用　钙离子增多可抑制甲状腺滤泡上皮分泌甲状腺素,引起甲状腺肿;某些食物(如卷心菜、木薯、菜花等),某些药物(硫脲类药、磺胺药)、锂、钴、过氯酸盐等均可干扰甲状腺素的合成分泌,引起甲状腺肿。

3. 高碘　碘摄食过多,影响酪氨酸氧化,使碘的有机化过程受阻,甲状腺呈代偿性肿大。

4. 酶缺陷　激素合成中有关酶的遗传性缺乏(内因),如过氧化物酶、去卤化酶的缺陷及碘化酪氨酸偶联缺陷等决定着家族性甲状腺肿的发生、发展和转归。

二、病理变化

单纯性甲状腺肿的初期,扩张的滤泡较为均匀地散布在腺体各部,形成弥漫性甲状腺肿。若未及时治疗,病变继续发展,扩张的滤泡集成数个大小不等的结节,逐渐形成结节性甲状腺肿。有些结节因血液供应不良,可发生退行性变而引起囊肿形成、纤维化或钙化等改变。

三、临床表现

女性多见,甲状腺呈对称、弥漫性肿大,腺体表面光滑,质地柔软,随吞咽上下移动,两侧对称。结节性甲状腺肿,腺体的一侧或两侧可触及多个(或单个)结节,结节内可并发囊内出血或囊性变,体积较大时可压迫气管、食管和喉返神经,出现气管弯曲、移位和气道狭窄影响呼吸,严重者可使气管软骨变性、软化。少数喉返神经或食管受压的患者可出现声音嘶哑或吞咽困难。压迫颈部交感神经,可引起瞳孔缩小、眼球内陷、上睑下垂及患侧面部无汗的综合征,称为霍纳综合征(Horner综合征)。一般将甲状腺肿大分为三度:①Ⅰ度:看不到但可以摸到甲状腺;②Ⅱ度:看到也可以摸到肿大的甲状腺,甲状腺没有超过胸锁乳突肌的后缘;③Ⅲ度:看到也可以摸到肿大的甲状腺,甲状腺超过胸锁乳突肌的后缘。

四、诊断和鉴别诊断

检查发现甲状腺肿大或结节比较容易,但临床上更需要判断甲状腺肿及结节的性质,这就需要仔细收集病史,认真检查,对于居住于高原山区缺碘地带的甲状腺肿患者或家属中有类似病情者常能及时做出地方性甲状腺肿的诊断。位于甲状腺峡部的结节或囊肿,易误诊为甲状腺舌骨囊肿;胸骨后甲状腺肿有时不易与纵隔肿瘤鉴别。

五、治疗

1. 青春发育期或妊娠期的生理性甲状腺肿,可以不给予药物治疗。应多食含碘丰富的食物如海带、紫菜等。

2. 对20岁以下年轻人的弥漫性单纯性甲状腺肿,手术治疗不但妨碍了此时期甲状腺的功能,复发率也很高。可给予少量甲状腺素片,以抑制垂体前叶TSH的分泌,缓解甲状腺的增生和肿大,有较好疗效。

3. 单纯性甲状腺肿压迫气管、食管、血管、喉返神经等时,或胸骨后甲状腺肿,均应早期行手术治疗。巨大单纯性甲状腺肿影响日常生活的也应予以手术。结节性甲状腺肿继发功能亢进,或者怀疑有癌变的,应尽早施行手术治疗。

第三节　原发性甲状腺功能亢进

一、病因

甲状腺功能亢进是由多种病因引起的甲状腺激素过多,进入血液循环中,作用于全身的组织和器官,致机体出现高代谢和神经精神兴奋性增高症状为主要表现的临床综合征。按引起甲亢的病因可分为原发性、继发性和高功能腺瘤三类。①原发性甲亢最常见,约占85%~90%,患者年龄多在20~40岁之间,女性多见。表现为甲状腺腺体为弥漫性、两侧对称性肿大,常伴有眼球突出,故又称"突眼性甲状腺功能亢进"。②继发性甲亢较少见,多指继发于结节性甲状腺肿基础上的甲亢,年龄多在 40 岁以上,腺体呈结节性肿大,两侧多不对称。③高功能腺瘤,少见,甲状腺内有单发的自主性高功能结节,结节周围的甲状腺组织呈萎缩改变。后两种类型均无眼球突出。原发性甲亢的病因和发病机制尚未完全阐明。现认为原发性甲亢是一种特异性自身免疫性疾病,也是一个多基因疾病。

二、临床表现

原发性甲亢的临床表现主要有以下几个方面:

1. 甲状腺肿大　呈弥漫性,质地软,有弹性,可触及震颤,听诊时可有血管杂音。

2. 交感神经系统　表现为过度兴奋,患者多言,性情急躁,容易激动,易出汗,且常失眠,两手常有细而快速的颤动。

3. 眼部症状　大部分患者有眼球突出、眼裂增宽和瞳孔散大。但突眼的严重程度与甲亢的严重程度并无关系。

4. 基础代谢和循环方面　基础代谢率显著增高,其程度与临床症状的严重程度平行。易饥,多食而消瘦,易疲乏。高代谢可增加心脏的负担,心慌,心率增快,严重者出现心房颤动、心脏扩大及心力衰竭。

三、诊断

甲亢症状明显的患者诊断不难,主要依靠临床表现。典型患者有心悸、脉率快、怕热、多汗、食欲亢进,但体重减轻、乏力、情绪不稳定、易兴奋激动、突眼。当甲状腺肿大时,颈部可及震颤,有血管杂音。但少数患者以某些症状为主或仅有一个临床症状出现,则很容易与其他疾病相混淆,尚需要结合一些辅助检查。主要有以下几种:

1. 基础代谢率测定　可根据脉压和脉率计算,一般在清晨患者完全安静、空腹时测定血压、脉率。常用计算公式:基础代谢率 =(脉率 + 脉压)-111。基础代谢率正常为 ±10,+20~30 为轻度甲亢,+30~60 为中度,+60 以上为重度。

2. 甲状腺摄 ^{131}I 率测定　正常甲状腺 24 小时内摄取人体总 ^{131}I 量的 30%~40%。若在 2 小时内超过总量的 25%,或在 24 小时内超过总量的 50%,且吸 ^{131}I 高峰提前出现,都表示有甲亢。

3. 血清 T_3 和 T_4 测定　甲亢时,血清 T_3 可高于正常 4 倍左右,而 T_4 仅为正常的 2.5 倍,因此 T_3 更为敏感。另外,测定游离 T_3、T_4 更能反映甲状腺的功能状态,TSH 则是诊断早期甲状腺功能亢进症最敏感的指标。

病案分析

患者,女,20 岁,未婚。心悸、乏力 2 年,伴有烦躁、易怒、多汗等,近半年症状加重,去医院查血 FT_3、FT_4、TT_3、TT_4 高于正常值 2~4 倍,TSH 明显降低,TPO 正常。主要体检:轻度突眼,脉率 110 次 /min,血压 120/80mmHg,呼吸 23 次 /min。甲状腺弥漫性肿大,未触及结节。心肺无异常发现,下肢无水肿。内科诊断为原发性甲亢,给予丙硫氧嘧啶片 100mg,每日 3 次,治疗 3 个月,好转。停药 1 个月后,症状复发。

诊断:原发性甲状腺功能亢进。

分析:原发性甲状腺功能亢进患者年龄多在 20~40 岁之间,女性多见。表现为甲状腺腺体为弥漫性、两侧对称性肿大,常伴有眼球突出,故又称"突眼性甲状腺功能亢进"。本患者符合上述特征,加之患者易怒、多汗,脉率、呼吸增快,FT_3、FT_4、TT_3、TT_4 明显升高,TSH 下降。临床症状与实验室检查相符,可明确诊断。

四、外科治疗

双侧甲状腺大部切除术是目前治疗甲亢的一种常用而快速有效的方法,能使90%~95%的患者获得痊愈。治疗后其甲亢的复发率较抗甲状腺药物治疗低,甲减的发生率较放射性^{131}I治疗低。

1. 外科手术适应证与禁忌证

手术适应证:①继发性甲亢或高功能腺瘤;②中度以上的原发性甲亢;③腺体较大,伴有压迫症状,或胸骨后甲状腺肿等类型甲亢;④抗甲状腺药物或^{131}I治疗后复发者或长期用药有困难者;⑤妊娠早、中期合并甲亢,不适宜药物治疗;⑥有恶性病变可能;⑦拒绝或不适宜^{131}I或抗甲状腺药物治疗。

手术禁忌证:①青少年患者;②症状较轻腺体肿大不明显;③老年患者或有严重器质性疾病不能耐受手术治疗。

2. 术前检查

①测定基础代谢率;②心电图或心脏超声检查,了解有无心律失常或心力衰竭;③喉镜检查了解声带功能;④气管软化试验了解并判定术中、术后气管塌陷的可能性;⑤颈部X线摄片,了解气管有无受压或移位。

3. 术前准备 为了避免甲亢患者在基础代谢率高亢的情况下进行手术的危险,术前应采取充分而完善的准备,以保证手术顺利进行和预防术后并发症的发生。

(1)一般准备:对精神过度紧张或失眠者可适当应用镇静和安眠药以消除患者的恐惧心情。心率过快者,可口服利血平或普萘洛尔控制;发生心力衰竭者,应予以洋地黄制剂。

(2)药物准备:是术前用于降低基础代谢率的重要环节。有以下两种方法:

1)硫氧嘧啶类药物加碘剂:先用硫氧嘧啶类药物,一般用药2~4周,待甲亢症状控制后停用,再用2周左右碘剂后进行手术。此法安全可靠,缺点是准备时间较长。由于硫氧嘧啶类药物能使甲状腺肿大和动脉性充血,因此,服用硫氧嘧啶类药物后必须加用碘剂2周,待甲状腺缩小变硬、血管数减少后手术。

服用碘剂方法:复方碘化钾溶液,每日3次。第一日每次3滴,第二日每次4滴,以后逐日每次增加1滴,至每次16滴为止,然后手术。但由于碘剂只抑制甲状腺素释放,而不抑制其合成,因此一旦停服碘剂后,贮存于甲状腺滤泡内的甲状腺球蛋白大量分解,甲亢症状可重新出现,甚至比原来更为严重。因此,凡不准备施行手术者,不要服用碘剂。

2)单用碘剂:用药2~3周甲亢症状控制后才可进行手术。适用于症状不重,以及继发性甲亢和高功能腺瘤的患者。

4. 手术的主要并发症

(1)术后呼吸困难和窒息:多发生在术后24~48小时内,是术后最危急的并发症。常见原因为:①切口内出血压迫气管;②喉头水肿;③气管塌陷;④双侧喉返神经损伤。

处理:手术后近期出现的呼吸困难,宜先行气管插管,插管失败后再做气管切开。因双侧喉返神经损伤,有时可能仅是暂时性声带麻痹,几周后功能可能恢复。气管软化引起的气管塌陷时再插管易于成功,几天后周围组织可支撑气管,一般可在术后1~2周试行拔管。气管软化一般很少需要气管切开。

血肿压迫可致呼吸困难、烦躁、发绀,甚至发生窒息。发现上述情况时,必须立即行床旁抢救,及时剪开缝线,敞开切口,迅速除去血肿。

喉头水肿的轻症病例无须治疗,中度病例应嘱其不说话,可采用皮质激素进行雾化吸入,静脉滴注氢化可的松 300mg/d;对严重者应紧急采取气管切开。

(2)喉返神经损伤:发生率约为 0.5%。可分为暂时性和持久性二种,前者为术中误夹或过分牵拉喉返神经所致,后者为神经切断或缝扎所致。2/3 以上的患者是暂时性损伤,可在手术后几周内恢复功能。一侧喉返神经损伤引起的声音嘶哑,可由健侧声带过度地内收而代偿,喉镜检查虽仍可见患侧声带外展,但无明显的声音嘶哑。双侧喉返神经损伤会导致声带麻痹,引起失音或严重的呼吸困难,甚至窒息,需立即做气管切开。因此,手术时应加倍小心,避免损伤。

(3)喉上神经损伤:可致喉部黏膜感觉丧失,进食特别是饮水时,容易误咽发生呛咳。一般经理疗后可自行恢复。

(4)手足抽搐:手术时误伤及甲状旁腺或血液供给受累所致,血钙浓度下降至 2.0mmol/L 以下,严重者可降至 1.0~1.5mmol/L,神经肌肉的应激性显著增高,多在术后 1~3 天出现手足抽搐。严重低血钙,手足抽搐发作时,立即静脉注射 10% 葡萄糖酸钙 10ml,于 4~5 分钟内注入,可重复使用。若患者能进食,可同时口服及静脉注射钙剂,同时服用维生素 D_2 或 D_3,并定期测定血清钙浓度,以调节钙剂的用量。

预防的关键在于手术时必须保留甲状腺背面部分,并仔细检查离体标本。若发现切除的标本中有甲状旁腺,经快速病理切片证实后,可取下洗净,将其切成 1mm×1mm 左右的小块,移植于胸锁乳突肌内。

(5)甲状腺危象:是甲亢术后严重的并发症。往往在术后短期内发生,多数发生在术后 12~36 小时。危象时患者主要表现为:高热(>39℃)、脉率快(>120 次/min),同时合并神经、循环及消化系统严重功能紊乱如烦躁、谵妄、大汗、呕吐、水泻等。这是因甲状腺素过量释放引起的暴发性肾上腺素功能兴奋现象,若不及时处理,可迅速发展至昏迷、虚脱、休克甚至死亡,病死率 20%~30%。临床观察发现,危象发生与术前准备不够、甲亢症状未能很好控制及手术应激有关。

治疗的重点是降低血液循环中甲状腺素的浓度,控制心肺功能,预防和治疗并发症。治疗包括以下几方面:

1)一般治疗:应用镇静剂,物理或化学降温,预防性应用抗生素,充分供氧及补充能量,维持水、电解质及酸碱平衡。镇静剂可采用苯巴比妥钠 100mg,或冬眠Ⅱ号半量肌内注射,6~8 小时一次。

2)应用抗甲状腺药物:阻断甲状腺激素的合成,一般首选丙硫氧嘧啶,每次 200~300mg,每 6 小时一次,神志不清时可经鼻饲管注入。

3)应用碘剂:口服复方碘溶液,首次 60 滴,以后每 4~6 小时 30~40 滴。病情严重者可用复方碘溶液 2ml 或碘化钠 1g,加入 10% 葡萄糖溶液 500ml 中滴注。一般于抗甲状腺药物使用后 1 小时应用为宜,病情危急时,两者可同时使用。

4)降低周围组织对甲状腺素的反应:应用肾上腺素能 β 受体阻滞剂,可用普萘洛尔口服每次 20~80mg,每 4~6 小时一次。危急病例可用普萘洛尔 5mg 溶入葡萄糖中静脉滴注,总剂量限于每 6 小时 4~8mg,但应监测血压及心电图。还可应用利血平 1~2mg 肌内注射。

5)肾上腺皮质激素的应用:一般用氢化可的松 300mg 于 24 小时内静脉滴注。

预防的关键在于甲亢手术前应有充分、完善的准备,使血清甲状腺激素水平及基础代谢率达到或接近正常,脉率降至 90~100 次/min,并且其他的甲亢症状有明显改善。

第四节 甲状腺腺瘤

甲状腺腺瘤是最常见的甲状腺良性肿瘤,多见于 40 岁以下的女性。

一、临床表现

颈部出现圆形或椭圆形结节,多为单发。稍硬,表面光滑,无压痛,随吞咽上下移动。大部分患者无任何症状。腺瘤生长缓慢,可发生囊内出血。

甲状腺腺瘤与结节性甲状腺肿的单发结节在临床上较难区别。组织学上腺瘤有完整包膜,周围组织正常,分界明显;而结节性甲状腺肿的单发结节包膜常不完整。

二、治疗

因甲状腺腺瘤有引起甲亢(发生率约为 20%)和恶变(发生率约为 10%)的可能,故应早期行包括腺瘤的患侧甲状腺大部或部分(腺瘤小)切除。切除标本必须立即行冰冻切片检查,以判定有无恶变。

第五节 甲 状 腺 癌

一、概述

甲状腺癌是最常见的甲状腺恶性肿瘤,约占全身恶性肿瘤的 1%。除髓样癌外,绝大部分甲状腺癌起源于滤泡上皮细胞。按肿瘤的病理类型可分为以下几类:

1. 乳头状癌 约占 60%,恶性程度低,年轻人多见。一般为单发病灶,多无包膜,主要转移至颈部淋巴结;有时原发癌很微小(<1cm),未被察觉,但颈部淋巴结已很大。临床预后较好。

2. 滤泡状腺癌 约占 20%,中度恶性,常见于中年人。病灶多为单发,有包膜,但不完整,且有侵犯血管倾向,可经血运转移到肺、肝和骨及中枢神经系统。患者预后不如乳头状癌。

3. 未分化癌 约占 15%,高度恶性。按其细胞形态又分为小细胞和巨细胞两型,多见于 70 岁左右老年人。发展迅速,且约 50% 早期便有颈部淋巴结转移。除侵犯气管和喉返神经或食管外,还能经血运向肺、骨远处转移。预后很差。平均存活 3~6 个月,1 年存活率仅 5%~15%。

4. 髓样癌 仅占 7%,恶性程度中等。来源于滤泡旁降钙素(calcitonin)分泌细胞(C 细胞),分泌大量降钙素,细胞排列呈巢状或囊状,无乳头或滤泡结构,呈未分化状;瘤内有淀粉样物沉积。较早出现颈部淋巴结转移,晚期可有血道转移。预后不如乳头状癌,但较未分化癌好。

二、临床表现

甲状腺内发现肿块,质地硬而固定、表面不平是各型癌的共同表现。腺体在吞咽时上下移动性减小。未分化癌可在短期内出现上述症状,除肿块增长明显外,还伴有侵犯周围组织

笔记栏

的特性。晚期可产生声音嘶哑,呼吸、吞咽困难,交感神经受压引起霍纳综合征,侵犯颈丛出现耳、枕、肩等处疼痛,局部淋巴结及远处转移等表现,远处转移主要至扁骨(颅骨、椎骨、胸骨和盆骨等)和肺。颈部淋巴结转移在未分化癌发生较早。

三、诊断

约 80% 的甲状腺癌为分化较好的腺癌,早期予手术治疗,5 年生存率可高达 75% 以上,这说明了甲状腺癌早期确诊的重要性。诊断应注重以下三点:

1. 病史方面要警惕下列情况 ①地方性甲状腺肿非流行地区的儿童甲状腺结节;②成年男性甲状腺内的单发结节;③多年存在的甲状腺结节,短期内明显增大;④儿童期曾接受颈部放射治疗者,应予重视。

2. 甲状腺结节有时很小,不易触及,体检时要认真做好触诊。一般来说,多个结节多为良性病变,而单个的孤立结节中有 4%~5% 为甲状腺癌。进一步明确单个结节的性质:①应首选 B 型超声来区别结节的囊实性。实体性结节超声图像呈现边界不清楚、形态不规则、回声不均的肿块,可伴点状颗粒状钙化斑,则恶性的可能大。②实体性结节,应常规行核素扫描检查;如果为冷结节,则有 10%~20% 可能为癌肿。

3. 细针吸取细胞学检查 常作为甲状腺结节鉴别诊断的首选方法,诊断的敏感性和特异性高达 80% 以上,但最终确诊应由病理切片检查决定。对诊断不明的可切除甲状腺结节,应进行术中冰冻切片及术后常规病理检查。对巨大甲状腺肿块无呼吸困难者,可谨慎行针吸活检。

此外,X 线、CT、磁共振检查均有助于甲状腺癌的诊断以及详细了解肿瘤侵犯周围器官和远处转移的情况。

四、鉴别诊断

1. 亚急性甲状腺炎 由于在数日内发生甲状腺肿胀,可以引起误诊。要注意病史中多有上呼吸道感染。值得注意的是,血清中 T_3、T_4 浓度可略高,但放射性碘的摄取量却显著降低,这种分离现象很有诊断价值。试用小剂量泼尼松后,颈部疼痛很快缓解,甲状腺肿胀逐渐消失,也是值得推荐的鉴别方法。

2. 慢性淋巴细胞性甲状腺炎(桥本甲状腺炎) 由于甲状腺肿大,质又较硬,可以误诊为甲状腺癌。此病多发生在女性,病程较长,甲状腺肿大呈弥漫性、对称、表面光滑。使用甲状腺素片后腺体常可明显缩小。

五、治疗

手术切除是未分化癌以外各型甲状腺癌的基本治疗方法,并辅助应用核素、甲状腺激素及外放射等治疗。

(一) 手术治疗

甲状腺癌的手术治疗包括甲状腺本身的手术,以及颈部淋巴结清扫。

甲状腺的切除范围目前仍有分歧,范围最小的为腺叶加峡部切除,最大至甲状腺全切除。近来不少学者认为年龄是划分高危、低危的重要因素,45 岁以下为低危,45 岁以上为高危,根据高危、低危分组选择治疗原则。对低危组患者采用腺叶及峡部切除,若切缘无肿瘤,即可达到治疗目的。对高危组患者采取患侧腺叶、对侧次全切除术为宜。也可根据肿瘤的临床特点来选择手术切除范围:①腺叶次全切除术仅适用于诊断为良性疾病,手术后病理诊断为孤立性乳头状微小癌;②腺叶加峡部切除术适用于肿瘤直径 ≤ 1.5cm,明确局限于一叶者；③近全切除术适用于肿瘤直径>1.5cm,较广泛的一侧乳头状癌伴有颈部淋巴结转移者；④甲状腺全切除术适用于高度侵袭性乳头状、滤泡状腺癌,明显多灶性,两侧颈部淋巴结肿大,肿瘤侵犯周围颈部组织或有远处转移者。

（二）内分泌治疗

甲状腺做次全或全切除者应终身服用甲状腺素片,以预防甲状腺功能减退及抑制TSH。乳头状癌和滤泡状腺癌均有 TSH 受体,TSH 通过其受体能影响甲状腺癌的生长。一般剂量掌握在保持 TSH 低水平,但不引起甲亢。可用干燥甲状腺片,每日 80~120mg,也可用左甲状腺素,每日 100μg,并定期测定 FT_3、FT_4 和 TSH,以此调节用药剂量,达到抑制TSH 的目的。

（三）放射性核素 [131]I 治疗

摄碘是甲状腺组织特有的功能,通过甲状腺残留癌或 / 和转移癌对 [131]I 的摄取,对癌细胞放射性杀伤,而对周围组织影响较小,达到其治疗目的。治疗前需停用水溶性造影剂和左甲状腺素 6 周,停用三碘甲状腺原氨酸 2 周,禁用含碘食物和抗生素至少 1 周。

一般滤泡状腺癌和乳头状癌摄碘率较高,髓样癌很差,未分化癌几乎不摄碘,而同一病理类型癌摄碘率也常有差异。临床上主要用于滤泡状腺癌和乳头状癌转移灶的治疗。

（四）外放射治疗

主要用于未分化型甲状腺癌。甲状腺乳头状癌、滤泡癌和髓样癌对放射线敏感差,放射治疗效果差。

学习小结

甲状腺疾病	解剖生理概要	①甲状腺位于甲状软骨下方、气管的两旁,成人甲状腺重约 30g;②甲状腺的血供:两侧的甲状腺上动脉、甲状腺下动脉及甲状腺上、中、下静脉;③甲状腺周围的神经:喉上神经、喉返神经;④甲状腺的功能:合成分泌甲状腺素
	单纯性甲状腺肿	①病因:缺碘、高碘、致甲状腺肿因子的作用、酶缺陷;②分度:Ⅰ度、Ⅱ度、Ⅲ度;③手术指征:单纯性甲状腺肿出现压迫气管、食管或血管、喉返神经等症状时,胸骨后甲状腺肿,巨大甲状腺肿,怀疑有癌变
	原发性甲状腺功能亢进	①术前准备:一般准备、药物准备;②手术的主要并发症:呼吸困难和窒息,喉返神经损伤后声音嘶哑,喉上神经损伤后饮水呛咳,误伤甲状旁腺后手足抽搐,甲状腺危象
	甲状腺腺瘤	有引起甲亢和恶变的可能,应早期切除
	甲状腺癌	①病理类型:乳头状癌、滤泡状腺癌、未分化癌、髓样癌;②治疗:手术治疗、内分泌治疗、放射性核素 [131]I 治疗、外放射治疗

（张　楠）

复习思考题

1. 试述原发性甲状腺功能亢进术后的常见并发症。
2. 试述甲状腺癌的病理分型。

第十四章

乳房疾病

学习目标

通过学习乳腺的解剖生理,掌握常见乳腺疾病的临床表现、诊断和治疗。

第一节 概 述

乳房疾病是女性常见病。其中,乳腺癌的发病率占女性恶性肿瘤的第一位。

一、乳房解剖生理概要

成年女性乳房是两个半球形的性征器官,主要由腺体、脂肪和结缔组织构成,位于胸大肌浅面,约在第 2 和第 6 肋骨水平的浅筋膜浅、深层之间。外上方形成乳腺腋尾部伸向腋窝。乳头位于乳房中心,周围的色素沉着区称为乳晕。

乳腺有 15~20 个腺叶,每一腺叶分成很多腺小叶,腺小叶由小乳管和腺泡组成,是乳房的基本单位。每一腺叶有其单独的导管(乳管),腺叶和乳管均以乳头为中心呈放射状排列。小乳管汇至乳管,乳管开口于乳头,乳管靠近开口的 1/3 段略为膨大,是乳管内乳头状瘤的好发部位。腺叶、小叶和腺泡间有结缔组织间隔,腺叶间还有与皮肤垂直的纤维束,上连浅筋膜浅层,下连浅筋膜深层,称 Cooper 韧带。受肿瘤侵犯时此韧带缩短,牵拉皮肤形成"酒窝征"。

乳腺是许多内分泌腺的靶器官,其生理活动受垂体前叶、卵巢及肾上腺皮质等分泌的激素影响。妊娠及哺乳时乳腺明显增生,腺管延长,腺泡分泌乳汁。哺乳期后,乳腺又处于相对静止状态。平时,育龄期女性在月经周期的不同阶段,乳腺的生理状态在各激素影响下呈周期性变化。绝经后腺体逐渐萎缩,为脂肪组织所替代。

乳房的淋巴网非常丰富,其淋巴液输出有四个途径:①乳房大部分淋巴液经胸大肌外侧缘淋巴管回流至腋窝淋巴结,再流向锁骨下淋巴结。部分乳房上部淋巴液可经胸大、小肌间淋巴结(Rotter 淋巴结),直接到达锁骨下淋巴结。通过锁骨下淋巴结后,淋巴液继续流向锁骨上淋巴结。②部分乳房内侧的淋巴液通过肋间淋巴管流向胸骨旁淋巴结(在第一、二、三肋间比较恒定存在)。③两侧乳房间皮下有交通淋巴管,一侧乳房的淋巴液可流向另一侧。④乳房深部淋巴网可沿着腹直肌鞘和肝镰状韧带通向肝脏。

二、乳房检查

(一)视诊

观察双侧乳房形状、大小是否对称;双乳高低是否一致,是否有局限性隆起或凹陷;皮肤是否有发红、局部是否有水肿或"橘皮样"改变、乳房是否有浅静脉的扩张；双侧乳头是否在同一水平，若乳头上方有癌肿，可将乳头牵向上方，使两侧乳头高低不同。乳头内陷可为发育不良所致，若是一侧乳头近期出现内陷，则有临床意义。还应注意乳头、乳晕有无糜烂。

（二）触诊

患者端坐，双臂自然下垂。原则上较小而扁平的乳房可用站（坐）位，肥大而下垂的乳房要结合卧位，肩下垫小枕，使胸部隆起。检查手法是四指并拢，用手指掌面平放于乳房上进行力度适当的触诊，切忌用手抓捏乳房，否则会将捏到的腺体组织误认为肿块。应循序对乳房外上（包括腋尾部）、外下、内下、内上各象限及中央区做全面检查。先查健侧乳房，再查患侧乳房。

触及肿块后，应注意肿块的大小、形状、硬度、表面是否光滑、边界是否清楚、有无压痛及活动度情况。轻轻捻起肿块周围皮肤，明确肿块与皮肤及基底是否有粘连。良性肿瘤的边界清楚，活动度大。恶性肿瘤的边界不清，质地硬，表面不光滑，活动度小。肿块较大者，还应检查肿块与深部组织的关系。可让患者两手叉腰，使胸肌保持紧张状态，若肿块活动度受限，表示肿瘤侵及深部组织。最后轻挤乳头，若有溢液，依次挤压乳晕四周，并记录溢液来自哪一乳管。

腋窝淋巴结有四组，应依次检查。检查者面对患者，以右手触诊其左腋窝，左手触诊其右腋窝。先让患者上肢外展，以手伸入其腋顶部，手指掌面压向患者的胸壁，然后嘱患者放松上肢，搁置在检查者的前臂上，用轻柔的动作自腋顶部从上而下触诊中央组淋巴结，然后将手指掌面转向腋窝前壁，在胸大肌深面触诊胸肌组淋巴结。检查肩胛下组淋巴结时宜站在患者背后，触诊背阔肌前内侧。最后检查锁骨下及锁骨上淋巴结。

（三）特殊检查

1. X线检查　常用方法是钼靶X线摄片及干板照相。

乳腺癌的X线表现为密度增高的肿块影，边界不规则，或呈毛刺征。有时可见钙化点，颗粒细小、密集。

2. 超声检查　属无损伤性，可反复使用，因其擅长区分囊性或实性肿块，对青春期或致密型的腺体为首选检查。

3. 磁共振检查　磁共振检查的软组织分辨率高，敏感性高于乳腺X线检查，能三维立体地观察病变，不仅能够提供病灶的形态特征，而且运用动态增强还能提供病灶的血流动力学情况。

4. 组织活检　目前常用细针穿刺细胞学检查，80%~90%病例可获得较肯定的细胞学诊断。对疑为乳腺癌者，可将肿块连同周围乳腺组织一并切除，做快速病理检查，而不宜切取活检。

乳头溢液未触及肿块者，可行乳腺导管内镜检查或乳管造影，并对乳头溢液进行涂片细胞学检查。乳头糜烂疑为湿疹样乳腺癌时，可做乳头糜烂部刮片或印片细胞学检查。此外，近年来结合超声、X线摄片的立体定位空芯针活组织检查在临床上应用逐渐增多。此法具有定位准确、阳性率高等特点。

第二节　急性乳腺炎

急性乳腺炎是乳腺的急性化脓性感染。急性乳腺炎常发生于产后哺乳的女性，尤以初产妇更为多见。

一、病因

1. 乳汁淤积　乳汁是细菌理想的培养基,乳汁淤积有利于细菌的生长繁殖。淤积的原因有:①先天乳头内陷或乳头畸形;②既往手术切断大的输乳管道;③乳汁未能按时排空;④乳管内肿物堵塞乳管。

2. 细菌入侵　细菌沿乳头破损处的淋巴管入侵是乳房感染的主要途径。细菌也可直接侵入乳管,上行至腺小叶而致感染。

二、临床表现

乳房有红、肿、热、痛等典型炎症表现。随着炎症发展,患者可有寒战、高热、脉搏加快,常有患侧淋巴结肿大、压痛,白细胞计数升高。局部表现可有个体差异,应用抗生素治疗的患者,局部症状可被掩盖。一般初起呈蜂窝织炎样表现,数天后可形成脓肿,脓肿可以是单房或多房性。脓肿可向外溃破,深部脓肿还可穿至乳房与胸肌间的疏松组织中,形成乳房后脓肿(图 14-1)。感染严重者,乳房大块坏死,并发脓毒症。

三、诊断

1. 症状　乳房出现疼痛性肿块,伴局部灼热,如未得到及时合理的治疗,局部红肿疼痛可加重,同时可伴有恶寒发热等全身症状。

2. 体征　初起时可触及痛性结块,边界不清,其表面皮肤可潮红灼热。脓肿形成后结块中央渐渐变软,有波动感。溃后可看到创口。可伴有腋窝淋巴结肿大。

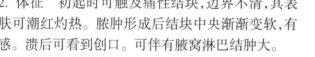
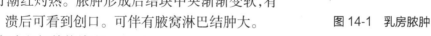

图 14-1　乳房脓肿

3. 实验室与其他检查

(1)血液常规检查:白细胞及中性粒细胞增高。

(2)超声检查:超声下见病变区域腺体回声光点增强,形成脓肿时内部可见边界不光滑的不均质无回声区。

(3)穿刺抽液:于波动处或超声引导下穿刺可抽出脓液。

(4)细菌培养:脓液细菌培养可查出致病菌。

四、鉴别诊断

1. 炎性乳腺癌　炎性乳腺癌多见于青年女性,患乳亦可出现红肿但疼痛不明显,常累及整个乳房的 1/3 以上,病变部位皮肤暗红皮温不高,可出现明显的"橘皮样"变。同侧腋窝淋巴结肿大,数目增多,质地韧或硬。全身症状轻,体温正常,抗感染治疗无效。病情发展迅速。

2. 乳房结核　临床表现为乳房部的慢性炎症性病变,常形成肿块,有时可有乳头内陷、乳头溢液、乳腺"橘皮样"变及同侧腋窝淋巴结肿大等,溃后脓液清稀,夹杂败絮状物。本病多见于青年或中年,多有结核病史,抗结核治疗有效,活检可明确诊断。

病案分析

患者,女,26 岁,产后第 3 周出现右侧乳房胀痛,皮肤红肿伴发热。体格检查:体温 38℃,脉搏 98 次 /min,呼吸 24 次 /min,血压 125/85mmHg,右侧乳房外上象限红肿,皮温高,有压痛,无波动感。血常规:白细胞计数 13.4×10^9/L,NE% 80%。

诊断:急性乳腺炎。

分析:患者右乳红、肿、热、痛,且血象升高,提示炎症存在,结合哺乳病史考虑为积乳导致急性乳腺炎。

五、治疗

治疗原则是消除感染、排空乳汁。早期治疗主要包括确保乳汁引流通畅,局部理疗及应用抗生素,早期呈蜂窝织炎表现时不宜手术。脓肿形成后,主要治疗措施是及时做脓肿切开引流。脓腔较大时,可在脓腔最低部位另加切口做对口引流(图 14-2)。

是否停止哺乳应根据感染程度而决定。一般不停止哺乳,因停止哺乳不仅影响婴儿的喂养,且提供了乳汁淤积的机会。但患侧乳房应停止哺乳,并以吸乳器吸尽乳汁或按摩排乳,促使乳汁通畅排出,局部热敷以利早期炎症的消散。若感染严重或脓肿引流后并发乳瘘,应停止哺乳。可口服溴隐亭或己烯雌酚,或肌内注射苯甲酸雌二醇,抑制乳汁分泌。

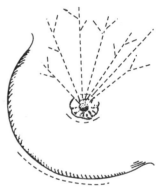

图 14-2 乳房脓肿的切口

六、预防

预防关键在于避免乳汁淤积,防止乳头损伤,并保持其清洁。

第三节 乳腺囊性增生病

本病也称慢性囊性乳腺增生症,是乳腺组织良性增生性疾病,女性多发,常见于中年女性。

一、病因

本病系内分泌障碍性疾病,一是体内女性激素代谢障碍,尤其是雌、孕激素比例失调,使乳腺实质增生过度和复旧不全;二是部分乳腺实质成分中女性激素受体的质和量异常,使乳房各部分的增生程度参差不齐。

二、病理

乳腺囊性增生病是乳腺实质的良性增生,其病理情况复杂,增生可发生于腺管周围并伴有大小不等的囊肿形成;或腺管内表现为不同程度的乳头状增生,伴乳管囊性扩张;也有发生于小叶实质者,主要为乳管及腺泡上皮增生。

三、临床表现

1. 症状　突出的表现是乳房胀痛和肿块,特点是部分患者具有周期性,疼痛与月经周期有关,往往在月经前疼痛加重,月经来潮后减轻或消失,有时整个月经周期都有疼痛。病程较长,发展缓慢。

2. 体征　一侧或两侧乳腺有弥漫性增厚,可局限于乳腺的一部分,也可分散于整个乳腺,肿块呈颗粒状、结节状或片状,大小不一,质韧而不硬,增厚区与周围乳腺组织分界不明显。少数患者可有乳头溢液。

四、诊断

本病以形态学诊断为标准,可根据以下临床表现进行诊断:乳房有不同程度的胀痛、刺痛或隐痛,可放射至腋下及肩背部,可与月经、情绪变化有相关性,一般经前疼痛加重,经后疼痛缓解,经前肿块增大变硬,经后肿块缩小变软。同时借助其他检查帮助明确诊断。

1. 超声检查　病变区回声根据分型的不同可稍低于或高于周围乳腺组织,形态和轮廓不规则,边界不清,无包膜回声。

2. 钼靶 X 线摄片　不同年龄段腺体增生及分型的不同所见 X 线征有差异,但以增生腺体密度增高、形态不一、边缘模糊不清、不规则为主。

3. 病理检查　肿物定位穿刺或手术切除肿物,病理检查可证实。

五、鉴别诊断

1. 乳腺纤维腺瘤　多见于青年女性。肿块大多缓慢增大,某些情况下亦可见迅速增长(年龄小或妊娠期),多单发,形态规则,边界清楚,表面光滑,活动度好,质地韧硬,无疼痛感。当瘤体巨大时,可出现乳房皮肤紧张、发亮、有时发红、出现静脉曲张,如恶性肿瘤外观,但其肿块不与皮肤粘连,可推移。首选乳腺超声检查,必要时可选乳腺 X 线摄片。

2. 乳腺癌　多见于绝经前后的女性,肿物初起边界不清,质地较硬,活动欠佳,无触痛,增长速度较快。晚期肿物与皮肤及胸肌粘连,侵犯皮肤引起"橘皮样"改变甚至引起乳房溃疡,伴有乳头内陷或偏离,同侧腋窝淋巴结肿大。

六、治疗

主要是对症治疗,可用中药调理,绝大多数患者不需要外科手术治疗。西医多采用内分泌治疗方案,治疗的关键是调节卵巢内分泌或阻断激素作用靶点,缓解临床症状。

第四节　乳腺纤维腺瘤

乳腺纤维腺瘤是由乳腺组织和纤维结缔组织异常增生而形成的一种乳房良性肿瘤。

一、病因

小叶内纤维细胞对雌激素的敏感性异常增高,与纤维细胞所含雌激素受体的量或质的异常有关。雌激素是本病发生的刺激因子,所以纤维腺瘤常发生于卵巢功能期。

二、临床表现

本病是女性常见的乳腺肿瘤,高发年龄是 20~25 岁,其次为 15~20 岁和 25~30 岁。好发于乳房外上象限,约 75% 为单发,少数属多发。除肿块外,患者常无明显自觉症状。乳房外观多无异常,肿块巨大者可在乳房表面看到局限性隆起。在乳房内触及单个或多个类圆形或分叶状肿块,肿块增大缓慢,边界清楚,质似硬橡皮球,有弹性,表面光滑,易于推动。巨大纤维瘤大多表面光滑,有的呈明显分叶状,腋下淋巴结不肿大。

三、诊断

1. 症状 乳房肿块好发于青春期女性,多为单发,部分多发,大小不等,大多生长缓慢,无明显的疼痛感。

2. 体征 乳房内触及单个或多个类圆形或分叶状肿块,边界清楚,质实有弹性,活动度好,腋下淋巴结无肿大。

3. 辅助检查

(1)超声扫描:肿块边界清楚,有包膜,内部呈均质低回声,可见侧壁声影,后方回声无变化或增强。巨大纤维腺瘤可见内部呈不均质低回声,其内夹杂条索状高回声反射,呈分叶状改变。

(2)X 线检查:腺体内见圆形或椭圆形、边缘清楚平滑、均质的高密度肿块影,巨大纤维腺瘤肿块实质呈分叶状改变。

(3)病理检查:粗针穿刺或手术切除后,病理证实为乳腺纤维腺瘤。

四、鉴别诊断

1. 乳腺囊肿 囊肿是乳腺增生病的一种特殊类型,好发于生育后的中年女性。肿块边界清楚。由于囊肿内囊液的多少及囊内压力高低不同,囊肿可表现出软硬不同的质地,但多可触及囊性感。超声检查能看到液性暗区,穿刺可抽出囊液。

2. 乳管内乳头状瘤 好发于中年女性,肿物多见于乳晕区,边界清楚,可活动,伴有乳头浆液性或血性溢液,挤压肿物可看到溢液从患侧乳管开口溢出。乳腺导管造影可看到导管充盈缺损或导管中断,乳腺导管镜检查可在直视下发现肿物。

3. 乳腺癌 乳腺癌早期生长缓慢,易与纤维腺瘤混淆。普通 X 片通常难以发现早期乳腺癌的细小毛刺征象和细微钙化,病理检查可以确诊。

病案分析

患者女性,21 岁,发现右乳肿块来院就诊。体格检查:体温 36.4℃,右乳外上象限触及单发肿块,约核桃大小,表面光滑,边界清,易推动,无触痛。超声检查可看到肿块非囊性,有完整的包膜。

诊断:右乳乳腺纤维腺瘤。

分析:患者自行发现右乳肿块,无不适,查体发现肿块光滑,活动度可,边界清,超声探查有明确包膜,呈实性。结合症状、体征和超声检查,判断右乳肿块为良性,结合患者年龄,临床诊断为右乳乳腺纤维瘤。

五、治疗

手术切除是治疗纤维腺瘤唯一有效的方法。肿块必须常规做病理检查。

第五节　乳管内乳头状瘤

多见于经产妇,40~50岁多见。多数病例发生于大乳管附近壶腹部,瘤体小,带蒂且有绒毛,有丰富的薄壁血管,易出血。

一、临床表现

1. 症状　大多无自觉症状,乳头溢液常为血性,暗棕色或黄色液体。
2. 体征　肿瘤小,常不能触及。若见较大肿块,轻压之,常可从乳头溢出血性液体。

二、诊断

主要依靠病史、临床症状、体征诊断。同时可采用以下辅助检查:①乳腺导管内镜检查或乳管造影:多用于术前定位;②病理学活检:明确诊断并确定有无恶变。

三、治疗

以手术治疗为主,对单发的乳管内乳头状瘤应切除病变的乳管系统,并常规进行病理检查。

第六节　乳　腺　癌

乳腺癌是指乳腺各级导管及腺泡上皮在各种因素的作用下,细胞失去正常特性而异常增生,以致超过自我修复的限度而形成的新生物。是女性最常见的恶性肿瘤之一。

> **思政元素**
>
> 关注女性健康,保障农村贫困乳腺癌患病女性救治
> 世界卫生组织国际癌症研究机构(IARC)发布的全球最新癌症数据显示,在癌症分布类型上,2020年乳腺癌新发病例数达226万人,首次超过肺癌(220万人),成为"全球第一大癌"。我国乳腺癌已成为女性恶性肿瘤之首,近年来发病率逐年升高。为切实解决农村贫困乳腺癌患病女性救治困难的问题,防止贫困农村患病女性家庭因病返贫、因病致贫,全国中华全国妇女联合会设立了"贫困母亲'两癌'救助专项基金"。救助对象为经过二级及以上(县级及以上)医疗机构确诊患有宫颈癌Ⅱ$_B$级以上或浸润性乳腺癌的农村贫困女性。

一、病因

病因未明。乳腺是多种内分泌激素的靶器官,如雌激素、孕激素及泌乳素等,其中雌酮

及雌二醇与乳腺癌的发病有直接关系。家族史是重要的危险因素,一级亲属中有乳腺癌病史者,发病危险性是普通人群的 2~3 倍。月经初潮年龄早、绝经年龄晚、不孕及初次足月产的年龄过大与乳腺癌发病均有关。高脂肪与高热量饮食可以增加乳腺癌的发病危险性。环境因素(电离辐射、药物)及其他系统的疾病(最有代表性的是非胰岛素依赖型糖尿病)也影响乳腺癌的发病率。

二、病理类型

1. 非浸润性癌 包括导管内癌(癌细胞未突破导管壁基底膜)、小叶原位癌(癌细胞未突破末梢乳管或腺泡基底膜)及乳头湿疹样乳腺癌(Paget's 病)。此型属早期,预后较好。

2. 早期浸润性癌 包括早期浸润性导管癌(癌细胞突破管壁基底膜,开始向间质浸润)、早期浸润性小叶癌(癌细胞突破末梢乳管或腺泡基底膜,开始向间质浸润,但仍局限于小叶内)。此型仍属早期,预后较好。(早期浸润是指癌的浸润程度小于 10%)

3. 浸润性特殊癌 包括乳头状癌、髓样癌(伴大量淋巴细胞浸润)、小管癌(高分化腺癌)、腺样囊性癌、黏液腺癌、大汗腺样癌、鳞状细胞癌等。此型分化一般较高,预后尚好。

4. 浸润性非特殊癌 包括:浸润性小叶癌、浸润性导管癌、硬癌、髓样癌(无大量淋巴细胞浸润)、单纯癌、腺癌等。此型一般分化低,预后较上述类型差,且是乳腺癌中最常见的类型,占 80%,但判断预后尚需结合疾病分期等因素。

三、乳腺癌的转移途径

1. 局部扩散 癌细胞沿导管或筋膜间隙蔓延,继而侵及 Cooper 韧带和皮肤。

2. 淋巴转移 主要途径有:①癌细胞经胸大肌外侧缘淋巴管侵入同侧腋窝淋巴结,然后侵入锁骨下淋巴结以至锁骨上淋巴结,进而可经胸导管(左)或右淋巴管侵入静脉血流而向远处转移;②癌细胞向内侧淋巴管,沿着乳内血管的肋间穿支引流到胸骨旁淋巴结,继而达到锁骨上淋巴结,并可通过同样途径侵入血流。癌细胞也可通过逆行途径转移到对侧腋窝及锁骨下淋巴结(图 14-3)。

3. 血道转移 研究发现有些早期乳腺癌已有血道转移。癌细胞可经淋巴途径进入静脉,也可直接侵入血液循环而致远处转移。最常见的远处转移依次为肺、骨、肝。

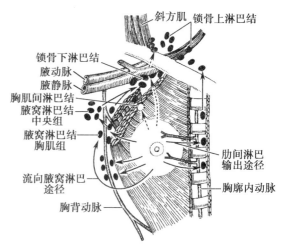

图 14-3 乳房淋巴液输出途径

四、临床表现

1. 早期表现 患侧乳房出现无痛、单发的小肿块,肿块质硬,表面不光滑,与周围组织分界不清,在乳房内不易被推动。随着肿瘤增大,可引起乳房局部隆起。若累及 Cooper 韧带,可使其缩短而致肿瘤表面皮肤凹陷,即所谓"酒窝征"。邻近乳头或乳晕的癌肿因侵入乳管使之缩短,可把乳头牵向癌肿一侧,进而可使乳头扁平、回缩、凹陷。癌块继续增大,如皮下淋巴管被癌细胞堵塞,引起淋巴回流障碍,出现真皮水肿,皮肤呈"橘皮样"改变(图 14-4)。

2. 晚期症状 乳腺癌发展至晚期,可侵入胸筋膜、胸肌,以致癌块固定于胸壁而不易推动。如癌细胞侵入大片皮肤,可出现多数小结节,甚至彼此融合。有时皮肤可溃破而形成溃疡,这种溃疡常有恶臭、容易出血。

3. 乳腺癌的转移　主要表现为：①淋巴转移：最初多见于腋窝。肿大淋巴结质硬、无痛、可被推动,以后数目增多并融合成团,甚至与皮肤或深部组织黏着。乳腺癌转移至肺、骨、肝时,可出现相应的症状；②血道转移：是乳腺癌的主要致死原因。常见的转移部位分别是骨、肺、胸膜、软组织、肝、脑等。

4. 其他类型乳腺癌

(1)炎性乳腺癌：局部皮肤可呈炎症样表现,早期比较局限,不久即扩展到乳房大部分皮肤,皮肤发红、水肿、增厚、粗糙、表面温度升高。

(2)乳头湿疹样乳腺癌：乳头有瘙痒、烧灼感,随后出现乳头和乳晕的皮肤粗糙、糜烂如湿疹样,进而形成溃疡。

五、诊断

常见于中老年女性,乳房内无痛性肿块,质地韧或硬,活动度差；或反复出现乳头单孔血性溢液；或有同侧腋窝淋巴结肿大。根据患者的病情选择相应的影像学检查、细胞学检查、活体组织检查以确诊。

1. 钼靶 X 线检查　是最基本的乳腺影像检查方法。检查出乳腺癌的敏感度达85%～90%,10%～15%的乳腺癌因乳腺致密缺乏对比、肿瘤过小、特殊的肿瘤类型(小叶浸润癌)而呈假阴性(图 14-5)。

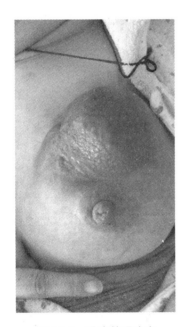

图 14-4　乳房外观改变

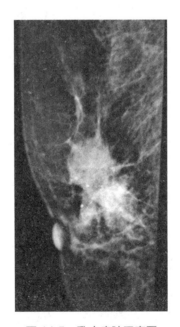

图 14-5　乳房癌肿示意图

2. 超声检查　能清晰显示乳房各层次软组织结构及肿块的边界、形态、质地,以及血液供应情况。超声辅助钼靶摄片可提高乳腺癌的检出率。

3. CT、MRI 检查　CT 的优势在于观察胸壁的改变,检出乳腺尾部病变、腋窝及内乳肿大淋巴结。MRI 具有较高的软组织对比特性,特别是脂肪抑制技术和对比增强技术的应用,能更好地显示肿瘤的形态学和血流动力学特征。

4. 乳腺导管镜检查　可直接观察到放大的乳腺大、中导管内壁,腔内及小导管开口的一些病理变化,同时结合导管内冲洗液细胞学检查及可疑病变的活检等进行明确诊断。

笔记栏

5. 病理学检查 活检所得的病理结果是确诊的唯一依据。

（1）穿刺细胞学检查：其方法简便、快速、安全，可代替部分组织冰冻切片，阳性率高，在80%~90%之间，可用于防癌普查。

（2）切除并进行活检：疑为恶性肿块时切除肿块及周围一定范围的组织进行检查。

病理检查同时应常规免疫组化检查雌激素受体、孕激素受体和Cerb-2（HER-2），指导内分泌治疗和生物治疗。

6. PET PET可以反映肿瘤的代谢情况，获得功能和代谢信息，全身扫描能早期发现淋巴结、骨和肺转移等。

六、鉴别诊断

1. 乳腺囊性增生病 好发于中年女性，为临床上常见的良性乳腺组织病变。本病亦可引起乳房腺体增厚和片块样结节，质地不一，不与皮肤及胸壁粘连，可有程度不等的自觉疼痛或触痛，其症状体征常随月经周期而变化，一般无腋窝淋巴结肿大。

2. 乳腺纤维腺瘤 多见于青年女性。肿块大多缓慢增大，某些情况下亦可见迅速增长（年龄小或妊娠期），多单发，但有15%~20%可能多发，形态规则，边界清楚，表面光滑，活动度好，质地韧硬，无疼痛感，但其肿块不与皮肤粘连，可推移。

3. 浆细胞性乳腺炎 乳腺组织的无菌性炎症，炎性细胞中以浆细胞为主。临床上60%呈急性炎症表现，肿块大时皮肤可呈"橘皮样"改变。40%的患者开始即为慢性炎症，表现为乳晕旁肿块，边界不清，可有皮肤粘连和乳头凹陷。

4. 乳腺结核 常形成肿块，有时可有乳头内陷、乳头溢液、"橘皮样"变及同侧腋窝淋巴结肿大等，易误诊为乳腺癌。本病多见于青年或中年，多数患者有结核病史。活检可明确诊断。

七、临床分期

乳腺癌分期方法很多，现多采用美国肿瘤联合会和国际抗癌联盟根据解剖方面疾病的程度制定的TNM分期系统（表14-1）。

表14-1 乳腺癌的TNM分期（2003年修订）

T_x	原发肿瘤无法评估
T_0	原发肿瘤未查出
Tis	原位癌（导管原位癌、小叶原位癌及未查到肿块的乳头湿疹样乳腺癌）
T_1	癌瘤长径≤2cm
T_2	癌瘤长径>2cm，≤5cm
T_3	癌瘤长径>5cm
T_4	癌瘤大小不计，但侵及皮肤或胸壁（肋骨、肋间肌、前锯肌），炎性乳腺癌亦属之
N_x	区域淋巴结无法评估
N_0	同侧腋窝无肿大淋巴结
N_1	同侧腋窝有肿大淋巴结，尚可推动
N_2	同侧腋窝肿大淋巴结彼此融合，或与周围组织粘连

续表

N_3	有同侧胸骨旁淋巴结转移,同侧锁骨上淋巴结转移
M_0	无远处转移
M_1	有远处转移

分期	
0期	$TisN_0M_0$
I期	$T_1N_0M_0$
II期	$T_{0\text{-}1}N_2M_0$,$T_2N_{1\text{-}2}M_0$,$T_3N_0M_0$
III期	$T_{0\text{-}2}N_2M_0$,$T_3N_{1\text{-}2}M_0$,T_4 任何 NM_0,任何 TN_3M_0
IV期	包括 M_1 的任何 TN

病案分析

　　患者女性,50 岁,发现左侧乳房包块 4 个月,来院就诊。体格检查:左乳包块质硬,活动度差,无压痛,表面皮肤呈"酒窝征"。双腋窝、锁骨上下及其他浅表淋巴结未触及。乳腺彩超显示:左侧乳房外上象限包块直径约为 2.5cm,与周围组织边界不清。左侧乳房包块穿刺活检结果:(左侧乳房)浸润性导管癌。

　　诊断:左侧乳腺浸润性导管癌。

　　分析:患者自行发现肿块 4 个月,临床体格检查中"酒窝征"为肿瘤侵犯乳房悬韧带所致,肿块质地硬、活动度差多为恶性肿瘤常见体征。辅助检查中超声提示肿块边界不清,病理学活检证实为乳腺癌。

　　治疗:完善全身评估,若患者符合手术指征,可行手术治疗,根据术后病理情况行术后辅助化疗、放疗、内分泌、靶向等治疗,在治疗过程中可全程配合中医中药辨证论治。

八、治疗

　　手术治疗是乳腺癌的主要治疗方法之一,适用于国际临床分期的 0、I、II 及部分 III 期患者,已有远处转移、全身情况差、主要脏器有严重疾病、年老体弱不能耐受手术者属手术禁忌。此外还有辅助化学药物、内分泌、放射、免疫治疗,以及最近的生物治疗。

(一)外科手术治疗

　　乳腺癌自发病开始即是一种全身性疾病,应缩小手术范围,加强术后综合辅助治疗。目前应用的五种手术方式——乳腺癌根治术、乳腺癌扩大根治术、乳腺癌改良根治术、全乳房切除术及保留乳房的乳腺癌切除术均属治疗性手术,而不是姑息性手术。

　　1. 乳腺癌根治术　手术应包括整个乳房、胸大肌、胸小肌、腋窝及锁骨下淋巴结的整块切除。乳腺癌根治术的手术创伤较大,故术前必须明确病理诊断,对未确诊者应先将肿瘤局部切除立即进行冰冻切片检查,如证实是乳腺癌,即进行根治术。

2. 乳腺癌扩大根治术　即在上述清除腋下、腋中、腋上三组淋巴结的基础上,同时切除胸廓内动、静脉及其周围的淋巴结(即胸骨旁淋巴结)。

3. 乳腺癌改良根治术　有两种术式,一是保留胸大肌,切除胸小肌;一是保留胸大肌、胸小肌。前者淋巴结清除范围与根治术相仿,后者不能清除腋上组淋巴结。根据大量病例观察,认为Ⅰ、Ⅱ期乳腺癌应用根治术及改良根治术的生存率无明显差异,且该术式保留了胸肌,术后外观效果较好,目前已成为常用的手术方式。

4. 全乳房切除术　手术范围必须切除整个乳腺,包括腋尾部及胸大肌筋膜。该术式适宜于原位癌、微小癌及年迈体弱不宜做根治术者。

5. 保留乳房的乳腺癌切除术　手术包括完整肿块切除及腋淋巴结清扫。适用于发现较早的乳腺癌。肿块切除时要求肿块周围包裹适量正常乳腺组织,确保切除标本的边缘无肿瘤细胞浸润。术后必须辅以放疗、化疗。

(二) 化学药物治疗

乳腺癌是实体瘤中应用化疗最有效的肿瘤之一,化疗在整个治疗中占有重要的地位。

1. 术前化疗　术前化疗也称新辅助化疗,多用于Ⅲ期病例。术前化疗的意义:①尽早控制微转移灶;②使原发癌及其周围扩散的癌细胞产生退变或部分被杀灭,以减少术后复发及转移;③进展期乳腺癌应用术前化疗可使肿瘤缩小,以便手术切除;④可以根据术前化疗效果,作为术后选择化疗方案的参考。

2. 术后化疗　浸润性乳腺癌术后应用化疗非常重要。由于手术尽量去除了肿瘤负荷,残存的肿瘤细胞易被化学抗癌药物杀灭。一般认为:术后化疗宜术后早期应用,争取在术后2周应用,最迟不能超过术后1个月;联合化疗比单药化疗疗效好;对乳腺癌术后主张连续6个疗程化疗。

(三) 内分泌治疗

目前乳腺癌的内分泌治疗主要是指药物治疗。常用药物为他莫昔芬,作用机制是在靶器官内与雌二醇争夺雌激素受体,形成复合物影响肿瘤 DNA 基因转录,从而抑制肿瘤细胞生长。因此,手术切除的标本须测定雌激素受体和孕激素受体,阳性病例内分泌治疗有效。

新近发展的芳香化酶抑制剂如来曲唑等,能抑制肾上腺分泌的雄激素转变为雌激素,从而降低雌二醇,达到治疗乳腺癌的目的。适用于绝经后患者,效果优于他莫昔芬。

(四) 放射治疗

是乳腺癌综合治疗中不可缺少的手段之一。在保留乳腺的乳腺癌切除术后,放射治疗是一个重要组成部分。放射治疗不仅对提高局部和区域病变的局部控制率有效,而且还有可能提高乳腺癌患者长期生存率。

目前根治术后不做常规放疗,而对复发高危病例,放疗可降低局部复发率,提高生存质量。

(五) 生物治疗

近年来临床上逐渐推广使用的曲妥珠单抗注射液,系通过转基因技术制备,对 Cerb-2 (HER-2)过度表达的乳腺癌患者有一定效果,特别是对其他化疗药无效的乳腺癌患者也能有部分疗效。

学习小结

乳房疾病	解剖生理概要	①位于胸大肌浅面,约在第 2 和第 6 肋骨水平的浅筋膜浅、深层之间;②生理活动受垂体前叶、卵巢及肾上腺皮质等分泌的激素影响;③淋巴输出的途径:大部分淋巴液流至腋窝淋巴结、锁骨上淋巴结,部分内侧淋巴液流向胸骨旁淋巴结,一侧乳房淋巴液可流向另一侧,深部淋巴液可流向肝
	乳房检查	①视诊;②触诊;③特殊检查:X 线检查、超声检查、磁共振检查、组织活检
	急性乳腺炎	①临床表现:红肿热痛,可形成脓肿;②治疗:消除感染、排空乳汁,脓肿形成后切开引流
	乳腺囊性增生	乳房胀痛和肿块
	乳腺纤维瘤	①好发于青年女性;②肿物多单发、增长缓慢、边界清楚、表面光滑、易于推动;③治疗:手术
	乳管内乳头状瘤	乳头溢液
	乳腺癌	①病理类型;②转移途径:局部扩散、淋巴转移、血道转移;③临床表现:肿块、"酒窝征","橘皮样"改变;④治疗:手术治疗、化射治疗、内分泌治疗、放疗、生物治疗

（史晓光）

复习思考题

1. 试述乳房的淋巴输出途径。
2. 乳腺癌的手术方式有哪些?

◈◈◈ 第十五章 ◈◈◈

腹 外 疝

📝 **学习目标**

通过学习腹外疝的基础知识,掌握腹外疝的诊断、鉴别诊断和治疗方法。了解腹外疝的定义、病因、疝的组成和腹外疝的临床类型。

第一节 概 述

体内脏器或组织离开其正常解剖部位,通过先天或后天形成的薄弱点、缺损或孔隙进入另一部位,即称为疝。疝最多发生于腹部,以腹外疝为多见。腹外疝是由腹腔内的脏器或组织连同腹膜壁层,经腹壁薄弱点或孔隙,向体表突出所形成。

一、病因

1. 腹壁强度降低 最常见的因素有:①某些组织穿过腹壁的部位,如精索或子宫圆韧带穿过腹股沟管;股动、静脉穿过股管;脐血管穿过脐环等处;②腹白线因发育不全也可成为腹壁的薄弱点;③手术切口愈合不良、外伤、感染、腹壁神经损伤、老年、久病、肥胖所致肌萎缩等也常是腹壁强度降低的原因。

2. 腹内压力增高 有职业因素,如从事重体力劳动、举重运动等;亦可是病理因素,如慢性咳嗽、慢性便秘、排尿困难、妊娠、腹水、婴儿经常啼哭等。腹内压持续或瞬间的增高是产生腹外疝的诱因。

二、病理解剖

典型的腹外疝由疝环、疝囊、疝内容物和疝外被盖等组成(图 15-1)。

1. 疝环 是疝突向体表的门户,又称疝门,亦即腹壁薄弱区或缺损所在。各种疝通常以疝环所在的部位作为命名依据,例如腹股沟疝、股疝、脐疝、切口疝等。

2. 疝囊 是腹壁膜的憩室样突出部,由疝囊颈和疝囊体组成。疝囊颈是疝囊比较狭窄的部分,是疝环所在的部位。

3. 疝内容物 是进入疝囊的腹内脏器或组织,以小肠最多见,大网膜次之。此外如盲肠、阑尾、乙状结肠、横结肠、膀胱等均可作为疝内容物进入疝囊,但较少见。

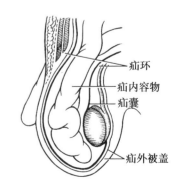

图 15-1 典型腹外疝(先天性腹股沟斜疝)

4. 疝外被盖　是指疝囊以外的各层组织。

三、临床类型

腹外疝有易复性、难复性、嵌顿性、绞窄性等类型。

1. 易复性疝　疝内容物很容易回纳入腹腔的疝,称为易复性疝。站立或腹压增加时出现,平卧或用手可回纳到腹腔。

2. 难复性疝　疝内容物不能回纳或不能完全回纳入腹腔内,但不引起严重症状者,称为难复性疝。疝内容物反复突出,致疝囊颈受摩擦而损伤,并产生粘连是导致内容物不能回纳的常见原因,这种疝的内容物多数是大网膜。有些巨大疝内容物较多,腹壁已完全丧失抵挡内容物突出的作用,也常难以回纳。另有少数疝在形成的过程中,由于疝内容物的重力作用将疝囊颈上方的腹膜连同周围的脏器推向疝囊,构成疝囊壁的一部分,尤其是髂窝区后腹膜与后腹壁结合极为松弛,致盲肠(包括阑尾)、乙状结肠或膀胱随之下移而成为疝囊壁的一部分(图 15-2),称为滑动疝,也属难复性疝。

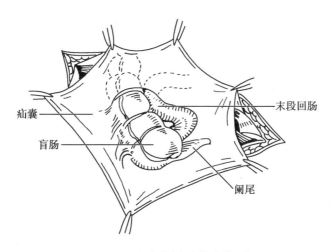

图 15-2　滑动疝(内容物为盲肠)

3. 嵌顿性疝　疝门较小而腹内压突然增高时,疝内容物可强行扩张疝囊颈而进入疝囊,随后因囊颈的弹性收缩,又将内容物卡住,使其不能回纳,称为嵌顿性疝。疝发生嵌顿后,其内容物为肠管,肠壁及其系膜可在疝门处受压,使静脉回流受阻,导致肠壁淤血和水肿,颜色由正常的淡红逐渐转为深红,囊内可有淡黄色渗液积聚,肠管受压情况加重而更难回纳。肠管嵌顿后,可导致急性机械性肠梗阻。若嵌顿的内容物仅为部分肠壁,这种疝称为肠管壁疝(Richter 疝)(图 15-3)。若嵌顿的内容物是小肠憩室(通常是 Meckel 憩室),则称 Littre 疝。若嵌顿的为几个肠袢,状如 W 形,称为逆行性嵌顿疝(Maydl 疝)(图 15-4)。

4. 绞窄性疝　肠管嵌顿如不及时解除,肠壁及其系膜受压情况不断加重,可使动脉血流减少,最后导致完全阻断,即为绞窄性疝。此时肠系膜动脉搏动消失,肠壁失去光泽、弹性和蠕动能力,疝囊内渗液为淡红色或暗红色。如继发感染,疝囊内的渗液则为脓性,可引起疝外被盖组织的感染。

嵌顿性疝和绞窄性疝实际上是一个病理过程的两个阶段,临床上很难截然区分,所以在手术处理时,要准确判断肠管活力,特别应警惕有无逆行性嵌顿。术中必须把有关肠袢牵出检查,以防隐匿于腹腔内的中间坏死肠袢被遗漏。

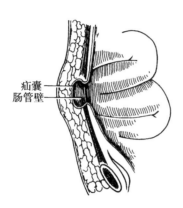

图 15-3　肠管壁疝

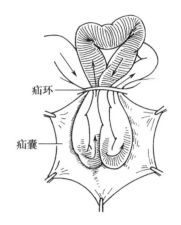

图 15-4　逆行性嵌顿疝

第二节　腹　股　沟　疝

　　腹股沟区是前外下腹壁的一个三角区域,其下界为腹股沟韧带,内界为腹直肌外侧缘,上界为髂前上棘至腹直肌外侧缘的水平线。腹股沟疝是指发生在这个区域的腹外疝。

　　腹股沟疝可分为斜疝和直疝两种。疝囊经过腹壁下动脉外侧的腹股沟管内环突出,向内、向下、向前斜行经过腹股沟管,再穿出腹股沟管皮下环,并可进入阴囊,称为腹股沟斜疝。疝囊经腹壁下动脉内侧的直疝三角区直接由后向前突出,不经过内环,也不进入阴囊,为腹股沟直疝。

　　斜疝是最多见的腹外疝,男性多见,男女发病率之比为 15∶1,右侧比左侧多见。

一、腹股沟管解剖

　　1. 腹股沟管并非呈管形,而是腹股沟区肌层间一个潜在的裂隙,位于腹股沟韧带中点上方 2cm 处向内下,与韧带平行。成年人腹股沟管的长度为 4~5cm,内有精索或子宫圆韧带通过。腹股沟管有内、外两口及前、后、上、下四壁,内口即内环(又称腹环或深环),外口即外环(皮下环或浅环),其大小一般可容纳一指尖。前壁为皮肤、皮下组织和腹外斜肌腱膜,但外侧 1/3 部分尚有腹内斜肌覆盖;后壁为腹横筋膜和腹膜,其内侧 1/3 尚有腹股沟镰;上壁为腹内斜肌与腹横肌的弓状下缘;下壁为腹股沟韧带和腔隙韧带(图 15-5、图 15-6)。

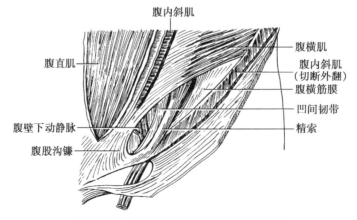

图 15-5　左腹股沟区解剖层次(前面观)

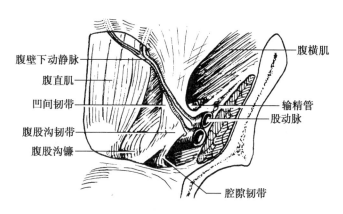

图 15-6　右腹股沟区解剖层次(后面观)

2. Hesselbach 三角：又称腹股沟三角(直疝三角)，位于腹股沟区前下部，是由腹直肌外侧缘、腹股沟韧带和腹壁下动脉围成的三角区(图 15-7)。后面正对腹股沟内侧窝，前面正对腹股沟管浅环。该三角区内无腹肌，腹横筋膜又较薄弱，加之腹股沟浅环也位于此区，因此是腹前壁的一个薄弱区，腹腔内容物若经此三角突出达皮下称直疝。

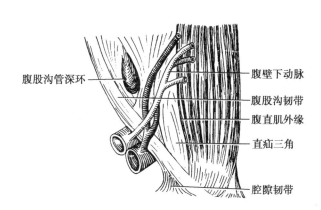

图 15-7　直疝三角(后观图)

二、发病机制

腹股沟斜疝有先天性和后天性两种，以前者多见。

1. 先天性解剖异常　睾丸在胚胎早期位于腹膜后第 2~3 腰椎旁，在下降过程中形成鞘突。鞘突在发育过程中自行萎缩闭锁。如不闭锁，就成为先天性斜疝的疝囊。右侧睾丸下降比左侧略晚，故右侧腹股沟斜疝较多。

2. 后天性腹壁薄弱或缺损　腹股沟区解剖缺损，腹横肌和腹内斜肌弓状下缘发育不全或位置偏高易发生腹股沟疝(图 15-8)。

三、临床表现和诊断

(一)腹股沟斜疝

腹股沟区有一突出的肿块，开始时肿块较小，疝环处轻度坠胀感，一旦肿块明显，并穿过浅环甚或进入阴囊，诊断就较

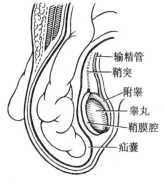

图 15-8　后天性腹股沟斜疝

容易。

1. 易复性斜疝 腹股沟区有肿块,偶有胀痛。肿块常在站立、行走、咳嗽或劳动时出现,可降至阴囊或大阴唇。平卧或用手推送肿块可回纳,回纳后紧压腹股沟管内环,起立并咳嗽,疝块不再出现,移去手指,疝块复出。

2. 难复性斜疝 疝块不能完全回纳,伴胀痛。滑动性斜疝除了不能完全回纳外,尚有消化不良和便秘等症状。滑动性疝多见于右侧,滑动疝虽不多见,但滑入疝囊的盲肠或乙状结肠可能在疝修补手术时被误认为疝囊的一部分而被切开,应特别注意。

3. 嵌顿性疝 多发生在斜疝,腹腔压力增加时疝块突然增大,伴有明显疼痛;肿块紧张发硬,有明显触痛。若嵌顿内容物为肠袢,可伴有腹部绞痛、恶心、呕吐、停止排便排气、腹胀等肠梗阻表现。

4. 绞窄性疝 嵌顿性疝若不能及时还纳,当肠袢坏死穿孔时,疼痛可因疝块压力骤降而暂时有所缓解。因此,疼痛减轻而肿块仍在者,不可认为是病情好转。绞窄时间较长者,由于疝内容物发生感染,侵及周围组织,引起疝外被盖组织的急性炎症,严重者可发生脓毒症。

（二）腹股沟直疝

常见于年老体弱者,当患者直立时,在腹股沟内侧端、耻骨结节外上方出现一半球形肿块。直疝囊颈宽大,疝内容物又直接从后向前顶出,平卧后疝块多能自行消失,不需用手推送复位。直疝很少进入阴囊,极少发生嵌顿。疝内容物常为小肠或大网膜。膀胱有时可进入疝囊,成为滑动性直疝,此时膀胱即成为疝囊的一部分,手术时应予以注意。

腹股沟斜疝和直疝的鉴别见表 15-1。

表 15-1 腹股沟斜疝和直疝的鉴别

	斜疝	直疝
发病年龄	多见于儿童及青壮年	多见于老年
突出途径	经腹股沟管突出可进阴囊	由直疝三角突出,不进阴囊
疝块外形	椭圆或梨形,上部呈蒂柄状	半球形,基底部宽
回纳疝块后压住深环	疝块不再突出	疝块仍可突出
精索与疝囊的关系	精索在疝囊后方	精索在疝囊前外方
疝囊颈与腹壁下动脉的关系	疝囊颈在腹壁下动脉外侧	疝囊颈在腹壁下动脉内侧
嵌顿机会	较多	较少

四、鉴别诊断

1. 睾丸鞘膜积液 鞘膜积液的肿块完全局限于阴囊内,其上界可以清楚地摸到;用透光试验检查肿块,鞘膜积液多为透光(阳性),而疝块多不能透光。斜疝可在肿块后方触及实质感的睾丸;鞘膜积液时,睾丸在积液中间,包块呈囊性而不能扪及实质感的睾丸。

2. 交通性鞘膜积液 肿块的外形与睾丸鞘膜积液相似,起床后或站立活动时肿块缓慢出现并增大。平卧或挤压肿块,包块可逐渐缩小。透光试验阳性。

3. 精索鞘膜积液 肿块较小,在腹股沟管内,牵拉同侧睾丸可见肿块移动。

4. 隐睾 肿块较小,挤压时可出现特有的胀痛感觉。患侧阴囊内睾丸缺如可确诊。

5. 急性肠梗阻　肠管被嵌顿的疝可伴发急性肠梗阻,但不应仅满足于肠梗阻的诊断而忽略疝的存在。

五、治疗

(一) 非手术疗法

1 岁以下的婴幼儿因腹肌随躯体生长疝有可能消失,故暂不手术,用棉线束带或绷带压住腹股沟管内环,防止腹块突出(图 15-9);年老体弱或伴有其他疾病禁忌手术者,可回纳疝内容物后用医用疝带治疗。

(二) 手术治疗

最有效的治疗方法是手术修补。但慢性咳嗽、便秘、排尿困难、腹水、妊娠等腹内压力增高的情况术前要预先处理,以避免或减少术后复发。

1. 传统的疝修补术

手术的基本原则是疝囊高位结扎、加强或修补腹股沟管管壁。

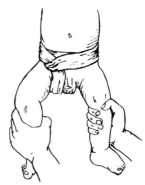

图 15-9　棉线束带使用法

(1)单纯疝囊高位结扎术,指在疝囊颈部高位结扎、贯穿缝扎或荷包缝合,然后切去疝囊。解剖上应达到内环口,术中以腹膜外脂肪为标志。

(2)加强或修补腹股沟前壁的方法,以 Ferguson 法最常用。

(3)修补或加强腹股沟管后壁的方法,如巴西尼法、哈斯特德法、麦克威法等。传统的疝修补术存在缝合张力大、术后手术部位有牵扯感、疼痛等缺点。

2. 无张力疝修补术　是在无张力情况下,利用人工高分子材料网片进行修补,具有术后疼痛轻、恢复快、复发率低等优点。使用修补材料进行无张力疝修补是目前外科治疗的主要方法。疝修补材料分为可吸收材料、部分可吸收材料和不吸收材料等多种。修补材料的植入需严格执行无菌原则。对嵌顿疝行急诊手术不推荐使用材料,对有污染可能的手术,不推荐使用不吸收材料进行修补。常用的无张力疝修补术有三种:①平片无张力疝修补术(Lichtenstein 手术)。②疝环充填式无张力疝修补术(Rutkow 手术)。③巨大补片加强内脏囊手术(GPRVS),又称 Stoppa 手术。

3. 经腹腔镜疝修补术　具有创伤小、术后疼痛轻、恢复快、美观、复发率低、无局部牵扯感等优点,目前临床应用越来越多。对于双侧腹股沟疝的修补,尤其是多次复发或隐匿性疝,经腹腔镜疝修补更具优势。

(三) 嵌顿性疝处理原则

原则上应紧急手术治疗,但下列情况可试行手法复位:

1. 嵌顿时间在 4 小时以内,局部压痛不明显,也无腹膜刺激征者。

2. 年老体弱或伴有其他严重疾病而估计肠袢尚未绞窄坏死者。

3. 疝块大,病史长,疝环松弛者。

4. 当地没有手术条件者。

第三节　股　　疝

疝囊通过股环、经股管向卵圆窝突出的疝,称为股疝。多见于 40 岁以上女性。

一、病理解剖

在腹内压增高的情况下,对着股管上口的腹膜被下坠的腹内脏器推向下方,经股环向股管突出而形成股疝。疝块进一步发展,即由股管下口顶出筛状板而至皮下层。疝内容物常为大网膜或小肠。由于股管几乎是垂直的,疝块在卵圆窝处向前转折时形成一锐角,且股环本身较小,周围又多坚韧的韧带,因此股疝最易嵌顿。

二、临床表现

疝块往往不大,常在腹股沟韧带下方卵圆窝处表现为一半球形突起。平卧回纳内容物后,疝块有时并不完全消失,这是因为疝囊外有很多脂肪堆积的缘故。由于囊颈较狭小,咳嗽冲击感也不明显。

股疝如发生嵌顿,除引起局部明显疼痛外,也常伴有较明显的急性机械性肠梗阻,严重者甚至可以掩盖股疝的局部症状。

三、鉴别诊断

1. 腹股沟斜疝 腹股沟斜疝位于腹股沟韧带的上内方,股疝则位于腹股沟韧带的下外方,一般不难鉴别诊断。应注意的是,较大的股疝除疝块的一部分位于腹股沟韧带下方以外,一部分有可能在皮下伸展至腹股沟韧带上方。用手指探查外环是否扩大,有助于两者的鉴别。

2. 脂肪瘤 股疝疝囊外常有一增厚的脂肪组织层,在疝内容物回纳后,局部肿块不一定完全消失,这种脂肪组织有被误诊为脂肪瘤的可能。两者的不同在于脂肪瘤的基底并不固定,活动度较大,股疝基底是固定而不能被推动的。

3. 肿大的淋巴结 嵌顿性股疝误诊为腹股沟区淋巴结炎。

4. 大隐静脉曲张结节样膨大 卵圆窝处结节样膨大的大隐静脉在站立或咳嗽时增大,平卧时消失,可能被误诊为易复性股疝,压迫股静脉近心端可使结节样膨大增大。此外,下肢其他部分有静脉曲张对鉴别诊断有重要意义。

5. 髂腰部结核性脓肿 脊柱或骶髂关节结核所致寒性脓肿可沿腰大肌流至股骨沟区,并表现为一肿块。这一肿块也可有咳嗽冲击感,且平卧时也可暂时缩小,可与股疝混淆。

四、治疗

股疝容易嵌顿,一旦嵌顿又可迅速发展为绞窄性。因此股疝诊断确定后,应及时进行手术治疗。对于嵌顿性或绞窄性股疝,则更应进行紧急手术。

经典的手术是 McVay 修补法。此法不仅能加强腹股沟管后壁而用于修补腹股沟疝,同时还能堵住股环而用于修补股疝。另一方法是在处理疝囊之后,在腹股沟韧带下方把腹股沟韧带、腔隙韧带和耻骨肌筋膜缝合在一起,借以关闭股环。也可采用无张力疝修补法或经腹腔镜疝修补术。

第四节　其他腹外疝

一、切口疝

切口疝是指发生于腹部手术切口处的疝。临床上较常见,其发病率仅次于腹股沟斜疝,尤其是腹部手术切口感染和伤口裂开患者。

1. 腹部切口疝多见于腹部纵行切口,原因如下:

(1)除腹直肌外,腹壁各肌层及筋膜、鞘膜等组织的纤维大体上都是横行的,纵行切口不但切断了这些纤维,而且切口缝合后常处于紧张状态,缝线极易从纤维间滑脱,致使切口裂开;此外,切口处神经被切断也有损局部肌肉的强度。

(2)留置引流物过久、切口过长以致切断肋间神经过多、腹壁切口缝合不严密、浅麻醉下强行缝合引起组织撕裂等情况均可导致切口疝的发生。

(3)切口内血肿形成、肥胖、老龄、糖尿病、贫血、营养不良、低蛋白血症,以及术后腹胀、剧烈咳嗽、排尿困难、便秘等引起腹内压升高的因素,都可能引发切口疝。

2. 腹部切口疝的主要临床表现是腹壁切口处逐渐膨隆,有肿块出现。肿块通常在患者站立或用力时更为明显,平卧时缩小或消失。较大的切口疝可能出现腹部不适和牵拉感,也可出现食欲减退、恶心、腹部隐痛或便秘等。

3. 切口疝不能自愈,原则上应手术治疗。术前应明确其发生的原因,有针对性地治疗,既要减低腹内压力,又要修补薄弱的疝环。中小型切口疝单纯修补即可,缺损较大的切口疝则须行疝成形术。也可采用人工合成材料进行修补。不管采用何种方法,都应在无张力情况下进行,否则容易复发。

二、脐疝

疝囊通过脐环突出的疝称脐疝。脐疝多见于婴幼儿。脐环未闭、闭锁不全及脐部感染等原因引起局部瘢痕组织薄弱,在腹内压力升高时,即可发生脐疝。未闭锁的脐环一般在2周岁以后可自行闭合,脐疝也随之消失。除发生嵌顿或绞窄外,2周岁以内的婴幼儿可先采用非手术治疗。2岁以后脐环直径仍大于1.5cm者则应手术治疗。

成人脐疝为后天疝,较为少见,多发生于中年肥胖的经产女性,也常见于慢性咳嗽、肝硬化腹水等患者。成人脐疝一般疝环狭小,周围组织较坚韧,因此易发生嵌顿或绞窄,故应采取手术治疗。

三、白线疝

发生在腹壁正中的疝,称白线疝。它可发生在腹壁正中的任何部位,但以上腹部多见,故又称为腹上疝。腹白线由两侧腹直肌前后鞘的纤维斜形相互交叉构成,这一结构适应了躯体活动,但当腹胀时又需同时伸长和展宽,就有可能撕裂交叉的腱纤维,从而逐渐形成白线疝。早期的白线疝并无疝囊,只是腹膜外脂肪向外突出;如继续发展,突出的腹膜外脂肪逐渐扩大白线的薄弱点,并牵拉腹膜向外形成疝囊。

早期白线疝肿块小而无症状,不易被发现。逐渐因腹膜受牵拉而出现上腹疼痛,并伴有恶心、呕吐等消化道症状。嘱患者平卧,回纳疝块后,常可在白线区扪及缺损的空隙。

疝块小而无症状者无需治疗。症状明显者可行手术。无疝囊白线疝仅切除突出的脂肪,修补白线缺损即可;有疝囊者应高位结扎疝囊颈,切除疝囊,缝合疝环。白线缺损较大者也可采用人工材料修补。

学习小结

腹外疝	概述	①病因：腹壁强度减弱，腹腔内压力增高； ②组成：疝囊、疝内容物、疝外被盖； ③临床类型：易复性斜疝、难复性斜疝、嵌顿性疝、绞窄性疝
	腹股沟疝	①腹股沟管的解剖； ②腹股沟斜疝和直疝的鉴别
	股疝	疝囊经过股环，经股管向卵圆窝突出的疝
	其他腹外疝	切口疝、脐疝、白线疝

（陈松涛）

复习思考题

1. 名词解释　易复性疝、难复性疝、嵌顿性疝和绞窄性疝。
2. 腹股沟斜疝和直疝的鉴别要点是什么？

第十六章

急 腹 症

第一节 概 述

急腹症是指以急性腹痛为主要表现,需要早期诊断和及时治疗的腹部疾病的总称。具有发病急、进展快、变化多、病势重、病因复杂的特点。如果延误诊断,或治疗方法不当,将会给患者带来严重危害甚至死亡,所以,医生要恪守医德,刻苦钻研,精益求精,尽量避免误诊。

根据常见原因,引起外科急腹症的疾病有:①炎症性疾病:如急性阑尾炎、急性胆囊炎、急性胰腺炎、急性梗阻性化脓性胆管炎等;②消化道穿孔性疾病:如胃及十二指肠溃疡急性穿孔、胃癌急性穿孔、急性肠穿孔等;③梗阻或绞窄性疾病:如急性肠梗阻、胆道系统结石、腹腔脏器急性扭转等;④外伤性疾病:实质性器官破裂、空腔器官穿孔等。

一、急性腹痛的机制

腹部的疼痛感觉有内脏痛、躯体痛和牵涉痛三种。

(一) 内脏痛

脏腹膜覆盖包裹腹腔内的各个器官,形成器官被膜,受自主神经或内脏神经支配。来自腹腔各器官的病理性刺激通过内脏的传入神经末梢,经自主神经传入中枢神经系统,产生腹痛的感觉,称为内脏痛。内脏痛有以下几个特点:

1. **定位不准确** 常表现在中线附近,性质为深在的弥漫性隐痛,患者很难指出确切的疼痛部位。定位模糊的原因除内脏传入纤维本身的解剖和神经生理特性外,不同部位的冲动均通过腹腔神经节或腹下神经节再传入脊髓,容易发生交错和重叠。内脏痛的定位虽然模糊,但大致有节段性的区分。胃、十二指肠、肝、胆囊、胰腺和脾的疼痛表现在上腹部;空肠、回肠、阑尾、右半结肠的疼痛在脐周围;左半结肠、直肠及内生殖器官的疼痛在下腹部。

2. **内脏痛的特殊性** 内脏传入纤维多数为很细的无髓神经 C 纤维,传导速度较慢。内脏传入纤维及其在内脏感受器的数目也远较躯体神经少,感觉的疼痛为慢痛。内脏对外界

笔记栏

的强烈刺激,如刀割、针刺、烧灼等感觉很迟钝,但对张力变化,如过度牵拉、突然膨胀、剧烈收缩,特别是缺血,疼痛感觉十分灵敏。

3. 常伴有恶心、呕吐等消化道症状　呕吐中枢位于延脑的网状结构,内脏受到的刺激传至呕吐中枢,当冲动达到一定强度,超过呕吐阈后,其传出纤维,主要是躯体神经成分,也含有迷走神经纤维,将冲动传至膈、肋间、腹壁、咽、喉等部位的肌肉,轻者出现恶心,重者肌肉剧烈收缩,引起反射性呕吐。

（二）牵涉痛

指内脏痛达到一定强度后,可牵涉相应的浅表部位的疼痛。内脏传入纤维在进入脊髓的解剖通路中,同时也有体表的躯体神经纤维加入,一同进入脊髓后角,到达脊髓后角交换第 2 神经元。由于第 2 神经元数目较传入的纤维数目少,有些内脏传入纤维和躯体传入纤维需要共用同一神经元,使两个似乎不相干的部位发生疼痛关联的现象。

根据病变内脏和相关的浅表部位距离的远近,可分为以下两种:

1. 近位牵涉痛　深部和浅部的疼痛部位相距较近或基本上在同一部位。如胃十二指肠急性病变可经内脏大神经传入胸 7~9 的脊神经支配区,牵涉痛表现在上腹部。降结肠和上部乙状结肠的急性病变可经内脏小神经传入胸 11~12 的脊神经支配区,牵涉痛表现在下腹部。

2. 远位牵涉痛　深部和浅部的疼痛部位相距较远,从表面看两者毫无关系。例如阑尾急性病变可经内脏小神经传入胸 9~11 的脊神经支配区,牵涉痛表现在脐周围。胆囊急性病变可牵涉到颈 3~5 脊神经支配区,表现为右肩部和背部的牵涉痛。

（三）躯体痛

壁腹膜紧贴腹壁,受脊神经支配。壁腹膜受刺激后产生的疼痛,称为躯体痛。由于壁腹膜（包括肠系膜根部）完全由躯体神经分布,所以其感觉和浅部感觉的性质完全相同,感觉敏锐,定位准确,与病变器官所在部位一致,常伴有明确的压痛和腹肌反射性痉挛甚至强直。

二、急腹症的诊断

由于急腹症具有发病急骤、病情复杂多变的特点,这就要求医生不但有扎实的理论知识以及熟练的检查技术,更重要的是要有辩证的思维方法,所以急腹症的诊断应以安全、准确、迅速为原则,以询问病史、体格检查为主,结合其他必要的辅助检查,尽早做出诊断,以便及早给予有效的治疗。

（一）病史采集

询问病史要以腹痛为重点,包括腹痛的诱因、始发部位、性质、转变等。

1. 年龄与性别　胆道及肠道的先天性疾病多见于婴幼儿。肠套叠、蛔虫性肠梗阻多见于幼儿。急性阑尾炎、急性胃溃疡和十二指肠溃疡穿孔、急性胰腺炎多见于青壮年。急性胆囊炎、胆石症、消化道癌肿以中老年人多见。异位妊娠破裂主要发生在生育期女性。

2. 发病诱因及既往史　急性胰腺炎常与暴饮暴食有关。胆绞痛常与情绪剧变等因素有关。肠套叠多与饮食突变有关。嵌顿性疝多与腹内压增加的因素有关。剧烈运动后可发生肠扭转。胃及十二指肠溃疡穿孔常有多年的慢性胃病史。粘连性肠梗阻多有腹部手术病史。

3. 腹痛部位　一般情况下,腹痛开始部位或疼痛最显著的部位,即为病变所在的部位。如胃及十二指肠溃疡穿孔,疼痛始于上腹部,而后波及全腹。同时,可根据急性腹痛的机制来考虑病变的原发部位,例如胃、十二指肠、胆囊、胰腺的病变表现为上腹正中疼痛,小肠、阑尾、右半结肠引起的疼痛多在脐周围,左半结肠、盆腔器官引起的腹痛主要表现为下腹痛。

随着病变的发展,病变部位的腹痛最为明显,例如阑尾炎的疼痛在右下腹,胆囊炎在右上腹,胰腺炎在上腹部偏向左侧。值得注意的例外情况有:①腹腔以外的疾病,如右侧肺炎、胸膜炎等,由于病变刺激肋间神经和腰神经分支,引起右侧上、下腹痛,易被误诊为胆囊炎、阑尾炎。②急性阑尾炎的腹痛可始于上腹部或脐周,后转移至右下腹。

4. 腹痛性质　持续性腹痛多因炎症、缺血、出血或肿瘤浸润引起。阵发性腹痛多为空腔脏器的平滑肌痉挛或梗阻所致,绞痛为其中最剧烈者。持续性腹痛阵发性加剧,多因炎症和梗阻同时存在。

5. 腹痛的伴随症状　急腹症往往是先腹痛后发热,而内科疾病多先发热后腹痛。腹腔内的急性病变常伴有消化道症状,如发热、恶心呕吐、腹胀、腹泻、不排便等。如急腹症不伴有任何消化道症状,应考虑腹腔以外病变产生腹痛的可能性。

6. 月经史　妇科异位妊娠破裂常有近期停经史;卵巢滤泡破裂出血多发生在月经周期的中期;卵巢黄体破裂出血多发生在下次月经之前。

（二）体格检查

检查患者首先要注意全身状况,包括体温、脉搏、呼吸、血压、神志、表情、体位,有无脱水、苍白、黄疸等。心、肺情况不容忽视,有助于排除引起腹痛的腹腔外原因。然后着重进行腹部检查,检查范围应包括上至乳头,下至两侧腹股沟。

1. 视诊　全腹膨隆提示低位肠梗阻。局部膨隆或双侧腹部不对称可能为肠扭转或闭袢性肠梗阻。胃型为急性胃扩张的表现。肠型及蠕动波常是机械性肠梗阻的体征。

2. 触诊　触诊手法宜轻柔,应由无疼痛处开始,逐渐移向痛处。触诊时还应注重检查腹部压痛、肌紧张、反跳痛的部位、范围和程度。腹部压痛最显著的部位往往是病变所在的部位。触诊时如能触及肿块则对诊断有帮助,如肿大的胆囊、扭转的卵巢囊肿或闭袢的肠管等。

3. 叩诊　叩痛见于腹膜炎症,最明显的部位往往是病变存在的部位。鼓音提示胃肠管胀气或气腹。移动性浊音阳性是腹腔积液的体征,说明腹腔内有渗液或出血的量超过1 000ml。肝浊音界消失提示有消化道穿孔致膈下存在游离气体。

4. 听诊　腹部听诊有助于判断胃肠的蠕动功能。肠鸣音减弱或者消失说明有弥漫性腹膜炎存在。肠鸣音活跃、亢进或有气过水声为急性肠梗阻的特征。有振水音者提示幽门梗阻或胃扩张。

5. 直肠指诊　应予足够重视。触痛明显或有波动感提示盆腔积脓或积血。指套带黏液及血液可能是肠套叠、直肠癌和肠炎。

（三）辅助检查

1. 实验室检查　白细胞计数是必要的检查,有助于判断腹腔内有无感染或感染的严重程度,怀疑内出血时应查血红蛋白。血、尿淀粉酶是诊断急性胰腺炎必不可少的检查。胆道疾病患者应查血胆红素、尿胆红素和尿胆原。尿中有红细胞应考虑泌尿系统结石的可能。大便镜检可确定有无肠炎。

2. 腹腔穿刺　对诊断不确切的患者,如腹部叩诊有移动性浊音存在时,可做腹腔穿刺。穿刺点多选择在两侧下腹部脐与髂前上棘连线的中外1/3交界外。穿刺液为血性,说明腹腔内出血。淡红色提示有绞窄性肠梗阻或肠系膜血管栓塞的可能。穿刺液为浑浊液体说明有化脓性腹膜炎,多为消化道穿孔引起。如为胆汁性液体,可能为胆囊穿孔。患者无移动性浊音或肠管有明显胀气时,不宜做腹腔穿刺。

3. X线检查　腹部X线检查如发现膈下有积气,一般可确定有上消化道穿孔。肠梗阻时可看到积气的肠管和液平面。孤立肠管扩张伴有液平面应想到闭袢性肠梗阻的可能。腹部平片可显示有无泌尿系统结石。钡剂灌肠造影在肠套叠和乙状结肠扭转时有典型的杯状或鸟嘴状改变。

4. B超检查　对实质性脏器的损伤、破裂、占位性病变等具有重要的诊断价值。能准确判断有无肝内外胆管扩张,胆囊有无肿大,胆囊壁有无增厚水肿,对急性胆囊炎、胆管结石等可提供准确的诊断依据。对阑尾脓肿、急性胰腺炎、泌尿系统结石等有助于诊断。还有助于鉴别妇科急症,如卵巢囊肿扭转、异位妊娠破裂等。

5. CT　对实质性脏器自发破裂或创伤后破裂出血等,如急性胰腺炎的蜂窝织炎、液体积聚、出血坏死、囊肿形成等,均具有重要的诊断价值。还有助于发现膈下脓肿、盆腔脓肿,以及腹主动脉夹层动脉瘤等。

6. 血管造影　在怀疑腹腔内血管疾患,如肝破裂出血、胆道出血、小肠出血、肠系膜血管栓塞等疾病时,可采用选择性或超选择性动脉造影,对部分病变可同时行栓塞止血或溶栓治疗。

7. 内镜检查　对上消化道急性出血者,可采用胃镜检查。可疑有结肠梗阻或伴有下消化道出血者,可采用纤维结肠镜检查。

8. 腹腔镜检查　对疑难急腹症,特别是不能排除妇科急症者,可行腹腔镜检查。如急性胆囊炎、急性阑尾炎、肝囊肿破裂、异位妊娠破裂等还可同时进行腹腔镜手术治疗。

三、急腹症的治疗原则

外科急腹症往往发病急、进展快、病情危重,所以需要结合病史、体检、辅助检查,迅速做出基本的诊断,并尽快制订出及时、有效的治疗方案。

(一) 危重情况的估计

1. 婴幼儿不能及时发现病情,病史不清,抵抗力差,病情多较严重,发展快,变化也大。65岁以上老年人对急剧的病理生理变化常不能耐受,又常有心、肺等伴随症状,病死率较年轻人高。

2. 患者出现脉率增快、脉压减小、血压下降、少尿或无尿,提示出现休克征象。

3. 黄疸伴有高热的患者,提示胆道系统严重感染,容易发生感染性休克。

4. 血氧分压<60mmHg,说明患者有发生急性呼吸窘迫综合征(ARDS)的倾向。

5. 妊娠患者因盆腔充血,特别是下腹部炎症容易扩散,而且由于增大子宫的影响,不易检出准确的体征,诊断易延误,导致病情发展。

(二) 一般处理

患者有休克表现,应尽快抢救休克。在休克病因未去除、休克无法控制的情况下,在抢救休克的同时要积极进行急诊手术治疗的准备。患者腹胀,应放置鼻胃管行胃肠减压。患者脱水时应予补液。有感染表现的患者应合理应用抗生素。

(三) 根据具体情况,采取不同的治疗措施

1. 需要立即手术　凡诊断明确,估计非手术治疗不能遏制病情发展者,均应考虑立即手术,如急性化脓性或坏疽性阑尾炎;急性梗阻性化脓性胆管炎伴有发热、黄疸,甚至低血压;胃及十二指肠溃疡急性穿孔发生在饭后,伴有弥漫性腹膜炎;绞窄性肠梗阻。

2. 暂时不需要手术　密切观察其发展,根据发展情况决定是否手术,如急性单纯性阑尾炎;胃及十二指肠溃疡急性穿孔发生在空腹情况下或腹膜炎局限;单纯性肠梗阻;急性胆囊炎无高热、黄疸。暂时采用非手术治疗的患者,除给予各种积极的治疗外,密切观察病情是非常重要的。

3. 不需要手术　如水肿型急性胰腺炎等。

第二节 急性腹膜炎

一、解剖生理概要

腹膜是体内面积最大的浆膜,它由间皮细胞和疏松结缔组织组成。腹膜可分为壁腹膜和脏腹膜,前者覆盖于腹壁内壁,后者覆盖于腹腔内脏器表面,但两者实际上是连续的。

腹膜腔是壁腹膜和脏腹膜之间潜在的连续的间隙,男性是密闭的,女性的腹膜腔通过输卵管、子宫、阴道与体外相通。正常情况下,腹腔内有50~100ml黄色澄清液体,起润滑作用。腹膜腔以横结肠及其系膜为界,分为结肠系膜上区和结肠系膜下区两个部分;以胃及其网膜为界,分为大、小腹膜腔两部分。其中小腹膜腔指胃后壁与覆盖胰腺的后腹膜之间的腹膜间隙;大、小腹膜腔通过网膜孔相连通。

腹膜的神经支配有一定的差异,脏腹膜受交感神经和迷走神经支配,对牵拉、挤压等刺激敏感;壁腹膜受肋间神经和腰神经的分支支配,对炎症刺激和切割等刺激敏感,痛觉定位较明确。

腹膜具有一定的防御功能,可以清除进入腹膜腔的少量细菌;大网膜还可迁移至病灶周围形成粘连包裹,以使炎症局限,防止弥漫性腹膜炎的发生;腹膜还具有强大的吸收能力,以膈面的腹膜吸收能力最强,盆腔腹膜吸收能力最弱;临床上根据不同部位腹膜吸收能力差异的特点,对急性腹膜炎患者,采取半卧位,使感染流向盆腔腹膜,以减少腹膜对炎性物质的吸收,从而减轻全身炎症反应。腹膜还具有一定的分泌能力,正常情况下可分泌少量液体起到润滑作用,减少腹内脏器活动时的摩擦损伤;病理状态下,腹膜可以漏出大量液体,形成腹水。腹膜还具有一定的修复作用,在炎症刺激下产生渗出,渗出液中的纤维蛋白原可转变成纤维素形成粘连,这是造成粘连性肠梗阻的重要原因。此外,临床可以根据腹腔穿刺所得的腹腔渗出液性质,对腹膜炎的病因做出初步判断。

二、临床分类

(一) 按炎症范围分类

1. 局限性腹膜炎　病变局限于腹腔某一象限。

2. 弥漫性腹膜炎　病变累及腹腔2个及以上象限。

(二) 按发病机制分类

1. 原发性腹膜炎　腹腔内无明显的病变,病原体由腹腔外病灶经血行、淋巴或肠壁、女性生殖道扩散所引起的腹膜炎。主要表现为弥漫性腹膜炎。

2. 继发性腹膜炎　是临床最常见的类型。由腹腔内脏器炎症、损伤破裂、穿孔或术后并发症等引起的化学性或细菌性腹膜炎,可以是局限性腹膜炎,也可以是弥漫性腹膜炎。在临床上最为多见的是急性继发性细菌性腹膜炎。

3. 第三类腹膜炎　因机体免疫功能低下或损害而不能限制感染所引起的腹膜炎。此类多见于危重患者,病死率很高。

此外,根据致病因素还可分为细菌性腹膜炎、病毒性腹膜炎、真菌性腹膜炎、原虫性腹膜炎与化学性腹膜炎。虽然分类方法较多,但各类型之间多有交叉,也可相互转化。如局限性腹膜炎突破包裹腹膜可发展为弥漫性腹膜炎;胃或十二指肠等空腔脏器穿孔时,消化液可引起化学性腹膜炎,但数小时后,因消化液中细菌繁殖,可转变为化脓性腹膜炎。

笔记栏

三、病因

（一）原发性腹膜炎

致病菌多为溶血性链球菌、肺炎双球菌或大肠杆菌。致病菌的感染途径主要有：①血行播散，常见于呼吸道或泌尿系统的感染灶，多见于儿童。②直接扩散，常见于尿路感染，致病菌透过腹膜而直接扩散至腹膜腔；另外，肝硬化并发腹水、肾病、营养不良等机体抵抗力低下时，肠道内细菌可透过肠壁进入腹膜腔，引起腹膜炎。③上行性感染，主要见于女性患者，因女性腹膜腔通过输卵管与外界相通，当有生殖道感染时，致病菌可经输卵管上行进入腹膜腔。

（二）继发性腹膜炎

继发性腹膜炎是最常见的腹膜炎。其病原菌多以肠道细菌为主，常见的是以大肠杆菌为主的混合感染。其病因可有以下几方面：①腹腔内脏器穿孔、损伤破裂，最常见的是急性阑尾炎穿孔和胃及十二指肠溃疡穿孔；少数因胆囊管完全梗阻所致的坏疽性胆囊炎并发穿孔，伤寒、克罗恩病、麦克尔憩室炎等肠道炎症病变穿孔及肝脓肿等腹腔脓肿破裂；外伤造成的腹腔内脏器的破裂，如肠管、膀胱、胰腺破裂等。②腹内脏器炎症的扩散，急性阑尾炎、急性胰腺炎、急性胆道感染、急性盆腔炎等腹腔内脏器感染性疾病，由于含有细菌的渗出液进入腹腔引起腹膜炎；绞窄性肠梗阻因血运障碍引起肠坏死，细菌通过肠壁进入腹腔可导致腹膜炎；腹壁的严重感染亦可继发腹膜炎。③手术后并发症，腹部手术中的腹腔污染，胃肠道、胆管手术后并发吻合口瘘等。

四、病理生理

壁腹膜受肋间神经和腰神经的分支支配，对炎症刺激敏感。胃肠消化液和细菌进入腹腔后，立即引起腹膜的炎症反应，表现为腹膜充血、水肿及大量浆液性渗出，渗出液中含有中性粒细胞、巨噬细胞、免疫球蛋白、纤维蛋白原等，巨噬细胞和中性粒细胞对细菌有消灭作用，纤维蛋白沉积在病灶周围可防止感染扩散并修复组织。随着大量中性粒细胞的变性坏死、细菌和凝固的纤维蛋白的存在，渗出液逐渐变成混浊的脓性液。以大肠杆菌为主的脓液呈黄绿色、稠厚，合并厌氧菌感染者有粪臭味。

急性腹膜炎形成后，根据患者的机体抵抗力和感染的严重程度，以及治疗及时与否，可产生不同的结局。如患者抵抗力强、感染较轻，大网膜及附近的脏器将移至病变附近并将其包裹局限，形成局限性腹膜炎。此后炎性渗出可逐渐被吸收，炎症消散；若炎性渗出未被完全吸收而聚积于膈下、肠袢间、髂窝、盆腔等处，则可形成局限性脓肿。如患者抵抗力弱、感染较重，则感染不能及时局限，可迅速扩散而形成弥漫性腹膜炎。受炎症刺激，腹膜及肠壁充血、水肿、渗出液增加，肠管扩张、充气，形成麻痹性肠梗阻。肠腔内积液、腹膜腔内大量渗出、腹膜和肠壁水肿，导致大量液体丢失，可引起水、电解质和酸碱平衡的紊乱；此外，大量毒素的吸收可致机体发生中毒性休克。

腹腔感染控制后，由于腹膜自我修复作用，腹膜腔内渗出液中的纤维蛋白原可转变成纤维素形成粘连，一般不会造成不良后果；部分患者可因粘连较重而发生机械性肠梗阻。

五、临床表现

因病因不同，腹膜炎可突然发生或逐步出现，其表现可为腹部局部一个象限的症状或多个象限的症状。但无论是何种类型的腹膜炎，都具有一定的共同表现。

（一）症状及体征

1. 症状

（1）腹痛：为最常见、最主要的症状。由于壁腹膜受肋间神经和腰神经的分支支配，对炎症和切割等刺激尤为敏感，继发性腹膜炎时腹痛呈持续性。另外，急性腹膜炎疼痛多自原发病变部位开始，进而累及全腹或局限于一定范围，疼痛最明显的区域常为原发病灶所在部位。

（2）恶心、呕吐：初期呕吐是反射性的，多由腹膜受刺激引起，呕出物为胃内容物；后期如并发麻痹性肠梗阻，则呕出黄绿色的胆汁，甚至棕褐色粪样内容物。

2. 体征

（1）生命体征：腹腔脏器穿孔所致者，早期时体温正常，随病情进展，体温将逐渐升高。炎症刺激所致的局限性腹膜炎，体温一般已升高，如炎症后期脏器穿孔而发展为弥漫性腹膜炎时，体温将进一步升高。正常情况下，脉搏随体温升高而加快，如脉搏增快而体温反下降者，多为病情恶化的征象。发病后患者多为胸式呼吸，呼吸浅快，此为腹膜炎症后腹壁肌肉强直所致。

（2）视诊：多喜蜷卧或平卧屈膝位；患者多呈急性病容，表情痛苦。弥漫性腹膜炎后期，可出现感染性休克表现，如眼窝凹陷、口唇干燥、少尿、血压下降等。早期腹部外形无明显变化，腹式呼吸减弱或消失。

（3）触诊：腹部压痛、反跳痛及腹肌紧张是腹膜炎最典型的体征，称腹膜刺激征，可局限于某一象限，也可遍及全腹，但以原发病灶部位最为明显。腹肌紧张的程度可因病因、个体情况及发病时间不同而异；上消化道溃疡穿孔因胃酸、胆汁刺激，引起的化学性腹膜炎会引起强烈的腹肌紧张，呈现"板状腹"；幼儿、老人和极度虚弱者，腹肌紧张常不明显。

（4）叩诊：由于胃肠道内胀气，全腹叩诊呈鼓音；胃肠道穿孔，如有大量的气体进入腹腔，肝浊音界可缩小或消失；腹腔内积液及血液较多时，可有移动性浊音；局限性明显叩击痛的存在常提示原发病灶所在部位。

（5）听诊：肠鸣音多减弱，伴有肠麻痹时肠鸣音可消失。

3. 直肠指检　直肠前窝有触痛、饱满或波动感，应考虑盆腔感染或脓肿形成。

（二）辅助检查

1. 实验室检查　白细胞计数及中性粒细胞比例一般均明显增高。若白细胞计数不高，但出现明显的核左移或有中毒颗粒，说明抵抗力低下，病情危重，预后不良。

2. 腹腔穿刺　腹腔穿刺对腹膜炎的确诊及病因诊断均有重要价值。如穿刺液中含有食物残渣、胆汁，提示上消化道穿孔；穿刺液有粪臭味表示低位小肠或结直肠的穿孔或炎症；抽出脓性液说明有化脓性感染病灶；血性渗出液常见于重症胰腺炎、绞窄性肠梗阻、晚期肿瘤等；抽出不凝固血液，提示有腹腔内脏器出血，如肝脾破裂、异位妊娠破裂等。腹水淀粉酶的测定有助于胰腺炎的诊断；腹腔穿刺液的涂片、细菌培养及药物敏感试验可确定病原菌，为选择抗菌药物提供依据。

3. 影像学检查　腹部立卧位 X 线检查可见小肠、大肠广泛胀气，甚至出现多个小液平面等肠麻痹征象；如有膈下游离气体，常提示有胃肠道穿孔。B 超可以探测出腹腔内有无积液或脓肿形成。腹部 CT 检查对于腹内实质性脏器病变的诊断具有重要意义，可了解病灶位置、大小、有无腹腔内脓肿形成等。

六、诊断

急性腹痛，加上腹部压痛、反跳痛、腹肌紧张等腹膜刺激征的典型表现，即可诊断腹膜炎。但腹部手术后并发腹膜炎,老年人或免疫功能低下的患者发生腹膜炎时,腹部体征常不典型。此外,临床上更重要的是必须尽快明确引起腹膜炎的病因,以判断是否需要采取手术治疗。腹部立卧位 X 线片、B 超、腹部 CT 等影像学检查有助于确定病因。

七、鉴别诊断

急性腹膜炎确诊后,临床上急需鉴别、分析和判断其致病原因,以决定是否需采取急诊手术治疗。因此,在对诸多可能造成急性腹膜炎的疾病进行鉴别时,当首先判断其是外科类疾病还是内科类疾病。

(一) 外科疾病

1. 穿孔性阑尾炎 典型的急性阑尾炎,可有"转移性右下腹疼痛"病史;急性腹膜炎时,腹部压痛和肌紧张最显著的部位为右下腹,需考虑阑尾炎穿孔。

2. 胃及十二指肠溃疡穿孔 常有溃疡病病史,突然发作的上腹部刀割样疼痛,并快速蔓延至全腹。压痛区和疼痛最显著的部位在上腹部,其腹肌紧张呈"板状腹",反跳痛明显。腹部 X 线检查常可见膈下游离气体,以右侧为多。

3. 急性胆囊炎 腹痛以右上腹为主,可向右肩部放射,可伴有寒战、呕吐及轻度黄疸。腹膜刺激征可累及全腹,但以右上腹为最明显,胆囊肿大时可触及胆囊,Murphy 征阳性。胆囊有穿孔或坏疽性胆囊炎者,需行急诊手术治疗。肝胆 B 超可有助于确诊。

4. 急性坏死性胰腺炎 该病起病急骤,疼痛多位于左上腹,有时可放射至后背部,可伴有呕吐。发病初期血淀粉酶常明显升高,上腹部 CT 检查等可以确诊。

5. 异位妊娠破裂 腹膜刺激征以下腹部为主,多有明显停经史,下腹剧烈疼痛,阴道流血,甚至出现低血容量性休克。尿 HCG 检查呈阳性,腹部或阴道后穹隆穿刺可抽出不凝固的血液。

6. 机械性肠梗阻 呈间断性或阵发性绞痛,可见肠蠕动波,腹部听诊可闻及肠鸣音亢进、气过水音或金属音。当肠梗阻发生绞窄或坏死时,肠鸣音可减弱或消失。腹部立卧位 X 线片有助于诊断。

(二) 内科疾病

急性胃肠炎、痢疾、急性肾盂肾炎、糖尿病酮症酸中毒等常有急性腹痛伴恶心、呕吐等症状,查体可有腹部压痛,但无反跳痛,不难做出鉴别。肺炎、胸膜炎、心包炎、心绞痛等都可引起反射性腹痛,甚至伴有上腹部腹肌紧张,通过询问疼痛的情况,胸部体格检查,且又无明确腹部反跳痛等体征,再借助心电图及胸部 X 线检查一般也可做出鉴别。

八、治疗

急性腹膜炎的治疗取决于引起腹膜炎的原因与性质,要结合患者的具体情况选择治疗方法。其目的是要消除引起腹膜炎的病因,控制腹腔感染,使腹腔内的脓性渗出物引出或尽快局限吸收,以及提高机体的抗病能力。

(一) 非手术治疗

1. 适应证

(1)原发性腹膜炎。

(2)急性盆腔炎及多数盆腔器官感染所致的腹膜炎。

(3)急性局限性腹膜炎或已形成局限性腹腔脓肿者。

(4)某些腹腔脏器穿孔引起的腹膜炎(如早期单纯的消化道溃疡病穿孔、部分胰腺炎等),病因明确,病变局限,腹胀不明显,腹腔内积液少,一般情况好,全身中毒症状轻,无休克表现者。

2.治疗措施

(1)体位:患者无休克时,宜取半卧位,使腹内渗出液下流到盆腔,利于引流,减少腹膜对毒素吸收,并可减轻因腹胀压迫而引起的呼吸和循环障碍。

(2)禁食、胃肠减压:对于消化道穿孔患者,留置胃肠减压管,可减少胃肠内容物向腹腔内溢出,减轻胃肠积气,有利于炎症的局限和吸收,促进穿孔的闭合及胃肠道功能的恢复。

(3)静脉输液:由于禁食、腹腔大量渗液及胃肠减压抽出大量消化道液体,大多患者伴有脱水、电解质紊乱等,应及时补充足够的液体及电解质,纠正水、电解质和酸碱平衡的失调;严重感染、失血等病情危重的患者,应补充血容量,纠正贫血和低蛋白血症;补充热量和营养,以提高机体抗病能力,防止休克。

(4)抗生素的应用:根据原发病灶的情况和感染的轻重,选用适当的抗生素。感染较重者,可选用抗菌谱更广、作用更强的药物。

(二) 手术疗法

1.适应证

(1)腹腔内脏器穿孔,腹膜刺激征明显,有明确的腹腔感染病灶者,如坏疽性穿孔性阑尾炎、急性胆囊炎穿孔、消化道溃疡穿孔、重症胰腺炎、外伤性内脏破裂等。

(2)感染情况严重,且腹膜刺激征明显或腹腔穿刺有阳性所见者,虽弥漫性腹膜炎病因不明确,仍需急诊剖腹探查。

(3)弥漫性腹膜炎经非手术治疗,病情未见好转或加重者。

(4)行胃肠道吻合手术或胆道手术后1周内,腹痛突然加重,出现急性腹膜炎体征,怀疑吻合口漏者。

2.治疗方案

(1)处理原发病灶:处理原发病灶是治疗急性腹膜炎的最重要措施。具体方式需根据情况而定,如急性阑尾炎穿孔可行阑尾切除,不宜切除时可行引流;胆囊坏疽或穿孔者也应切除,不能切除者可行胆囊造瘘术;肠梗阻发生绞窄或穿孔时,应切除坏死肠袢;胃及十二指肠溃疡穿孔则应根据病情施行胃大部分切除或单纯穿孔修补术等。

(2)清理腹腔:术中所见的腹腔内的脓液、渗液、食物残渣、粪便、异物等应该清除,并以生理盐水冲洗腹腔,冲洗液的用量应视腹腔污染情况而定。腹腔污染重的弥漫性腹膜炎,应用大量温生理盐水冲洗腹腔。对已局限或已包裹的腹膜炎,可用纱布擦拭,不宜冲洗,以防炎症扩散。

(3)腹腔引流:弥漫性腹膜炎术后腹腔内引流的放置非常重要,特别是以下几种情况更应放置引流,如原发病灶不能切除者;空腔脏器的病灶切除后,对肠壁缝合处愈合有顾虑者;病灶部分有坏死组织的存在,如坏疽性病变等的切除;病灶切除后,创面有渗血者;腹膜后组织有感染者;手术累及胰腺者等。引流的位置以病灶附近为主,其次考虑盆腔或膈下等位置,但宜远离吻合口及大血管。引流的时间应根据腹膜炎的轻重及原发病灶的性质而异。

(4)术后处理:总的原则是,纠正低血容量及水、电解质紊乱,维持内环境稳定;控制感染;营养支持治疗;预防和解除麻痹性肠梗阻,促进胃肠功能恢复;预防和处理其他各种并发症等。

第三节 急性阑尾炎

一、解剖生理概要

阑尾是一位于盲肠后内侧壁的蚓状细管,距回肠末端下方约2cm,阑尾的长度变异很大,从 2~20cm 不等;通常以儿童的较长,成年后逐渐萎缩变短,长度 5~10cm,直径 0.5~0.7cm。阑尾管腔较小,直径 0.1~0.3cm,开口于回盲瓣下端约 2cm 稍偏右。

阑尾可以视作盲肠末端的延续,其纵行肌是由升结肠和盲肠上的 3 条结肠带汇聚融合而成。前结肠带通常最明显,故外科手术中可通过追踪前结肠带来寻找阑尾根部。

当盲肠位于右下腹时,阑尾的位置尚具有较大的变异性,通常有盲肠后位、盲肠前位(结肠旁位)、盲肠下位、盆位(垂向小骨盆边缘,在女性靠近右侧输卵管和卵巢)、骶岬前位、回肠前位、回肠后位等(图 16-1)。

阑尾动脉来源于回结肠动脉的一个分支,起源于回肠末端的后面,于阑尾根部附近进入阑尾系膜。动脉末端位于阑尾壁内,阑尾炎时,该动脉可发生栓塞,引起阑尾远端坏疽。阑尾的血液回流通过阑尾静脉进入盲肠后静脉或者回结肠静脉,汇入肠系膜上静脉。阑尾的淋巴管有很多,淋巴回流可以抵达升结肠,止于回结肠淋巴链的上下淋巴结。阑尾及其脏腹膜的神经来自肠系膜上神经丛,与脊髓的第 10 胸节相连接。

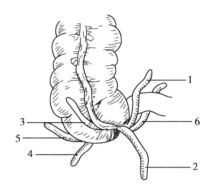

图 16-1　阑尾位置的解剖变异
1. 回肠前位　2. 盆位　3. 盲肠后位
4. 盲肠下位　5. 盲肠外侧位　6. 回肠后位

阑尾具有吸收水、电解质的功能,还具有一定的免疫功能,其丰富的淋巴组织可产生淋巴细胞和抗体,对预防感染有一定作用。

二、病因

(一)阑尾管腔梗阻

目前已确定阑尾腔梗阻是急性阑尾炎最常见的病因。阑尾腔开口端阻塞后,阑尾黏膜分泌的液体积聚,导致阑尾腔内压力增加,引起黏膜缺血,黏膜的屏障功能丧失,腔内细菌过度繁殖并移位,引起阑尾炎症、水肿,甚至坏死。阑尾管腔梗阻的最常见原因有:粪石阻塞、阑尾炎反复发作致瘢痕形成管腔狭窄、阑尾扭曲、寄生虫或虫卵阻塞、黏膜下淋巴组织增大压迫等。

(二)细菌感染

细菌侵入阑尾壁可以由于细菌直接入侵、血源性感染或邻近感染累及。在术中未发现有阑尾管腔梗阻时,需考虑此类因素。

(三)其他

如饮食习惯、胃肠道功能障碍等。低纤维素饮食者结肠排空减慢、便秘容易导致阑尾腔梗阻。胃肠道功能障碍易引起内脏神经反射,导致阑尾肌肉和血管痉挛,以致阑尾管腔狭窄,进而引起血运障碍、感染而发病。

三、临床病理分型

急性阑尾炎在不同的发展阶段可出现不同的病理变化,其主要病理变化可呈现出以下四种临床类型:

(一)急性单纯性阑尾炎

阑尾壁毛细血管及静脉回流受阻,动脉血流尚未受明显影响。炎症局限于阑尾黏膜及黏膜下层,逐渐扩展至肌层、浆膜层。阑尾轻度水肿,浆膜充血,质地稍变硬,常有少量纤维素性渗出物。阑尾壁可见中性粒细胞浸润,黏膜面可能出现小的出血点和溃疡。

(二)急性化脓性阑尾炎

亦称蜂窝织炎性阑尾炎。阑尾远端血运严重受阻。炎症发展到阑尾壁全层,阑尾明显肿胀,浆膜面重度充血,附着脓性渗出物,并与周围组织或大网膜粘连,邻近腹腔内有脓性渗出液。此时阑尾壁各层均有大量中性粒细胞浸润,壁内有小脓肿形成,黏膜坏死脱落或溃疡,腔内充满脓液。

(三) 急性坏疽性或穿孔性阑尾炎

阑尾管腔严重梗阻,阑尾远端血运完全阻断。阑尾壁出现全层坏死、变薄而失去组织弹性,坏死部分呈暗紫色或黑色,黏膜几乎全部糜烂脱落,可局限在一部分或累及整个阑尾。阑尾腔内有血性脓液,呈黑褐色而带有明显臭味,阑尾周围有脓性渗出,并为大网膜所包裹。此时的阑尾极易破溃穿孔,穿孔后可引起局限性腹膜炎或门静脉炎,严重者可引起感染性休克等。

(四) 阑尾周围脓肿

阑尾周围脓肿是急性阑尾炎的并发症,阑尾炎化脓或坏疽时,大网膜下移将阑尾包裹,形成粘连,从而形成阑尾周围脓肿,其中有网膜和小肠,表现为一个炎性团块而不一定含有大量脓液。脓肿在非手术治疗下可被吸收,但感染亦可能扩大,发展为急性弥漫性腹膜炎。

以上各型阑尾炎,如能得到及时治疗,阑尾炎能在不同阶段上得到控制,趋向好转或痊愈。

四、急性阑尾炎的转归

(一) 炎症消退

一部分单纯性阑尾炎经及时非手术治疗后炎症可以消退,但在阑尾壁内常遗留瘢痕组织,使管腔变窄,大部分将转为慢性阑尾炎,易再次复发。

(二) 炎症局限

一部分化脓性阑尾炎和坏疽性阑尾炎可发生穿孔,如穿孔前阑尾已被大网膜包裹粘连,炎症可局限,将引起局限性腹膜炎或形成阑尾周围脓肿。

(三) 炎症扩散

阑尾炎症状重、进展快,如未及时进行手术治疗,阑尾又未能被大网膜包裹局限,穿孔后炎症扩散,可发展为弥漫性腹膜炎。细菌可经血液循环侵入门静脉系统甚至全身,引起化脓性门静脉炎或肝脓肿,甚者可导致感染性休克等。

五、临床表现

(一) 症状及体征

1. 症状

(1) 腹痛:腹痛是急性阑尾炎最常见,也是最早出现的症状。典型的腹痛发作一般始于上腹或脐周,疼痛位置不固定,呈阵发性。数小时或十几小时后疼痛转移至右下腹,呈持续性疼痛,70%~80% 的患者具有这种典型的转移性右下腹疼痛的特点,部分病例发病初始即出现右下腹痛。不同类型的阑尾炎其腹痛也有差异,如单纯性阑尾炎表现为轻度隐痛;化脓性阑尾炎呈阵发性胀痛和剧痛;坏疽性阑尾炎呈持续性剧烈腹痛;阑尾穿孔后因阑尾腔压力骤减,腹痛可暂时减轻,但出现腹膜炎后,腹痛又会持续加剧。另外,不同位置的阑尾炎,转移性疼痛的部位也各异,如盲肠后位阑尾疼痛转移至右腰部,盆位阑尾疼痛在耻骨上区。盲肠异位患者,急性阑尾炎的疼痛部位亦随之变化,临床上需仔细判断。

(2) 胃肠道症状:恶心、呕吐、腹泻、便秘等胃肠道症状在急性阑尾炎患者中较为常见,其中恶心、呕吐症状的发生率仅次于腹痛,可能是由于反射性的胃痉挛所致,见于该病早期,临床上有许多急性阑尾炎患者常因为胃肠道症状突出而被误诊为急性胃肠炎。腹痛还可引起反射性肠抑制而导致便秘,疾病后期,腹膜炎会加剧肠麻痹而便秘更甚。

2. 体征

(1)生命体征:多数患者有发热,但一般不超过 38.5℃;化脓性阑尾炎、坏疽性阑尾炎合并穿孔后,可伴有寒战、高热,体温可达 38.5℃以上。可有呼吸急促、心率增快、血压一般无明显变化。

(2)视诊:急性面容,表情痛苦,烦躁不安。急性阑尾炎伴局限性或弥漫性腹膜炎初期时,常表现为强迫仰卧位或弯腰站立位,并以双手轻按在腹部疼痛位置,如右下腹,借以减轻腹部肌肉的紧张程度。

(3)听诊:肠鸣音减弱或消失等,这是腹膜炎引起的反射性肠抑制表现出的防卫性反应,提示阑尾炎症状加重,可能伴有化脓、坏疽或穿孔等病理改变。

(4)触诊:①右下腹压痛:右下腹(麦氏点)压痛是急性阑尾炎最典型的体征。麦氏点(McBurney point)位于脐与右侧髂前上棘连线的中外 1/3 交界处。当炎症加重,压痛的范围也随之扩大。当阑尾穿孔时,压痛的范围可波及全腹,但此时,仍以阑尾所在位置的压痛最明显。②反跳痛与腹肌紧张:在上述压痛点位置伴有反跳痛、腹肌紧张,为腹膜刺激征阳性表现,提示有局限性腹膜炎。若阑尾穿孔后引起弥漫性腹膜炎,可出现全腹肌肉紧张及板状腹。③右下腹包块:慢性阑尾炎急性发作患者,右下腹偶可触及一压痛性包块,位置固定、边界不清,应考虑阑尾周围脓肿。

(二)辅助诊断的其他体征

1. 结肠充气试验　患者仰卧位,用一手按压左下腹降结肠,再用另一手挤压近侧结肠,使结肠内气体传至盲肠和阑尾,引起右下腹疼痛者为阳性。如结肠内有粪块阻塞,或者阑尾根部已经穿孔时,结肠充气试验可为阴性。

2. 腰大肌试验　患者左侧卧位,使右大腿过度后伸,引起右腰部疼痛者为阳性。提示阑尾为盲肠后位,阑尾炎症刺激腰大肌而引起疼痛。

3. 闭孔内肌试验　患者仰卧位,使右髋和右膝均屈曲 90°,然后被动向内旋转,引起右下腹疼痛者为阳性。提示阑尾为盆位,炎症刺激闭孔内肌而引起疼痛。

4. 直肠指检　指检直肠右前壁有触痛,提示阑尾为盆位。如为坏疽性阑尾炎穿孔时,指检直肠周围可有饱满感,提示有局部积脓;女性患者,若推动子宫时有压痛,提示合并有盆底部的腹膜炎。

(三)辅助检查

1. 实验室检查　大多数急性阑尾炎患者的白细胞计数和中性粒细胞比例增高。白细胞计数可升高到(10~20)×10⁹/L,且白细胞数增多常伴有核左移。如升高的白细胞突然下降,可能是脓毒血症表现,提示病情恶化。老年患者或免疫力低下者,白细胞亦不一定增多,此时要具体情况具体分析。尿常规检查一般无阳性发现,如尿中出现少数红细胞,说明炎症侵及输尿管或膀胱。

2. 影像学检查

(1)腹部 X 线检查:腹部 X 线检查并不能直接诊断急性阑尾炎,但有助于排除空腔脏器穿孔、肠梗阻等急腹症类疾病。

(2)B 超检查:急性阑尾炎时,阑尾充血水肿,B 超显示呈低回声管状,其切面呈同心圆样的靶样显影,是其典型特征,可以做出诊断。另外,对于女性患者,B 超还可以查看子宫及附件的情况,以排除妇科疾病引起的急腹症。

(3)CT 和 MRI 检查:单纯性急性阑尾炎时,其诊断价值并不高。当急性阑尾炎并发周围炎性肿块或脓肿时,CT 或 MRI 具有较高的敏感性,但特异性不强。

(4)腹腔镜检查:腹腔镜具有直观、创伤小、诊断率高等独特优势,并可同时进行手术治疗。

六、诊断

主要依靠病史、临床症状、体征和实验室检查进行诊断。其中,病史对诊断本病的参考价值很大。临床具备典型的转移性右下腹痛、阑尾部位压痛和血白细胞升高特征,这三项对大多数急性阑尾炎患者而言是确立诊断的重要依据。对于症状和体征不明显的患者,可利用影像学检查进行鉴别诊断。

七、鉴别诊断

(一)外科疾病

1. 急性胆囊炎　当胆囊肿大达右下腹,尤其是较瘦的患者,其疼痛易与急性阑尾炎相混淆。但急性胆囊炎时,Murphy 征阳性,且肝胆系 B 型超声检查可以明确诊断,因此鉴别不难。

2. 胃及十二指肠溃疡急性穿孔　腹痛多起自右中上腹,起病突然。穿孔早期,消化液如流至右下腹时,临床表现与急性阑尾炎类似。但溃疡穿孔的腹痛一般蔓延迅速,常累及全腹,引起急性弥漫性腹膜炎。在急性阑尾炎穿孔发生腹膜炎时,也易误诊为溃疡病穿孔。腹部立位 X 线检查如有膈下游离气体,可有助于诊断。

3. Meckel 憩室炎　Meckel 憩室又称回肠憩室,其胚胎发育来源于中肠,故其炎症发作时与早期急性阑尾炎一样,疼痛可牵涉到脐周区,其中多为右下腹痛,但无转移性腹痛特征,多数病例是在剖腹探查后才发现是 Meckel 憩室炎而非急性阑尾炎。在临床上,如术中未见阑尾有明显炎症,应充分探查末端回肠,以排除 Meckel 憩室。

4. 右侧输尿管结石　多呈突然发生的右下腹阵发性剧烈绞痛,疼痛向会阴部放射;沿右侧输尿管径路可有轻度深压痛,右下腹压痛多不明显,可有右肾叩击痛。尿常规检查可见大量红细胞;B 超检查或 X 线摄片在输尿管走行部位可呈现结石阴影,可以确诊。

(二)内科疾病

急腹症的判断中,首先要排除内科相关性疾病,以免手术探查给患者带来不必要的创伤。

1. 急性胃肠炎　可有腹痛、呕吐、腹泻等症状,伴或者不伴发热、白细胞升高等。常有不洁饮食史,且无转移性右下腹疼痛及反跳痛,结合病史较易鉴别。

2. 急性肠系膜淋巴结炎　常在上呼吸道感染后发作。高热先于腹痛出现,呕吐少见,无转移性腹痛,无反跳痛及腹肌紧张。一般可以鉴别。

3. 肺炎或胸膜炎　右侧下叶肺炎或胸膜炎也可有右腹牵涉性疼痛,甚至腹肌紧张。但肺炎一般有咳嗽、呼吸急促等症状,除腹痛以外,常伴有胸部不适。患者早期即有体温升高,呕吐少见。肺脏听诊可有啰音、胸膜摩擦音或呼吸音减弱等。

(三)妇科疾病

1. 右侧异位妊娠破裂　年轻女性的下腹部疼痛要首先排除该疾病。异位妊娠破裂时可有明显的腹膜刺激症状,出血量多时,患者可出现低血容量休克表现。患者多数有月经不规则史,腹痛前可有阴道不规则的流血史,尿液 HCG 检查多呈阳性。

2. 右侧卵巢囊肿蒂扭转　突发性右下腹疼痛,如发生绞窄或坏死时,可伴腹膜刺激征。右下腹一般可触及囊肿包块,B 超检查可以确诊。

笔记栏

病案分析

　　患者男性,25岁,公司职员。因转移性右下腹疼痛4小时就诊。4小时前无明显诱因出现上腹部疼痛,伴恶心,未呕吐,无腹泻。无畏寒、发热。2小时后转至脐周疼痛,最后疼痛固定于右下腹,呈持续性疼痛。查体:体温38.4℃,腹部平坦,右下腹麦氏点有压痛、反跳痛、肌紧张,肠鸣音稍弱,结肠充气试验阳性,闭孔内肌试验阳性。实验室检查:血常规示白细胞计数$14.0×10^9$/L,中性粒细胞百分比76%。腹部立位X线片可见右下腹轻度胀气,未见膈下游离气体。

　　诊断:急性阑尾炎(提示阑尾为盆位)。

　　分析:本题考查的是外科学急性阑尾炎的知识点。患者为青年男性,主诉为转移性右下腹痛。典型的阑尾炎腹痛表现为先出现上腹部疼痛,数小时后转移到右下腹麦氏点。急性单纯性阑尾炎时,病变多只限于黏膜和黏膜下层,浆膜层可有少量炎性渗出,炎症累及壁层腹膜时,可出现右下腹局限性压痛、反跳痛和局部腹肌紧张,同时结肠充气试验阳性。阑尾跨腰大肌前面入盆腔,尖端可触及闭孔内肌或盆腔脏器,炎症时闭孔内肌试验阳性,提示盆位阑尾。急性单纯性阑尾炎时,全身感染症状一般较轻,检查提示白细胞轻度升高、肠管胀气等表现。

八、治疗

　　原则上一经确诊,应尽早手术治疗。早期手术既安全、简单,又可减少近期或远期并发症的发生。如发展到阑尾化脓、坏疽或穿孔时,手术操作困难且术后并发症显著增加。而且即使非手术治疗使急性炎症消退,日后约有3/4的患者还会复发。非手术治疗仅限于不同意手术的单纯性阑尾炎者,或发病已超过72小时,已形成炎性肿块等有手术禁忌证者。

　　阑尾切除术可通过传统的开腹或腹腔镜完成。腹腔镜具有创伤小、可同时探查其他脏器、并发症少恢复快等优点;但对医生的技术要求也较高,限制其推广。

九、特殊类型阑尾炎

(一) 小儿急性阑尾炎

　　临床表现不典型,但腹痛、发热仍是最常见的症状。患儿病情多进展快,另外因其无法正确诉说病史及配合体格检查,诊断相对较困难。年龄稍长的儿童急性阑尾炎临床表现与成人类似,诊断也相对较容易。小儿急性阑尾炎一旦诊断明确,需及早手术,以防阑尾穿孔;同时积极纠正水、电解质平衡及酸碱平衡紊乱,减少术后并发症和降低病死率。

(二) 妊娠期急性阑尾炎

　　妊娠期急性阑尾炎较常见,其危险性也比一般成人患者高。妊娠期,随着子宫的发育,盲肠和阑尾的位置也随之改变,阑尾受压,发病机会增多。

　　临床表现方面,妊娠早期患者,其临床表现与一般急性阑尾炎相同;但妊娠中期和后期,阑尾位置常因子宫压迫而改变,腹部疼痛的位置和特点多不典型。

　　治疗上,妊娠初期(妊娠1~3个月),以手术切除为宜。妊娠中期(妊娠4~7个月),症状较轻者可采用非手术治疗,症状严重者需手术治疗。妊娠晚期(妊娠 8 个月以上),基本都可采用手术疗法。

（三）老年人急性阑尾炎

老年人急性阑尾炎患病率不高,但并发症较多,病死率较高。老年人血管多已硬化或其他退行性变较明显,一旦阑尾发生炎症,易发生栓塞以至阑尾坏死。老年人防御功能减退,感染时,急性炎症易扩散而不易局限。但因老年患者反应能力低,发病时症状和体征多不明显,易致病情延误,阑尾穿孔的机会较高。治疗的原则是早期诊断、早期手术;术后应预防肺部并发症和血栓性静脉炎的发生。

（四）异位急性阑尾炎

1. 高位急性阑尾炎　因先天性旋转下降不全,盲肠及阑尾均停留于右上腹,此种急性阑尾炎发作时,易误诊为急性胆囊炎。体格检查时,结肠充气试验常为阳性,而 Murphy 征、麦氏征常为阴性。

2. 左侧位急性阑尾炎　先天性内脏转位或者盲肠左旋时,盲肠及阑尾可位于左下腹,腹部压痛、反跳痛及腹肌紧张以左下腹明显;临床检查中发现右位心脏时,应考虑该种类型。

3. 盲肠后腹膜外急性阑尾炎　阑尾位于盲肠之后、腹膜之外,由于后壁腹膜不如前壁腹膜敏感,所以右下腹疼痛症状不明显。体格检查中腰大肌试验及直腿抬高试验常为阳性。

4. 盆位急性阑尾炎　盲肠位置过低且未固定者,阑尾可进入盆腔。临床表现可有典型的上腹部及脐周疼痛,并转移至右下腹;但最终疼痛往往局限于右髂窝部,且局部腹膜刺激征不明显。若阑尾炎症较重,可刺激直肠及膀胱,临床上患者在腹痛的同时,可伴有排尿困难、尿痛及里急后重等。体格检查闭孔内肌试验常为阳性,直肠指检可有明显触痛。

第四节　胃及十二指肠溃疡穿孔

胃及十二指肠溃疡穿孔为胃及十二指肠消化性溃疡常见且最严重的并发症之一。如溃疡穿透浆膜层而达游离腹腔,导致消化道内容物进入腹腔,为急性穿孔;如溃疡穿透胃肠壁并与其邻近的器官、组织形成粘连,则形成穿透性溃疡或溃疡慢性穿孔;穿孔较小而炎症局限者,为亚急性穿孔。

一、解剖生理概要

（一）胃的解剖

1. 胃的大体形态　胃是消化管中最膨大的部分,位于上腹部,自左上方向右斜行,成年时其容积平均可达 1 500ml。胃与食管相连接部分称贲门,胃与十二指肠相连接的部分称幽门。胃的表面被在大网膜和小网膜附着处的腹膜平面分为前后两个面,上缘的凹陷称胃小弯,下缘的凸起称胃大弯。胃小弯近幽门处的弯曲称角切迹(亦称幽门窦切迹)。

临床上常将胃分成三个部分,即胃底部、胃体部和胃窦部(幽门窦)。胃底为胃的最上部分,呈穹窿状,位于贲门左侧而高于贲门水平;胃体从胃底延伸到角切迹;胃窦位于角切迹与幽门之间。

2. 胃壁的组织学结构　胃壁由内向外可分为以下四层：

(1)黏膜层：是胃壁的最内层,胃空虚时呈皱襞状,大多纵行。胃黏膜有丰富的胃腺体,可分为贲门腺、主胃腺和幽门腺三类。主胃腺位于胃底和胃体,至少含有五种不同功能的分泌细胞,其中主细胞合成和分泌胃蛋白酶和肾素；壁细胞分泌盐酸和内因子；颈黏液细胞分泌碱性黏液,有保护黏膜对抗胃酸腐蚀的作用；干细胞可产生其他类腺细胞,数量较少；神经内分泌细胞可合成多种生物胺和多肽,如胃泌素等。

(2)黏膜下层：是一层疏松结缔组织,并含有胶原纤维束和弹性纤维,内有丰富的血管和淋巴网。

(3)肌层：较厚,位于浆膜下,由内向外有三层肌纤维,走向分别为内层斜行、中层环行、外层纵行。

(4)浆膜层：为脏腹膜的延续,覆盖了胃的大多数表面,有润滑保护作用。

3. 胃的血液供应　胃的主要的动脉供应支包括来源于腹腔干的胃左动脉,源于脾动脉的胃短动脉和胃网膜左动脉,源自肝总动脉的胃右动脉和胃十二指肠动脉,而胃十二指肠动脉又发出胃网膜右动脉。其中,胃左动脉和胃右动脉的分支构成了胃小弯的动脉弓；胃网膜左动脉和胃网膜右动脉的分支构成了胃大弯的动脉弓。胃短动脉的分支主要分布于贲门口及胃底部。

胃黏膜下和壁内丰富的静脉网形成了和同名动脉相伴行的静脉,这些静脉汇入脾静脉或肠系膜上静脉,最终进入门静脉。

4. 胃的神经支配　胃由交感神经和副交感神经支配。前者作用为收缩血管,并抑制胃肌的运动,减少胃液的分泌；后者来自迷走神经,作用为促进胃肌的运动,增加胃黏膜的分泌；两者共同调节胃的正常功能。

(二) 胃的生理功能

胃具有分泌和运动两大主要功能。

1. 胃的分泌功能　正常成人每日可分泌 1 500~2 500ml 的胃液,胃液主要由壁细胞、主细胞、颈黏液细胞的分泌物及唾液、十二指肠反流液组成。其中,壁细胞分泌盐酸,呈酸性；主细胞和颈黏液细胞分泌胃蛋白酶和黏液等,呈碱性。

2. 胃的运动功能　胃的蠕动具有一定的节律性,胃的电起搏点位于胃底近大弯侧的肌层,当该点发出脉冲信号后(通常约 3 次 /min),该信号沿胃的纵肌层传播,导致一次蠕动波从胃体部传向幽门,但不是每次的脉冲都引起胃的蠕动。

(三) 十二指肠的解剖

1. 十二指肠的大体形态　十二指肠是小肠中最短、管腔最粗并且最固定的部分,位于幽门和空肠之间,呈 C 字形,成人长 20~25cm。根据十二指肠各段方向的不同,可将其分为四个部分：

(1)第一部分(上部),长约 5cm,大部分被腹膜覆盖,是十二指肠中活动度最大的部分,称球部,为十二指肠溃疡的好发部位。

(2)第二部分(降部),长 8~10cm,与第一部分呈锐角下行,固定于后腹壁,仅前外侧有腹膜遮盖,内侧与胰头紧密相连,胆总管和胰管的总开口位于其中下 1/3 交界处的后内侧,称为十二指肠乳头。

(3)第三部分(水平部),长约 10cm,自降部向左平行,完全固定于后腹膜。

(4)第四部分(升部),长约 2.5cm,先向左前方上升,然后呈锐角向前、向下与空肠相接,形成十二指肠空肠曲。

2. 十二指肠的血液供应　十二指肠的血液供应主要是胰十二指肠上动脉和下动脉,两者彼此吻合。十二指肠的静脉与同名动脉伴行,回流的静脉最终注入门静脉。

（四）十二指肠的生理功能

十二指肠接受胃内食糜及胆汁、胰液等,为食物碱化和消化提供储备。此外,十二指肠黏膜有丰富的外分泌和内分泌功能,其中杯状细胞可分泌黏液,吸收细胞具有一定的吸收能力;内分泌细胞可分泌促胰液素、胆囊收缩素、生长抑素、抑胃肽、胃动素、5-羟色胺等多种激素。

二、病因病理

溃疡病是胃与十二指肠穿孔的主要因素。溃疡病的发病机制,目前仍未完全明了,以损伤性(或称攻击性)因素与防御性因素之间平衡被破坏的学说较为公认,损伤性(或称攻击性)因素与防御性因素既相互独立又互相统一,其实质是两者之间有密切的内部联系。前者包括胃酸-胃蛋白酶的侵袭作用、幽门螺杆菌感染;后者主要指胃十二指肠黏膜屏障。一般胃溃疡的发生以胃黏膜、黏液屏障功能受损为主;十二指肠溃疡的发生以损伤性因素为主,包括胃酸-胃蛋白酶的侵袭作用及幽门螺杆菌感染。胃溃疡发病高峰年龄在40~60岁,癌变概率高。十二指肠溃疡多见于青壮年,高峰在20~40岁,很少癌变。

胃溃疡多位于小弯侧及幽门区与胃底区的连接部,十二指肠溃疡绝大多数发生于球部。胃与十二指肠溃疡形成以后,由于黏液的保护及胃液分泌的反馈性调节等,多数溃疡可愈合,常伴有瘢痕形成、出血等并发症;幽门区或十二指肠球部的溃疡反复发作易造成幽门梗阻。胃与十二指肠溃疡穿孔为溃疡进展的结果,常有诱发因素,如精神紧张、劳累、饮食不当、手术应激或侵袭性操作等。溃疡在活动期逐渐加深,侵蚀胃或十二指肠壁,突破浆膜后可导致穿孔。溃疡穿孔位于后壁可形成穿透性溃疡(亦称溃疡慢性穿孔),感染多局限;穿孔位于前壁则多为急性穿孔,常引起弥漫性腹膜炎。

三、临床表现

（一）症状及体征

1. 症状

（1）腹痛:多为突然发生的剧烈腹痛,疼痛最初开始于上腹部穿孔部位,呈刀割样或烧灼样,一般为持续性,也可为阵发性加剧,腹痛的机制同急性腹膜炎。疼痛范围可局限也可较广泛,如十二指肠后壁溃疡穿孔,容易被其他脏器包裹而局限,腹痛可局限于某一象限;如胃小弯或前壁穿孔,由于胃内容物很快污染整个腹腔,膈肌受刺激,可引起左肩部放射性疼痛。随着时间的推移,患者的腹痛较发病时可略有减轻,至发展为细菌性腹膜炎时,腹痛又渐加剧。

（2）恶心呕吐:多数患者穿孔后可伴有恶心呕吐,早期为喷射性呕吐,不剧烈,呕吐物为胃内容物或伴有血液;后期因弥漫性腹膜炎导致肠麻痹,呕吐可加重,同时伴腹胀、停止排气、排便等。

2. 体征

（1）生命体征:穿孔早期体温可正常或轻度升高,演变为细菌性腹膜炎时,可伴有高热、呼吸急促、脉搏加快,低血容量休克时,可有血压下降。

（2）视诊:患者多为急性面容,面色苍白,汗出,烦躁不安;常为弯腰、屈膝等体位。

（3）触诊:腹部压痛、反跳痛及腹肌紧张,可为局部,也可为全腹。弥漫性腹膜炎时,呈板状腹,全腹压痛明显,但穿孔位置压痛仍较其他位置显著。

（4）叩诊：由于胃肠道气体进入腹腔并存积于膈下，60%~80%的患者叩诊肝浊音界缩小或消失。由于肠腔内胀气，全腹叩诊呈鼓音；如腹膜腔内渗液较多时，可叩出移动性浊音。

（5）听诊：早期可有肠鸣音亢进，至弥漫性腹膜炎时，肠鸣音可消失。因腹膜腔大量渗出，血容量减少，患者心率通常较快。

（二）辅助检查

1. 实验室检查 血常规检查可见白细胞总数及中性粒细胞增多。穿孔伴有低血容量休克时，可有血液浓缩现象。

2. 腹部立位 X 线检查 80%~90% 的患者立位腹部摄片可见半月形的膈下游离气体，对诊断有重要意义。但约有 20% 的患者可无气腹 X 线表现，故检查时未发现气腹，并不能排除溃疡病穿孔的可能性。

3. 腹部 B 型超声检查 可帮助判断腹腔渗液量多少，有无局限性积液及脓肿形成，作为穿刺引流的定位等。

4. 腹腔穿刺 可疑病例可行腹腔穿刺，阳性者有助于诊断，并可推断腹腔渗液的多少及腹腔污染的轻重，对选择治疗方法也有参考价值；细菌培养及药敏还可为抗感染药物的选择提供依据。

四、诊断与鉴别诊断

（一）诊断

根据典型的症状和病程发展，溃疡病穿孔的诊断一般无困难。有溃疡病史的患者，且近期有溃疡病活动症状，突然发作上腹部持续性剧烈疼痛，并迅速发展至全腹，伴有轻度休克症状，应高度怀疑胃十二指肠穿孔的可能。检查时有明显的腹膜刺激征，并有肝浊音界缩小或消失。根据这些特点，诊断一般不难。如 X 线检查发现膈下有游离气体，可以确诊。必要时可行腹腔穿刺检查。

（二）鉴别诊断

1. 急性胰腺炎 本病也可出现上腹部突然剧烈疼痛，伴有呕吐及早期腹膜刺激征，但其发病不如溃疡病穿孔急骤，腹痛开始时有由轻而重的过程，疼痛位于上腹部偏左，常向腰背部放射，早期腹膜刺激征不如溃疡病穿孔明显，无气腹征，血、尿淀粉酶升高，腹腔穿刺液可为血性。

2. 急性阑尾炎穿孔 胃及十二指肠溃疡穿孔时，漏出物可沿升结肠外侧沟流至右下腹，引起右下腹疼痛和压痛，易与急性阑尾炎的“转移性右下腹痛”相混淆。但急性阑尾炎起病不突然，腹痛是逐渐加重的，疼痛性质也不如溃疡病穿孔剧烈，体征以右下腹为甚，无膈下游离气体。

3. 急性胆囊炎伴腹膜炎 体征与溃疡病穿孔相似。但急性胆囊炎一般炎症反应较重，体征主要集中在右上腹，有时可触及肿大的胆囊，Murphy 征阳性。X 线腹部透视膈下无游离气体，B 超检查即可做出鉴别。

4. 胃癌穿孔 其急性穿孔引起的腹内病理变化与溃疡穿孔相同，因而症状和体征也相似，术前难以鉴别，有的甚至术中也难以确认溃疡是否已有癌变，或根本就是胃癌穿孔。因两者在预后和处理上有很大区别，所以对老年人，特别是无溃疡病史，而近期内有胃部不适、消化不良或消瘦贫血等症状者，出现溃疡急性穿孔的症状及体征时，应考虑到胃癌穿孔的可能，术中需仔细检查穿孔部位的病变情况，并做活检以确诊。

病案分析

患者男性,28 岁,近 2 周上腹嘈杂感不适,因上腹突发刀割样疼痛,并迅速转移至右下腹,伴频繁呕吐 4 小时来院,检查:血压 90/60mmHg,心率 100 次 /min,面色苍白、肢冷、出汗、脉弦细。全腹压痛、反跳痛和肌紧张,以剑突下和右下腹为显著,肠鸣音消失,肝浊音界明显缩小。急诊查血常规检查示:白细胞计数 11.8×10^9/L,中性粒细胞百分比 85%;腹部 X 线检查观察到膈下游离气体,肠腔轻度扩张,无液平。收入病房后行急诊剖腹探查术,术中见腹腔大量渗出,可见脓性渗出物,十二指肠球部被网膜覆盖,可见一直径约 1cm 穿孔,边缘水肿,行十二指肠球部穿孔修补术。

术后诊断:急性弥漫性腹膜炎,十二指肠球部溃疡穿孔。

分析:本题考查的是消化道穿孔的知识点。患者为青年男性,2 周以来上腹部不适,来院前 4 小时突发上腹部刀割样疼痛,迅速转移到右下腹。消化道穿孔多为突然发生的剧烈腹痛,疼痛最初开始于上腹部穿孔部位,呈刀割样或烧灼样,伴恶心、呕吐等症状。穿孔早期体温可正常或轻度升高,演变为细菌性腹膜炎时,可伴有高热、呼吸急促、脉搏加快,低血容量休克时,可有血压下降。血常规提示白细胞、中性粒细胞升高,80%~90% 患者立位腹部摄片可见半月形的膈下游离气体。该患者上腹部不适 2 周,提示存在上消化道基础疾病,今突然上腹痛,全腹压痛、反跳痛,腹部 X 线检查见双膈下积气。以上内容均支持消化道穿孔诊断。术中见腹腔渗出、脓性渗出物,十二指肠球部被网膜覆盖,提示穿孔部位在十二指肠球部,合并弥漫性腹膜炎。

注意:胃及十二指肠溃疡穿孔时,漏出物可沿升结肠外侧沟流至右下腹,引起右下腹疼痛和压痛,易与急性阑尾炎的"转移性右下腹痛"相混淆。但急性阑尾炎起病不突然,腹痛是逐渐加重的,疼痛性质也不如溃疡病穿孔剧烈,体征以右下腹为甚,无膈下游离气体。

五、治疗

对本病的治疗目前主要有非手术治疗和手术治疗两类。

(一) 非手术治疗

1. 适应证

(1)穿孔早期,诊断尚不能完全明确,且临床症状及体征较轻。

(2)空腹穿孔,无合并出血、梗阻、癌变等溃疡病的严重并发症,腹膜炎较轻且无扩大趋势。

(3)虽然穿孔时间较长,但腹腔感染不严重,或腹腔已形成脓肿,感染局限。

(4)患者全身情况极差,身体情况无法耐受手术治疗。

2. 治疗方法

(1)患者取半卧位,禁食,行胃肠减压。心力衰竭患者体位可适当调整。

(2)持续胃肠减压。

(3)抑制胃酸分泌,予质子泵抑制剂,如奥美拉唑等,静脉注射或静脉滴注。

(4)静脉输液、输血,以维持水、电解质及酸碱平衡。

(5)抗感染治疗,初期可予经验用药,具体可参考急性腹膜炎章节。

3. 非手术治疗的注意事项

（1）保证治疗措施确实有效：如持续有效的胃肠减压，是非手术治疗能否成功的一个关键。胃管在胃内位置要适当，应处于最低位，并要定时检查胃管有无堵塞或扭曲，确保吸引管腔的通畅，以达到满意的引流效果。嘱患者半卧位，以减轻腹膜对细菌及毒素的吸收。

（2）严密观察病情变化：对患者的血压、脉搏、呼吸、体温、24 小时出入量和腹部体征等应定期仔细观察，及时了解治疗效果及判断病情的进展。

（3）中转手术：对少数经非手术治疗后症状及体征不减轻或有加重的患者，应及时改用手术治疗。

（4）经非手术治疗穿孔闭合痊愈者，应定期行胃镜检查，了解溃疡愈合情况及排除胃癌。

（二）手术治疗

就诊时临床表现较重，或经非手术治疗 6~8 小时后病情无好转甚至加重者应及时手术治疗。手术方法如下：

1. 单纯穿孔修补术　此术式适合于以下患者：穿孔超过 8 小时，腹腔内感染及炎症较严重，大量脓性渗出；无出血、梗阻等并发症；有其他系统疾病，手术耐受性较差，无法进行彻底手术。此术式最大优点是操作简单、手术时间短，危险性小。但约有 2/3 患者以后仍有溃疡病症状，或部分需再次施行根治手术。单纯穿孔修补术后，仍需继续内科性治疗。

2. 急诊根治性手术　这类手术适合于以下患者：患者身体状况较好，穿孔时间未超过 8 小时，或虽超过 8 小时，但腹腔感染不严重；慢性溃疡病患者内科治疗期间穿孔；十二指肠溃疡穿孔修补术后再穿孔，有幽门梗阻或出血等。根治手术的优点就是能彻底解决溃疡和穿孔问题。这类手术的具体手术方式有：胃大部切除术；十二指肠溃疡穿孔修补术加高选择性迷走神经切断术或选择性迷走神经切断术加胃底切除术等。

第五节　胆道感染和胆石症

胆道感染和胆石症是外科常见病和多发病，其发病率位居外科急腹症的第二位，近年有上升趋势。根据发生的部位的不同，胆道感染分为胆囊炎和胆管炎；胆石症分为胆囊结石、肝内胆管结石和肝外胆管结石。

一、概述

（一）胆道系统的应用解剖

胆道起于肝内毛细胆管，开口于十二指肠乳头。包括肝内胆管和肝外胆道。

1. 肝内胆管　起自毛细胆管，汇集成小叶间胆管、肝段胆管、肝叶胆管及肝内部分的左右肝管，其中左右肝管为一级支，肝叶胆管为二级支，各肝段胆管为三级支。

2. 肝外胆管（图 16-2）　由肝外左右肝管、肝总管、胆囊、胆囊管和胆总管构成。左右肝管出肝后，在肝门部汇合成直径 0.4~0.6cm、长约 3cm 的肝总管。肝总管位于肝动脉的右侧，门静脉的前方，在肝十二指肠韧带的右侧下行与胆囊管汇合成胆总管。胆总管长 4~8cm，直径 0.6~0.8cm，分为十二指肠上段、十二指肠后段、胰腺段和十二指肠壁内段四个部分。80%~90% 的胆总管与胰管汇合后形成共同通道，开口于十二指肠降部后内侧壁。出口处的直径约有 0.6cm，其周围黏膜稍有隆起呈乳头状，称为十二指肠乳头。末端出口处膨大形成的壶腹称为乏特（Vater）壶腹。壶腹部有括约肌，称奥狄（Oddi）括约肌，它具有控制和调节胆总管和胰管的开放，防止十二指肠内容物反流的作用。Vater 壶腹也是结石嵌顿、炎症和肿瘤的好发部位。

3. 胆囊 呈梨形,位于肝的胆囊窝内。长 5~8cm、宽 3~5cm,容积 30~60ml;分为底、体、颈三部分,颈部囊性扩大称 Hartmann 袋,胆囊结石常滞留于此处。胆囊颈部逐渐变细与胆囊管相接,胆囊管长 1~5cm、直径 0.2~0.4cm,胆囊管内有螺旋状黏膜皱襞称 Heister 瓣,可防止胆汁逆流。

胆囊管、肝总管、肝下缘所构成的三角区称为胆囊三角,也称 Calot 三角,约 80% 的胆囊动脉在此区通过。胆囊淋巴结也称前哨淋巴结,位于胆囊管与肝总管夹角的上方,可作为手术寻找胆囊动脉和胆管的重要标志。

4. 肝外胆道的血管、淋巴和神经 血液供应主要来自胃十二指肠动脉、肝总动脉和肝右动脉;胆囊动脉在胆囊三角内通过。胆囊静脉和肝外胆道静脉直接汇入门静脉。胆囊的淋巴引流汇入胆囊淋巴结和肝门淋巴结,与肝内的淋巴管有吻合。肝外胆管的淋巴引流汇入位于肝总管和胆总管后方的淋巴结。胆道系统的神经主要来自腹腔丛发出的迷走神经和交感神经,术中过度牵拉胆囊可致迷走神经兴奋,可诱发胆心反射,引起胆心综合征,甚至心搏骤停。

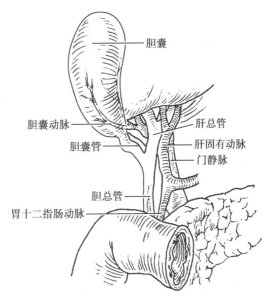

图 16-2 肝十二指肠韧带内重要结构

(二)胆道系统生理功能

1. 胆汁 成人每日分泌量 800~1 200ml,呈弱碱性,97% 为水分,3% 为固体。主要由肝细胞分泌,进入胆囊储存并被浓缩,主要成分为胆盐、胆红素、胆固醇、磷脂、脂肪酸和无机盐类等。其中胆盐、磷脂与胆固醇呈一定的比例,是维持胆固醇溶解状态的必要条件,否则易形成胆固醇结石。胆汁具有辅助消化作用,其主要成分是胆盐,可乳化肠道中的脂肪,刺激胰脂肪酶的分泌并使之激活,帮助脂溶性维生素 A、维生素 D、维生素 E、维生素 K 的吸收利用。

2. 胆囊的生理功能 通过吸收、分泌和运动而起到浓缩、储存和排出胆汁的作用。胆囊可浓缩 5~10 倍胆汁,24 小时大约浓缩 500ml 并储存于胆囊内。胆囊黏膜每日分泌约 20ml 黏液,有润滑和保护胆囊黏膜的作用。胆囊管梗阻时,胆红素被吸收或氧化,胆囊分泌的黏液增加,积存的液体呈无色透明,称为"白胆汁"。胆囊有调节胆道内压力的作用,通过胆囊的运动完成其调节作用,其运动功能受神经和激素的支配。神经反射、食物和激素等多种因素都可影响胆囊的运动功能。

3. 胆汁的排放 在神经系统和体液因素的调节作用下,通过胆囊平滑肌的收缩和 Oddi 括约肌松弛来实现的。胆囊切除后,胆总管稍有扩张可部分代偿胆囊功能。

(三)胆道系统特殊检查

1. B 型超声检查 B 超检查是肝胆系统首选的检查方法,具有安全、经济、快速、简便的特点。主要应用于胆道结石、肿瘤、炎症的疾病诊断,同时也用于梗阻性黄疸的鉴别诊断。能够检查出直径 2mm 以上的结石,胆囊结石诊断准确率达 95% 以上,肝外胆管结石准确率达 80%,胆总管下段结石常因胃肠道气体干扰,准确率降低。根据胆管有无扩张,扩张的部位和程度可对梗阻性黄疸进行诊断。根据梗阻部位病变的回声影像可鉴别梗阻的原因,结石呈强光团伴声影,肿瘤呈不均匀增强回声或低回声,不伴声影。

2. 经皮肝穿刺胆管造影（percutaneous transhepatic cholangiography，PTC）和经皮肝穿刺胆管引流（percutaneous transhepatic biliary drainage，PTBD；percutaneous transhepatic cholangial drainage，PTCD） PTC 是在 X 线、B 超引导下，经皮经肝穿刺入肝内胆管，直接注入造影剂，可以了解肝内外胆管的通畅情况，有助于胆道疾病特别是梗阻性黄疸的诊断和鉴别诊断。另外，还可以通过造影管行胆管引流或置放胆管内支架做治疗。PTC 属于有创检查，偶可发生胆汁漏、出血、胆道感染等并发症。

3. 经内镜逆行胆胰管成像（endoscopic retrograde holangiopancreatography，ERCP） 在纤维十二指肠镜直视下，通过十二指肠乳头将导管插入胆管或胰管内进行造影称为 ERCP。ERCP 既可获得胆道系统的清晰影像，鉴别肝内外梗阻的范围、部位和性质，也能直接观察十二指肠乳头的病变。另外，通过纤维十二指肠内镜对胆道疾病的治疗也取得了重要进展，如经胆管引流治疗胆道感染，Oddi 括约肌切开，胆总管下段取石术等。ERCP 并发症包括胰腺炎、出血、穿孔和胆道感染等。目前，诊断性 ERCP 一部分为磁共振胆胰管成像所替代。

4. 术中及术后胆管造影 术中经胆囊管插管或经胆总管置管造影，可以进一步了解胆管的病变、解剖变异及胆总管下端通畅情况等，可以减少残留结石的发生率，避免或减少胆道损伤。胆总管 T 管引流或其他胆管置管引流者，拔管前应常规行 T 管或经置管胆道造影。

5. 核素扫描检查 用 ^{131}I 或 ^{99m}Tc 放射性核素，静脉注射后经肝细胞再排泄入胆道，最后经胆管系统排入肠道。在此代谢过程中用 γ 相机或单光子发射计算机体层摄影定时记录观察，就可将肝胆系统的功能及各部位形态的时相变化记录下来，以观察有无异常。核素扫描对功能性疾病诊断有优势，对器质性疾病的诊断较差。对术后怀疑胆瘘的患者，用核素扫描可以得到明确的诊断。另外，突出的优点是在肝功能损伤，血清胆红素中度升高时亦可应用。

6. CT 已作为胆道系统常规的术前检查手段。能够显示胆道系统不同层面的图像，对肝内外胆管结石的诊断效果优于超声，增强 CT 对于胆道系统肿瘤的诊断、术前和术后评估及分期有重要作用。近年来使用多层螺旋 CT 也能得到胆道系统的三维成像显示。

7. 磁共振胆胰管成像（magnetic resonance cholangiopancreatography，MRCP） 无创且无辐射，可用于胆道肿瘤可切除性评估及复杂胆道系统疾病的鉴别诊断。MRCP 能直观显示胆管分支形态，对胆管狭窄、胆管损伤、肝内外胆管结石、胆道系统变异以及胆道梗阻的定位均有重要意义。

8. 胆道镜检查 术中经胆囊管或胆总管切开处，用纤维胆道镜进行胆道检查，可发现残留结石、胆管肿瘤或狭窄等；还可通过胆道镜用网篮或冲洗等取出结石、进行活体组织检查等。术后可经过 T 管瘘道或皮下空肠盲袢进行胆道镜检查、取石、冲洗、灌注抗生素和溶石药物等；对于胆管或胆肠吻合口狭窄者，可以置入气囊行扩张治疗；胆道出血时，可经胆道镜定位，用电凝止血等治疗。

9. 内镜超声（endoscopic ultrasonography，EUS） 可显示胆管及十二指肠肠壁的层次结构，对判断壶腹周围病变的性质和累及范围有重要价值；还可在超声引导下行穿刺活检，明确病理诊断。

二、胆道感染

胆道感染属外科常见疾病，按发病部位不同，分为胆囊炎和胆管炎两类。按病程不同，分为急性、亚急性和慢性炎症。

（一）病因

1. 梗阻因素 结石、胆道寄生虫、炎症粘连、十二指肠乳头以及胆囊功能性病变都可引起胆道梗阻使胆汁潴留,胆道结石是导致梗阻的最主要原因。

2. 感染因素　致病菌可由多种途径侵入胆道,如肠道上行感染、全身或局部感染后经血行或淋巴途径引起胆道感染和邻近器官的炎症扩散等。

3. 血运因素　在一些严重创伤、烧伤、休克等疾病和某些药物的影响下,可引起胆道系统局部血运障碍,导致胆囊动脉的持续痉挛,血流淤滞甚至血栓形成,导致胆囊感染甚至坏死、穿孔。

4. 其他因素　胆道畸形、胆道创伤和胆道运动功能障碍也可致胆道感染。

(二) 临床病理

1. 急性胆囊炎

(1)急性单纯性胆囊炎:炎症初期,病变局限于黏膜层,黏膜充血、水肿,镜下有炎症细胞浸润,治疗得当,炎症消退可恢复原来结构,不留有瘢痕。

(2)急性化脓性胆囊炎:在单纯性胆囊炎病变基础上,病变波及胆囊壁全层,形成小脓肿、浆膜炎症,有纤维素或脓性渗出。

(3)坏疽性胆囊炎:因炎症、结石压迫或胆囊内压增高致使胆囊壁发生血运障碍,发展为坏疽性胆囊炎。

(4)急性胆囊炎穿孔:急性穿孔可引起严重胆汁性腹膜炎,穿孔部位常发生在底部和颈部。急性胆囊炎的炎症可累及邻近器官,甚至穿破至十二指肠、结肠等形成胆囊胃肠道内瘘,可因内瘘减压反而使急性炎症迅速消退。

2. 慢性胆囊炎　因炎症反复发作以及结石的刺激可引起胆囊壁增厚和纤维化,胆囊丧失功能,有的胆囊萎缩形成萎缩性胆囊炎。慢性胆囊炎症与周围脏器粘连发生慢性穿孔可形成内瘘或外瘘。

3. 急性胆管炎　可发生在肝外胆管和肝内胆管,前者主要表现为胆管壁充血水肿、黏膜溃疡,甚至细胞化脓坏死、胆管积脓。后者可见肝充血肿大。光镜下肝细胞肿胀变性,汇管区炎性细胞浸润,胆小管内胆汁淤积。晚期肝细胞发生大量坏死,胆小管可破裂。胆管梗阻、内压增高是急性梗阻性化脓性胆管炎的发病基础。当胆管内压力高于胆汁分泌压时,胆血屏障破坏,大量细菌、内毒素和胆色素颗粒可通过肝血窦经肝静脉进入下腔静脉,引起全身炎症反应,导致脓毒血症和感染性休克,甚至多脏器功能衰竭。

(三) 临床表现

1. 急性胆囊炎

(1)症状:①腹痛:上腹部疼痛是急性胆囊炎的主要症状,常为剧烈的绞痛,称为胆绞痛;多为阵发性绞痛,可向右肩胛部放射;夜间发作常见,常因饮食不节、高脂肪饮食、过劳、受寒及精神因素等刺激胆囊收缩而诱发。②胃肠道症状:早期可出现恶心、呕吐、厌食、便秘等消化道症状。③全身症状:患者常有轻度至中度发热,通常无寒战,可有畏寒;当患者出现寒战、高热时表明病变严重,可能出现胆囊坏疽、穿孔或胆囊积脓,或合并急性胆管炎。少数患者可出现轻度黄疸,可能与胆色素通过胆囊黏膜进入血液循环或与 Oddi 括约肌痉挛有关。

(2)体征:右上腹胆囊区域可有压痛,程度不同。炎症波及浆膜时,可有腹肌紧张及反跳痛,Murphy 征阳性。少数患者可触及肿大的胆囊或者大网膜包裹的炎性包块并有触痛。如发生坏疽、穿孔则出现弥漫性腹膜炎的表现。

2. 慢性胆囊炎

(1)症状:慢性胆囊炎是胆囊持续的、反复发作的炎症过程,超过 90% 的患者有胆囊结石。症状常不典型,多数患者有反复发作的胆绞痛病史。患者常在饱餐、进食油腻食物后出现腹胀、腹痛等消化道症状,因其症状不典型,部分患者被误诊为"胃痛"而延缓诊治。腹痛多在右上腹部,牵涉到右肩背部,较少出现畏寒、高热、黄疸,可伴有恶心、呕吐。

(2)体征:腹部检查可无体征,或仅有右上腹部轻度压痛,Murphy 征或呈阳性。慢性胆囊炎急性发作时临床表现与急性胆囊炎相同。

3. 急性梗阻性化脓性胆管炎 急性梗阻性化脓性胆管炎(AOSC)是急性胆管炎的严重阶段,也称急性重症胆管炎(ACST)。多数患者有胆道感染病史和胆道手术史。致病菌主要为大肠杆菌、变形杆菌、铜绿假单胞菌和厌氧菌,侵入胆道的途径有逆行、血行和淋巴通路等。

(1)症状:急性梗阻性化脓性胆管炎发病急骤,病情发展迅速。可分为肝外梗阻和肝内梗阻。肝外梗阻初期,可出现右上腹部疼痛、寒战高热、黄疸,称为夏科(Charcot)三联征的典型急性胆管炎症状。有时发病急骤,除夏科三联征外,还发生休克以及神情淡漠、神志不清等神经系统受抑制表现,称为雷诺(Reynold)五联征,是急性梗阻性化脓性胆管炎的典型性表现。肝内梗阻则主要表现为寒战、高热,可有腹痛,黄疸较轻。常伴有恶心、呕吐等消化系统症状。

(2)体征:体温升高,常呈弛张热或持续升高达 39℃ 以上,脉搏快而弱,血压降低。全身皮肤或 / 和黏膜可能出现黄疸、巩膜黄染。剑突下或右上腹部有压痛,可有腹膜刺激征。肝脏常肿大并有叩击痛,胆总管梗阻可触及肿大的胆囊。

(四)诊断

主要依靠病史、临床症状、体征和辅助检查诊断。胆道感染常有反复发作史,急性发作突出的症状是发热、腹痛、右上腹有压痛和腹肌紧张,急性胆管炎多有黄疸为其特点。

(五)鉴别诊断

1. 胃十二指肠穿孔 多有上消化道溃疡病史,发病急。突发上腹部刀割样剧烈疼痛,迅速波及全腹,伴有休克等症状。早期没有高热、寒战和黄疸。查体见腹部压痛范围广,腹肌紧张,呈现"板状腹"。叩诊肝浊音界缩小或消失。X 线检查可见膈下游离气体。

2. 急性胰腺炎 多有暴饮暴食或饮酒病史,发病急。腹痛较胆道感染剧烈,部位在上腹部正中或偏左侧;常伴有腰背部疼痛,甚至腰背部疼痛比腹痛更剧烈;多伴有恶心、呕吐,不能自行缓解;腹部压痛腹肌紧张,但少有肿块;叩诊腹部可有移动性浊音;腹穿可有血性液体。血、尿及腹腔穿刺液淀粉酶值增高有诊断意义。B 超及 CT 等检查可显示胰腺病变等影像。

3. 急性阑尾炎 高位阑尾炎可误诊为胆囊炎,以下几点有助于鉴别:①发热:阑尾炎早期少发热,只有化脓、坏疽或门静脉炎时可出现高热;②腹痛:阑尾炎可出现转移性右下腹疼痛,腹痛由胃脘部或脐周部等开始,数小时后,转移并固定右下腹或稍高位置;③腹部一般触诊无肿块,形成阑尾周围脓肿除外,压痛位置稍低;④ B 超及其他影响学检查有助于胆道疾病的鉴别。

4. 胆道蛔虫症 常有呕吐蛔虫病史,腹痛发病急,表现为剑突下突发钻顶样绞痛,疼痛有间歇期。体征不明显,有临床症状与体征不符的特点。B 超、CT 检查可显示胆道蛔虫的特征。

(六)治疗

1. 非手术治疗 适用于临床症状较轻的急性期胆道感染,无明显腹膜刺激症状或休克等严重并发症者。

(1)禁食,输液,营养支持,补充维生素,纠正水、电解质及酸碱代谢失衡。

(2)解痉止痛:胆绞痛发作时可用解痉药物;镇痛药可选用曲马多、哌替啶等药物。

(3)抗感染:选用对革兰氏阴性菌及厌氧菌有效的抗生素,主张联合、足量用药,对急性梗阻性化脓性胆管炎应给予足量的广谱抗生素做术前准备。

2. 手术疗法

(1)胆囊造口术:适用于高危患者或局部解剖关系不清的胆囊炎患者。造口术中有结石应取出,如患者恢复后,可于 3 个月后再行胆囊切除术。

（2）胆囊切除术：适用于多数胆囊炎和胆囊结石患者。手术方式包括开腹胆囊切除术（OC）和腹腔镜下胆囊切除术（LC），对于非急性期胆囊炎患者首选 LC。

（3）胆总管探查、T 型管引流术：适用于急性胆管炎、胆总管结石，可达到取出结石、引流胆汁的目的。一般同时切除胆囊，对于病情危重可仅做胆总管探查引流术。

（4）经内窥镜鼻胆管引流术（ENBD）：适用于急性胆管炎患者。此手术创伤小，能有效地减低胆道内压，并能根据需要放置 2 周或更长的时间。

（5）其他方法：包括超声或 CT 引导下经皮经肝胆囊穿刺引流术和经皮经肝胆管引流术等，以上方法主要适用于病情危重的患者。

病案举例

患者男性，42 岁，因上腹部疼痛伴皮肤黄染 2 天来院。患者 2 天前出现上腹部疼痛，呈持续性，逐渐加重，伴发热寒战、皮肤黄染，体温最高达 39.5℃。既往有胆囊结石病史。检查：体温 38.7℃，血压 130/80mmHg，心率 100 次 /min，皮肤巩膜黄染，右上腹及中上腹压痛明显、无反跳痛和肌紧张，Murphy 征阳性，肝区叩痛阳性。急诊查血常规示：白细胞计数 19.2×10^9/L，中性粒细胞百分比 89%，超敏 C 反应蛋白 115mg/L。查肝功能检查示：谷丙转氨酶 211U/L，谷草转氨酶 89U/L，总胆红素 146.0μmol/L，结合胆红素 98.8μmol/L。腹部 CT 示：胆总管下段结石伴低位胆道梗阻，胆囊多发结石。收入病房后完善术前准备，全麻下行急诊 ERCP 术 + 十二指肠乳头球囊扩张术 + 取石术 + ENBD 术 + 腹腔镜胆囊切除术，术中见胆总管下端结石一枚，直径约 1cm，胆总管内为脓性胆汁；胆囊增大积液、壁充血水肿，内见直径 0.5~1.5cm 大小不等结石 10 余枚。

术后诊断：急性梗阻性化脓性胆管炎；胆总管下端结石；胆囊结石伴急性胆囊炎。

分析：该患者就诊时临床表现呈现典型夏科三联征的症状，其实验室检查及影像学检查均提示为胆总管下端结石造成的急性梗阻性化脓性胆管炎。因患者原有胆囊结石病史，该胆总管结石考虑为继发性结石可能大。入院后即行急诊双镜微创手术，治疗及时，取得了满意的疗效。

三、胆石症

胆石症包括胆囊结石和胆管结石，常与胆道感染有关，其临床表现因结石部位不同以及是否合并感染而存在差异，是外科常见病和多发病。我国胆囊结石病的发病率逐年上升，女性多于男性，胆固醇结石多于胆色素结石。

（一）胆石分类和化学组成

根据胆石的构成成分比例不同可分为胆固醇结石、胆色素结石和混合结石三类。

1. 胆固醇结石　含胆固醇 70%~90%，质地硬，外观呈白黄、灰黄或黄色，形状和大小不一，呈圆形或椭圆形，表面多光滑，剖面呈放射性条纹状。大者直径数厘米，小者如沙粒。多位于胆囊内，X 线检查多不显影。

2. 胆色素结石　分为黑色胆色素结石和棕色胆色素结石。前者呈黑色形状不一，多位于胆囊内，后者外观呈棕色，可呈颗粒状或长条状等，多位于胆管内。

3. 混合结石　由胆红素、胆固醇和钙盐等多种成分混合而成，根据所含成分的比例不同可呈现不同的形状、颜色及剖面结构。

（二）病因

1. 胆汁淤滞 胆道系统形态结构上的异常（如扭曲、狭窄，先天性胆管囊肿等），在结石形成中不仅可延长胆汁在胆道内的滞留时间，使某些成分易于淤滞沉淀，而且还为胆结石的形成提供动能，后者目前被认为也是结石形成的必要条件。

2. 胆道感染 细菌感染一方面可改变胆汁成分，有利于胆色素类结石的形成；另一方面又因造成胆道组织的损害形成狭窄而继发胆汁淤滞，从而形成感染与梗阻（胆汁淤滞）互为因果的恶性循环，更利于胆石的形成与生长。

3. 胆道异物 胆道寄生虫感染（如蛔虫及其残骸）是最常见的胆道异物。此外，外科缝合的线结、金属针、食物残渣等均可作为胆道异物。胆道异物的作用在于通过异相成核而促进胆红素钙沉淀和胆固醇结晶的生成。

4. 代谢因素 体内代谢紊乱是形成致石性病理胆汁的重要因素。尤其是胆汁酸、胆固醇、胆红素的代谢紊乱是产生形成胆固醇类与胆色素类结石的致石胆汁的重要基础。造成代谢紊乱的原因既可有先天性方面的代谢缺陷（如某些限速酶缺陷），也有后天体内某些脏器疾病所累及而致的因素。此外，饮食习惯、食物结构、药物、手术治疗等均可通过影响和改变体内代谢致使胆汁代谢紊乱或胆汁丧失稳定性而致石。

（三）病理

根据结石所在的部位及有无并发症的不同，其病理变化存在差异。肝外胆管结石的病理变化主要为合并感染的病理变化（参考胆道感染的病理内容）。肝内胆管结石的病理改变主要有胆管炎症、梗阻、扩张和肝实质的病理改变。这些病理特殊性改变常与感染有关。胆管炎症使胆管壁纤维化、增厚、萎缩造成胆管狭窄，导致胆道感染、结石形成和胆道梗阻。梗阻的近端明显扩张积存大量结石，结石形成、感染和梗阻造成相应的肝段、肝叶萎缩，甚至严重的纤维化。健康肝脏呈代偿性肥大，肝脏变形移位。大面积的肝纤维化可致肝功能障碍，发生胆汁性肝硬化、门静脉高压等并发症。胆道结石无并发感染时对全身影响不大。结石嵌顿于 Vater 壶腹时可引起胰腺的急性和／或慢性炎症。

（四）临床表现

1. 胆囊结石 胆囊结石分为无症状胆囊结石和有症状胆囊结石。前者主要在体检时发现，随着健康检查的普及，无症状胆囊结石的发现明显增多。后者只有少数人出现，常表现为急性或慢性胆囊炎的临床表现。主要表现为胆绞痛，典型的发作通常在饱餐、进食油腻食物后或睡眠中体位改变时，可伴有恶心、呕吐等消化系统症状。另外，有一部分患者只有右上腹或上腹部隐痛，可向右侧肩胛部和背部放射。体格检查可有右上腹部压痛及 Murphy 征阳性。

2. 肝外胆管结石 多数患者平时无症状或仅有上腹部不适，当结石造成胆管梗阻时，可出现腹痛或黄疸；如继发胆管炎时，可出现典型的夏科三联征，即临床表现出现腹痛、寒战高热、黄疸；重症急性胆管炎时可出现雷诺（Reynold）五联征的临床表现。体格检查：多数无阳性体征，发作时仅有剑突下和右上腹部深压痛，如合并有胆管炎时，可有不同程度的腹膜炎体征。并有肝区叩击痛，可触及肿大的胆囊，有触痛。

3. 肝内胆管结石 不合并感染时主要表现为肝区持续性闷胀痛或无症状，如合并感染可表现为急性胆管炎的临床表现，寒战、高热和腹痛及黄疸。一侧肝内胆管结石可无黄疸，出现黄疸多表示双侧肝内胆管受累。体格检查一般无阳性体征，有时可能触及肝脏肿大或不对称的肝，肝区有压痛和叩击痛，有并发症时可出现相应的体征。

（五）诊断

1. 胆囊结石 有典型的胆绞痛病史，右上腹有轻度压痛，提示胆囊结石可能。影像学检查可确诊。B 超检查阳性率可高达 95%。

2. 肝外胆管结石 当出现典型的胆绞痛发作,伴有黄疸时,除考虑胆囊结石外,需考虑肝外胆管结石的可能,主要依据影像学检查。根据结石的部位以及是否合并感染的不同,临床表现存在差异。结石位于肝总管则触不到胆囊,结石在胆总管,可触到肿大的胆囊。合并胆道感染时,有寒战、高热及右上腹和剑突下压痛,出现腹膜刺激征者较少。B 超可见到扩张的肝内、外胆管及结石影像。CT、MRI 和 ERCP 检查可有助于诊断。

3. 肝内胆管结石 其临床症状取决于结石的部位、范围、炎症轻重和梗阻程度。常有典型的胆石梗阻和急性胆管炎的病史。如不合并感染常有肝区、胸背部的深在而持续性的疼痛。如肝内胆管结石脱落继发肝外胆管结石,其临床症状和体征同肝外胆管结石的表现。肝区可有叩击痛,合并感染时临床表现和体征同急性胆管炎,影像学检查可确定诊断。

(六) 鉴别诊断

1. 胃及十二指肠溃疡 溃疡病多有反复发作病史,男性多于女性;胆石症多有胆绞痛发作诱因,如饱食、高脂肪性食物、暴饮暴食、过度疲劳等,女性多于男性。临床表现相似,鉴别存在困难。胃镜和 B 超检查可提供鉴别诊断。

2. 传染性肝炎 传染性肝炎常有肝炎接触病史及食欲缺乏、全身乏力等症状。肝脏可有肿大并触痛,很少有全身感染症状。胆石症一般有胆道感染病史,常有胆绞痛、寒战、高热症状,右上腹常有压痛阳性体征。黄疸鉴别:胆石性梗阻引起黄疸以直接胆红素增高为主,肝炎引起黄疸直接胆红素、间接胆红素均可升高。肝炎引起的 ALT、AST 增高显著。血常规检查:肝炎周围血白细胞一般不高,有时淋巴细胞增高,胆石性梗阻多伴有不同程度感染,白细胞和中性粒细胞增高,B 超、CT 等影像学检查可见肝内外胆管扩张及结石影像。

3. 壶腹周围癌 主要需鉴别壶腹周围癌引起的梗阻性黄疸,壶腹周围癌引起的梗阻性黄疸多以无痛性、进行性黄疸为其特点。病程较长,黄疸无波动,常伴有皮肤瘙痒、全身进行性消瘦等特点。如果梗阻完全大便可呈陶土色。胆石梗阻多先有腹痛或出现胆道感染症状后出现黄疸,黄疸呈波动性,完全梗阻少,患者的一般情况较好,病程短。一般影像学检查如 B 超、CT、MRCP 和 ERCP 等可帮助鉴别诊断。

(七) 治疗

1. 胆囊结石

(1) 非手术治疗:主要适用于胆囊结石伴有急性期炎症(发病时间超过 72 小时者)或全身基础病不能耐受手术者等。主要措施包括解痉、止痛、消炎利胆、应用抗生素、纠正水和电解质紊乱及酸碱平衡失调等。中药或者中成药用于控制胆道感染、改善临床症状和促进胆汁分泌有一定的疗效。排石疗法效果不肯定,且有将结石排入胆总管引起急性胆管炎的危险。

(2) 手术治疗:对于有症状和 / 或并发症的胆囊结石,首选腹腔镜胆囊切除术治疗,与开腹胆囊切除相比同样有效,且具有恢复快、损伤小、疼痛轻、瘢痕不明显等优点。病情复杂或没有腹腔镜条件也可做开腹胆囊切除。对于无症状的胆囊结石,一般不需预防性手术治疗,可观察和随诊。但是,长期观察表明,30% 以上的患者会出现症状及并发症而需要手术。故下列情况应考虑手术治疗:①结石数量多及结石直径 ≥3cm;②胆囊壁钙化或瓷性胆囊;③伴有胆囊息肉>1cm;④胆囊壁增厚(>3mm) 即伴有慢性胆囊炎。

2. 肝外胆管结石 肝外胆管结石仍以手术治疗为主。术中应尽量取尽结石,解除胆道梗阻,术后保持胆汁引流通畅。近年对于直径小于 20mm 的肝外胆管结石可采用经十二指肠内镜取石,获得良好的治疗效果,但需要严格掌握治疗的适应证。

(1)非手术治疗:也可作为手术前的准备。治疗措施包括:①应用抗生素,应根据敏感细菌选择用药,经验治疗可选用胆汁浓度高的、主要针对革兰氏阴性细菌的抗生素;②解痉;

③利胆,包括一些中药和中成药;④纠正水、电解质及酸碱平衡紊乱;⑤加强营养支持和补充维生素,禁食患者应用肠外营养;⑥保护及纠正凝血功能异常。争取在胆道感染控制后才行择期手术治疗。

(2)手术治疗

1)胆总管切开取石、T管引流术:方法有开腹或腹腔镜手术。适用于单纯胆总管结石、胆管上下端通畅无狭窄或其他病变者。若伴有胆囊结石和胆囊炎,可同时行胆囊切除术。为防止或减少结石遗留,术中可采用胆道造影、超声和纤维胆道镜检查。术中应尽量取尽结石,如条件不允许,也可在胆总管内留置橡胶T管(不提倡应用硅胶管),术后行造影或胆道镜检查、取石。放置T管后应注意:①观察胆汁引流的量和性状,术后T管引流胆汁200~300ml/d,较澄清。如T管无胆汁引出,应检查T管有无脱出或扭曲;如胆汁过多,应检查胆管下端有无梗阻;如胆汁浑浊,应注意结石遗留或胆管炎症未控制。②术后10~14天可行T管造影,造影后应继续引流24小时以上,再试行闭管。③如造影发现有结石遗留,应在手术6周后待纤维窦道形成后行纤维胆道镜检查和取石。④如胆道通畅无结石和其他病变,开腹手术可予手术后4周左右拔管,高龄、营养状况差或腹腔镜手术可适当延长拔管时间。拔管前应夹闭T管24~48小时,无腹痛、黄疸、发热等症状可予拔管。

2)胆肠吻合术:亦称胆汁内引流术。近年已认识到此引流术废弃了Oddi括约肌的功能,因此使用逐渐减少。仅适用于胆总管远端炎症狭窄造成的梗阻无法解除、胆总管扩张;胆胰汇合部异常,胰液直接流入胆管;胆管病变切除后无法再吻合者,常用术式为Roux-en-Y吻合术。为防止胆道逆行感染,Y形吻合的引流襻应超过40cm。

(3)ERCP及相关技术:对于直径小于20mm的肝外胆管结石可采用经十二指肠内镜取石。经十二指肠镜找到十二指肠乳头,行Oddi括约肌扩张或切开,通过取石篮或气囊取出结石,术后留置鼻胆管或临时支架。此术式创伤相对较小、恢复快,但仍有发生胰腺炎、出血、穿孔等并发症的风险,对取石过程中行Oddi括约肌切开的利弊也有争议。

(4)其他治疗:对于手术后残留结石,可经T管窦道胆道镜取石,也可经皮经肝胆道镜取石。对于较大结石也可经上述途径导入激光、超声波等方法直接接触碎石后取石。

3. 肝内胆管结石

无症状的肝内胆管结石可不治疗,仅定期观察、随访即可。临床症状反复出现者应手术治疗。原则为尽可能取净结石,解除胆道狭窄及梗阻,去除结石部位和感染病灶,恢复和建立通畅的胆汁引流,防止结石的复发。

手术治疗包括胆管切开取石、胆肠吻合术和肝脏切除术等。肝内胆管结石术后最常见的并发症为残留结石,占20%~40%,因此对残留结石的后续治疗极为重要。治疗措施包括术后经引流管窦道胆道镜取石,激光、超声、等离子碎石等。

第六节　急性胰腺炎

一、解剖生理概要

(一)解剖

胰腺(pancreas)位于上腹中部腹膜后,紧贴于第1~2腰椎椎体前方,属腹膜后器官。分为头、颈、体和尾4个部分。胰头较为膨大,嵌入十二指肠环内,包绕肠系膜血管的部分称为钩突。颈部在门静脉前方,体部向左移行逐渐缩小为尾部,止于脾门附近。主胰管直径

2~3mm,横贯胰腺全长,沿途有小叶间导管汇入。约85%的人胰管与胆总管汇合形成共同的通道;下端膨大部分称为Vater壶腹,开口于十二指肠乳头,其内有Oddi括约肌,可调节胆管和胰管内的压力。一部分人虽有共同开口,但两者之间有分隔;少数人两者分别开口于十二指肠(图16-3)。胆胰共同通道使胆汁和胰液有彼此逆流的可能,胰酶可被逆流入胰管的胆汁激活,成为急性胰腺炎"自身消化"的发病基础。部分人有副胰管,开口于十二指肠副乳头。

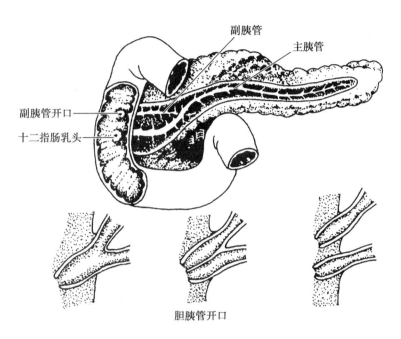

图 16-3 胰管的解剖关系

(二) 生理

胰腺具有外分泌和内分泌两种功能。胰腺的内分泌主要是胰岛细胞分泌的与糖代谢调节相关的胰岛素和胰高血糖素,胰岛主要分布于胰体、尾部。胰岛素由胰岛(B)细胞分泌,胰高血糖素是由α(A)细胞分泌。胰腺的外分泌为胰腺分泌胰液。其主要成分为胰腺腺泡细胞分泌的各种消化酶及中心腺泡细胞和导管细胞分泌的水和碳酸氢盐。胰消化酶主要包括胰蛋白酶、胰淀粉酶和胰脂肪酶,其主要功能为帮助消化。胰液中还有另一类蛋白质,如胰蛋白酶抑制物、血清蛋白及黏蛋白。胰酶在胰管内以没有活性的酶原形式存在,当酶原遇到游离的胆汁酸或肠液中的肠激酶时可被激活,起到消化功能。在各种病理因素作用下,如果胰液分泌异常,酶原在胰腺内被提前激活成为急性胰腺炎发病的重要机制。胰液的分泌受迷走神经和体液因素双重调节支配,但以体液调节为主。

二、病因

急性胰腺炎是胰腺的急性炎症过程,病因复杂。目前认为多种因素造成酶原的提前激活,导致胰腺及胰周围组织的"自我消化"是导致急性胰腺炎发病的主要病因。按病理可分为水肿性和出血坏死性,前者病情轻、预后好,而后者则病情险恶、病死率高。重症急性胰腺炎多为出血坏死性胰腺炎,常伴有器官功能衰竭和/或并发症,如坏死、脓肿或假性囊肿。

(一) 胰酶异常(提前)激活的因素

1. 胆汁反流　主要指因胆道疾病引起的胰腺炎。约85%人有胆胰共同通道,除胆道结石、胆道蛔虫以及因炎症或手术器械等直接因素引起的十二指肠乳头水肿或狭窄,Oddi括约肌痉挛造成直接梗阻因素外,急、慢性胆囊炎和胆管炎均可并发十二指肠乳头炎症性痉挛或狭窄,此时感染性胆汁经"共同通道"反流入胰管,激活胰酶,导致胰腺及其周围组织"自我消化",胰腺和胰周组织广泛发生充血、水肿,甚至出血和坏死。大量胰酶及有毒物质被腹膜吸收入血可导致其他器官的损害而引起一系列临床表现。

2. 十二指肠液反流 当十二指肠内压力增高,十二指肠液可向胰管内反流,其中的肠激酶可激活胰液中多种胰酶,从而导致急性胰腺炎的发生。十二指肠内压增高的原因有上消化道梗阻、胃大部切除毕Ⅱ式吻合术后输入襻综合征以及高位小肠梗阻频繁呕吐等,都可造成肠内压力增高。

(二) 过量饮酒

过量饮酒是胰腺炎的常见病因之一。乙醇可造成胰腺直接损伤,刺激胰液分泌,并可引起十二指肠乳头水肿和Oddi括约肌痉挛等,其结果造成胰管内压力增高,细小胰管破裂,胰液进入腺泡周围组织,胰蛋白酶原及多种胰酶被激活,对胰腺组织进行"自我消化",而发生急性胰腺炎。

(三) 高脂血症

高脂血症诱发急性胰腺炎除可能与甘油三酯在胰脂酶的作用下生成游离脂肪酸,对腺泡的直接损伤作用有关外,还可能与高脂血症所致血黏稠度升高,加重胰腺病变和其他脏器功能损害有关。

(四) 其他因素

导致急性胰腺炎的因素很多,如高血钙、创伤因素、饮食因素、感染因素、药物因素以及胰腺血液循环障碍等。经内镜逆行胰胆管造影(ERCP)是急性胰腺炎最常见的医源性病因,对高危人群需采取积极措施预防。还有少数急性胰腺炎找不到原因,称为特发性胰腺炎。

三、发病机制

急性胰腺炎是一种常见的急腹症,发病机制比较复杂,至今尚未完全阐明。

(一) 胰蛋白酶活化

多种因素造成胰蛋白酶原被激活变成活性很强的胰蛋白酶,继而激活多种胰酶造成胰腺局部和全身损害。包括:①磷酸酶A可产生溶血磷脂,导致组织细胞坏死;②弹力蛋白酶可破坏血管壁和胰腺导管,引起胰腺出血和坏死;③脂肪酶将胰周脂肪分解成脂肪酸后,与钙离子结合形成脂肪酸钙,使血钙降低。

(二) 休克

易导致休克的因素有:①重症急性胰腺炎时,胰腺和胰周组织广泛充血、水肿和出血坏死,导致腹腔和腹膜后渗出大量的液体,潴留在第三间隙,势必导致有效循环血量减少,血压降低导致休克;②胰腺坏死毒素抑制、损伤心肌;③重症急性胰腺炎时频繁的呕吐可加重体液的丢失;④重症急性胰腺炎合并感染或出现并发症时加重休克发展。

(三) 高血糖

胰腺的严重损害和疾病的创伤应激性增加均可导致胰岛素分泌量下降,糖代谢紊乱,血糖升高,尿糖阳性甚至出现尿酮体。

(四) 呼吸窘迫综合征(ARDS)与多器官功能障碍综合征(MODS)

重症急性胰腺炎死亡主要原因与ARDS有关。重症急性胰腺炎发生时大量胰酶及有毒物质进入血液循环,再加上严重感染、休克等多种因素参与,引起肺循环障碍,出现进行性呼吸困难和难以纠正的缺氧导致 ARDS 发生。在休克和感染的条件下,也可出现多器官功能障碍综合征,甚至出现多器官功能衰竭(MOF)。

四、病理

急性胰腺炎的基本病理改变是胰腺呈不同程度的水肿、充血、出血和坏死。

1. 急性水肿性胰腺炎 病变轻,多局限在体尾部。胰腺肿胀变硬、充血、被膜紧张,胰腺周围可有积液。腹腔内的脂肪组织,特别是大网膜可见散在粟粒状或斑块状的黄白色皂化斑(脂肪酸钙)。腹水为淡黄色,镜下见间质充血、水肿并有炎性细胞浸润。有时可发生局限性脂肪坏死。

2. 急性出血坏死性胰腺炎 病变以胰腺实质出血、坏死为特征。胰腺肿胀,呈暗紫色,分叶结构模糊,坏死灶呈灰黑色,严重者整个胰腺变黑。腹腔内可见皂化斑和脂肪坏死灶,腹膜后可出现广泛组织坏死。腹腔内或腹膜后有咖啡或暗红色血性液体或血性混浊渗液。镜下可见脂肪坏死和腺泡破坏,腺泡小叶结构模糊不清。间质血管坏死,呈现片状出血,炎细胞浸润。后期可形成假性囊肿,坏死组织合并感染可形成胰腺或胰周脓肿。

五、临床表现

(一) 症状

1. 腹痛 是本病的主要症状,突然发作,非常剧烈;常有暴饮暴食和酗酒史,早期可呈痉挛性疼痛,后期可呈持续性疼痛。疼痛位置与胰腺病变有关,多为左上腹部,向左肩及左腰背部放射痛。如果病变部位在胰头或合并有胆道疾病时,腹痛多发生在右上腹,胰体病变在剑突下。病变累及全胰时,疼痛范围较大并呈带状向腰背部放射。严重腹膜炎症状时,疼痛呈现全腹痛。个别年老、体质虚弱患者,腹痛可极轻微或无腹痛,称为无痛性胰腺炎,预后较差。

2. 腹胀 常与腹痛伴发,腹膜后的广泛性渗出和腹腔内的渗液刺激腹腔神经丛,导致肠麻痹是腹胀的主要原因。早期为反射性,继发感染则由腹膜后的炎症刺激所致。腹膜后炎症越重,腹胀越明显。腹腔积液时可加重腹胀。患者排气、排便停止。腹内压增高可导致腹腔间隔室综合征。

3. 恶心、呕吐 早期即可出现,呕吐剧烈而频繁,呕吐物为胃十二指肠内容物,吐后腹痛不能缓解。早期是胃肠道反射引起,后期与肠麻痹有关。

4. 发热 较轻的急性水肿性胰腺炎可不发热或轻度发热。当合并胆道疾病时,可有寒战、高热。胰腺坏死合并感染时,持续性高热为其主要症状之一。

5. 神经系统症状 胰性脑病者可出现中枢神经系统症状,如感觉迟钝、意识模糊乃至昏迷。

6. 呼吸窘迫综合征(ARDS)和多器官功能障碍综合征(MODS) 重症急性胰腺炎可引起心、肺、肝、肾等多器官的损害,其中肺为最常见的受损器官,当临床表现呼吸急促、窘迫和缺氧时,应考虑 ARDS。应及时进行血气分析和胸部 X 线检查,以早期诊断。部分患者可出现消化道出血、DIC、肝、肾功能障碍或多器官功能障碍综合征等。

(二) 体征

1. 一般情况

(1)坏死性胰腺炎患者可有脉搏细数、血压下降,乃至休克。

(2)少数患者结石嵌顿或胰头肿大压迫胆总管可出现黄疸。

(3)胰腺坏死继发感染,体温升高可超过 38.5℃。

笔记栏

(4)低钙可引起手足抽搐。

2. 腹部体征

(1)腹膜炎体征：急性水肿性胰腺炎时压痛多限于上腹部，常无明显肌紧张。急性出血坏死性胰腺炎腹部压痛明显，并有肌紧张和反跳痛，早期压痛和腹肌紧张一般位于脐上偏左，后期全腹可出现腹膜炎体征。

(2)腹胀与肿块：腹部局限性隆起，可叩击鼓音或移动性浊音，听诊肠鸣音减弱或消失。急性胰腺假性囊肿时，可出现上腹部肿块，应注意与肿大胰腺相鉴别。

(3)腰部蓝 - 棕斑(Grey-Turner)征和脐周青紫斑(Cullen)征：胰液外溢，经腹膜后途径渗入腰部、季肋部和下腹部，造成皮下出血，出现大片青紫色瘀斑，称 Grey-Turner 征；若出现在脐周，称 Cullen 征。

六、辅助检查

(一) 实验室检查

1. 胰酶测定　血、尿淀粉酶测定是最常用的诊断方法。血清淀粉酶在发病 2 小时后开始升高，24 小时达高峰，4~5 天后可恢复正常。尿淀粉酶在 24 小时后开始升高，48 小时后达到高峰，下降缓慢，1~2 周后恢复正常。淀粉酶诊断时要注意以下几点：①血、尿淀粉酶的测定值要有明显的升高才有诊断价值；②血清淀粉酶增高的程度并不与病情严重程度成正比；③少数坏死胰腺炎时淀粉酶不增高，血清淀粉酶正常不能排除胰腺炎的可能。血清脂肪酶明显升高具有特异性，也是比较客观的诊断指标。

2. 其他项目　白细胞增高、血细胞比容增高；肝功能异常，出现血胆红素升高、酶学改变；血气分析及 DIC 指标异常等。若长期禁食后血糖仍明显升高，提示胰腺坏死广泛，预后不佳；因胰腺炎坏死脂肪与血钙结合形成皂化斑，故血钙水平明显降低时，提示病情严重。

(二) 影像学诊断

1. 腹部 B 超检查　可发现胰腺肿大和胰周液体积聚，对病变具有初步诊断价值。还可检查胆道有无结石及扩张，有助于部分胆源性胰腺炎的诊断。但易受肠胀气的干扰，且对区分液性积聚和实质性坏死没有帮助。对于重症胰腺炎如要进一步明确诊断，需进行 CT 检查。

2. 胸腹部 X 线平片　胸片可见左肺下叶不张、左侧膈肌抬高、左胸腔积液等征象。腹部平片可见胃肠胀气、十二指肠环扩大、积气等。出现前哨肠袢和结肠中断征对重症胰腺炎的诊断有一定的意义。

3. 增强 CT 扫描　是最具有诊断价值的影像学检查方法。增强 CT 扫描不受肠胀气的干扰，能提供鉴别水肿性和出血坏死性胰腺炎最有价值的影像学依据，还可发现胰外侵犯的征象，此外，对后期患者有无脓肿形成和胰腺假性囊肿可做出诊断。

4. MRI　可提供与 CT 类似的诊断信息。磁共振胰胆管成像可较清晰地显示胆管及胰管，在复发性胰腺炎及原因不明的胰腺炎诊断中具有重要的价值。

七、诊断

主要根据实验室检查，影像学诊断和临床资料进行诊断。依据 2012 年国际急性胰腺炎分类标准与临床诊断依据(亚特兰大分类标准 2012 年修订版)、2014 年中华医学会外科学分会胰腺外科学组制定的我国急性胰腺炎诊治指南，急性胰腺炎诊断标准及严重度分级如下：

1. 急性胰腺炎诊断标准　临床上符合以下 3 项特征中的 2 项，即可诊断：①与急性胰腺炎相符合的腹痛(急性发作的持续性的、严重的上腹部痛，常放射到背部)；②血清淀粉酶和/或脂肪酶活性至少高于正常上限值3倍;③腹部影像学检查(CT、MR或B超)符合急性胰腺炎的特征改变。

2. 病因诊断 包括胆源性胰腺炎、酒精性胰腺炎、高脂血症性胰腺炎、ERCP术后胰腺炎等。

3. 严重度分级

(1)轻症急性胰腺炎 占急性胰腺炎的多数,不伴有器官功能衰竭,无局部和全身并发症,通常在1~2周内恢复,病死率极低。

(2)中症急性胰腺炎 有局部或全身性并发症,伴或不伴有一过性(≤48小时)的器官功能衰竭。早期病死率低,后期如坏死组织合并感染,病死率增高。

(3)重症急性胰腺炎 约占急性胰腺炎的5%~10%,伴有持续(>48小时)的器官功能衰竭。重症急性胰腺炎早期病死率高,如后期合并感染则病死率更高。器官功能衰竭的诊断标准依据改良Marshall评分系统,任何器官评分≥2分可认为存在器官功能衰竭。

4. 临床分期

(1)早期(急性期):发病至2周,此期以包括全身炎症反应综合征(SIRS)和器官功能衰竭为主要表现,可有休克、呼吸衰竭、肾衰竭、中枢神经系统功能障碍,构成第一个死亡高峰。治疗的重点是加强重症监护、稳定内环境及器官功能保护。

(2)中期(演进期):发病2~4周,以胰周液体积聚或坏死性液体积聚为主要表现。此期坏死灶多为无菌性,也可能合并感染。此期治疗的重点是感染的综合防治。

(3)后期(感染期):发病4周以后,可发生胰腺及胰周坏死组织合并感染、全身细菌感染、深部真菌感染等,继而可引起感染性出血、消化道瘘等并发症。此期构成重症患者的第二个死亡高峰,治疗的重点是感染的控制及并发症的外科处理。

5. 急性胰腺炎的并发症

(1)局部并发症:包括胰腺坏死、胰腺及胰周脓肿、胰腺假性囊肿及胃肠道瘘、腹腔及腹膜后出血等。

(2)全身并发症:急性胰腺炎发病过程中可引发全身性并发症,包括全身炎症反应综合征、多器官功能障碍综合征、休克、脓毒症、腹腔间隔室综合征等。

八、鉴别诊断

1. 胃及十二指肠溃疡穿孔 有溃疡病史,起病较胰腺炎更突发,腹痛剧烈呈刀割样,迅速扩展到全腹,典型的板状腹,肝浊音界缩小或消失,X线检查可见膈下游离气体,可确诊。

2. 急性胆囊炎 有右上腹剧烈绞痛病史,疼痛可放射到右肩或右背部。吐后腹痛减轻,可伴寒战及发热。右上腹压痛和腹肌紧张,Murphy征阳性。B超示急性胆囊炎征象或胆囊结石影。

3. 急性肠梗阻 有手术或腹膜炎病史,腹痛为痉挛性,逐渐加重,多位于脐周部,常伴有呕吐,吐后腹痛减轻,有间歇期。两种急腹症均可出现停止排气、排便,与急性胰腺炎所致的肠麻痹引起的停止排便、排气不同的是,急性肠梗阻呈现梗阻部位以上肠管出现肠蠕动增强的临床表现,透视可有气、液平面、闭襻影像学改变等。

九、治疗

急性胰腺炎的病因和病程极其复杂。治疗上应根据急性胰腺炎的分型、分期和病因选择恰当的治疗方法。

（一）针对病因的治疗

1. 胆源性急性胰腺炎　胆石症是目前国内急性胰腺炎的主要致病因素,凡有胆道结石梗阻者需要及时解除梗阻,畅通引流。治疗方式包括经内镜或手术治疗。有胆囊结石的轻症急性胰腺炎患者,应在病情控制后尽早行胆囊切除术;而坏死性胰腺炎患者可在后期行坏死组织清除术时一并处理或病情控制后择期处理。

2. 高脂血症性急性胰腺炎　急性胰腺炎并静脉乳糜状血或血甘油三酯>11.3mmol/L可明确诊断,需要短时间降低甘油三酯水平,尽量降至 5.65mmol/L 以下。这类患者要限用脂肪乳剂,避免应用可能升高血脂的药物。治疗上可以采用小剂量低分子肝素和胰岛素,或血脂吸附和血浆置换快速降脂。

3. 其他病因　高血钙性胰腺炎多与甲状旁腺功能亢进有关,需要行降钙治疗。胰腺解剖和生理异常、药物、胰腺肿瘤等原因引起者予以对应处理。

（二）非手术治疗

适用于急性胰腺炎的全身反应期、水肿性及不合并感染的出血坏死性胰腺炎。

1. 禁食和胃肠减压　一般禁食 1~2 周,可避免食物和胃液对胰腺外分泌的刺激,另外,持续胃肠减压可防止呕吐,减轻腹胀。

2. 补充血容量,防止休克　补充水、电解质、纠正酸中毒,防止低血容量休克,对重症患者应进行重症监护。

3. 解痉止痛　在诊断明确的情况下,可给予解痉止痛。禁用吗啡,以免引起 Oddi 括约肌痉挛。

4. 抑制胰腺分泌和抑制胰酶活性　抗胆碱类药物、H_2 受体阻滞剂和生长抑素等。均可直接或间接抑制胰腺的分泌。也可用胰蛋白酶抑制剂等,亦有一定的疗效。也可选用数字减影技术选择性胰十二指肠动脉插管输注生长抑素区域治疗。

5. 营养支持　早期给予全胃肠外营养（total parenteral nutrition,TPN）治疗,待病情稳定,可经肠导管给予液体要素饮食,促进肠功能早期恢复,预防肠道屏障功能障碍,逐步转为全肠内营养。

6. 抗生素的应用　采用通过血胰屏障的抗生素治疗,需选用广谱抗生素,足量和联合用药。

7. 中药治疗　可以使用中医中药治疗促进胃肠功能恢复及胰腺炎症的吸收,包括理气攻下的中药内服、经胃管注入、外敷或灌肠等。

（三）手术治疗

1. 手术治疗的适应证

(1)急性腹膜炎不能排除其他急腹症时。

(2)伴胆总管下段梗阻或胆道感染者。

(3)合并肠穿孔、大出血或胰腺假性囊肿。

(4)胰腺和胰周坏死组织继发感染。

2. 手术方式　最常用的是坏死组织清除术加引流术。对于严重的胰腺坏死也可采用规则性胰腺切除术。

3. 手术要点　可选用开放手术(经腹腔或腹膜后小切口途径)或使用内镜(肾镜、腹腔镜等)行坏死组织清除引流术。开腹手术可经上腹弧形或正中切口开腹,进入网膜囊清除胰周和腹膜后的渗液、脓肿及坏死组织,彻底冲洗后放置多根引流管从腹壁或腰部引出,以便于术后灌洗和引流。若坏死组织较多,切口也可敞开填塞,以便术后反复多次清除坏死组织。同时行三腔造瘘,包括胃造瘘、空肠造瘘,酌情行胆道造瘘引流术。形成假性囊肿者,可择期行内引流或外引流术。

第七节 肠 梗 阻

肠梗阻是常见的外科急腹症之一,它是任何原因引起肠内容物通过障碍的统称。肠梗阻不但可引起肠管形态和功能上的改变,还可导致一系列全身性生理病理改变,严重时可危及患者生命。

一、分类

(一) 按发生梗阻的原因分类

1. 机械性肠梗阻　各种机械物理性因素致肠腔狭窄或阻塞,使肠内容物不能正常通过,是临床最为常见的肠梗阻类型。机械性肠梗阻原因有三种:①肠壁因素:如肠套叠、肠管肿瘤、先天性肠道闭锁、炎症性狭窄等;②肠腔外因素:如粘连带压迫、肠扭转、肿瘤推挤和疝嵌顿等;③肠腔内因素:如粪石或胆石堵塞、肠道异物堵塞、蛔虫梗阻等。

2. 动力性肠梗阻　临床上分为麻痹性与痉挛性两类。它是由于毒素刺激或神经抑制导致肠壁肌功能紊乱,使肠蠕动丧失或肠管痉挛,以致肠内容物不能正常运行通过。其中麻痹性肠梗阻较为常见,多出现于弥漫性腹膜炎、腹膜后血肿和腹部手术后患者;痉挛性肠梗阻少见,出现于慢性铅中毒及肠功能紊乱患者。

3. 血运性肠梗阻　由于肠系膜血管栓塞或血栓形成,使肠管血运障碍,肠失去蠕动力,肠腔虽无阻塞,但肠内容物停止运行,故亦可归纳入动力性肠梗阻之中。不同之处在于它可迅速继发肠坏死,需要急诊手术治疗。

(二) 按肠壁血运有无障碍分类

1. 单纯性肠梗阻　肠管通畅性受阻,但肠壁无血运障碍。临床症状相对较轻,多无腹膜炎表现。

2. 绞窄性肠梗阻　肠管通畅性受阻同时伴有肠壁血运障碍,继而可引起肠坏死、穿孔,临床症状相对较重。常与因肠系膜血管或肠壁小血管受压、血管腔栓塞或血栓形成相关。

(三) 按梗阻发生的部位分类

分为高位肠梗阻(空肠段及以上)和低位肠梗阻(回肠及结直肠)两种。闭袢性肠梗阻是指一段肠管两端完全梗阻,如肠扭转、结肠肿瘤等。血运障碍发生较早,病情进展迅速。低位肠梗阻因有回盲瓣的作用,肠内容物只能从小肠进入结肠,而不能反流,因此它也属于"闭袢性梗阻"。

(四) 按梗阻的通畅程度分类

分为完全性肠梗阻和不完全性肠梗阻。前者呕吐频繁,肛门完全停止排气、排便;后者呕吐症状不显著,肛门仍有间断的排气或少量排便。

(五) 按梗阻的病程发展速度分类

分为急性肠梗阻和慢性肠梗阻。

1. 急性肠梗阻　此类型患者大多病情危急,若并发绞窄性肠梗阻、肠缺血,而没有得到及时的干预,极易发生肠管坏死、穿孔,甚至继发感染性腹膜炎,病情严重者还会出现感染性休克与多器官功能不全。

2. **慢性肠梗阻** 多为不完全性梗阻,梗阻以上肠腔有扩张,并且由于长期蠕动增强,肠壁呈代谢性肥厚。

肠梗阻是一个不断变化的病理过程,各种类型的肠梗阻会因条件的变化而相互转化,如不完全性变为完全性、单纯性发展为绞窄性等。

二、病理生理

肠梗阻时,肠管及全身将出现以下三方面病理生理变化:

1. **梗阻近端肠腔膨胀、积气积液**

(1)肠管扩张、积气积液:肠梗阻后梗阻部位以上肠内容物积聚,使肠内压增高、肠管扩张、腹部膨胀。液体来源于胃、肠、胆、胰所分泌的消化液。

(2)肠壁充血水肿、通透性增加,肠壁坏死穿孔:肠内压进一步增高使肠壁血供发生障碍,加上缺氧使毛细血管通透性增高,肠壁水肿,出现出血点,继而坏死、穿孔。血浆向肠壁、肠腔和腹腔大量渗出,导致肠管扩张更加显著。

2. **体液丧失、水电解质紊乱、酸碱失衡** 体液丧失、水电解质紊乱、酸碱失衡是肠梗阻患者的严重病理生理改变。肠梗阻时,由于不能进食及频繁呕吐,大量丢失胃肠液,使水分及电解质大量丢失,尤以高位肠梗阻为甚。低位肠梗阻时,则这些液体不能被吸收而潴留在肠腔内,亦属非显性丢失,等同于排出体外。另外,肠管过度膨胀,影响肠壁静脉回流,使肠壁水肿,血浆向肠壁、肠腔和腹腔渗出。这些变化可以造成严重的缺水,并导致血容量减少和血液浓缩,以及酸碱平衡失调。一般小肠梗阻,丧失的体液多为碱性或中性,钠、钾离子的丢失较氯离子为多,以及在低血容量和缺氧情况下酸性代谢产物剧增,加之缺水、少尿所造成的肾排 H^+ 和再吸收 $NaHCO_3$ 受阻,可引起严重的代谢性酸中毒。

3. **感染** 严重的腹膜炎和脓毒血症是导致肠梗阻患者死亡的主要原因。梗阻以上的肠液因在肠腔停滞过久、发酵,加上肠腔内细菌数量显著增多,腐败作用加强,生成许多毒性产物。肠管极度膨胀,尤其肠管绞窄时,肠管失去活力,毒素和细菌可通过肠壁到腹腔内,引起腹膜炎,再通过腹膜吸收,进入血液,产生严重的脓毒血症甚至中毒性休克。

三、临床表现

肠梗阻由于梗阻的部位、原因、病变程度、发病急缓不同,临床表现会有所不同,但梗阻的机制是相同的,所以它们有着以下共同的临床表现:

(一)腹痛

机械性肠梗阻时,梗阻以上的肠腔因积液积气而膨胀,肠段反应性蠕动增强,引发阵发性肠绞痛。疼痛的部位可在脐部或偏向梗阻部位。腹痛时可伴有高亢的肠鸣音,肠鸣音呈气过水声或高调金属音。患者自觉有气体在腹部肠腔内窜行,同时可见到肠型与蠕动波。如果腹痛的间歇期不断缩短,甚至呈持续性,是肠梗阻向绞窄性发展的危险信号。麻痹性肠梗阻的肠壁肌呈瘫痪状态,没有收缩蠕动,因此无阵发性腹痛,只有持续性胀痛或不适,听诊时肠鸣音减弱或消失。

(二)呕吐

随梗阻部位高低而表现不同。位置愈高,呕吐出现愈早、愈频繁,呕吐物为胃及十二指肠内容物;位置愈低,呕吐出现愈晚,初为胃内容物,后期的呕吐物为积蓄在肠内并经发酵、腐败呈粪样的肠内容物。呕吐物呈血性或棕褐色,是肠管绞窄、血运障碍的表现。麻痹性肠梗阻呕吐多呈溢出性。

（三）腹胀

发生在腹痛之后，与梗阻部位高低有关。高位梗阻腹胀不明显；低位梗阻和麻痹性肠梗阻腹胀明显，遍及全腹。腹部周围膨胀明显或不均匀隆起，这是闭袢性肠梗阻的体征特点。

（四）肛门停止排气、排便

肛门停止排气、排便亦称便闭，便闭程度与梗阻程度有关，完全性肠梗阻多停止排气、排便。便闭的时间与梗阻的位置高低也密切相关，位置愈高，梗阻远端储存的粪便愈多，便闭时间相对愈长。在梗阻的初期，肠管高位梗阻点以下积存的气体和粪便仍可排出，不能误诊为不是肠梗阻或是不完全性肠梗阻。某些绞窄性肠梗阻，如肠套叠、肠系膜血管栓塞或血栓形成，则可排出血性黏液样粪便。

四、诊断

肠梗阻既可以是一个独立的病症，又可以是许多疾病的发展阶段。准确的诊断和精确的病情程度把握是治疗的关键。

（一）肠梗阻的诊断

1. 症状　根据腹痛、呕吐、腹胀、停止排气排便四大症状，腹部肠型或蠕动波，肠鸣音亢进等典型体征，一般可做出诊断。但由于梗阻部位高低的不同、梗阻程度的不同、病程长短及原发病严重程度的不同，有时患者可不完全具备这些典型的临床表现。因此，除病史与详细的腹部检查外，化验检查、X线、CT检查也有助于诊断。

2. 体征　单纯性肠梗阻早期可没有明显的全身症状，晚期因呕吐、脱水、电解质紊乱等可出现口唇干燥、眼窝内陷、皮肤弹性下降、脉搏细数等临床表现。绞窄性肠梗阻患者可出现全身中毒症状以及休克。

腹部视诊：机械性肠梗阻患者常见肠型、胃型及蠕动波。麻痹性肠梗阻呈全腹胀。

腹部触诊：单纯性肠梗阻因肠管膨胀，可有轻度压痛，但无腹膜刺激征。绞窄性肠梗阻可有固定压痛和腹膜刺激征，压痛的肿块常为有绞窄的肠袢。

腹部叩诊：绞窄性肠梗阻可出现腹腔炎性渗液，移动性浊音可呈阳性。

腹部听诊：机械性肠梗阻听诊肠鸣音亢进，有气过水声或金属音。麻痹性肠梗阻则肠鸣音减弱或消失。

3. 化验检查　肠梗阻早期实验室检查变化不明显，但随着病情不断加重、体液丢失和血液浓缩，血红蛋白、红细胞计数会升高。血气分析和血清Na^+、K^+、Cl^-、尿素氮、肌酐的检测，可反映酸碱平衡、肾功电解质紊乱的情况。若粪便、呕吐物，有隐血阳性结果，应考虑梗阻的肠管有血运障碍可能。

4. X线检查　肠梗阻发生4小时后，立位、侧卧位拍片可见气液平面及胀气肠袢。X线表现因梗阻的部位不同各有其特点：空肠黏膜的环状皱襞在肠腔充气时呈"鱼骨刺"状；回肠扩张的肠袢多，可见阶梯状的液平面；结肠胀气位于腹部周边，显示结肠袋形。临床上有时通过胃管注入或口服泛影葡胺等造影剂，X线下动态观察，明确梗阻的存在和部位以及可能的梗阻原因。当怀疑肠套叠、乙状结肠扭转或结肠肿瘤时，可做钡剂灌肠以协助诊断。

5. CT检查　CT断层扫描不仅可显示胀气的肠袢、气液平面，还可以显示梗阻下段的瘪陷肠管、套叠肠段以及胃肠道肿瘤；同一扫描层面扩张肠管和瘪陷肠管并存是机械性肠梗阻的有力证据。增强CT扫描对确认有否肿瘤、肠管血液供应状况、手术方案的设计可提供较详细的资料，这对血运性肠梗阻诊断意义较大。

（二）肠梗阻诊断中要解决的问题

1. 是否存在肠梗阻　根据腹痛、腹胀、呕吐、停止排气排便四大症状和 X 线检查，一般可明确诊断。由于胃肠功能紊乱患者亦可以出现 X 线检查的气液平面，所以出现气液平面并不等于肠梗阻一定存在；反复查体、密切观察四大症状的存在与演变，合理的 X 线适时复查，是肠梗阻及时确诊的关键。

2. 是机械性还是动力性梗阻　机械性肠梗阻肠蠕动亢进，腹痛呈阵发性绞痛，腹胀相对不显著。麻痹性肠梗阻肠蠕动减弱或消失，腹痛呈持续性胀痛，腹胀显著。X 线、CT 检查对两者的鉴别诊断具有很大价值。麻痹性肠梗阻大肠、小肠均充气扩张；而机械性肠梗阻只有梗阻上段肠管扩张，即使晚期并发肠绞窄和肠麻痹，结肠也不会全部胀气。

3. 是单纯性还是绞窄性肠梗阻　对于绞窄性肠梗阻，必须尽早进行手术治疗。有下列表现者，应考虑绞窄性肠梗阻的可能：① 出现明显的腹膜炎体征和中毒症状；② 腹痛转为持续性绞痛或阵发性绞痛间隙仍有持续性疼痛，肠鸣音不再亢进，可出现腰背部疼痛；③ 呕吐出现早而频繁，呕吐物、胃肠减压抽出液、肛门排出物为血性，腹腔穿刺抽出血性液体；④ 病情发展迅速，早期出现休克，抗休克治疗后，病情改善不明显；⑤ 经非手术治疗，症状和体征改善不明显；⑥ 腹胀不对称，腹部有局限隆起或触及有压痛的肿块（孤立胀大的肠祥）；⑦ 影像学检查见孤立胀大、不因时间而改变或消失的肠祥。

4. 是完全性还是不完全性肠梗阻　完全性肠梗阻多表现为呕吐频繁，腹胀明显，肛门完全停止排气、排便，X 线检查见梗阻上段肠管扩张明显，梗阻下段肠管无扩张；不完全性肠梗阻多表现为呕吐与腹胀都较轻，X 线检查肠管胀气不明显，结肠内可见气体存在。

5. 是高位还是低位肠梗阻　高位小肠梗阻呕吐早而频繁，腹胀较轻；低位小肠梗阻腹胀明显，呕吐迟而少，并可吐出粪样物。结肠梗阻与低位小肠梗阻的临床表现很相似。X 线检查高位小肠梗阻扩张肠管少，低位小肠梗阻扩张肠管多，若结肠梗阻时扩张的肠祥分布在腹部周围，可见结肠袋。

6. 引发肠道梗阻的原因　需要根据病史、体征、年龄、影像学检查结果综合分析。既往有腹部手术史的，以粘连性肠梗阻多见；腹外疝患者需排除嵌顿疝；新生儿以先天性肠道畸形为多见，2 岁以内的小儿多为肠套叠；老年人以肿瘤、粪块堵塞多见；结肠梗阻多系肿瘤引起。

五、治疗

肠梗阻的治疗原则纠正因肠梗阻所引起的全身生理紊乱和解除梗阻。治疗方法的选择要根据肠梗阻的病因、性质、部位以及全身情况和病情严重程度而定。

（一）非手术治疗

1. 胃肠减压　这是肠梗阻治疗的重要措施之一。通过有效的胃肠减压治疗，可减轻腹胀，降低肠管压力，通过排除梗阻内的消化道液体和气体，改善肠壁血运，减少细菌繁殖和毒素产生。胃肠减压还可以减轻腹内压，改善因膈肌抬高而导致的呼吸与循环障碍。

2. 纠正水、电解质和酸碱平衡紊乱　根据电解质、血气分析、呕吐物的量及种类、胃肠减压引流量及缺水体征，综合计算、评估补液的质和量。需要供给每日能量代谢所需的热卡，必要时补充血浆或人体白蛋白等，维持正氮平衡及内环境稳定。

3. 抗感染治疗　肠梗阻后，肠壁血液循环有障碍，肠黏膜屏障功能受损而有肠道细菌移位，或是肠细菌直接穿透肠壁至腹腔内产生感染。同时，膈肌升高影响肺部气体交换与分泌物排出，易发生肺部感染。临床上选用针对肠道细菌及厌氧菌的抗生素，防止细菌感染与中毒症状加重。

病案分析

患者男性,36岁,以"阵发性脐周绞痛伴呕吐、腹胀1天"主诉入院。患者1天前剧烈活动后出现脐周阵发性绞痛,伴恶心、呕吐,吐出胆汁及粪样物,感腹部疼痛时有气块移动,腹胀渐明显。发病以来无大便及肛门排气。既往6年前有阑尾手术史。查体:体温38.5℃,腹胀明显,腹部不对称,右侧明显,右下腹可见手术瘢痕;腹肌紧张,肚脐右侧可触及拳大胀气肠袢,压痛、反跳痛阳性,移动性浊音阳性,听诊有气过水声和高调肠鸣音。腹穿抽出血性液体。血常规示白细胞计数21.3×10^9/L,中性粒细胞百分比89%。X线片示右侧腹部孤立胀大肠袢,伴多个气液平面。

诊断:绞窄性肠梗阻;腹内疝。

处理:急诊剖腹探查,见回肠20cm肠段嵌入阑尾手术粘连带下肠系膜间隙,坏死发黑。行粘连松解、坏死肠段切除后治愈。

4. 中医中药治疗 以大承气汤为主的中药汤剂、生植物油胃管注入或中药灌肠,针刺足三里等穴位,对单纯性肠梗阻、肠麻痹、蛔虫粪块堵塞等不全性肠梗阻有确定疗效,可使其缓解或治愈。

5. 低压灌肠 对于肠套叠早期、轻度肠扭转的患者,在严密监控下试行低压空气或钡剂灌肠,可促使肠管复位,避免手术。

6. 对症治疗 在诊断明确、病情清楚的情况下,可适度应用解痉剂、镇静剂和镇痛剂以缓解病情,有利于进一步配合治疗。

(二) 手术治疗

肠梗阻的手术适应证:各类绞窄性肠梗阻,肿瘤、先天性肠道畸形引起的肠梗阻,以及非手术治疗无效的肠梗阻。

手术的原则和目的是以最短的时间、最简单的方法解除梗阻,去除病因,恢复肠道的通畅性。可归纳为以下四类:

1. 单纯解除梗阻的手术 如粘连松解术、切开肠管取出肠内堵塞物、肠套叠或肠扭转复位术等。

2. 肠切除肠吻合术 对肠管因肿瘤、炎症性狭窄,或局部肠袢已经失活坏死,则应做肠切除肠吻合术。

对于绞窄性肠梗阻,应争取在肠坏死以前解除梗阻,恢复肠管血液循环。有下列表现则表明肠管已无生机:①肠壁已呈紫黑色并已塌陷;②肠壁已失去张力和蠕动能力,对刺激无收缩反应;③相应的肠系膜终末小动脉无搏动。

手术中肠袢生机的判断常有困难,当不能肯定小段肠袢有无血运障碍时,以切除为安全。

3. 肠短路吻合术 当梗阻的原因不能解除,如肿瘤广泛转移或粘连固定、炎性粘连肠管固定成团不易彼此分离时,可将梗阻近端、远端肠侧侧吻合做短路手术,旷置梗阻部,解决肠管通畅性问题。但应注意旷置的肠管尤其是梗阻部的近端肠管不宜过长,以免引起盲袢综合征(blind loop syndrome)。

4. 肠造口或肠外置术 低位肠梗阻问题不能解决或患者不能耐受复杂手术操作的,以及病灶切除以后,近端肠管条件很差不能做一期吻合,可将近端肠管造口外置,以后再行二期手术重建,重新恢复肠道的连续性。

第八节　肠系膜血管缺血性疾病

肠系膜血管缺血性疾病是指各种原因引起的肠道血液流灌注不足或回流受阻导致的肠壁缺血坏死和肠管运动障碍的综合征,临床发病率低,症状无明显特异性,临床上表现为血运性肠梗阻,且病情复杂,易漏诊、误诊,若诊治不及时则会出现肠坏死、穿孔,引起急性腹膜炎、感染性休克而危及生命。根据肠系膜血管阻塞的病因、部位、范围和发生的缓急,一般可分为急性肠系膜上动脉闭塞、非闭塞性急性肠缺血、肠系膜上静脉血栓形成和慢性肠系膜血管闭塞缺血 4 种类型。

一、急性肠系膜上动脉闭塞

急性肠系膜上动脉闭塞是肠系膜血管缺血性病变中最常见的一种,其起病急,病情变化快,容易误诊,病死率很高。

（一）病因与病理

本病可由下列原因引起:①肠系膜动脉栓塞(superior mesenteric arterial embolism)栓子多来自心脏,如心肌梗死后的附壁血栓、心瓣膜病、心房纤颤、心内膜炎等,也可来自主动脉壁上粥样斑块;栓塞多发生在肠系膜上动脉自然狭窄处,最常见部位在结肠中动脉肠出口以下。②肠系膜上动脉血栓形成(superior mesenteric arterial thrombosis)大多在动脉硬化性阻塞或狭窄的基础上发生,常涉及整个肠系膜上动脉,也有较局限者。

病理学改变主要是急性缺血早期即可出现肠黏膜下水肿和黏膜坏死脱落。随着时间的延长,肠平滑肌由开始的痉挛收缩转为松弛,肠壁由最初的缺血苍白转为血液淤滞,出现发绀、水肿,大量肠液聚集于肠腔内。在肠缺血早期,如果能及时恢复肠道血供,肠道仍可具有活力,上述的病变进程可能出现逆转。但如果肠管缺血继续,则肠壁将出现坏死,开始可能是点状坏死,然后范围迅速扩大,出现大范围肠壁坏死,并发腹膜炎。此时肠管颜色变为暗黑色并可能出现穿孔,肠腔内细菌繁殖,毒性产物被吸收,同时又有大量体液丢失,患者很快会进入休克失代偿期,并常合并代谢性酸中毒。若此时病情仍未得到良好控制,患者将会出现全身炎症反应综合征(SIRS)以及多脏器功能障碍,危及生命。

（二）临床表现

患者常有高危因素或诱因,多数患者有动脉硬化表现,且有心房纤颤或冠心病,急性栓塞的患者有近 1/3 既往有肢体或心脑栓塞病史。随着心脏介入技术的普及,在心血管导管介入手术后数小时内出现急性肠系膜上动脉闭塞的病例较前有所增多。

症状与体征不符是本病的一个突出特征。患者常常起病急剧,以剧烈的腹部绞痛常见,难以用一般药物缓解,可以是全腹痛,也可能是脐周、上腹、右下腹或耻骨上区疼痛,此时查体可见腹软,可能有轻度压痛,无明显腹胀或腹膜炎表现,与患者剧烈腹痛的症状相差甚远,表现为症状与体征不符。随着病情进展,患者由最初的肠痉挛逐渐转为肠缺血和肠坏死,疼痛也逐渐转为持续性腹痛,多数患者会出现恶心呕吐,呕吐物可为血性,部分患者可以出现腹泻,并排出暗红色血便,上述症状常提示患者已经出现肠管缺血坏死。因此,当患者逐渐出现腹胀、压痛明显、肠鸣音消失以及腹膜刺激征等体征时,说明可能已有肠坏死发生,患者将很快出现休克表现。此外,诊断性腹腔穿刺对于判断肠坏死的发生也是有帮助的,若穿刺出血性腹水往往提示存在肠坏死的可能。

实验室检查缺乏特异性指标。血常规检查见白细胞计数升高,常达 20×10^9/L 以上,血细胞比容升高提示有血液浓缩;血气分析检测提示代谢性酸中毒;凝血功能检查:凝血酶原时间延长、纤维蛋白原和 D- 二聚体增高。

影像学检查:腹部 X 线平片更具鉴别诊断价值,但对于肠缺血诊断缺乏特异性,早期可见肠道积气,随着时间延长可出现肠梗阻表现,可以观察到有气液平面。腹部超声检查不作为首选,因为腹腔肠道内的气体对超声波干扰较大。对于肠系膜血管缺血性疾病的首选检查应该是腹部 CT 血管成像(CTA/CTV)或腹部选择性血管造影(DSA),这两种方法各有优劣,概括来说腹部 CT 血管成像对患者创伤更小,而腹部选择性血管造影兼具诊断和治疗价值,可以作为此病诊断的“金标准”。对于高度疑诊此病的患者,在患者循环系统稳定的情况下,可以先行腹部 CT 血管成像检查来明确诊断,同时根据部分间接影像证据判断有无肠坏死,进而决定是行介入治疗还是急诊行剖腹探查手术。

(三)诊断及治疗

急性肠系膜上动脉闭塞患者早期诊断比较困难,若存在无明显体征的剧烈腹痛、器质性心脏病并发房颤、胃肠排空异常(如恶心、呕吐、腹泻及肠鸣音亢进等)症状,即又称 Bergan 三联征,需要高度怀疑此类疾病,要迅速选择合适的检查方法,寻找临床证据来支持或排除此病。早期诊断和治疗不仅可能避免患者死亡,还有可能逆转肠缺血状态,避免患者广泛的肠切除及短肠综合征的发生。

急性肠系膜上动脉闭塞的现代治疗方案多主张积极行放射介入或手术治疗,同时辅以全身抗凝等内科治疗,但总体治疗效果仍不佳。在患者一般情况及心脏状况允许的条件下,应立即进行腹部选择性动脉造影,在造影明确肠系膜上动脉栓塞部位后,同时进行血管内介入治疗,包括局部溶栓、抗凝、破碎血栓、抽吸血栓、球囊扩张、放置支架等。一般保留穿刺导管在梗死部位 24~48 小时,并通过此导管在局部持续给予尿激酶泵入溶栓,常规在 24 小时后需要再次行血管造影,根据造影结果决定下一步介入治疗方案。除了放射介入治疗外,还可以选择剖腹探查,肠系膜上动脉取栓术、肠系膜上动脉搭桥术及肠系膜上动脉短路术等,但由于创伤大,疗效并不确切。

根据发病时间、临床表现和强化 CT 检查等来间接判断有无肠坏死的发生,如怀疑肠坏死需要立即手术治疗。对于已经发生肠坏死的患者,切除坏死肠段是唯一可行的手术方式,困难在于判断坏死肠段边缘缺血肠段的活力。保留有活力的肠段,避免术后出现短肠综合征是此类手术的要点。除了观察肠管颜色、蠕动及肠系膜缘动脉搏动外,还可以通过荧光法及多普勒超声探测肠管局部有无血液循环,了解缺血肠段的活力。当不能完全肯定肠管是否仍有活力时,还可以使用延迟关腹技术,将活力不明的肠管置于腹部切口下方,用透明膜临时关闭腹腔,通过透明膜密切观察该段肠道 24~48 小时,确定肠管存活后再行二期手术后关腹。

急性肠系膜上动脉闭塞术后的监测和治疗非常重要,除了要观察有无进一步肠坏死的发生外,还要动态监测患者内环境、心脏功能、凝血功能等。此类患者围手术期需要给予抗凝治疗,并在围手术期应用合适抗生素预防感染,术后宜较长时间服用华法林或利伐沙班等抗凝剂以减少再次发生栓子的可能。短肠综合征、二次栓塞、小肠外瘘、消化道出血、局限性肠纤维化狭窄等都是术后可能发生的并发症。

二、非闭塞性急性肠缺血

在急性肠系膜血管缺血患者中,有 20%~30% 的动脉或静脉主干上未发现有明显的阻塞,此类疾病称为非闭塞性急性肠缺血。

（一）病因与病理

由于一些间接引起广泛血管收缩的潜在诱因，如心肌梗死、充血性心力衰竭、心律不齐、主动脉瓣关闭不全，以及肝肾疾病、休克、利尿等引起的血液浓缩等，导致了心排出量下降、低血容量、低血压，使肠管血运处于一种低灌流状态。临床上常见的是在心力衰竭等病理状态下应用洋地黄或呋塞米等药物后诱发非闭塞性急性肠缺血。非闭塞性急性肠缺血的肉眼与显微镜所见与急性肠系膜动脉栓塞相似，但它的病变范围更广，可累及整个小肠与结肠，但也有节段样肠管缺血。

（二）临床表现

起初临床表现上严重的症状与轻微的体征不相称。随病情进展，当有肠坏死发生后体征逐渐加重，出现腹膜刺激征，伴有呕吐、休克等症状，常有腹泻和血便。实验室检查多有血液浓缩表现，白细胞计数升高。选择性腹腔动脉造影可见主干没有明显闭塞，在血管二、三级分支中可能有散在节段性狭窄，也可能只有动脉硬化存在，在除外急性肠系膜动脉闭塞后即可诊断本病。

（三）治疗

本病常在合并有严重的基础疾病情况下发生，发生后常难以及时治疗，治疗后又并发症较多，所以总体病死率非常高。针对基础原发病的治疗对于本病同样有重要意义，即处理好充血性心力衰竭、心律失常等病因，去除血管收缩的因素，将会改善肠道血供，缓解肠道低灌流状态。

因此，对于存在广泛血管收缩的潜在诱因的患者，若出现症状和体征明显不符的腹痛表现，应在积极处理原发病基础上选择合适时机进行选择性肠系膜上动脉造影，一方面可以明确诊断，同时也是重要治疗手段，可以通过肠系膜上动脉造影导管局部应用血管扩张药，如罂粟碱、妥拉唑林等。若介入治疗未能取得良好疗效，不能除外有肠坏死可能时，仍需急诊手术探查。

三、肠系膜上静脉血栓形成

肠系膜上静脉血栓形成约占急性肠系膜血管缺血性疾病的 3%~7%。

（一）病因病理

肠系膜上静脉血栓形成多继发于腹腔感染、肝硬化门静脉高压致血流淤滞、真性红细胞增多症、高凝状态和外伤或手术造成血管损伤等。它通常累及静脉分支并造成节段性肠缺血，但也有向上蔓延至整个门静脉系统的情况。其病理表现主要是肠壁及系膜水肿与充血，肠腔内及腹腔内有血性液体，但肠坏死的范围比较局限，且坏死进展速度较动脉栓塞慢。

（二）临床表现

静脉血栓形成的症状为逐渐加重的腹部不适，常见为腹胀与食欲缺乏，这些症状可持续1~2 周，然后出现突发剧烈腹痛、呕吐。此类患者血便和血性腹水较动脉栓塞出现早，查体以腹胀为主要表现，早期肠鸣音活跃，后期肠鸣音减弱或消失。血象多表现为血液浓缩，白细胞计数在病程早期便可明显升高。腹部 X 线平片可见肠胀气表现，CT 血管成像和选择性肠系膜上动脉造影虽不如肠系膜动脉栓塞意义重大，但仍有鉴别诊断的价值，多数情况下在静脉期可以看见血管内的血栓。

（三）治疗

通过血管介入方法局部溶栓治疗，但多数情况下仍需及早手术治疗。由于静脉血栓形成常仅累及部分肠管坏死，所以预后较好，病死率约 20%。

四、慢性肠系膜血管闭塞缺血

本病高发年龄段为中老年人群,常伴有冠状动脉硬化、脑血管硬化、周围动脉闭塞等疾病。肠系膜上动脉血栓形成的患者,常先有慢性肠系膜上动脉缺血的征象。表现为饱餐后腹痛,以致患者不敢进食而日渐消瘦,和伴有慢性腹泻等肠道吸收不良的症状。当血栓形成突然引起急性完全性血管阻塞时,则表现与肠系膜上动脉栓塞相似。

"进食痛"是本病的临床特征,这主要是因为进食后胃肠道需要更多血供,而肠系膜血管因狭窄或闭塞无法提供更多血供,早期会造成一过性肠缺血、肠痉挛,晚期可能会出现肠坏死。除营养不良外,体检和实验检测并不具有特异性。腹部增强 CT 检查和选择性动脉造影对本病有较高诊断价值。

对于轻症患者可以暂予以非手术治疗,包括给予血管扩张药、少量多次进餐、给予肠外营养等,但对于血管狭窄部位明确的患者仍可以考虑早期行血管重建手术,以期取得更好的疗效。

学习小结

急腹症	概述	①急腹症:是一类以急性腹痛为主要表现的临床急症;②外科急腹症:是泛指常需要手术治疗的腹腔内非创伤性急性病变,包括急性阑尾炎、急性胆囊炎、急性胰腺炎、急性肠梗阻、溃疡病急性穿孔等
	急性腹膜炎	①按炎症范围分类:局限性腹膜炎,弥漫性腹膜炎;②按发病机制分类:原发性腹膜炎、继发性腹膜炎、第三类腹膜炎
	急性阑尾炎	①病理类型:急性单纯性阑尾炎、急性化脓性阑尾炎、急性坏疽性或穿孔性阑尾炎、阑尾周围脓肿;②体征:右下腹压痛、反跳痛,右下腹包块,结肠充气试验,腰大肌试验,闭孔内肌试验,直肠指检;③特殊类型阑尾炎:小儿急性阑尾炎、妊娠期急性阑尾炎、老年人急性阑尾炎、异位急性阑尾炎
	胃及十二指肠溃疡穿孔	①临床表现:突发腹痛,腹部压痛、反跳痛,立位腹平片可见膈下游离气体;②治疗:非手术治疗、手术治疗
	胆道感染和胆石症	①解剖生理概要;②急性胆囊炎临床表现;③急性化脓性胆管炎临床表现:夏柯三联征、雷诺五联征;④胆石分类:胆固醇结石、胆色素结石、混合结石;⑤胆囊结石、肝外胆管结石、肝内胆管结石的临床表现和治疗
	急性胰腺炎	①病因:胰酶异常激活、乙醇中毒、高脂血症、其他;②诊断:临床诊断标准,严重度分级;③治疗:非手术治疗、手术治疗
	肠梗阻	①按病因分类:机械性、动力性、血运性;②按血运分类:单纯性、绞窄性;③按程度分类:完全性、不完全性;④临床表现:痛、吐、胀、闭;⑤诊断:有无肠梗阻存在,鉴别单纯性和绞窄性肠梗阻;⑥治疗:非手术治疗、手术治疗
	肠系膜血管缺血性疾病	①肠系膜血管缺血性疾病是指多种病因导致的肠系膜上动、静脉血供减少或中断进而引起肠道缺血、坏死并引起一系列全身症状的疾病;②急性肠系膜上动脉闭塞、非闭塞性急性肠缺血、肠系膜上静脉血栓形成和慢性肠系膜血管闭塞缺血的临床表现及诊断

（张 楠 顾宏刚 雷 霆）

复习思考题

1. 名词解释 外科急腹症。
2. 试述继发性腹膜炎的常见病因。
3. 试述阑尾炎的临床类型。
4. 试述胃及十二指肠溃疡穿孔的临床表现和诊断要点。
5. 名词解释 胆囊三角。
6. 试述急性胆管炎的诊断。
7. 简述急性胰腺炎的临床表现。
8. 试述肠梗阻的常见症状和治疗原则。
9. 名词解释 Bergan 三联征。

PPT 课件

第十七章

门静脉高压症

📝 **学习目标**

掌握门静脉高压症的诊断、病理分型、治疗原则；食管 - 胃底静脉曲张出血的紧急处理方法。

熟悉门静脉高压症的病理生理、临床表现。

了解门静脉系统的解剖概要。

第一节 概 述

门静脉高压症是指各种原因导致门静脉血流受阻或 / 和血流量增加所引起的门静脉系统压力增高，从而产生脾大和脾功能亢进、食管 - 胃底静脉曲张、呕血或黑便、腹水等系列临床综合征的一种病理状态。

一、解剖生理概要

正常人门静脉压力为 13~24cmH$_2$O，平均值为 18cmH$_2$O，全肝入肝血流量约为 1 500ml/min，其中门静脉血流量占 60%~80%，1 000~1 200ml/min，20%~40% 的门静脉血液来自脾静脉，动脉血占 20%~40%（平均为 25%），血流量约为 350ml/min。由于肝动脉的压力大，血液含氧量高，故门静脉和肝动脉对肝的供氧比例几乎相等。

门静脉主干是由肠系膜上、下静脉和脾静脉汇合而成，其中约 20% 的血液来自脾脏。门静主干在肝门分为两支与肝动脉相伴分别进入左、右半肝后逐渐分支，其小分支和肝动脉小分支的血流汇合于肝小叶内的肝窦（肝的毛细血管网），经肝小叶的中央静脉，再汇入小叶下静脉、肝静脉，最后汇入下腔静脉。

门静脉系统解剖生理特点：门静脉系统两端均为毛细血管网；门静脉系统内无瓣膜存在；门静脉与腔静脉间存在若干交通支。门静脉与腔静脉系统之间有以下四个主要交通支（图 17-1）：

胃底、食管下段交通支：门静脉血流经胃冠状静脉、胃短静脉，通过食管胃底静脉与奇静脉、半奇静脉的分支吻合，流入上腔静脉。

直肠下端、肛管交通支：门静脉血流经肠系膜下静脉、直肠上静脉与直肠下静脉、肛管静脉吻合，流入下腔静脉。

前腹壁交通支：门静脉（左支）的血流经脐旁静脉与腹上深静脉、腹下深静脉吻合，分别流入上、下腔静脉。

腹膜后交通支：在腹膜后，有许多肠系膜上、下静脉分支与下腔静脉分支相互吻合。

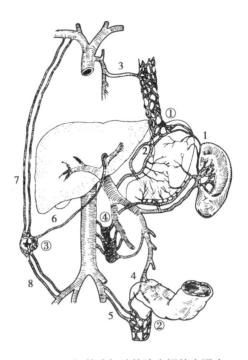

图 17-1 门静脉与腔静脉之间的交通支
1. 胃短静脉；2. 胃冠状静脉；3. 奇静脉；4. 直肠上静脉；5. 直肠下静脉、肛管静脉；6. 脐旁静脉；7. 腹上深静脉；8. 腹下深静脉；①胃底、食管下段交通支；②直肠下端、肛管交通支；③前腹壁交通支；④腹膜后交通支

二、病因病理

由于门静脉无瓣膜，其压力通过流入的血量和流出阻力形成并维持，当门静脉血流阻力增加时，发生血液淤滞引起门静脉及其分支内压力增高，则是门静脉高压症的始动因素。按阻力增加的部位，可将门静脉高压症分为肝前、肝内和肝后三型。肝内型门静脉高压症又称肝硬化性门静脉高压症，最常见。可分为窦前、窦后和窦型。窦后和窦型为常见的肝炎后肝硬化；窦前型阻塞病因是血吸虫病性肝硬化。肝前型主要是肝外门静脉主干血栓形成。肝后型门静脉高压症是由先天性或后天性原因引起的肝静脉和／或其开口以上的下腔静脉段狭窄或阻塞所致。

第二节 肝硬化性门静脉高压症

一、概述

在我国，肝硬化性门静脉高压症最常见，占 95% 以上。引起肝窦和窦后阻塞的常见病因是肝炎后肝硬化，近年来酒精性肝硬化也为渐增趋势。肝硬化时一般先有肝实质细胞破坏，继有结缔组织增生，并有肝细胞再生。三种病理变化程度可能不一致，但其最终都因增生的纤维束和再生的肝细胞结节挤压肝小叶内的肝窦,使其变窄或闭塞导致门静脉血流受阻、压力增高。又因位于肝小叶间汇管区的肝动脉小分支和门静脉小分支之间本有的交通支因窦状隙中阻力增加,导致了压力高(8~10倍)的肝动脉血流通过开放的交通支直接注入压力较低的门静脉系统中,致使门静脉内力更为增高。

二、病理生理

门静脉高压症时,压力都增至 25~50cmH_2O,有时可高达 50cmH_2O 以上,可引起下列几种重要变化:

1. 脾大、脾功能亢进 由于门静脉系统压力增高,加之其本身无静脉瓣,脾静脉血回流受阻,出现充血性脾大。长期充血后,常有脾内纤维组织和脾髓组织增生现象,继而发生不同程度的脾功能亢进,出现外周血小板、红细胞、白细胞不同程度地减少。

2. 交通支扩张 由于门静脉入肝血流受阻,连同在门静脉与腔静脉系统间的交通支因门静脉压力升高和血液的反流而发生静脉曲张现象。特别是胃冠状静脉、胃短静脉与奇静脉分支间的交通支,即食管下段胃底形成的曲张静脉,最有临床意义,它离门静脉主干和腔静脉最近,压力差最大,而经受门静脉高压的影响也最早最显著。其他交通支也可以发生扩张,如直肠上、下静脉(直肠上、下静脉丛)交通支扩张可以引起继发性混合痔。脐旁静脉与腹壁上、下深静脉交通支扩张,可以引起。

3. 腹水 肝硬化和门脉高压症患者形成腹水的原因是多方面的,但肝功能损害则是其主要原因:①门静脉系统毛细血管床的滤过压增加,组织间液漏出增多、回吸收减少;②肝硬化引起肝功受损血浆白蛋白合成减少,血浆胶体渗透压下降;③肝内淋巴回流障碍,正常肝内淋巴主要是沿肝内门静脉引流,部分是沿肝包膜下的淋巴管引流,肝窦和窦后阻塞时,淋巴液生成增加而输出不畅,促使液体从肝表面、肠浆膜表面漏入腹腔而形成腹水;④此外,肝脏对垂体分泌的抗利尿激素和肾上腺分泌的醛固酮灭活能力下降,导致钠、水潴留而加剧腹水形成。

三、临床表现

肝硬化性门静脉高压症多见于中年男子,病情发展缓慢,主要表现有脾大、脾功能亢进、呕血或黑便、腹水及非特异性全身性表现。

1. 脾大、脾功能亢进 门静脉血流受阻后,首先出现充血性脾大,大者脾下极可抵达脐下或盆腔。出现外周血小板、红细胞、白细胞减少等脾功能亢进症状。

2. 呕血和/或黑便 临床表现为呕血或/和黑便,半数患者有呕血或便柏油样便史。肝硬化患者常有胃酸反流,腐蚀食管下段薄弱的黏膜引起反流性食管炎,或因坚硬粗糙食物的机械性损伤,特别在咳嗽、呕吐、用力排便、负重等使腹腔内压突然升高时,门静脉压力也随之升高,可引起曲张静脉突然破裂,可引起致命性的急性消化道大出血。同时,因肝功能损害凝血酶原合成障碍,脾功能亢进血小板减少,出血不能自止,而导致出血性休克;大出血时肝组织严重缺氧可发生急性肝衰竭而死亡。

3. 腹水 大约 1/3 患者有腹水,出血后常引起腹水形成加剧。有些"顽固性腹水"则难以消退。

4. 腹胀、食欲缺乏 约 20% 的患者并发所谓门静脉高压性胃病,因胃壁淤血、水肿,胃黏膜下层的动静脉交通支广泛开放,胃黏膜微循环障碍及黏膜屏障功能破坏所致。严重时可导致胃黏膜弥漫性出血。

5. 肝性脑病 门静脉高压症时由于自身的门体血流短路或手术分流,造成大量门静脉血流绕过肝细胞或因肝实质细胞功能严重受损,致使有毒物质(如氨、硫醇和γ-羟基丁酸)不能代谢和解毒而直接进入体循环,从而对脑产生毒性作用并出现精神神经综合征,称为肝性脑病。此类患者约占 10%,常因胃肠道出血、感染、过量摄入蛋白质、镇静药、利尿剂而诱发。

四、辅助检查

(一)实验室检查

1. 血常规 脾功能亢进时,血细胞计数减少,白细胞计数可降至 3×10^9/L 以下,血小板计数减少至 80×10^9/L 以下,红细胞计数减少,直至贫血。

2. 肝功能检查 血浆白蛋白降低而球蛋白增高,白/球蛋白比例倒置。凝血酶原时间延长。还应做乙型肝炎病原免疫学和甲胎蛋白等检查。肝功能分级仍以 Child-Pugh 分级为准(表 17-1)。

表 17-1 肝脏储备功能 Child-Pugh 的评判标准

临床与检测项目	肝功能评分		
	1	2	3
血清胆红素(mmol/L)	<34.2	34.2~51.3	>51.3
血浆蛋白(g/L)	>35	28~35	<28
凝血酶原延长时间(s)	1~3	4~6	>6
腹水	无	少量,易控制	中等量,难控制
肝性脑病	无	轻度	中度以上

注:总分5~6分者为肝功能良好(A级),7~9分者为中等(B级),10分以上者肝功差(C级)

(二)影像学检查

1. 腹部超声检查 可显示腹水,观察肝脏体积、密度及质地异常;多普勒彩超则可显示肝内血管分布情况,并能测量入肝血流量及血流方向。门静脉高压症时,门静脉内径大于1.3cm。

2. X 线钡餐及内镜检查 食管钡剂充盈时,曲张静脉使食管的轮廓呈虫蚀状改变;排空时曲张静脉显示为蚯蚓样或串珠状负影。内镜检查能明确食管曲张的程度,以及有否黏膜病变或溃疡形成。

3. CT、MRI 检查 螺旋 CT 可测定肝脏的体积。MRI 可进行门静脉的重建、准确测定门静脉血流方向及其血流量,还可将门静脉高压症患者脑生化成分做出曲线进行分析,为制订手术方案提供依据。

五、诊断与鉴别诊断

一般诊断并不困难,主要依据以下几方面:

1. 病史 有肝炎、慢性肝病或血吸虫病等病史。

2. 临床表现 脾大、脾功能亢进、呕血或黑便、腹水等。

3. 体征 门静脉高压严重时,可触及脾大,大者抵达脐下或盆腔(所谓巨脾),质地硬、边缘较钝而不规整。也可触及质硬而表面不光滑的肿大肝脏,但有时肝硬化肝缩小则难以触到。腹水征阳性;腹壁静脉逆流征或前腹壁静脉曲张呈海蛇头征,部分患者伴有黄疸及慢性肝病的其他征象,如蜘蛛痣、肝掌、男性乳房发育、睾丸萎缩等。

六、治疗

主要是防治食管胃底曲张静脉破裂出血,改善肝功能,控制腹水的形成。为提高治疗效果,应根据患者具体情况,采用药物、内镜、介入放射学和外科手术等综合性治疗措施。手术疗法应强调有效性、合理性和安全性,应正确把握手术适应证和手术时机。在抢救治疗大出血患者中必须不同情况区别对待。

(一) 非手术治疗

1. 适应证 对于有黄疸、大量腹水、肝功能严重受损的患者(Child-Pugh C 级)发生大出血,如果进行外科手术,病死率可高达 60%~70%,应尽量采用非手术疗法;也可作为手术前准备工作。

2. 常用方法

(1)补液、输血:发生急性出血时,首先应建立有效的静脉通道,监测患者生命体征;扩充血容量,如收缩压低于 80mmHg,失血量 800ml 以上,应立即输血或备血,但应避免过量扩容,防止门静脉压力增加反跳性引起再出血。

(2)药物治疗:①血管收缩药物:包括利特加压素、生长抑素及其衍生物奥曲肽等;②非选择性 β 受体阻滞剂:主要包括普萘洛尔和纳多洛尔,目前已被广泛推荐用于食管静脉曲张破裂出血的一级、二级预防;③预防性使用抗生素:是上消化道出血不可缺少的重要组成部分,常用头孢类广谱抗生素预防感染;④其他治疗:包括质子泵抑制剂抑制胃酸分泌、利尿、预防肝性脑病以及护肝治疗等。

(3)内镜治疗:主要包括内镜下注射硬化剂和曲张静脉套扎疗法。

1)内镜下注射硬化剂:将硬化剂(如鱼肝油酸钠)直接注射到曲张静脉腔内和 / 或其周围黏膜下,曲张静脉闭塞,周围黏膜下组织硬化,从而防止再出血。出血期间或出血停止 2~3 日均可进行,一般止血成功率 80%~90%,如疗效不满意在 24 小时可再注射一次。其并发症是食管溃疡、狭窄或穿孔,一旦发生病死率高达 50%。

2)曲张静脉套扎疗法:内镜下将曲张静脉用负压吸入结扎器中,释放橡皮圈,困扎曲张静脉基底部,阻断其血液循环,曲张静脉闭塞后坏死脱落,成熟的瘢痕组织取而代之。曲张静脉套扎疗法比硬化剂疗法操作简单和安全,是控制急性出血的首选方法,成功率达 80%~100%。术后 7~15 日组织坏死脱痂,仍有大出血发生的危险。

(4)三腔二囊管压迫止血:是紧急情况下暂时控制出血的有效方法,原理是利用充气的气囊分别压迫胃底和食管下段的曲张静脉,以达止血目的。

(5)介入治疗:经颈静脉肝内门体分流术(transjugular intrahepatic porto systemicstentshunt, TIPS)是采用介入放射方法,经颈静脉途径在肝内静脉与门静脉主要分支之间建立通道,置入支架以实现门体分流。TIPS 对门脉高压所致反复消化道出血及顽固性腹水的疗效确切。在门脉高压所致的静脉曲张出血防治方面,当药物、内镜治疗失败时应优先考虑 TIPS。脾动脉部分栓塞术主要适用于肝硬化合并脾功能亢进者,能够减少脾功能亢进所引起的白细胞及血小板减少。

(二) 手术治疗

1. 手术适应证

(1)急诊手术的适应证:①患者以往有大出血的病史,或本次出血来势凶猛,出血量大,或经短期积极止血治疗仍有反复出血者,应考虑急诊手术止血;②经过严格的内科治疗 48 小时内仍不能控制出血,或短暂止血又复发出血,应积极行急诊手术止血;③急诊手术应以贲门周围血管离断术为首选;④ Child C 级患者不宜行急诊手术。

(2)择期手术治疗适应证:①对于没有黄疸、无明显腹水的患者(Child A、B 级)未发生大出血者,进行择期手术;②对于 Child A、B 级发生大出血的患者,应争取即时或经短时间准备后即行手术;③有重度食管 - 胃底静脉曲张者,为防止首次急性大出血,可酌情考虑手术;④肝硬化引起的顽固性腹水有效的治疗方法是肝移植、经颈静脉肝内门体分流术(TIPS)和腹腔 - 上腔静脉分流术。

2. 手术方法 有关门脉高压的手术治疗主要可以分为分流术、断流术以及终末期肝病患者的肝移植手术。

(1)分流术:目前流行的分流术有两种术式:部分门体静脉分流术,包括限制性门 - 腔静脉分流术、脾肾分流术、脾腔分流术及肠 - 腔静脉分流术等;选择性门体静脉分流,主要有远端脾肾静脉分流术和冠腔静脉分流术。

(2)断流术:门奇静脉断流术是目前较为常见的手术方式,通过切除脾脏、离断食管腹腔段及胃底贲门周围的所有血管,在控制出血的同时,能维持向肝血流,有利于肝细胞的再生及肝功能的改善。

(3)肝移植:肝移植已成为外科治疗终末期肝病的理想方法,也是解决门脉高压最为彻底的方法,但由于供肝的严重缺乏以及高昂的手术费用,其在临床的广泛应用仍受到了较大的限制。

(三) 中医治疗

门静脉高压症的病理基础在于肝脏血液循环的障碍,中医治疗在改善循环上有着自己独特的优势,常根据不同阶段临床表现的不同,在强调补虚扶正、祛邪外出的总治疗原则上,发挥中医辨病辨证论治的特色,其治疗方式也在不断丰富,如针灸、中药外敷、穴位贴敷等。

(苗 健)

复习思考题

1. 试述门静脉高压症的病理分型。
2. 试述门 - 腔静脉之间的主要交通支。
3. 肝硬化性门静脉高压症患者腹水形成原因有哪些?
4. 试述食管胃底曲张静脉破裂出血的治疗。

第十八章

上消化道大出血的外科处理

学习目标

掌握上消化道大出血的概念、原因、诊断要点和治疗原则。

上消化道大出血是临床上常见的且严重的消化系统急症。上消化道是指屈氏韧带（Treitz 韧带）以上的消化道，包括食管、胃、十二指肠、空肠上段和胆道。凡发生在屈氏韧带以上的出血统称为上消化道出血。临床上主要表现为呕血和黑便，或仅有血便（柏油样便）。如果一次失血量超过总血量的 20%（达 800ml 以上）时，患者就会出现血压降低等休克的症状和体征（如视力模糊、头晕、手足发冷、冷汗、直立位昏厥等），收缩压＜100mmHg，脉率＞100 次/min，则称为上消化道大出血。

一、上消化道大出血的常见原因

上消化道出血的病因多达几十种，而引起大出血并急需外科处理的，通常以下列五种疾病最为多见：

（一）胃及十二指肠溃疡（gastirc and duodenal ulcer）

占 40%~50%，其中 3/4 是十二指肠溃疡出血，其中引发大出血的溃疡一般位于十二指肠球后壁或胃小弯，多为溃疡基底血管被侵蚀破裂所致，以动脉出血常见。此外，有两种情况应予以注意：①药物损伤引起的急性溃疡，如长期服用阿司匹林、吲哚美辛等有促进胃酸分泌增加或导致胃黏膜屏障损害作用的药物，可诱发急性溃疡形成，导致上消化道大出血。②吻合口溃疡（anastomotic ulcer），多发生于胃部分切除做胃空肠吻合术的患者，在胃和空肠吻合口附近可发生溃疡。发生时间多在术后 2 年内，也可在术后 10 余日内。

（二）门静脉高压症（portal hypertension）

占 20%~25%。肝硬化引起门静脉压力升高（大于 25cmH$_2$O），导致食管下段和胃底黏膜下层的静脉曲张，易破裂而发生难以自制的大出血，具有起病急、出血量较大、病情发展迅速及致死率高等特点。

（三）急性糜烂性胃炎（acute erosive gastritis）或应激性溃疡（stress ulcer）

约占 20%，这类急性糜烂或溃疡位于胃的较多，位于十二指肠的较少。多发生在休克、严重感染、严重烧伤（烧伤面积大于 30%，又称 Curling 溃疡）、复合性创伤、大手术和中枢神经系统（严重颅脑、颈脊髓外伤又称 Cushing 溃疡）的损伤后，这种情况下，交感神经兴奋，肾上腺髓质分泌儿茶酚胺增多使胃黏膜血管发生痉挛性收缩，组织灌流量骤减致胃黏膜缺血坏死。胃镜下表现为表浅的、大小不等的、多发的胃黏膜糜烂，损伤不超过黏膜层，底部常有活动性出血和血凝块。

（四）胃癌（gastric cancer）

多发生在进展期胃癌或晚期胃癌,临床上柏油样便比呕血更常见。主要是由于癌组织缺血坏死,表面发生糜烂或溃疡,侵蚀血管引起大出血。

（五）胆道出血（hemobilia）

各种原因导致血管与胆道沟通,引起血液涌入胆道,再进入十二指肠,统称胆道出血。最常见的病因是肝内局限性慢性感染、肝外伤、肝肿瘤等。胆道出血典型的三联征即胆绞痛、梗阻性黄疸和上消化道出血(呕血、便血)。

其他较为少见的病因有贲门黏膜撕裂综合征(又称 Mallory-Weiss 综合征)、急性胃扩张或扭转、上消化道损伤、上消化道血管畸形等。

二、临床分析

对于上消化道大出血的患者,除非并发休克需紧急抢救,一般应在尽量短时间内有目的、有重点地完成病史询问、体格检查和检验项目等工作。同时,经分析及时确定出血的病因、部位和出血量的多少,从而判定所要采取的有效措施。

（一）出血速度与出血量

一般来说,幽门以上的出血易为呕血,幽门以下的出血易为便血。但上消化道大出血临床上表现为呕血还是便血以及血的颜色主要取决于出血速度和出血量。如果出血很急、量很多,则既有呕血,也有便血。由于血液在胃肠内停滞的时间短,呕吐血多为鲜血;由于肠蠕动过速,便血也相当鲜红。反之,出血较慢、量较少,则常出现柏油样便,少数有呕血。

（二）出血的部位

不同部位的出血有不同特点。如食管或胃底曲张静脉破裂引起的出血一般急、来势猛,一次出血量常达 1 000ml 以上,可以引起休克。临床上主要是呕血,单纯便血较少。而胆道出血一次量多为 200~300ml,很少引起休克,临床表现为便血为主,常呈周期性复发,间隔期一般为 1~2 周。

（三）病史

如果仅从上消化道出血时的情况来判断出血的病因及部位,往往是不充分的,还必须重视详细追问病史。如在胃及十二指肠溃疡病史中多有典型的上腹部疼痛,用抑酸解痉药物可以缓解,X 线钡餐或内镜检查证实有消化性溃疡的存在;对曾经做过胃部分切除的患者来说,应考虑有吻合口溃疡的可能;肝硬化门静脉高压症患者常有大量嗜酒、肝炎或血吸虫病史;进行性体重下降和厌食应考虑胃癌可能。

（四）体检

临床上全面细致的体检是不可缺少的。若体检时发现有蜘蛛痣、肝掌、腹壁皮下静脉曲张、肝脾大、腹水、巩膜黄染等,多可诊断为食管、胃底曲张静脉破裂出血。肝内胆道出血多有类似胆绞痛的剧烈腹痛为前驱症状,右上腹多有不同程度的压痛,甚至可触及肿大的胆囊,同时伴有寒战、高热,并出现黄疸。

（五）实验室检查

血红蛋白测定、红细胞计数和血细胞比容等在出血的早期无明显变化。出血后,组织液回吸收入血管内,使血液稀释,一般 3~4 小时以后才提示真正失血的程度。肝功能检验和血氨测定等有助于鉴别胃及十二指肠溃疡与门静脉高压症引起的大出血。前者肝功能正常,血氨不高;而后者肝功能异常,血氨升高,甚至凝血功能检查也表现为异常。

（六）辅助检查

1. 内镜检查　内镜检查应早期(出血后 24 小时内)进行,阳性率高达 95% 左右。内镜检查不仅有助于明确出血的部位和性质,而且可同时进行止血操作。因此,胃及十二指肠检查在出血的任何时段都可进行,如果没有严重的心血管疾病,血流动力学相对稳定,当患者收住入院后,应立即行内镜检查。

2. 选择性腹腔动脉或肠系膜上动脉造影　内镜检查如未能发现出血病因,尤其是胃内有大量积血和血块影响内镜视野时,可做选择性腹腔动脉或肠系膜上动脉造影。一旦明确了出血部位后,可以将导管插至出血处进行栓塞等介入止血治疗。值得注意的是:每分钟至少要有 0.5ml 含有显影剂的血液自血管裂口外溢,才能显示确切的出血部位。

3. X 线钡餐检查　上消化道急性出血期间进行钡餐检查可促使休克的发生,或使原已经停止的出血再出血,因而不宜安排急诊检查。当休克改善后,为明确诊断,可做气钡对比检查,但对于食管 - 胃底静脉曲张、胃溃疡和胃肿瘤仅有间接的诊断意义。

4. ^{99m}Tc 标记红细胞的腹部 γ- 闪烁扫描　通过核素 ^{99m}Tc 标记红细胞扫描方法可发现出血部位的放射核素浓集区,多在扫描 1 小时内出阳性结果,特别是对间歇性出血的定位,阳性率可达到 90% 以上。

5. B 超、CT 或 MRI　有助于诊断或鉴别诊断肝脏脓肿、肝胆管结石、胰管结石、胃肠道肿瘤等病变。MRI 对门静脉及胆道重建成像,可以了解门静脉直径、有无血栓或癌栓以及胆道病变情况。

三、上消化道出血的处理

只要确定有呕血和黑便,都应视为紧急情况收住院或重症监护病房。不管出血的病因如何,应遵循下列基本处理原则:

1. 初期评估与处理

(1)临床表现有低血容量休克时,首先扩充血容量,即迅速建立两路静脉通道。

(2)先滴注平衡盐溶液及血浆代用品,同时进行全血细胞计数、凝血酶原时间、血清内生肌酐和肝功能等检查。血型鉴定和交叉配血,为可能同期需要的全血或成分输血做好准备。

(3)留置导尿管观察每小时尿量及 24 小时尿量。

(4)每 15~30 分钟测定血压、脉率,或使用多功能监护仪实施生命体征动态监护,并观察周围循环情况。以尿量和中心静脉压作为指导科学性补液,调控输血量和输血速度。

2. 药物止血

(1)静脉用药:用血管加压素、生长抑素和质子泵抑制剂等药物止血。

(2)胃管注入

1)冰盐水加去甲肾上腺素(0.04mg/ml),4~6 小时胃管注入一次。

2)凝血酶冻干粉加生理盐水(10~100U/ml),4~6 小时胃管注入一次或两组交替应用。

(3)介入治疗:将导管尽可能选择性插入出血的动脉,持续滴注血管加压素,速度为0.2~0.4U/min,持续 12~24 小时。

3. 内镜下止血　内窥镜下止血方式包括:局部喷撒 5% Monsel 溶液、双极电凝、激光止血、血管套扎和注射硬化剂等。

4. 手术治疗　由于各种止血方法的不断改进,大约 80% 的患者可经非手术疗法达到止血目的。对诊断不明的上消化道出血,经过积极的初步诊断处理后,血压、脉率仍不稳定,应及时进行剖腹探查,以期找到病因,进行准确止血。

5. 病因的处理

(1)胃及十二指肠溃疡大出血:如果患者年龄在 30 岁以下,常是急性溃疡,经过初步处理后,出血多可自行停止。但患者年龄在 50 岁以上或者病史较长,即慢性溃疡,这种出血很难自行停止,一般经过初步处理,待血压、脉率有所恢复后,立即早期手术。此类疾病手术建议胃大部切除术,切除胃溃疡好发部位和出血的溃疡是防止再出血的最佳方法。

(2)门静脉高压引起的食管或胃底曲张静脉破裂出血:根据肝功能 Child-Pugh 分级标准来决定具体处理方法。对肝功能 Child-Pugh 分级为 B 级或 C 级的患者(即伴有黄疸、腹水或肝性脑病),应首选采用三腔两囊管压迫止血,或者在胃十二指肠镜下注射硬化剂和套扎止血,必要时可急诊行经颈静脉肝内门体分流术(TIPS);对肝功能 Child-Pugh 分级为 A 级的患者,应积极采取分流或断流手术止血,常用的断流手术方法是贲门周围血管离断加脾脏切除术。

(3)应激性溃疡或急性糜烂性胃炎出血:可静脉注射组胺 H_2 受体拮抗或质子泵阻滞剂,以抑制胃酸分泌而有利于病变愈合和止血。如果不能有效止血,则可采用胃大部切除术,或高选择性胃迷走神经切断术加行幽门成形术等。

(4)胃癌引起的大出血:立即手术止血。若肿瘤未发生远处转移,行根治性胃大部或全胃切除术;若为晚期胃癌,应力争实行姑息性手术止血。

(4)胆道出血:由于出血量一般不大,多可经非手术疗法止血,即抗感染和止血药物应用出血自行停止。如出血仍不止,可以通过肝动脉介入造影明确出血病灶后,可行高选择性肝动脉栓塞,止血成功率为 50% 左右。以上非手术治疗无效时,必须及早行胆道探查手术治疗。

学习小结

上消化道大出血的鉴别诊断和外科处理原则	①凡发生在屈氏韧带以上的出血称为上消化道出血; ②病因:胃及十二指肠溃疡、门静脉高压症、急性糜烂性胃炎或应激性溃疡、胃癌、胆道出血

(雷　霆)

复习思考题

1. 试述上消化道大出血的常见病因及处理原则。
2. 按照上消化道大出血诊疗思路,试述下消化道出血的诊断与外科处理原则。

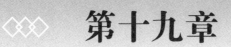

第十九章

周围血管疾病

> **学习目标**
>
> 1. 熟悉周围血管疾病的常见症状、体征。
> 2. 了解血栓闭塞性脉管炎、动脉硬化性闭塞症、下肢深静脉血栓形成、下肢静脉曲张的病因及病理。
> 3. 掌握血栓闭塞性脉管炎、动脉硬化性闭塞症、下肢深静脉血栓形成的定义、临床表现、诊断、鉴别诊断和治疗原则。
> 4. 掌握下肢静脉曲张的体征。

第一节 概 述

周围血管疾病主要指发生在四肢的动脉、静脉的疾病。包括动脉及静脉的狭窄、闭塞(栓塞)、扩张、损伤、畸形等改变。

一、症状

(一) 疼痛

是周围血管疾病的常见症状。一般可分为间歇性疼痛和持续性疼痛。主要表现为间歇性跛行(claudication)和静息痛(rest pain)。间歇性跛行是运动性疼痛指患者步行中出现腿部或肢端疼痛或不适,迫使其停止步行,休息片刻疼痛缓解后才能重新行走。多见于肢体动脉闭塞性疾病,这是因为在行走时肢体的血供不足所致。需注意的是静脉阻塞和其他血管病变也可出现间歇性跛行,应注意鉴别。缺血性疾病和血管扩张性疾病受温差影响也会间歇疼痛。动脉阻塞性疾病下肢抬高超过心脏平面时可加重疼痛和不适,静脉疾病时抬高肢体则可减轻疼痛。静息痛是指患者在不运动状态时持续疼痛。动脉性静息痛通常夜间加重,或伴有麻木、针刺、烧灼感等。静脉性静息痛是静脉主干阻塞时远端严重淤血而致。血管的急性炎症、缺血坏死、静脉溃疡也可出现静息痛。

(二) 感觉异常

主要有肢体的沉重、麻木、针刺、蚁行、灼热、发凉感甚或无知觉等。当静脉病变时,如静脉瓣膜功能不全时可引起肢体沉重感、酸胀感,但当抬高患肢或平卧时,症状消失。动脉供血不足也可引起肢体的疲倦、沉重感及肢体发凉等感觉,肢体的神经缺血会有麻木、灼热、蚁行感等。

二、体征

（一）肿胀

当静脉回流障碍时可出现肿胀，这是由于下肢静脉高压而使血清蛋白渗入并积聚于组织间隙，引起水肿，其特点是水肿呈凹陷性，踝部与小腿最明显。慢性静脉疾病时除浅静脉曲张外，常伴有小腿胀痛、足靴区色素沉着和溃疡等。

（二）皮温改变

皮肤的温度与血流有明显的关系。当肢体缺血时，肢体尤其是肢体远端皮肤温度明显低于健侧，但当静脉阻塞时由于血流淤积肢体皮温可高于正常。

（三）皮色改变

皮肤色泽能反应肢体循环情况和皮肤营养状况。皮肤颜色苍白或发绀伴皮温降低往往提示动脉供血不足；皮肤苍白甚或伴有瘀点、瘀斑时则提示失去血供；如果皮肤暗红皮温稍高则意味静脉淤血。指压试验可以反映其缺血情况：即用手指重压皮肤数秒后突然放开，正常人压迫后苍白区迅速恢复血流皮肤成正常颜色，而缺血者复原时间延缓。Buerger 试验可反映肢体缺血情况，即平卧时将患肢抬高 70°~80°，持续 1 分钟左右，观察足底，正常可见淡红色或微白，而见苍白或蜡白色者，提示肢体动脉供血不足；再将肢体下垂于床沿呈坐位，正常人足部颜色可于 10 秒内恢复，如恢复时间超过 45 秒，也提示动脉供血障碍。另外，静脉反流性疾病患者在立位稍久时可见肢体皮肤颜色潮红或发绀。静脉淤积者可在足靴区出现色素沉着，严重者并发溃疡。

（四）肿块

搏动性肿块提示动脉瘤，无搏动性肿块提示静脉扩张或蔓状血管瘤在静脉曲张时，其皮下团块为静脉迂曲形成，外观为蚯蚓状、球状，偶可触及静脉内结石，当肢体抬高时团块即消失。

（五）营养障碍

主要表现为坏疽或溃疡。动脉缺血严重者可出现肢体坏疽，可为干性坏疽，如感染可呈湿性坏疽伴臭味，坏疽大多从趾（指）开始；溃疡可以有动脉缺血性溃疡如动脉硬化闭塞症、静脉淤积可以形成溃疡如慢性小腿溃疡、神经损伤会形成神经性溃疡如糖尿病足。

（六）血管搏动及形态异常

动脉搏动减弱或消失，见于管腔狭窄和闭塞改变，血管狭窄可有杂音。静脉曲张可有静脉迂曲表现，形成血栓时静脉出现红肿索条。

第二节　血栓闭塞性脉管炎

一、概述

血栓闭塞性脉管炎（thrombo angiitis obliterans，TAO）也称 Buerger 病，是一种原因不明、以侵犯四肢中小动静脉为主的全身性非化脓性血管炎性疾病。具有慢性、节段性、反复发作的特征。本病多见于男性青壮年。

二、病因

本病病因虽尚未明确，但与下列因素有密切关联：

（一）吸烟和寒冻

吸烟与本病有着密切的关系,绝大多数血栓闭塞性脉管炎有吸烟史特别是低龄起吸烟,烟草浸出液可使实验动物的动脉发生炎性病变,烟草可引起小血管痉挛、交感神经兴奋、肾上腺素、去甲肾上腺素和 5- 羟色胺等血管活性物质增多,引起血管痉挛及损伤内皮细胞。本病寒冷地区发病率高,而且许多血栓闭塞性脉管炎患者有潮湿和寒冷生活环境。寒冷刺激下血管呈痉挛状态,致使血管中滋养血管炎性变性。

（二）免疫紊乱

患者血清中有抗核抗体存在,并在部分罹患动脉中发现免疫球蛋白(IgM、IgA、IgG)及补体 C3 的变化。本病的发生可能是体液和细胞免疫反应所形成的免疫复合物损害血管的结果。

（三）激素紊乱

临床上本病几乎为青壮年男性,女性极少见,一方面雌激素对血管有保护作用,另一方面青壮年男性多发生前列腺功能紊乱,此时前列腺液丧失过多,可使体内具有扩张血管和抑制血小板聚集作用的前列腺素减少,使周围血管舒缩功能紊乱、血栓形成从而导致本病。

（四）其他

外伤、血管神经调节障碍、遗传因素、真菌感染等也是有可能诱发本病的原因。

三、病理

早期多侵犯中小动静脉,病情进展可波及腘动脉、股动脉、髂动脉和肱动脉,侵犯腹主动脉及内脏血管者罕见。病变呈节段性分布,两段之间血管比较正常。可分为急性期和慢性期,在急性期为急性动静脉炎和其周围炎,并可波及伴行神经。血管全层有广泛的内皮细胞和成纤维细胞增生,并有淋巴细胞浸润,中性粒细胞浸润较少、还可见巨细胞、血管内皮增生和血栓形成。慢性期管腔内血栓机化,内有新生细小血管再通,含有大量成纤维细胞,并与增生的血管内膜融合粘连。动脉内弹力层显著增厚,动脉各层有广泛的成纤维细胞增生。动脉周围显著纤维化,呈炎症性粘连,使动脉、静脉、神经包裹在一起,形成坚硬的索条。

当血管闭塞时,都会有侧支循环建立,如果代偿不足血管炎症病变,使侧支血管痉挛,即可引起肢体循环障碍,而出现发凉、麻木、疼痛、溃疡和坏疽。

四、临床表现

（一）症状

1. 发凉　患肢发凉、肢冷是早期的症状。

2. 疼痛　疼痛是本病最突出的症状,表现为间歇性跛行,闭塞严重时会出现静息痛。

3. 感觉异常　患肢(趾、指)可出现发痒、针刺、麻木、灼热、酸胀感等,甚或在足部或小腿有部分感觉丧失区,此为末端神经因缺血而致。

（二）体征

1. 皮肤颜色改变　初发病时患肢因缺血而足部皮肤苍白,当抬高患肢时更为明显,渐加重可呈发绀、潮红或暗紫色。

2. 游走性血栓性浅静脉炎　部分患者早期或整个病程中反复出现此症。

3. 营养障碍　病变部位由于组织缺血、营养不良而致皮肤干燥、皲裂、脱屑、少汗或无汗,趾背、足背及小腿汗毛脱落,趾(指)甲变厚、变形,生长缓慢,小腿肌肉萎缩等。

4. 动脉搏动减弱或消失　足背动脉及胫后动脉通常触及不到或减弱,腘动脉及股动脉常减弱或消失,有时可累及上肢的桡、尺动脉。

5. 雷诺现象　患者早期受情绪或受寒冷刺激呈现指(趾)由苍白、潮红,继而发绀的颜色变化。

6. 坏疽和溃疡　局部缺血可因加温、药物刺激或损伤等诱发局部坏疽或溃疡。

(三)检查

1. 超声多普勒肢体血流检查　是肢体缺血的首选无创检查,可直接显示血管的闭塞程度、管径大小、血流速度等相关指标。激光多普勒血管诊断仪目前已应用于临床。

2. 踝肱指数(ankle-branchial index, ABI)测定　踝部动脉收缩压与同侧肱动脉压之比。踝肱指数正常在 0.9~1.3 之间。

3. 动脉造影　CTA、MRA 可进一步判定阻塞部位及情况,侧支循环情况等。

4. 甲皱微循环检查　患趾(指)甲周毛细血管襻轮廓不清,排列混乱,管襻计数减少,管襻变短、变细、扩张淤血等。

(四)临床分期

1. 局部缺血期　表现为患肢麻木、发凉、怕冷、酸胀、沉重及间歇性跛行、皮肤温度低、皮色苍白、足背动脉或胫后动脉搏动减弱,可有游走性浅静脉炎的表现。

2. 营养障碍期　间歇性跛行明显,并出现静息痛,以夜间尤甚,皮温下降,皮肤出现紫斑潮红,趾(指)甲变厚,汗毛脱落。足背及胫后动脉消失,腘动脉及股动脉可减弱。

3. 组织坏死期　患者诸症加重,由于严重缺血可出现趾(指)端发黑、干瘪坏死、溃疡、疼痛加剧、抱膝而坐、彻夜不眠、消瘦、贫血。少数出现感染中毒症状。

五、诊断

1. 年龄 45 岁以下青壮年男性,绝大多数有吸烟史。

2. 患肢发凉、怕冷、麻木、疼痛、间歇性跛行、静息痛或发生溃疡及坏疽、皮肤苍白、潮红、紫红或青紫等不同程度的缺血表现。

3. 患肢游走性浅静脉炎病史。

4. 患肢足背动脉、胫后动脉搏动减弱或消失,甚至腘动脉、股动脉搏动减弱或消失。侵犯上肢者,尺动脉、桡动脉搏动减弱或消失。

5. 除外动脉硬化闭塞症、大动脉炎等疾病。

6. 血管超声或 CTA、MRA 等提示中小动脉节段性或闭塞性改变。

六、鉴别诊断

1. 动脉硬化性闭塞症　①本病一般发病年龄在 45 岁以上,男女均可发生;②常伴有高血压、高脂血症、动脉硬化或糖尿病;③发病部分可以是髂动脉等大血管,其次为腘及其他部位动脉血管;④超声影像、血管造影提示动脉斑块狭窄等。

2. 痛风　本身为一种代谢性疾病,男女均可发病,但其疼痛往往为关节疼痛,血尿酸值升高,肢体无缺血表现,抗痛风药治疗有效。

3. 糖尿病性坏疽　糖尿病史,血糖升高,坏疽疮面常呈湿性。

4. 急性动脉栓塞　①发病急、进展快;②肢体"5P"征:疼痛(pain)、苍白(pallor)、麻木(paralysis)、感觉异常(paresthesia)、无脉(pulselessness)。③合并有心脏病、心脏手术、心房纤颤等血栓来源的发病基础,阻塞段面也较高。

病案分析

患者,男,32岁,16岁起吸烟史,每日1~2盒。3个月前左下肢发凉、怕冷。行走约500m左右开始小腿疼痛不适、遇冷加重。近半个月来出现夜间疼痛,间歇性跛行加重,行走距离为300m左右。左下肢足部皮温低,足部末端皮肤发白,左足大趾末端有0.4cm×0.6cm大小暗紫瘀点,左足背及胫后动脉搏动消失。下肢多普勒超声:左下肢胫前动脉以下重度狭窄,足背动脉零星血流,胫后动脉节段性狭窄。动脉造影(CTA):左下肢胫前动脉闭塞、有少量侧枝,胫后动脉重度狭窄。

诊断:血栓闭塞性脉管炎。

分析:本案例为青壮年、吸烟史、下肢缺血症状和体征均具备,超声提示下肢远端中小动脉狭窄性病变,故做出诊断。

七、治疗

(一)治疗原则

本病原因不明,故缺乏彻底治疗的方法。临床上中西医结合治疗的方法的应用,促进侧支循环和控制炎症的发展为临床目标。

1. 严格戒烟、患肢保暖、防止外伤、避免情绪激动或紧张、适当锻炼改善体质。

2. 治疗方法为扩血管、抗凝、祛聚、对症治疗、用手术方法解决和改善侧支循环,远期疗效待评价。

(二)药物治疗

1. 扩血管改善微循环药物 烟酸占替诺、贝前列素钠等口服剂,还有前列地尔、己酮可可碱注射液等。

2. 抗血小板药 阿司匹林、西洛他唑等。

3. 降纤药 但要注意纤维蛋白原和血小板的变化。

4. 中药制剂 具有活血化瘀通络的中药制剂。注射剂常用的有川芎嗪注射液、参芎注射液、银杏叶制剂、苦碟子注射液、脉络宁注射液、丹参制剂、红花制剂等,口服制剂常用有脉血康胶囊、通塞脉片、脉管复康片、血栓通胶囊等。

5. 止痛剂 可选用非甾体抗炎药和麻醉类止痛剂等。

6. 抗生素 在并发坏疽、或肢体末端坏死但有发黑变色时,可适当选用抗生素。

7. 外用药 出现坏溃时,可采用外用中西药对症换药处理,在处理创面时,除严重的坏疽需手术切除外,要遵循"蚕食"的方法清创。

(三)手术治疗

1. 腰交感神经节切除术 交感神经切除或化学性交感神经灭活术对一些患者有效,或可缓解病情,交感神经兴奋引起血管痉挛,切除腰交感神经节第2~4个及神经链,可使下肢血管扩张及开放更多的侧支循环,改善下肢血液供应。

2. 血管重建术 在远端有流出道时,可选择股、腘-远端胫(腓)动脉旁路转流术。动脉血栓内膜剥脱术和经皮腔内血管成形术。术前应考虑本病炎性特点,慎重进行。

3. 截肢(趾、指)术 当患者采取多种手段未见明显效果,发生坏疽、溃疡,适合截肢(趾、指)条件时,予以截肢(趾、指)术。

第三节 动脉硬化性闭塞症

一、概述

动脉硬化性闭塞症（arteriosclerosis obliterans，ASO），是一种由于大、中动脉硬化、内膜出现斑块，从而引发动脉狭窄、闭塞而导致下肢慢性缺血改变的周围血管常见疾病。本病是全身性疾病，以男性多见，45岁以上多发，近年发病率有增高趋势。

二、病因

本病的病因尚未完全清楚，但是高血压、高脂血症、吸烟、糖尿病、肥胖等是其高危因素。

三、病理

其发病机制目前有以下三种学说：①血管内膜损伤、平滑肌细胞增殖及细胞生长因子释放，导致内膜增厚及细胞外基质和脂质积聚。②动脉壁脂质代谢紊乱、脂质浸润，导致脂质浸润并在动脉壁沉积而发生动脉狭窄或闭塞。③血流动力剪切力损伤。血流冲击在动脉分叉部位形成切力，或某些特殊的解剖部位由于切力影响引起血管内皮细胞破坏。平滑肌增殖，对动脉壁形成慢性损伤同时还可引起血流分层和淤滞，促使动脉斑块形成，动脉中膜变性或钙化，使腔内继发血栓导致管腔狭窄、闭塞。严重者引发肢端坏死。

病变有三个类型：主-髂动脉型、主-髂-股动脉型、主-髂动脉及其远侧动脉多节段型。

四、临床表现

动脉硬化性闭塞症的表现与动脉硬化闭塞的程度、部位和侧支循环的多少有密切关系。

（一）症状

1. 早期的症状主要为肢体发凉、沉重无力。

2. 病情加重则出现肢体酸痛麻木、间歇性跛行继而出现静息痛。

（二）体征

1. 皮肤温度下降　根据病变闭塞部位的不同，其皮肤温度由大腿股部至足部均可降低，但通常在远端足趾处其皮温明显下降。

2. 皮肤颜色变化　初期皮肤苍白，如时间久者可出现潮红、青紫、发绀等改变。

3. 肢体失营养　主要表现为肌萎缩、皮肤萎缩变薄、骨质疏松、汗毛脱落、趾甲增厚变形、坏疽或溃疡。坏疽以足趾远端为最常见。

4. 动脉搏动减弱或消失　根据闭塞部位，可触及胫后动脉，足背动脉及腘动脉、股动脉搏动减弱或消失。

（三）实验室及物理检查

1. 一般检查　心电图、心功能及眼底检查、血脂、血糖检查。通过一般检查可判定患者的动脉硬化和高脂血症的情况以及是否患有糖尿病等。双侧皮温、动脉搏动、皮肤颜色对比检查，肢体抬高试验（Burger试验）可见患肢末端苍白。

2. 超声多普勒血管检查　显示血管腔及斑块形态及血流状态。还可测定节段动脉压，以了解病变部位和缺血严重程度。

3. 踝肱指数（ABI） 即踝压（踝部胫前或胫后动脉收缩压）与同侧肱压相比，踝肱指数正常在 0.9 和 1.3 之间。

4. 影像学检查 数字减影动脉造影和磁共振血管造影检查能提供周围血管的形态观察及侧支循环、腔内斑块等情况，因而更加直接地做出病情判断。有金属物于体内者，可以行 CT 血管成像检查。X 平片可以见病变部位沿动脉走行的钙化影。

五、诊断

1. 发病年龄多在 45 岁以上，男性多见，常伴有高血压、冠心病、糖尿病或脑血管硬化疾病等。

2. 血管影像学或血管超声提示动脉内管腔狭窄或闭塞，动脉腔内有硬化斑块形成。

3. 肢体远端缺血改变，如皮肤色苍白、潮红，皮温降低；足背及胫后动脉搏动减弱或消失等。

4. 按 Fontaine 法分为四期 Ⅰ 期临床无症状或轻度发凉麻木，ABI 指数<0.9，患者已有动脉局限狭窄。Ⅱ 期出现间歇性跛行，Ⅱa>200m，Ⅱb<200m。皮肤营养不良，足背或胫后动脉搏动减弱。Ⅲ 期静息痛出现，即将坏溃。Ⅳ 期出现坏死溃疡，如继发感染可有全身症状，ABI<0.4。

六、鉴别诊断

1. 血栓闭塞性脉管炎 发病年龄段多为 45 岁以下青壮年；一般不伴有冠心病、高血压、高脂血症、糖尿病和其他动脉病变；受累血管为中小动静脉；可见游走性浅静脉炎表现；受累动脉无钙化改变，且在动脉造影中呈节段性闭塞，病变段的近、远侧血管壁光滑。

2. 大动脉炎 好发于年轻女性；病变主要累及主动脉弓头臂动脉起始部，其次是腹主动脉和主要分支。髂、股动脉闭塞或狭窄少见；起病缓慢，多伴风湿症状。

病案分析

患者，男，76 岁，有高血压、高脂血症、冠心病病史，患者于 1 年前开始肢体沉重，走路劳累，脚趾发凉，未加注意，于 3 个月前双足开始明显发凉伴麻木，遇冷后加重。近 5 日出现间歇性跛行，症状也逐渐加重，足趾疼痛出现静息痛，双下肢皮色苍白，双小腿肌肉萎缩，汗毛稀疏，皮肤干燥，双足趾甲增厚，足部发凉，双足背及胫后动脉搏动消失。X 线平片检查示腹主动脉和下肢动脉有钙化影。肢体多普勒血管超声提示双下肢动脉多发硬化斑块、双下肢胫前及胫后动脉近闭塞。

诊断：动脉硬化闭塞症。

分析：本案为老年人，有心血管疾病、高脂血症及高血压病史，肢体缺血样改变，影像学提示大动脉闭塞及狭窄改变，无糖尿病史，排除大动脉炎和血栓闭塞性脉管炎。

七、治疗

（一）治疗原则

药物治疗原则是控制血脂、血压，改善血液高凝状态，糖尿病者控制血糖、促进侧支循环形成。手术则是通过建立旁路血流、动脉内膜剥脱和腔内技术达到改善循环的作用。本病可合理的选择中西医结合治疗。

（二）药物治疗

1. 调血脂　根据不同的情况选用他汀类及烟酸等药物。

2. 扩血管　可选用前列地尔（PGE₁）、贝前列素钠、己酮可可碱等药物。

3. 抗血小板及抗凝　常用的有阿司匹林、沙格雷酯、肝素、阿加曲班、利伐沙班、华法林等。

4. 降纤溶栓　尿激酶、降纤酶等根据纤维蛋白原和凝血时间调节用量。

5. 中药　活血化瘀通络的中成药，辨证使用汤剂及针剂。

6. 抗生素　有感染者合理使用抗生素。

（三）手术疗法

1. 经皮腔内血管成形术（PTA）　髂动脉的狭窄、闭塞性改变疗效确切。也可适用于单处或多处短段狭窄者，其原理是以球囊导管在管腔内应用球囊之张力扩大病变管腔恢复血流，如有可能与血管内支架应用则提高其远期通畅率。

2. 动脉旁路转流术　根据病变不同的部位，以人工血管或自身大隐静脉于闭塞段的远近端做搭桥转流，可选择术式有主髂或股动脉旁路术、腋腹动脉旁路术、双侧股动脉旁路术、股 - 腘（胫）动脉旁路术。

3. 动脉内膜剥膜术　主要适用于短段的主 - 髂动脉闭塞。手术直接剥除病变部位动脉增厚的内膜、斑块和血栓。

4. 清创或截肢术　局部坏疽严重时可行清创换药或截肢（趾）术。

第四节　下肢深静脉血栓形成

一、概述

下肢深静脉血栓形成是深静脉血栓形成（deep venous thrombosis，DVT）中最多见的，是指血液在髂静脉及以远的管腔内不正常凝结，阻塞静脉腔，导致下肢静脉回流障碍。临床上以下肢肿胀、疼痛为其特点，急性期可并发肺栓塞。

二、病因

Virchow 提出静脉血栓形成三大因素：静脉损伤、血流缓慢和血液高凝状态。

三、病理

（一）血管损伤

手术、外伤、骨折、化学药物等一些因素导致血管壁损伤，其内皮脱落、内膜下层及胶原裸露，使静脉壁电荷改变，易致血小板黏附；创伤时内皮细胞功能损害，可释放生物活性物质，启动内源性凝血系统，易于形成血栓；这样血小板由于静脉壁电荷改变缘故或由于内皮细胞损害时的凝血系统启动而黏附、聚集形成血栓。

（二）血流缓慢

久病卧床、手术中生理性反应、术后肢体制动、久坐状态或血管受压狭窄等情况均可引起肢体血流缓慢，导致其在瓣膜窦内形成涡流，瓣膜局部缺氧，引起白细胞黏附因子表达，白细胞黏附促成血栓形成。另外，血液正常的轴流受破坏，使血小板和白细胞向血管壁边流动,增加了血小板和白细胞的聚集及黏附机会而形成血栓。

(三) 血液高凝

妊娠、产后、长期服用避孕药、肿瘤组织裂解产物、大面积烧伤等因素均可使血液呈高凝状态。此时,血小板数增高,凝血因子含量增加而抗凝血因子活性降低,从而形成血栓。

(四) 血栓形态

典型的血栓包括头、颈、尾三部分。头部为白血栓(包括纤维素、成层的血小板和白细胞,极少的红细胞);颈部为混合血栓(白血栓和红血栓混合体);尾部为红血栓(血小板和白细胞散在分布于红细胞和纤维素的网状块内)。

四、并发症及后遗症

(一) 并发症

下肢深静脉血栓形成可向其远近端蔓延,进一步加重回流障碍。如血栓波及下腔静脉则可引发双侧下肢静脉回流障碍。血栓脱落,随血液回流至肺动脉处,可引发肺栓塞,肺栓塞可致死亡。

(二) 后遗症

下肢静脉血栓形成后,可破坏静脉瓣膜,而遗留下深静脉瓣膜功能不全的综合征。本病早期管腔闭塞;而中期可出现部分再通;后期可全部再通;也可再次形成血栓。

五、临床表现

根据血栓发生部位分成以下三种类型:

(一) 中央型

发生于髂 - 股静脉部位的血栓形成。

1. 症状　患肢沉重、肿胀、胀痛或酸痛,可有股三角区疼痛。

2. 体征　起病急,全下肢肿胀明显,患侧髂窝股三角区有疼痛和压痛;胫前可有压陷痕,患侧浅静脉怒张,可伴发热,肢体皮肤温度可增高。左侧发病多于右侧。

(二) 周围型

在股 - 腘静脉以及小腿端深静脉处血栓形成。

1. 症状　大腿或小腿肿痛、沉重、酸胀,发生在小腿深静脉者疼痛明显,不能踏平行走。

2. 体征　股静脉为主的大腿肿胀,但程度不是很重,皮温升高不明显,皮肤颜色正常或稍红。局限于小腿深静脉者(有的只是局限在腓肠肌静脉丛),小腿剧痛,不能行走,行走则疼痛加重,往往呈跛行,腓肠肌压痛明显,Homans 征阳性(即仰卧时,双下肢伸直,将踝关节过度背屈,会引发腓肠肌紧张性疼痛)。

(三) 混合型

混合型血栓即全下肢深静脉血栓形成。

1. 症状　全下肢沉重、酸胀、疼痛,股三角及腘窝和小腿肌肉疼痛。

2. 体征　下肢肿胀,股三角、腘窝、腓肠肌处压痛明显。如果体温升高和脉率加速不明显,皮肤颜色变化不显著者称股白肿。如果病情严重,肢体肿胀明显,影响了动脉供血时,则足背及胫后动脉搏动减弱或消失;肢体皮肤青紫,皮温升高,称股青肿。后者可发生肢体坏疽。

(四) 实验室及物理检查

1. 超声多普勒检查　可从影像、声音来对下肢深静脉血栓形成进行诊断,可看到管腔内血栓回声、管径大小、形态、血流情况、静脉最大流出率等,是无创检查中较理想的方法。

2. 下肢静脉造影检查 这是一种有创检查方法,可分为逆行和顺行静脉造影。本法可直接看到静脉的中断、充盈缺损和侧支循环或再通的情况。临床多采用顺行造影。

3. 凝血系列指标检查 包括凝血酶原时间及纤维蛋白原、D-二聚体等测定。在溶栓治疗期间,应注意凝血指标的测定。其中 D-二聚体的测定有十分重要的意义。

六、诊断

1. 发病急骤,患肢胀痛,股三角区或小腿有明显压痛,Homans 征可呈阳性。
2. 患肢广泛性肿胀,可有广泛性浅静脉怒张。
3. 患肢皮肤可呈暗红色、温度可升高。
4. 慢性期具有下肢回流障碍和静脉逆流征,即活动后肢体凹陷性肿胀,浅静脉怒张或曲张,出现营养障碍表现、色素沉着、淤积性皮炎、溃疡等。
5. 多普勒血管检查或静脉造影显现静脉回流障碍。
6. 排除动脉栓塞、淋巴管炎、盆腔肿瘤、淋巴水肿、肾病性、心源性水肿等疾病。

七、鉴别诊断

1. 心源性水肿 具有心力衰竭征象或肺心病史;双侧对称。
2. 淋巴水肿 有感染、手术、外伤、肿瘤等疾病史;发病多自足踝部向上逐渐发展;皮肤增厚,毛孔变粗、指压凹陷不明显。
3. 营养不良性和低蛋白水肿 往往此类患者有饮食不佳、肝病病史及一些消耗性疾病的过程,要结合检查判断。

病案分析

患者女性,24 岁。1 个月前行剖腹产手术,术后 14 天左下肢轻微肿胀,6 天前左下肢突然出现肿胀加重、疼痛,查体见左下肢肿胀,皮温略高,皮色暗红,腓肠肌挤压试验(+),股三角区压痛(+)。左下肢静脉多普勒彩超报告:左股、腘静脉内可探及等强回声区域,充满管腔,回声不均匀,股总静脉、股静脉管腔内未探及血流信号,腘静脉周边可探及细窄血流绕行。D-二聚体增高 49 倍。

诊断:左下肢深静脉血栓形成。

分析:本案例为年轻女性,有手术病史,术后活动少,卧床致血流缓慢。患者肢体肿胀及疼痛、股三角压痛、超声提示静脉腔内阻塞改变、D-二聚体增高为血栓性疾病的重要指标,故符合深静脉血栓的判断。

八、治疗

(一) 治疗原则

血液高凝,血流缓慢和血管损伤是本病的原因,所以抗凝、祛聚和溶栓是治疗本病的三大原则。尽早治疗,股青肿者需要手术。

(二) 药物治疗

1. 一般处理 卧床,抬高患肢,适当活动,病情允许时离床活动应着医用弹力袜或弹力绷带保护患肢。

2. 溶栓疗法　尿激酶、链激酶、组织性纤溶酶原激活剂等。一般主张病程不超过 72 小时的患者可应用本法。

3. 抗凝疗法　肝素、华法林、利伐沙班等。错过早期溶栓机会,后期抗凝将是重要的方法。务必监测凝血指标,注意个体差异。

4. 祛聚疗法　常用的药物有阿司匹林、双嘧达莫等,作用为稀释血液,降低血液黏稠度,防止血小板凝聚。

5. 中药　川芎嗪、红花黄色素、培丙酯、丹参等中药制剂静脉给药,可以口服水蛭素、蚓激酶制剂及其他活血化瘀的中药。

（三）手术疗法

1. 取栓术（thrombectomy）　主要采取 Fogarty 导管取栓,髂 - 股静脉血栓形成,病程在 3 天内者或出现股青肿时,应选择手术疗法。术后要辅用抗凝、祛聚疗法。

2. 经导管直接溶栓术（catheter-directed thrombolysis CDT）　为腔内治疗技术,用于急性期中央型和混合型血栓形成。

3. 下腔静脉滤器植入　对已有肺栓塞发生史、血栓头端跨入下腔静脉及需行静脉操作可能造成血栓脱落的情况下,为了预防肺栓塞,可以考虑应用本法。

九、预防

1. 术后或卧床的患者,可在床上垫高下肢,适当床上做下肢活动,或早期下床活动以促进肢体循环。

2. 患病后,前 2 周应卧床休息,患肢略屈曲抬高,发病 1 个月内不做剧烈活动,防止血栓脱落引发并发症。

3. 血栓恢复后期可用弹力袜或弹力绷带,促进下肢回流。

第五节　单纯性下肢静脉曲张

一、概述

单纯性下肢静脉曲张（LVV）指下肢大隐或小隐静脉系统处于过伸状态,以蜿蜒、迂曲、扩张为主要病变的一类疾病。在长期站立或负重人群中发病率较高,如营业员、教师、体力工作者等。临床上以大隐静脉系统发病多见,临床特点为:下肢沉重感、酸胀感、少数有疼痛感,肢体可见曲张突出的静脉团,后期足靴区色素沉着、溃疡。

二、病因

本病病因主要是先天性浅静脉壁薄弱或瓣膜关闭不全,以及静脉内压力持久升高导致静脉扩张。患者静脉壁中层肌纤维及胶原纤维及弹性纤维缺乏,致静脉壁强度减弱,以致管腔扩大,加上瓣膜的异常,出现血液反流,静脉迂曲扩张。其诱因常见为习惯性便秘、重体力劳动、慢性咳嗽、长期站立、负重运动等。特别指出的是遗传因素是重要的基础,寒冷的因素是重要的诱因之一。

三、病理

在小腿肌肉收缩时,血流动力学发生改变,由于保护血液单向流动的静脉瓣膜遭到破坏,深静脉血液逆流入浅静脉,此时浅静脉缺乏肌肉筋膜支持,仅为皮下疏松结缔组织包绕,再加上静脉壁薄弱,因此导致静脉增长、变粗、曲张,进一步导致静脉血淤积,渗透活性的粒子,尤其是纤维蛋白原的漏出、5-羟色胺及儿茶酚胺等增多,阻碍了毛细血管与周围正常组织间氧气与养分的交换,于是在皮肤和皮下组织出现了营养不良性变化。

四、临床表现

(一) 症状

患肢浅静脉迂曲,下肢沉重感、酸胀感,时有疼痛、肿胀;久立或午后加重,肢体抬高或穿弹力袜减轻。

(二) 体征

1. 患肢浅静脉隆起、扩张、迂曲,状如蚯蚓甚者成大团块,站立时明显,少数人在卧位时,由于静脉倒流不明显曲张静脉空虚亦不明显;严重者,可于静脉迂曲处触及"静脉结石"。可有患肢小腿下段、足踝部或足背部肿胀,并可有压陷痕。

2. 皮肤营养变化　可出现皮肤变薄、色素沉着(多在足靴区)、湿疹样皮炎和溃疡形成。

3. 血栓性浅静脉炎　由于血液淤积、缓慢,在曲张静脉处形成血栓而出现局部索条状红肿处,并有压痛。

4. 出血　由于外伤或小静脉自发破裂继发出血。

(三) 下肢静脉功能试验

1. 深静脉通畅试验(Perthes 试验)　用来测定深静脉通畅情况。站立时,用止血带结扎大腿根部以阻断大隐静脉回流,此时嘱患者快速踢腿十余次,若深静脉通畅,由于小腿肌肉运动而使静脉血经深静脉回流,此时曲张之浅静脉空虚而萎陷。否则会出现肢体沉重、曲张静脉更突出等。

2. 隐股静脉瓣膜功能试验(Brodie-Trendelenburg 试验)　仰卧,抬高患肢,将曲张静脉内血液排空,用止血带缠缚于腹股沟下方阻断浅在的大隐静脉隐股静脉瓣膜,以拇指压迫腘窝小隐静脉入口处阻断小隐静脉,嘱患者站立,放开止血带(不松拇指)时,曲张静脉顿时充盈,则表示大隐静脉瓣膜关闭不全;如只放开拇指(不松止血带)时,曲张静脉顿时充盈,说明小隐静脉瓣膜功能不全;如两者都不松,此时曲张静脉顿时充盈,说明深浅静脉交通支瓣膜功能不全。

3. 交通静脉瓣膜功能试验(Pratt 试验)　仰卧,抬高患肢,在大腿根部缠缚止血带以阻断大隐静脉,先从足趾向上至腘窝逐次缠缚第一根弹力绷带,再自大腿根部止血带向下,缠缚第二根弹力绷带,此时患者应站立,一边自止血带向下缠第二根弹力绷带,一边向下放开第一根弹力绷带,二根弹力绷带间任何一处出现曲张静脉,即意味着此处有功能不全的交通支静脉。

(四) 实验室及物理检查

1. 彩色多普勒超声　了解深静脉是否通畅、浅静脉是否合并血栓阻塞,并了解深静脉瓣膜和交通支瓣膜以及浅静脉瓣膜情况,有无瓣膜关闭不全、血液反流。

2. 静脉造影　单纯下肢静脉曲张一般不需要造影,除非特别需要了解深静脉瓣膜功能及隐股静脉瓣膜功能和深浅静脉交通支、静脉曲张的情况。

五、诊断

1. 肢体有曲张的或呈团块样静脉,可有家族史或长期站立、寒冷刺激等病史。

2. 病久者足靴区营养不良情况,如色素沉着、溃疡等。

3. 大隐静脉瓣膜功能试验、深静脉通畅试验及深浅静脉交通支试验提示大隐静脉或小隐静脉瓣膜功能不全,或伴有交通支瓣膜功能不全。

六、鉴别诊断

1. 先天性静脉畸形骨肥大综合征　患肢增长、增粗、皮肤血管瘤三联征。下肢静脉造影或多普勒超声证实下肢深静脉畸形或部分缺如。

2. 原发性下肢深静脉瓣膜功能不全　彩色多普勒超声提示深静脉瓣膜功能不全,有倒流;下肢静脉造影可见深静脉回流影像;可有下肢肿胀,特别是久立或久行后加重。

> ### 病案分析
>
> 患者女性,22 岁。2 年前左下肢浅静脉突出,自觉行走沉重,2 个月前发现静脉突出明显增多,除下肢沉重外还伴有小腿轻度肿胀。查体见左下肢大隐静脉走行区可见静脉迂曲扩张,左小腿、胫前皮肤轻微浮肿,大隐静脉瓣功能试验提示隐股静脉瓣膜功能不全。下肢静脉彩超示左下肢隐股静脉瓣反流,双下肢浅静脉曲张。深静脉通畅,瓣膜功能无异常。
>
> 诊断:左下肢大隐静脉曲张。
>
> 分析:本案例体征明显,特别是隐股静脉瓣膜试验和超声均支持存在反流情况。患者症状有行走沉重、轻度肿胀,超声提示隐股静脉瓣膜反流,大隐静脉瓣功能试验提亦示隐股静脉瓣膜功能不全,故诊断为单纯性大隐静脉曲张。

七、治疗

(一) 治疗原则

单纯性下肢静脉曲张的根治方法是手术治疗,但是如果下肢静脉曲张并发溃疡、淤积性皮炎等症状宜控制感染后手术。

(二) 非手术治疗

1. 口服药物　七叶皂苷类药、羟苯磺酸钙、马栗种子提取物、地奥司明等可以在一定范围内缓解症状。

2. 弹力袜治疗　如果没有手术的指征,可以穿医用弹力袜来减轻症状,控制住曲张静脉的发展和并发症的出现。站立时加穿弹力袜保护,以减轻对浅静脉血管的压力,同时保护浅静脉过度伸张。

(三) 硬化剂治疗和压迫疗法

本方法适用分支浅静脉曲张、膝以下浅静脉曲张、直径 4mm 以下浅静脉曲张、术后残留的静脉曲张、术后复发的患者、网状浅静脉曲张等。

(四) 手术治疗

当患者排除深静脉不通畅、深静脉瓣膜功能严重不全及其他可能疾病外,排除年老体弱和手术耐受力很差者,均可考虑手术治疗。术式选择大隐静脉高位结扎剥脱术。已有足靴区溃疡者,根据造影决定是否结扎交通支。另外,还要注意小隐静脉的情况。

根据情况选择腔内激光、射频等手术方法。

(五) 并发症处理

1. 血栓性浅静脉炎　可给予局部外用肝素钠乳膏或局部热敷治疗,抗生素对感染性静脉炎有效。

2. 溃疡形成　局部外用红霉素软膏、中药膏剂等。

3. 曲张静脉破裂出血　抬高患肢和加压包扎后即可止血,无需特殊用药。

学习小结

周围血管疾病	概述	①症状:疼痛,感觉异常;②体征:肿胀,皮温改变,皮色改变,肿块,营养障碍
	血栓闭塞性脉管炎	①定义:是一种原因不明,以侵犯四肢中小动静脉为主的全身性非化脓性血管炎性疾病,具有慢性、节段性、周期性发作的特征;②症状:发凉、疼痛、感觉异常;③临床分期:缺血期、营养障碍期、坏死期;④治疗:药物治疗、手术治疗
	动脉硬化性闭塞症	①定义:是一种由于大、中动脉硬化、内膜出现斑块,从而引发动脉狭窄、闭塞而导致下肢慢性缺血改变的周围血管常见疾病;②临床表现:发凉、肢体麻木、疼痛;③治疗:药物治疗、手术治疗
	下肢深静脉血栓形成	①定义:是指血液在髂静脉及以远的管腔内不正常凝结,阻塞静脉腔,导致下肢静脉回流障碍;②临床表现:中央型、周围型、混合型;③治疗:药物治疗、手术治疗
	下肢静脉曲张	①定义:指下肢大隐或小隐静脉系统处于过伸态,以蜿蜒、迂曲为主要病变的一类疾病。②临床表现:患肢浅静脉扩张迂曲,站立时明显,患肢肿胀,并可有压陷痕。③下肢静脉功能试验:深静脉通畅试验、隐股静脉瓣膜功能试验、交通静脉瓣膜功能试验。④治疗:非手术治疗、手术治疗

(郭伟光)

复习思考题

1. 周围血管疾病的常见症状及体征有哪些?

2. 试述血栓闭塞性脉管炎和动脉硬化闭塞症的诊断及鉴别诊断要点。

3. 怎样诊断单纯性下肢静脉曲张?

4. 试述下肢深静脉血栓的形成的临床表现特点、后遗症和并发症。

第二十章

泌尿系统疾病

概述

第一节　概　述

泌尿外科学是外科学的分支之一,它是一门对人体泌尿系统、男性生殖系统以及肾上腺的外科疾病等进行研究和防治的一门专业学科。全面了解和掌握泌尿系统外科疾病的症状、体征,综合分析症状与体征之间关系,正确运用各种检查手段和诊断方法,对泌尿系统外科疾病的诊断、治疗和预防具有重要意义。

泌尿系统疾病、男性生殖系统疾病可能会涉及患者隐私,在询问病史、症状以及体格检查中应该注意保护。

一、泌尿系统外科疾病的主要症状

(一)排尿异常

1. 尿频　正常膀胱容量男性约400ml,女性约500ml。正常人每次尿量约300ml,一般白天排尿5~6次,夜间不超过2次。尿频是指患者感到有尿意的次数明显增加,严重者几分钟排尿一次,每次尿量仅几毫升。引起尿频的原因有:①膀胱容量正常:其排尿次数的增加是由于摄入液体量增加,从而导致尿量增多,可能为生理性,如饮水量大、食用利尿食物;或为病理性,如糖尿病、尿崩症或肾浓缩功能障碍等引起。②功能性膀胱容量减小:膀胱容量在全身或局部麻醉下是正常的,但每次排尿量均低于30ml,可见于逼尿肌过度活跃、残余尿过多(膀胱出口梗阻)、膀胱炎症,想藉此避免尿潴留,尤其是老年患者由于膀胱充盈会加重尿等待,便以增加排尿次数来减轻该症状。③膀胱结构性容量减小:在全身和局部麻醉下膀胱的容量仍低于正常,导致每次排尿量的减少,可见于感染后继发的膀胱纤维化(结核)、非感染性膀胱炎(间质性膀胱炎)、盆腔放射治疗(简称放疗)后的纤维化、手术后(膀胱部分切除术)等。有时精神因素(如焦虑)亦可引起尿频。夜间尿频又称夜尿症(nocturia),常因膀胱出口梗阻和/或膀胱顺应性下降引起。良性前列腺增生最常见的早期症状是尿频,且以

笔记栏

夜尿更明显。

2. **尿急** 是一种突发的、强烈的且很难被主观抑制的排尿欲望。尿急往往与尿频同时存在。膀胱过度活动症(overactive bladder,OAB)是一种以尿急为特征的综合征,常伴有尿频和夜尿症状,伴或不伴有急迫性尿失禁,没有尿路感染或其他明确的病理改变。良性前列腺增生的 OAB 症状,既可能是继发性的,也可能是与原发病并存的症状。

3. **尿痛** 排尿过程中感到尿道疼痛,可发生在排尿初、中、末或排尿后。疼痛程度由烧灼感到刺痛不等,多见于炎症或结石。若尿频、尿急、尿痛同时出现,称为膀胱刺激征。

4. **尿不尽感** 指排尿后仍感到膀胱有尿液未排出,常见于膀胱炎症、慢性前列腺炎、膀胱逼尿肌不稳定。

5. **排尿困难** 指尿液排出受阻引起的一系列症状,表现为排尿踌躇、费力、尿线无力、尿分叉、尿线变细、尿滴沥等,多由膀胱出口梗阻(bladder outlet obstruction,BOO)引起。

6. **尿失禁** 尿液不能控制而自行流出。可分为以下四种类型:①真性尿失禁:又称持续性尿失禁,即尿液持续性从膀胱或者泌尿道瘘中流出,膀胱呈空虚状态,多见于前列腺手术引起的尿道括约肌损伤,先天性或获得性神经源性疾病以及妇产科手术造成的膀胱阴道瘘。②假性尿失禁:又称充溢性尿失禁,指膀胱过度充盈引起尿液不随意流出,多见于良性前列腺增生、神经源性膀胱引起的慢性尿潴留,由于膀胱内压力超过尿道阻力致尿液溢出。夜间多见。③压力性尿失禁:当腹压增加时(咳嗽、喷嚏、大笑等)引起尿液不随意流出。主要见于女性,由于多次分娩或产伤所致之膀胱支持组织和盆底松弛所致。④急迫性尿失禁:指严重尿频、尿急而不能控制尿液流出致尿失禁者,多见于神经系统疾病致膀胱逼尿肌无抑制收缩或急性膀胱炎的强烈尿意感引起的症状。

7. **尿潴留** 指膀胱胀满而尿排不出者,可分为急性和慢性两类。急性尿潴留即大量尿液潴留于膀胱内,突然不能排尿,常见于膀胱颈部以下梗阻(如前列腺增生症和尿道狭窄)突然加重或腰部、会阴部手术后切口疼痛而不敢用力排尿者。慢性尿潴留是由于膀胱出口以下尿路不完全性梗阻或神经源性膀胱所致。主要表现为排尿困难,膀胱充盈,可出现充溢性尿失禁。

8. **遗尿** 是指睡眠中出现无意识的排尿。分为生理性、病理性两类。生理性常见于新生儿、婴幼儿。病理性多见于神经源性膀胱、感染、后尿道瓣膜、异位输尿管开口等。大于 6 岁的儿童遗尿者应进行泌尿系统检查。

(二)尿液异常

1. **血尿** 指尿液中含有红细胞。根据尿液中红细胞含量可分为镜下和肉眼血尿两类。镜下血尿指新鲜尿离心后尿沉渣在显微镜每个高倍视野中红细胞数 ≥3 个。若尿液内含血量多,达到每 1 000ml 尿液中含血量 ≥1.0ml 即肉眼可见,称肉眼血尿。但并不是所有红色尿液都是血尿,有些食物及药物能使尿液呈红色、黄红色或褐色,如胡萝卜、大黄、酚酞、利福平、四环素族、酚红、嘌呤类药物等;由于错误输血、严重创伤等引起的大量红细胞或组织破坏所致之血红蛋白或肌红蛋白尿;由前尿道病变出血,血液自尿道口滴出所致之尿道滴血,并非血尿。应注意与邻近器官出血混入尿中使尿液染色鉴别。根据出血部位与血尿出现阶段的不同,肉眼血尿可分为:①初始血尿:血尿见于排尿初期,提示出血部位在尿道或膀胱颈部。②终末血尿:血尿见于排尿终末,提示病变在后尿道、膀胱颈部或膀胱三角区。③全程血尿:血尿见于尿液全程,提示病变在膀胱或其以上部位。血尿是泌尿系统疾病重要的症状之一,往往是疾病的一个危险信号,但血尿程度与疾病严重性并没有肯定的相关性。血尿伴有或无疼痛是区别良性或恶性泌尿系疾病的重要因素,血尿伴排尿疼痛大多与膀胱炎或尿石症有关,而无痛性血尿除非另有其他的证据,否则提示泌尿系肿瘤,尤其在中老年人。

血尿色泽因含血量、尿 pH 值及出血部位而异。来自肾、输尿管的血尿或酸性尿,色泽较暗;来自膀胱的血尿或碱性尿,色泽较鲜红。严重的血尿可呈不同形状的凝血块,蚯蚓状血块常来自肾、输尿管的血尿,而来自膀胱的血尿可有大小不等的凝血块。膀胱病变引起的血尿,当凝血块通过尿道时,尿痛不会加重;而上尿路病变引起的血尿,当凝血块通过输尿管时,会产生胁腹部的绞痛,类似于尿结石引起的肾绞痛。

2. 脓尿 离心尿每高倍视野白细胞超过 5 个以上为脓尿,提示有尿路感染或炎症。根据排尿过程中脓尿出现的时间及伴发症状,可对病变进行初步定位。初始脓尿为尿道炎;全程脓尿伴膀胱刺激征、腰痛和发热提示肾盂肾炎;脓尿伴膀胱刺激征而无发热多为膀胱炎。

3. 乳糜尿 尿呈乳白色或米汤样,尿液中含有乳糜或淋巴液。如尿中伴有血,则尿呈粉红色,称乳糜血尿,最常见于丝虫病感染。乙醚可使乳白色尿液变清,可通过乙醚试验确诊乳糜尿。

4. 气尿 排尿时同时有气体排出。提示有泌尿道 - 胃肠道瘘存在,或由泌尿道产气细菌感染所致。常见的原因有憩室炎、乙状结肠癌、肠炎和 Crohn 病等。亦见于泌尿系器械检查或留置导尿管所致肠道损伤。

5. 晶体尿 在各种条件影响下,尿中有机或无机物质沉淀、结晶,形成晶体尿。常见于尿液中盐类呈过饱和状态时。

6. 少尿或无尿 正常人 24 小时尿量为 1 000~2 000ml。少尿和无尿是由肾排出量减少引起的,而导致尿量减少可有肾前性、肾性和肾后性因素。每日尿量少于 400ml 为少尿,少于 100ml 为无尿。尿闭是指完全性无尿,膀胱空虚,多见于孤立肾结石引起的完全性上尿路梗阻,可在肾绞痛后突然发生。

(三)尿道分泌物

尿道口血性分泌液提示尿道损伤、尿道肿瘤或精囊炎。黄色、黏稠脓性尿道分泌液多见于淋菌性尿道炎。白色、稀薄尿道分泌液多见于非特异性尿道炎,如支原体、衣原体所致非淋菌性尿道炎。清晨排尿前或大便后尿道口滴白多见于慢性前列腺炎。

(四)疼痛

1. 肾和输尿管疼痛 包括肾区钝痛和绞痛。钝痛由肾脏炎症或肾肿胀所致,多由肾积水、结石、感染引起。肾绞痛由输尿管平滑肌痉挛导致肾盂压力急剧增加所致,常见于肾输尿管结石,疼痛部位在肋脊角、腰部或上腹部。肾绞痛多为阵发性发作,剧烈难忍,辗转不安,伴大汗、恶心呕吐,可沿输尿管径路放射到下腹部、睾丸、外阴或大腿内侧,间歇期间可无任何症状。

2. 膀胱疼痛 局部疼痛位于耻骨上区域。急性尿潴留可引起疼痛,但慢性尿潴留即使膀胱平脐,可不引起疼痛,或仅感轻微不适。当膀胱颈部或三角区受激惹时,疼痛常放射至阴茎头部及远端尿道。

3. 前列腺痛 由于前列腺炎所致组织水肿和被膜牵张等可引起会阴、直肠、腰骶部、耻骨上区、腹股沟区及睾丸的疼痛和不适。

4. 睾丸痛 睾丸疾病除局部不适、坠胀或疼痛外,可放射至下腹部。睾丸痛亦可由于肾绞痛或前列腺炎症放射引起。睾丸扭转和急性睾丸、附睾炎时,可引起阴囊、睾丸剧烈疼痛。

(五)肿块

上腹部肿块应区别是正常肾脏还是肾脏病变;下腹部肿块常见两种情况,一是膀胱潴留,二是肿瘤,包括膀胱肿瘤、盆腔恶性肿瘤及隐睾恶变;腹股沟肿物以疝最常见,隐睾患者在腹股沟部位摸到睾丸者较多;阴囊内包块以斜疝、睾丸鞘膜积液、交通性鞘膜积液及精索静脉曲张为多见,睾丸肿瘤也可在阴囊内触及包块;尿道摸到肿块应排除尿道狭窄、结石或肿瘤。

二、泌尿系统外科检查

（一）体格检查

1. 肾区的检查

（1）望诊:注意肋脊角、腰部或上腹部有无隆起。

（2）触诊:患者仰卧,下肢屈曲,使腹肌放松。检查者站在患者右侧,左手于脊肋角将肾脏托起,右手放在前腹壁肋缘下,两手合拢,嘱患者深吸气,在吸气时肾脏下移,于肋缘下深处触诊肾脏,肾脏因深在,一般不易触及。

（3）叩诊:左手平放于背部肾区,右手握拳轻叩,有叩击痛时提示该侧肾脏或肾周围有炎症现象或者肿块。

（4）听诊:疑为肾动脉狭窄所致之高血压患者,应在上腹部两侧和腰部听诊有无杂音。

2. 输尿管的检查 沿输尿管走行有压痛表示炎症。输尿管结石可有局部压痛。输尿管下端的结石及肿瘤可经阴道或直肠触诊。

3. 膀胱的检查 若膀胱容量超过 500ml 左右时,即可在下腹部发现膨胀的膀胱,呈椭圆形肿块,触诊表面光滑,有囊性感。

4. 尿道检查 注意观察尿道外口的大小及位置,有些尿道外口狭窄呈针尖样大小。尿道下裂的尿道外口位于阴茎腹侧或会阴处。尿道触诊应从阴茎根部尿道依次触摸到尿道外口,如有结石可在局部触及硬物。

5. 前列腺和精囊的检查 检查前应排空膀胱,取侧卧位、胸膝位、平卧位或站立弯腰体位做直肠指检(digital rectal examination,DRE)。检查顺序:前列腺、精囊,然后手指旋转360°,最后为直肠、肛门。注意大小、质地,有无结节、压痛,中间沟是否变浅或消失。正常前列腺约栗子大小、中等硬度,有弹性,能触及中间沟,表面光滑。精囊一般不能触及。前列腺按摩方法,自前列腺两侧向中间沟,自上而下纵向按摩 2~3 次,再按摩中间沟一次,将前列腺液挤入尿道,并由尿道口滴出,收集前列腺液送检。急性前列腺炎时禁忌按摩。

（二）实验室检查

1. 尿常规检查 应收集新鲜中段尿液为宜。男性包皮过长者,应翻开包皮后收集。女性宜留取中段尿,月经期间应避免收集尿液。显微镜检查应包括尿中红细胞、白细胞、上皮细胞及相应的管型,各种结晶和各种微生物(细菌、真菌和寄生虫)。由耻骨上膀胱穿刺获取的尿标本是无污染的膀胱尿标本。新生儿及婴幼儿尿液收集采用无菌塑料袋。

2. 尿三杯试验 以最初 10~15ml 尿为第一杯,以排尿最后 10ml 为第三杯,中间部分为第二杯。应在一次不停顿排尿过程中收集尿。根据红细胞或白细胞异常在尿中不同段的出现来判断病灶部位,如第一杯尿液异常而且程度最重,提示病变在前尿道;第三杯尿液异常而且程度最重,说明病变在后尿道或膀胱颈部;若三杯均异常提示病变在膀胱颈以上的尿路系统。

3. 尿细菌学检查 包括尿涂片和细菌培养。尿沉淀物直接涂片染色显微镜检查是一种快速初步提供细菌种类的方法,但检出率低于细菌培养。当检查结核菌时应做抗酸染色。尿细菌培养和细菌计数应取新鲜中段尿,特殊情况下可穿刺膀胱抽取尿液。在做细菌培养同时一般应加做细菌敏感试验。若尿液内细菌数超过 10^5/ml 即为尿路感染。对于有尿路症状的患者,致病菌菌落数超过 10^2/ml 就有意义。

4. 尿细胞学检查 用于膀胱肿瘤筛选或术后随访。阳性结果提示可能有泌尿系存在尿路上皮肿瘤可能。对高分化肿瘤和原位癌阳性率高。冲洗后收集尿液检查可提高阳性率。

5. 前列腺液检查　正常前列腺液呈淡乳白色,较稀薄。涂片镜检可见多量磷脂小体,白细胞数高倍视野不超过 10 个。前列腺按摩前应做尿常规检查。若未获前列腺液,可于按摩后收集 10~15ml 初段尿液送检,比较按摩的后白细胞数,为间接检查。

6. 肾功能检查

(1)尿比重测定:是简单的肾功能测定方法,但不够精确、可靠。肾功能受损时,肾浓缩功能进行性减弱。尿比重固定或接近于 1.010,提示肾浓缩功能严重受损。

(2)血肌酐和血尿素氮测定:当正常肾组织不少于双侧肾总量的 1/3 时,血肌酐值仍保持正常水平。血尿素氮受分解代谢、饮食和消化道出血等多种因素影响,不如肌酐精确。

(3)内生肌酐清除率:肌酐由肾小球滤过,内生肌酐清除率接近于用菊糖测定的肾小球滤过率。该项检查是测定肾小球滤过率最佳指标。

7. 血清前列腺特异性抗原(prostatespecificantigen,PSA)检测　PSA 存在于血液和精浆内,由前列腺腺泡和导管的上皮细胞分泌,是一种含有 237 个氨基酸的单链糖蛋白。具有前列腺组织特异性。血清 PSA 正常值是 0~4ng/ml。若血清 PSA>10ng/ml 应高度怀疑前列腺癌。目前血清 PSA 是作为前列腺癌筛选中首选的标志物。直肠指诊、经尿道超声检查、前列腺按摩和穿刺、经尿道前列腺电切术及前列腺炎发作时,血清 PSA 均有不同程度升高,宜间隔 2 周或以上再检查血清 PSA。血清 PSA 可随年龄、前列腺体积增加而增高。测定 PSA 密度及游离 PSA 与 PSA 复合物或总 PSA 的比值,对良性前列腺增生症与前列腺癌的鉴别有帮助。

8. 膀胱肿瘤抗原(bladder tumor antigen,BTA)检测　方法简单,诊断膀胱癌的正确率在 70% 左右。

9. 流式细胞测定　流式细胞术(flow cytometry,FCM)是利用流式细胞仪进行细胞全自动分析的高新技术,综合了单克隆技术、计算机技术、细胞化学和免疫化学技术,能快速、精确地定量分析细胞大小、形态、DNA 含量、细胞表面标志、细胞内抗原和酶活性等。流式细胞仪检查对泌尿、男性生殖系统肿瘤的早期诊断及预后判断提供较敏感和可靠的信息。

(三)影像学检查

1. B 型超声检查　系无创伤性检查,已用作诊断泌尿系疾病的筛选方法。对肿块性质的确定、结石和肾积水的诊断、肾移植术后并发症的鉴别、残余尿测定及前列腺测量等,能提供正确信息。特殊探头在膀胱或直肠内做 360° 旋转,有助于对膀胱和前列腺疾病的诊断和对肿瘤的分期。

2. X 线检查

(1)肾、输尿管及膀胱平片(kidney ureter bladder position,KUB position):不但能显示不透光的结石或钙化,而且能显示肾轮廓、腰大肌阴影及骨骼的变化。腰大肌阴影消失,提示腹膜后炎症或肾周感染。摄片前应做充分的肠道准备。

(2)静脉尿路造影(intravenous urography,IVU):静脉注射有机碘造影剂 20ml,分别于注射后 5 分钟、15 分钟、30 分钟、45 分钟摄片。必要时可延长摄片时间,以了解分肾功能和显示尿路的形态,了解肾盂、输尿管有无扩张、压迫和充盈缺损等变化。肾功能严重受损、妊娠为禁忌证。

(3)逆行肾盂造影:经膀胱镜向输尿管插入输尿管导管,通过导管向肾盂或输尿管注入造影剂,亦可注入气体,以显示上尿路形态。该方法十分有助于尿路上皮肿瘤、输尿管狭窄范围和 X 线透光性结石的诊断。

(4)顺行肾盂造影:在超声指引下经皮穿刺入肾盂,注入造影剂以显示上尿路情况。适用于上述造影方法失败或有禁忌而怀疑梗阻性病变存在者。

(5)膀胱造影和排尿性膀胱尿道造影:经导尿管注入造影剂。可显示膀胱形态及病变,如发现膀胱憩室、膀胱肿瘤显示充填缺损等。排尿造影可显示尿道病变、连续性以及膀胱输尿管回流。

(6)肾动脉造影:经股动脉穿刺插管至肾动脉开口上方,注入造影剂,显示双侧肾动脉,腹主动脉及其分支。适用于肾血管性高血压和肾血管畸形、肾肿瘤的诊断以及对肾损伤或者手术后出血进行栓塞止血。

3. CT 检查 通过器官、病灶组织密度变化即 CT 值,对肾实质性和囊性疾病的鉴别诊断,确定肾损伤范围和程度,肾、膀胱、前列腺癌的分期及肾上腺肿瘤的诊断,提供可靠依据。能鉴别肾错构瘤和肾癌。能显示腹部和盆腔转移而长大之淋巴结。由于 CT 尿路成像的开展,临床上 CT 尿路成像的应用越来越多,而传统的 IVU 等 X 线造影有被取代的趋势。

4. MRI 检查 通过三个切面观察图像,组织分辨力更高,不需要造影剂,无放射损伤。对泌尿男性生殖系肿瘤的诊断和分期、肾囊肿内容性质鉴别、肾上腺肿瘤的诊断等,能提供较 CT 更为可靠的依据。磁共振血管造影是一种血管三维成像技术,能清晰显示血管,对肾癌的血供情况,肾静脉癌栓的范围,肾血管畸形的诊断很有价值。但装有心脏起搏器、金属支架、骨钉等患者不宜施行。

5. 放射性核素显像 特点是核素用量小,几乎无放射损害,但能在不影响机体正常生理过程的情况下显示体内器官的形态和功能。可测定分肾功能及帮助了解尿路梗阻情况。

(四)诊断性器械检查

1. 导尿管 目前常用的导尿管是气囊或 Foley 导尿管,以法制(F)为计量单位,以 21F 为例,其周径为 21mm,直径为 7mm。导尿主要用于:①引流尿液,解除尿潴留;②监测尿量,测定膀胱残余尿,了解膀胱容量及进行尿动力学检查;③用以膀胱肿瘤药物灌注;④了解尿道有无狭窄或梗阻,膀胱尿道造影等。

2. 尿道探条 由金属硬探条或塑料软探条两种类型以及其引导的丝状探子组成。用于了解尿道是否有狭窄及尿道狭窄的部位和程度,同时还可用来扩张狭窄尿道。首先选用 18~20F 探条,以免过细探条之尖锐头部损伤或穿破尿道。

3. 膀胱尿道镜 是最早用以观察体内器官的手段,也是做得最多、效果最为满意的内腔镜技术。

(1)适应证:经过一般检查、B 型超声扫描及 X 线检查等手段仍不能明确诊断的膀胱、尿道及上尿路疾患,或欲了解泌尿系统以外疾病对泌尿系统的影响时均可做膀胱尿道镜检查。

(2)禁忌证:①尿道狭窄;②膀胱容量小于 50ml;③ 1 周内不做重复检查;④急性炎症期原则上不做该检查;⑤全身出血性疾病患者应避免做此项检查及治疗。

4. 肾镜和输尿管镜 肾镜通过经皮肾造瘘进入肾盏、肾盂,可直接窥查输尿管上段、肾盂内有无病变,亦可直视下取石、碎石,切除或电灼肿瘤,取活体组织病理学检查标本。输尿管镜有硬性、软性两种类型,一般经尿道、膀胱置入输尿管及肾盂。适用于尿石症、原因不明肉眼血尿或细胞学检查阳性、上尿路充盈缺损等。

5. 尿流动力学测定 尿流动力学是借助流体力学及电生理学方法研究和测定尿路输送、储存、排出尿液的功能,为排尿障碍原因分析、治疗方法选择及疗效评定提供客观依据。目前主要用于诊断下尿路梗阻性疾病、神经源性膀胱、尿失禁等。

第二节　尿路感染

　　尿路感染是病原微生物侵入泌尿系统内繁殖而引起的炎症,又称尿路感染。病原微生物大多为革兰氏阴性杆菌。肾盂肾炎、输尿管炎为上尿路感染;膀胱炎、尿道炎为下尿路感染。上尿路感染常并发下尿路感染,后者可以单独存在。根据是否合并有危险因素以及感染的严重程度,可将尿路感染分为非复杂性尿路感染、复杂性尿路感染以及尿脓毒血症。非复杂性尿路感染是指急性的,偶发或复发的下尿路感染(非复杂性膀胱炎)和/或上尿路感染(非复杂性肾盂肾炎),不伴有泌尿系统解剖或功能上的异常及其他并发症。尿路感染的发病率很高,在感染性疾病中的发病率仅次于呼吸道感染,在不同的性别和年龄中均可发病,其临床表现和结局变化很大。本节主要介绍急性非复杂性肾盂肾炎、急性非复杂性膀胱炎、尿道炎。

一、概述

(一) 致病菌

　　绝大多数的致病菌为革兰氏阴性杆菌,主要是大肠埃希菌(占 60%~80%),其他为副大肠埃希菌、克雷伯菌、变形杆菌、产碱杆菌、铜绿假单胞菌等。革兰氏阳性菌引起的感染约占 20%,包括葡萄球菌、链球菌、粪链球菌等。还有结核分枝杆菌、淋病奈瑟菌、衣原体、支原体、厌氧菌、真菌、病毒等。其他的病原体如滴虫、原虫导致的感染较少见。

(二) 发病机制

　　大多数尿路感染是由来源于肠道菌群的兼性厌氧菌感染引起,从肠道进入尿道,再从尿道上行进入膀胱,病原菌对尿路上皮黏膜的黏附能力在上行感染中发挥重要作用。病原菌黏附于生殖道及尿路上皮细胞是引起尿路感染的关键步骤,黏附作用与病原菌的黏附特性和上皮细胞的接受特性相关。最常见的尿路致病性大肠埃希菌能表达大量黏附到尿路组织的黏附素,其中最主要的一种黏附素就是菌毛。菌毛主要由菌毛蛋白组成,最常见的是 1 型菌毛和 P 菌毛。P 菌毛是引起肾盂肾炎的主要毒力因子,1 型菌毛的小亚单位 Fim H 可以和膀胱黏膜上的甘露醇受体结合,使细菌在膀胱内生长繁殖,引发感染。

(三) 感染的诱发因素

　　1. 解剖因素　女性尿道较短,容易出现上行感染,经期、更年期、性交时更易发生。

　　2. 梗阻因素　包括先天性异常、泌尿系肿瘤、结石、狭窄、前列腺增生等,梗阻导致的尿液滞留能促进病原菌的生长和其黏附到尿路上皮细胞的能力。

　　3. 机体免疫功能下降　糖尿病、贫血、慢性肝病、慢性肾病、恶性肿瘤等多种疾病以及妊娠会引起全身免疫功能下降,使机体局部防御功能减退或破坏,容易诱发尿路感染。

　　4. 医源性因素　如尿道扩张、留置导尿、前列腺穿刺活检、膀胱尿道镜检查或输尿管镜检查等操作,由于黏膜损伤或忽视无菌观念,易引入病原微生物而诱发感染或感染扩散。

(四) 感染途径

　　感染途径主要有四种,最常见为上行感染和血行感染。

　　1. 上行感染　病原微生物经尿道进入膀胱,还可逆行播散至肾盂及肾实质。大约 50% 下尿路感染病例会导致上尿路感染。如果病原微生物具有特殊的黏附能力或输尿管正常蠕动受到影响,上行感染更容易发生。病原微生物多为大肠埃希菌。

2. 血行感染　在机体免疫能力低下或某些因素诱发下,皮肤感染、扁桃体炎、龋齿等感染病灶的病原微生物通过血液循环系统进入泌尿生殖系统,引起泌尿生殖系统感染,多导致肾皮质感染。病原微生物多为金黄色葡萄球菌。

3. 淋巴感染　病原微生物从邻近器官的病灶经淋巴管传播至泌尿生殖系器官,如肠道的严重感染或腹膜后脓肿等。

4. 直接感染　由于邻近器官的感染直接蔓延所致,如阑尾脓肿、盆腔化脓性炎症,或外来的感染,病原微生物经肾区瘘管和异物的感染等。

(五) 诊断

尿路感染一般有比较典型的临床表现,但诊断过程应注意寻找病灶及其病理基础,同时应对病原微生物和病变程度进行精确的评估。确定尿路感染的诊断靠尿液分析及中段尿培养确诊。

1. 尿液标本的采集有三种方式　①分段收集尿液,一般采用中段尿;②导尿,常用于女性患者;③耻骨上膀胱穿刺,最适用于新生儿和截瘫患者,用此法留取的尿标本最为可靠。尿培养常采用清洁中段尿或耻骨上膀胱穿刺获取的尿液标本。尿标本采集后应在 2 小时内处理,避免污染和杂菌生长。

2. 尿液镜检　尿液标本一般应立即进行涂片检查及尿沉渣检查。如每高倍视野白细胞超过 5 个则为脓尿,提示有尿路感染。无菌尿的脓尿要警惕泌尿系结核。

3. 细菌培养和菌落计数　这是诊断尿路感染的主要依据。如菌落计数多于 $10^5/ml$ 应认为有感染,少于 $10^4/ml$ 可能为污染,应重复培养,$10^4 \sim 10^5/ml$ 之间可疑。同时可进行药物敏感试验,根据药物敏感试验结果给予有效抗菌药物。

4. 定位检查　确定尿路感染后应进一步确定是上尿路感染还是下尿路感染,因为两者的治疗及预防不同,临床上需要进行鉴别。鉴别方法包括症状的鉴别、影像学检查、腔镜检查等等。

5. 其他检查　超声波检查、CT、MRI、排泄性尿路造影、膀胱尿道造影、尿动力学检查或泌尿内镜检查等,可以了解有无泌尿系梗阻或畸形等病因。

(六) 治疗原则

对诱发尿路感染的病因,如结石、尿路梗阻等因素一旦明确要及时治疗。临床上出现尿路感染症状时,必须明确其性质和病原微生物,依据尿细菌培养和药敏试验结果,有针对性地用药,这是治疗的关键,但尚无尿细菌培养结果时,可先根据尿沉淀渣涂片革兰氏染色来初步估计病原微生物,选择恰当的药物。最终完全清除在尿路生长的病原微生物是治疗目的,因此原则上抗生素的使用应持续到症状消失,尿液细菌培养转阴后 2 周。此外,治疗前应关注尿液的 PH 值,如为酸性应使用碱性药物,并使用适合于碱性环境的抗生素;如为碱性应使用酸性药物,并使用适合于酸性环境的抗生素。

二、急性非复杂性肾盂肾炎

(一) 病因

急性非复杂性肾盂肾炎是肾盂和肾实质的急性细菌性炎症,不伴有泌尿系统解剖或者功能异常及其他并发症者。致病菌大多经下尿路上行感染肾盂,再经肾盂感染肾实质,也有经血液直接播散到肾盂和肾实质。上行感染主要是革兰氏染色阴性细菌,其中主要是大肠埃希菌;血行感染病原菌以革兰氏染色阳性细菌为主,以葡萄球菌和肠球菌常见。尿路梗阻和尿潴留是急性非复杂性肾盂肾炎最常见的诱因。尿路在梗阻以上部位扩张和积水,有利于细菌繁殖,引起肾盂肾炎。女性发病率高于男性。

（二）病理

主要是肾小管和肾间质的病变。肾脏因周围脂肪水肿而增大,肾被膜薄而透明,或有脓性物质浸润,切面上看不清皮质与髓质的分界,可见许多微小的脓肿。肾盂肾盏扩大,壁增厚,黏膜充血,有炎症性或溃疡性病变。镜下可见肾实质内有白细胞浸润的弥漫性或点状炎症、水肿和小出血区域,当炎症严重时肾小管上皮剥落。因肾脏急性炎症时,伴有肾血管收缩和局部缺血,急性肾盂肾炎最后导致肾皮质瘢痕。如病原菌或感染诱因未被彻底清除,则急性肾盂肾炎会反复发作而转为慢性肾盂肾炎。

（三）临床表现

以育龄期女性较为常见,起病较急,临床表现与感染程度有关。

1. 发热　突发寒战、高热,体温升高至39℃以上,伴有头痛、全身痛以及恶心、呕吐等。热型类似脓毒血症,大汗淋漓后体温下降,以后又可上升,持续1周左右。

2. 腰痛　单侧或双侧腰痛,有明显的肾区压痛、肋脊角叩痛。

3. 下尿路症状　由上行感染所致的急性非复杂性肾盂肾炎起病时即出现尿频、尿急、尿痛、血尿,以后出现全身症状。血行感染者常由高热开始,而下尿路症状随后出现,有时不明显。

（四）诊断

临床主要根据病史、典型的临床表现、体格检查、实验室检查等进行综合判断。血常规中白细胞总数和中性粒细胞可升高。尿液中有白细胞、红细胞、蛋白、管型、细菌,尿培养每毫升尿中菌落超过10^5以上。但老年患者症状可不典型,值得临床警惕。在患者高热寒战期间,还需做血液细菌培养及药物敏感试验。急性期症状控制后,应对患者进一步检查,查明有无泌尿系梗阻、膀胱输尿管反流等解剖结构异常,以便针对病因治疗及防止复发。

（五）鉴别诊断

急性非复杂性肾盂肾炎常常需和以下疾病进行鉴别:

1. 下尿路感染　可出现发热、腰背部疼痛等临床表现,但以下尿路症状为主要表现,常常有下腹部不适、酸胀,较少出现寒战、高热等全身症状。

2. 肾皮质化脓性感染或肾周围炎　虽有全身症状和肾区肿胀或疼痛,但无下尿路症状,尿中也不含脓细胞;肾周围炎或脓肿,可出现患侧髋关节屈曲。

3. 胰腺炎　胰腺炎可引起腰部疼痛,但胰腺炎患者可出现血清淀粉酶、尿淀粉酶升高,尿中不含脓细胞。发病前常有明显诱因,如暴饮暴食、饮酒等。

（六）并发症

1. 肾乳头坏死　即肾乳头及其毗邻肾髓质发生的缺血性坏死,常发生于伴有糖尿病或尿路梗阻的患者。

2. 肾周围脓肿　严重肾盂肾炎直接扩散可导致肾周围脓肿。肾结石及糖尿病等疾病为易感因素。

3. 尿脓毒血症　急性期感染控制欠佳可导致细菌及其释放的毒素进入血液循环,引起尿脓毒血症,大肠埃希菌引起者较多见。

（七）治疗

1. 支持治疗　患者需卧床休息,补充液体,给予足够营养,维持机体水、电解质平衡,维持每日尿量在1 500ml以上,以利于炎症产物排出。

2. 抗生素治疗　应根据细菌培养和药物敏感试验使用有效抗生素。在获得细菌培养和药物敏感试验结果前,宜选用广谱抗生素。可选用的药物有:①喹诺酮类药物:抗菌谱广、作用强,对大肠埃希菌等细菌效果较好,但不宜用于儿童及孕妇。随着临床的广泛应用,细菌对该类药物的耐药现象呈现增多趋势。②青霉素类药物。③第一、二代头孢菌素可用

笔记栏

于产酶葡萄球菌感染。第二、第三代头孢菌素对严重革兰氏阴性杆菌感染作用显著,与氨基糖苷类合用有协同作用。哌拉西林、头孢哌酮、头孢他啶、阿米卡星、妥布霉素等对铜绿假单胞菌及其他假单孢菌等感染有效。④去甲万古霉素适用于耐甲氧西林的葡萄球菌、多重耐药的肠球菌感染及对青霉素过敏患者的革兰氏阳性球菌感染。⑤碳青霉烯类抗菌谱最广,适用于难治性院内感染及免疫缺陷者。

3. 对症治疗　应用碱性药物如碳酸氢钠、枸橼酸盐等可缓解酸性尿液对膀胱的刺激症状。M 受体拮抗剂、β 受体激动剂等可缓解膀胱痉挛,改善下尿路症状。

三、急性非复杂性膀胱炎

存在下尿路症状(排尿困难、尿频和尿急)并排除妇科疾病或其他引起膀胱过度活动症状的疾病应考虑为急性非复杂性膀胱炎。

(一) 病因

急性非复杂性膀胱炎以女性多见,其发病率明显高于男性,因女性尿道短而直,会阴部常有大量细菌存在;只要有感染的诱因存在,如性交、导尿、个人卫生不洁及个体对细菌抵抗力降低,都可导致上行感染。男性发病多继发于下尿路梗阻性疾病,如膀胱结石、前列腺增生、神经源性膀胱、尿道狭窄等。此外泌尿系统腔内检查和治疗有可能造成医源性感染。致病菌以大肠埃希菌最多见。

(二) 病理

病变多累及膀胱黏膜和黏膜下层,黏膜出现充血、水肿,多发点状或片状出血,严重时可见浅表溃疡或脓性渗出物覆盖。炎症以尿道内口及膀胱三角区最明显。炎症有自愈倾向,愈合后不遗留痕迹。若治疗不彻底或有异物、残余尿、上尿路感染等情况,炎症可转为慢性。

(三) 临床表现

通常发病突然,以下尿路症状为主,可表现为尿频、尿急、尿痛、排尿困难。严重者数分钟排尿一次,但均次尿量较少,且不分昼夜。排尿时可有排尿费力及尿道烧灼样痛,排尿后可有尿不尽感。常见终末血尿,有时为全程肉眼血尿,甚至有血凝块随尿液排出。耻骨上区可有胀痛、坠胀感及压痛。部分患者伴有急迫性尿失禁。

全身症状多不明显。体温正常或有低热。并发急性肾盂肾炎或急性细菌性前列腺炎、附睾炎时可出现高热。

(四) 诊断

除了典型症状外,部分患者可见红细胞增多。典型患者的中段尿培养、菌落计数可获得阳性结果。在女性应注意有无生殖道炎症、肛周炎等毗邻器官的急性感染,检查有无处女膜及尿道口畸形、尿道肉阜、尿道旁腺炎、盆底脏器脱垂、膀胱憩室、膀胱阴道瘘、膀胱结石、膀胱占位性病变等。在男性应注意有无尿道炎、附睾炎、尿道狭窄、急性前列腺炎、前列腺增生、膀胱结石、膀胱占位性病变等。

(五) 鉴别诊断

1. 急性非复杂性肾盂肾炎　急性非复杂性肾盂肾炎与急性非复杂性膀胱炎临床表现相似,两者均可有下尿路症状,尿中有脓细胞和红细胞,尿培养可见细菌生长。急性非复杂性膀胱炎以下尿路症状为主,一般无全身症状,而急性非复杂性肾盂肾炎常以全身症状为主,伴有腰痛及肾区叩压痛。

2. 下尿路梗阻性病变　主要指膀胱颈和尿道的梗阻病变,如严重包茎、尿道外口狭窄或后尿道瓣膜、前列腺增生等,初期表现为尿频伴尿急、尿痛,与急性非复杂性膀胱炎表现相似。但下尿路梗阻性病变多见于男性,随着梗阻程度的发展,则出现排尿时间延长、尿流变细、尿不尽等。如继发感染或结石时,尿频症状更为明显。应用尿道探子或导尿管做尿道探查及尿道、膀胱造影可明确梗阻部位和程度。

3. 腺性膀胱炎　临床常表现为尿频、尿急、尿痛、排尿困难和血尿等,与急性非复杂性膀胱炎症状相似,但中段尿培养结果多呈阴性,膀胱镜检查和膀胱黏膜活检可帮助鉴别。

（六）治疗

临床治疗应根据致病菌种类和药物敏感试验结果选用抗生素治疗。在得到药物敏感试验结果之前,可选用磷霉素、呋喃妥因、左氧氟沙星及第二代、第三代头孢菌素等。对于绝经期前女性急性非复杂性膀胱炎应尽量采用 3~5 天短程抗菌药物疗法。绝大多数急性非复杂性膀胱炎患者经过短程疗法治疗后尿中细菌可以转阴。若症状持续改善欠佳,尿中白细胞持续增高,应考虑调整抗生素的种类或疗程,同时应考虑泌尿系结核的可能。

治疗期间应注意适量饮水,口服碳酸氢钠或枸橼酸盐碱化尿液,减少酸性尿液对尿路上皮的刺激。对于以尿频、尿急为主要症状的患者,可加用 M 受体拮抗剂、β 受体激动剂等药物改善下尿路症状。绝经期后女性容易发生急性非复杂性膀胱炎,适量口服蔓越莓制剂可以起到一定的预防感染的作用。

四、尿道炎

尿道炎包括非特异性尿道炎和特异性尿道炎。由大肠埃希菌、链球菌或葡萄球菌等所引起的尿道炎为非特异性尿道炎。由淋病奈瑟菌、结核杆菌、滴虫、真菌、衣原体、支原体、病毒等引起的尿道炎,称为特异性尿道炎。本节主要介绍淋菌性尿道炎和非淋菌性尿道炎,为性传播性疾病。

淋菌性尿道炎

淋菌性尿道炎是由淋病奈瑟菌引起的泌尿道化脓性炎症。

（一）病因

淋菌性尿道炎系淋球菌感染所致,淋球菌为革兰氏染色阴性的奈瑟双球菌。人是淋球菌唯一的天然宿主,有普遍易感性,可反复感染。淋菌性尿道炎主要通过性接触传播,也可通过接触带菌的物体间接传播。

（二）临床表现

男性患者淋球菌急性感染后,潜伏期一般在 1~14 天,平均在感染后 3~5 天发病。感染初期患者尿道口黏膜红肿、发痒和不同程度的刺痛,尿道流出少量稀薄黏液,1~2 天后尿道分泌物变成深黄色或黄绿色黏稠脓性,排尿时可有尿频、尿急及尿道烧灼样痛,可伴有肉眼血尿。腹股沟淋巴结可有肿大及疼痛,甚至化脓破溃。女性患者多于性交后 2~5 天发病,伴有尿频、尿急及尿道烧灼样痛。尿道口红肿、溢脓。尿液检查有脓细胞和红细胞。

若治疗及时,大约 1 周后症状逐渐减轻,尿道口红肿消退,尿道分泌物减少且稀薄,排尿改善,约 1 个月后症状可消失。若未及时治疗或治疗不彻底,男性患者可继发前列腺炎、精囊炎及附睾炎,甚至可形成炎性尿道狭窄。

（三）诊断

结合不洁接触史,有典型临床表现,尿道分泌物涂片发现多核白细胞内成对排列的革兰氏染色阴性的双球菌即可确诊。

（四）治疗

治疗原则包括早期诊断;早期治疗;及时、足量、规范用药;针对不同病情采用相应治疗方案;追踪性伴侣,同时进行治疗;治疗后密切随访;注意有无沙眼衣原体和支原体等同时感染。

下列药物为首选：头孢曲松、大观霉素、喹诺酮类药物。但淋病奈瑟菌对头孢菌素及喹诺酮类药物耐药越来越明显，可选择阿奇霉素作为二线药物。治疗结束 1~2 周复查，临床症状和体征消失、尿液清亮为治愈。在治疗结束后 4~7 天，涂片及培养淋病奈瑟菌应持续两次阴性。淋菌性尿道狭窄患者以尿道扩张为主，同时给予抗生素治疗，必要时行尿道狭窄内切开术。

非淋菌性尿道炎

非淋菌性尿道炎是一种通过性交感染的尿道炎，患者尿道分泌物中查不到淋病奈瑟菌而常有沙眼衣原体或解脲脲原体等。

（一）病因

非淋菌性尿道炎 40%~50% 由沙眼衣原体感染引起，20%~30% 由解脲脲原体感染引起。其他病原微生物包括阴道滴虫、白念珠菌等。

（二）临床表现

非淋菌性尿道炎潜伏期一般 1~3 周，平均 10~12 天。典型男性患者常见尿道发痒、烧灼感、尿痛。尿道口可有红肿，可见浆液性或稀薄脓性分泌物。晨起时尿道口可见少量黏液性分泌物，内裤上可见污渍。女性患者可有尿频、尿道灼热，挤压尿道可见少量淡黄色分泌物溢出。

（三）诊断

主要综合病史、临床表现及实验室检查来判断。实验室确诊依据主要是泌尿生殖道分泌物在显微镜下见到多形核白细胞并排除淋病奈瑟菌。病原学检查手段如分泌物涂片染色及培养、免疫荧光抗体法、聚合酶链反应、连接酶链反应等可以帮助确诊。

（四）治疗

临床多采用多西环素、阿奇霉素、氧氟沙星等药物治疗。性伴侣应同时进行治疗。治疗结束后应随访复查。

前列腺增生

第三节 良性前列腺增生

良性前列腺增生（benign prostate hyperplasia，BPH）简称前列腺增生，是引起中老年男性排尿障碍最为常见的一种良性疾病。主要表现为组织学上的前列腺间质和腺体成分的增生、解剖学上的前列腺增大（benign prostatic enlargement，BPE）、尿动力学上的膀胱出口梗阻（bladder outlet obstruction，BOO）和以下尿路症状（lower urinary tract symptoms，LUTS）为主的临床症状。本病的发病率随年龄递增。组织学上的发生一般在 40 岁以后。

一、病因学

病因尚不完全清楚，但目前公认的是老龄和有功能的睾丸是发病的基础，两者缺一不可。年龄是前列腺增生一个不可缺少的重要因素，因为前列腺增生多发生在 50 岁以后的男性。男性随着年龄逐渐增长，前列腺也随之增大。虽然雄激素不直接引起前列腺增生，但在前列腺的生长过程中，前列腺增生的发展需要睾丸雄激素的存在。雄激素不仅在前列腺正常细胞增殖和分化中起作用，而且还能抑制细胞凋亡。在青春期前被阉割者、因遗传疾病而损害雄激素产生或发挥作用的患者则不发生前列腺增生。尽管外周组织中睾酮水平随着年龄的增长有所降低,但老年患者前列腺中双氢睾酮(DHT)和雄激素受体(AR)的水平仍很高。前列腺增生发生的相关因素包括:雄激素与雌激素的相互作用、生长因子、炎性通路、前列腺间质-腺上皮的相互作用、细胞凋亡的调控、交感神经信号通路、基因与家族性因素等。

二、病理学与病理生理学

前列腺在解剖结构上可分为外周带、中央带和移行带。前列腺增生开始于移行带。移行带围绕尿道精阜部位,由紧靠前列腺前括约肌外的腺体组成。前列腺增生的结节多发生于移行带和尿道周围腺体区。值得注意的是,尽管移行带体积随着年龄增长而逐渐增大,但有研究表明其增大与前列腺增生的进展并无相关。

前列腺增生时,增生的移行带将中央带及外周带腺体组织挤压萎缩形成前列腺外科包膜,该包膜与增生腺体界限清楚,术中易于分离。前列腺增生产生下尿路梗阻的程度与增生部位直接有关,而与前列腺的体积不一定成比例。其他因素如动态尿道阻力、前列腺外科包膜、解剖的多形性对临床症状的影响比腺体的体积更重要。

增生腺体凸向后尿道,使前列腺部尿道伸长、弯曲、变窄,尿道阻力增加。此外,前列腺内尤其是围绕膀胱颈部的平滑肌内含有丰富的α肾上腺素能受体,这些受体的激活使该处平滑肌收缩,可增加前列腺部尿道的阻力。为了克服排尿阻力,膀胱逼尿肌增强其自身收缩力以完成排尿,久而久之逐渐代偿性肥厚,肌纤维形成粗糙的网状结构,加上长期膀胱内高压,膀胱壁出现小梁、小室或假性憩室。由于逼尿肌退变,膀胱顺应性降低,逼尿肌不稳定而出现尿频、尿急和急迫性尿失禁,可造成输尿管尿液排出阻力增大,引起上尿路积水。如梗阻长时间未能解除,逼尿肌失去代偿能力,收缩力减弱,膀胱不能完全排空而出现残余尿。随着残余尿量增多,膀胱容量扩大,膀胱壁变薄,可出现慢性尿潴留和充盈性尿失禁,尿液反流引起上尿路积水及肾功能损害进一步加重。慢性尿潴留可继发尿路感染和结石形成。

三、临床表现

前列腺增生的主要表现是下尿路症状,包括储尿期症状(包括尿频、尿急、尿失禁、夜尿增多等)、排尿期症状(包括排尿踌躇、排尿困难、排尿间断等)、排尿后症状(尿不尽和尿后滴沥等)。

1. 储尿期症状 尿频是前列腺增生早期最常见的症状。疾病早期主要是夜尿次数增多,平均每次尿量较少,随后白天也出现尿频。早期尿频主要是因为前列腺充血刺激引起的,随着病情进展,残余尿增多致膀胱有效容量减少,尿频逐渐加重。当合并膀胱炎症或结石时,尿频更为明显,并可伴有尿急、尿痛。

2. 排尿期症状及排尿后症状 进行性排尿困难是前列腺增生最重要的症状,进展常很缓慢。典型表现是排尿迟缓、断续、尿线细而无力、射程短等,如梗阻严重或未及时解除,残余尿较多,常需要增加腹压来辅助排尿,排尿终末常伴有尿滴沥。梗阻加重达一定程度,排尿时不能排尽膀胱内全部尿液,出现膀胱残余尿增多,逐渐发生慢性尿潴留及充盈性尿失禁。

前列腺增生患者如遇有天气变化、过度疲劳、饮酒、性交或上呼吸道感染等,可引起前列腺腺体和膀胱颈部充血、水肿,从而出现急性尿潴留。

3. 梗阻后并发症 前列腺增生合并感染时,亦可有尿频、尿急、尿痛等症状。有结石时症状更为明显,并可伴有血尿;前列腺增生因增生腺体表面黏膜血管破裂出血可出现无痛性肉眼血尿。晚期可出现肾积水和肾功能不全。长期排尿困难导致腹压增高还可引起腹股沟疝、脱肛或内痔等。

四、诊断

凡 50 岁以上男性有进行性排尿困难,须考虑有前列腺增生的可能。以下内容可帮助诊断:

1. 病史采集 应详细询问患者一般情况;下尿路症状的特点、持续时间及其伴随症状;手术及外伤史;是否合并代谢性疾病、心脑血管疾病、性传播性疾病等;药物服用史;国际前列腺症状评分(IPSS);生活质量(QoL)评分。

国际前列腺症状评分(IPSS)是目前国际公认反应下尿路症状严重程度的方法(表 20-1)。

表 20-1　国际前列腺症状(IPSS)评分

在最近的一个月,您是否有以下症状?	在 5 次排尿中						症状评分
	无	少于一次	少于半数	约半数	多于半数	几乎每次	
1. 是否经常有尿不尽感?	0	1	2	3	4	5	
2. 两次排尿间隔是否经常小于两小时?	0	1	2	3	4	5	
3. 是否曾经有间断性排尿?	0	1	2	3	4	5	
4. 是否有排尿不能等待现象?	0	1	2	3	4	5	
5. 是否有尿线变细现象?	0	1	2	3	4	5	
6. 是否需要用力及使劲才能开始排尿?	0	1	2	3	4	5	
7. 从入睡到早起一般需要起来排尿几次?	没有 0	1 次 1	2 次 2	3 次 3	4 次 4	5 次 5	
症状总评分 =							

总分 35 分,轻度症状 0 分~7 分,中度症状 8 分~19 分,重度症状 20 分~35 分

生活质量评分见表 20-2。

表 20-2　生活质量(QoL)评分

如果在您今后的生活中始终伴有现在的排尿症状,您认为如何?	高兴 0	满意 1	大致满意 2	还可以 3	不太满意 4	苦恼 5	很糟 6
生活质量评分(QoL)=							

2. 体格检查 包括外生殖器检查、直肠指检、局部神经系统检查。外生殖器检查包括包皮是否过长、尿道有无狭窄等。直肠指检需要在排空膀胱后进行,可了解前列腺大小、形态、质地、有无结节和压痛,中央沟是否变浅或消失,肛门括约肌张力是否正常。肛门及会阴外周神经系统检查可发现是否合并存在神经系统疾病导致的神经源性膀胱尿道功能障碍。

3. 尿常规 可以帮助确定是否合并血尿、脓尿、蛋白尿等。

4. 血清前列腺特异性抗原(PSA)测定 PSA 是 33-kDa 丝氨酸蛋白酶,主要来源于前列腺上皮细胞。血清 PSA 水平是评价前列腺疾病性质的主要生化指标。但许多因素可影响血清 PSA 值,如年龄、前列腺增生、前列腺炎、前列腺按摩以及经尿道的操作或经直肠的操作均可能出现 PSA 升高。

5. 超声检查 采用经直肠或经腹部测量。经直肠超声（transrectal ultrasonography，TRUS）扫描可以更为精确测定前列腺体积（计算公式为 0.52 × 前后径 × 左右径 × 上下径）。经腹壁超声检查还可了解上尿路是否合并积水、结石、占位性病变，同时还可测量膀胱残余尿量。

6. 排尿日记 以尿频或夜尿增多为主要症状的患者应记录排尿日记。

7. 尿流率检查及尿动力学检查 可量化评估膀胱功能，一般在对前列腺增生患者行有创治疗前进行。

8. 其他检查 膀胱镜检查不仅可直接观察前列腺部尿道的情况，而且可发现膀胱继发改变如小梁、憩室、结石、肿瘤等。静脉尿路造影、尿道造影均为可选择的检查。

五、鉴别诊断

1. 前列腺癌 两者发病年龄相似，且可同时存在。但前列腺癌多发生于前列腺外周带，远离尿道，故早期患者很少引起症状。前列腺癌若侵及尿道或膀胱颈可引起梗阻症状，如排尿慢、尿线细、排尿困难等。症状一旦出现，表示局部已属晚期或已有转移。直肠指诊前列腺多不对称，表面不光滑，可触及不规则、无弹性的硬结。前列腺癌常伴血清 PSA 升高，有淋巴结转移或骨转移时血清 PSA 水平增高更明显。经直肠超声可以显示前列腺内低回声病灶及其大小与侵及范围。盆腔 CT、MRI 及全身核素骨显像可早期发现有无转移病灶。

2. 膀胱颈挛缩（又称膀胱颈纤维化） 多由慢性炎症、手术后瘢痕形成引起，膀胱颈部平滑肌为结缔组织所代替。临床表现与前列腺增生相似，但前列腺体积不增大。膀胱镜检查可帮助鉴别。

3. 尿道狭窄 患者多数有尿道感染、外伤或医源性损伤病史。膀胱镜尿道镜检查及尿道造影可见狭窄段尿道僵直变细。

4. 神经源性膀胱功能障碍 本病可引起排尿困难、尿潴留，也可继发尿路感染、结石和肾积水，但神经源性膀胱功能障碍常有明显中枢或者外周神经系统损害的病史和体征，如下肢感觉和运动障碍、便秘、会阴部感觉减退或丧失、肛门括约肌松弛等，应用尿流动力学检查可帮助明确诊断。但应注意两者同时存在的可能。

病案分析

患者男性，72 岁。3 年前无明显诱因逐渐出现排尿困难，有尿频、尿急、尿流变细、尿无力、尿分叉、尿后滴沥。夜尿 4 次，每次尿量少，排尿需等待。3 年来上述症状进行性加重，近 5 天着凉后，症状更加明显。查体：双肾区无叩痛，双侧输尿管走行区无明显压痛，膀胱区无明显隆起，叩诊无浊音。直肠指诊：直肠前方可触及约鸭蛋大小的前列腺，上极不能触及，中央沟消失，质地较硬，无压痛，未触及包块及结节。指套无血染。肛门括约肌张力正常。血清 PSA 2.0ng/ml。尿常规未见明显异常。超声波检查提示：前列腺大小为 5cm×4cm×6cm。膀胱内未见明显占位性病变。否认高血压病、糖尿病、脑梗死等疾病。否认外伤史、手术史及冶游史。

初步诊断：良性前列腺增生。

分析：

(1)症状：患者为 50 岁以上老年男性，早期表现为尿频、尿急等排尿症状，随后 3 年内呈现进行性加重的排尿困难。在寒冷刺激的诱因下，症状加重。症状比较典型。

（2）体征：直肠指诊触及约鸭蛋大小的前列腺，上极不能触及，中央沟消失，质地较硬，无压痛，未触及包块及结节。指套无血染。触诊符合前列腺增生的表现。既往无神经系统疾病史，肛门括约肌张力正常，初步排除神经源性膀胱尿道功能障碍，必要时可结合尿动力学等检查。

（3）辅助检查：尿常规未见明显异常，初步排除尿路感染。血清 PSA 2.0ng/ml，初步排除前列腺癌。超声波检查提示前列腺体积明显增大，符合前列腺增生的超声表现。此外膀胱内未见明显占位性病变，初步排除膀胱内占位性病变。

（4）特殊鉴别：患者既往无明显尿频和排尿困难等症状，否认外伤史、手术史、冶游史，可初步排除先天性、损伤和感染引起的尿道狭窄。

综上所述，患者初步诊断考虑为前列腺增生。

六、治疗

前列腺增生的治疗可分为非手术治疗和手术治疗。

（一）非手术治疗

1. 观察等待　轻度下尿路症状（IPSS 评分≤7 分）或者中度以上症状（IPSS≥8 分）但生活质量尚未受到明显影响的患者可以考虑观察等待。观察等待并非完全不进行干预，其主要内容包括患者健康教育、生活方式指导、合并用药的指导、定期监测等。

2. 行为改进及饮食调整　适度体育锻炼、戒烟、控制体重、精神放松训练、盆底功能训练以及合理的液体摄入、调整饮食结构等方式均可以帮助改善下尿路症状。

3. 药物治疗　药物治疗的短期目标是缓解下尿路症状，长期目标是延缓疾病的临床进展，预防并发症的发生。在减少药物治疗副作用的同时保持患者较高的生活质量是前列腺增生药物治疗的总体目标。

（1）α 受体阻滞剂：通过阻滞分布在前列腺和膀胱颈部平滑肌表面的肾上腺素能受体，松弛平滑肌，达到缓解膀胱出口动力性梗阻的作用，同时可以缓解储尿期的膀胱刺激症状。常见的 α 受体阻滞剂包括特拉唑嗪、多沙唑嗪、坦索罗辛、赛洛多辛等。用药过程中需注意防止体位性低血压的发生。

（2）5α 还原酶抑制剂：通过抑制体内睾酮向双氢睾酮的转变，进而降低前列腺内双氢睾酮的含量，达到缩小前列腺体积、改善下尿路症状的治疗目的。常用的有非那雄胺、度他雄胺、依立雄胺等。

（3）M 受体拮抗剂：M 受体拮抗剂通过阻断膀胱逼尿肌中毒蕈碱（M）受体（主要是 M_2 和 M_3 亚型），抑制膀胱逼尿肌过度收缩，降低膀胱敏感性，从而改善前列腺增生患者的储尿期症状。常见的 M 受体拮抗剂包括托特罗定、索利那新等等。但需要注意排尿困难、口干、视物模糊、便秘等不良反应。此外尿潴留、胃潴留、闭角型青光眼患者禁用。

（4）β_3 受体激动剂：β_3 受体激动剂可以选择性激动膀胱的 β_3 受体，使逼尿肌舒张，增加膀胱储尿容量和排尿间隔，但一般不影响膀胱排空，所以不易造成急性尿潴留。首个被批准上市的 β_3 受体激动剂是米拉贝隆。

（5）植物制剂：植物制剂可以改善下尿路症状，但作用机制尚未完全明确。

4. 其他疗法　局部微波热疗等疗法可部分缓解前列腺增生患者的下尿路症状。

（二）手术治疗

具有中-重度下尿路症状并已明显影响生活质量，尤其是药物治疗效果不佳或拒绝接受药物治疗的患者可选择手术治疗。

（1）手术适应证：当前列腺增生导致以下并发症时，建议采用手术治疗：①反复尿潴留（至少在一次拔管后不能排尿或两次尿潴留）；②反复血尿；③反复尿路感染；④膀胱结石；⑤继发性上尿路积水（伴或不伴肾功能损害）。

（2）手术方式：①开放性手术：经耻骨上前列腺摘除术、经耻骨后前列腺摘除术、经会阴前列腺切除术等。②经尿道手术：经尿道前列腺电切术、经尿道激光前列腺切除／汽化／剜除术、经尿道前列腺扩开术等。③腹腔镜／机器人辅助前列腺摘除术等。

七、随访

前列腺增生患者均应进行随访。随访目的是评估疾病进展风险、疗效、相关不良反应、并发症，并提出进一步治疗方案。随访内容一般包括 IPSS 评分、生活质量评分、尿液分析、前列腺特异性抗原（PSA）、血清肌酐、自由尿流率、膀胱残余尿等等。

第四节　尿　石　症

尿石症

尿石症是泌尿外科的最常见疾病之一。可分为肾和输尿管的上尿路结石和膀胱及尿道的下尿路结石。结石发病率男性多于女性（约 3∶1），南方地区高于北方地区。好发年龄在 25～40 岁。

在中医学的著作中，诸如《黄帝内经》和华佗的《中藏经》对尿石症也有很多精辟的论述，从其发病及临床特征分析，本病属中医的石淋、血淋、腰痛等范畴，其辨证施治方剂至今仍用于临床。

一、概述

（一）影响尿路结石形成的因素

影响尿路结石的原因不是单一因素，而是多因素综合作用的结果。性别、年龄、体重指数、种族、遗传、环境因素等对结石的形成影响很大。身体的代谢异常、尿路的梗阻、感染、异物和药物的使用是结石形成的常见病因。尿中形成结石晶体的盐类呈超饱和状态，尿中抑制晶体形成物质不足和核基质的存在，是形成结石的主要因素。

1. 外界因素　①自然环境：地理位置处在热带、亚热带，气候湿热、干旱，其发病率较高。与饮水有一定关系；②社会环境：发达国家上尿路结石不断增加，而经济落后地区下尿路结石仍占一定比重。

2. 内在因素　①种族遗传因素：黑色人种低，胱氨酸尿症和原发性高草酸尿症为常染色体隐性遗传；②营养因素：高动物蛋白、乳制品消费低下、蔗糖摄入增加、维生素 A 低、过量摄入钙等其发病率增加；③代谢异常：甲状旁腺功能亢进致钙、磷代谢异常，尿钙磷排出增加，因而增加尿内晶体浓度，容易形成结石；家族性遗传胱氨酸代谢异常，可引起胱氨酸结石；④后天疾病：甲状旁腺功能亢进、制动综合征（长期卧床）、类肉瘤病、皮质醇症、各种伴有骨脱钙的疾病、肠大部切除、肠吻合短路及慢性消化道疾病、增加肠钙吸收的疾病、痛风、恶性肿瘤、白血病等与结石形成有关；⑤药物性因素：维生素 D 中毒、大量小苏打、长期用皮质类固醇激素、乙酰唑胺、磺胺类药物。

3. 尿液因素　①形成结石物质排出过多：尿液中钙、草酸、尿酸排出量增加；②尿 pH值改变：尿酸结石和胱氨酸结石在酸性尿中形成，磷酸镁铵及磷酸钙结石在碱性尿中形成；

③尿量减少,使盐类和有机物质的浓度增高;④尿中抑制晶体形成和聚集物质含量减少,如枸橼酸、镁、焦磷酸盐、酸性黏多糖、肾钙素、微量元素等。

4. 局部因素　①尿路感染:尿内大量细菌和组织坏死物可积聚成结石核心;②尿路梗阻:尿流滞缓,尿内有形成分易于沉淀析出,形成结晶;③异物:尿路异物可成为晶体沉积的核心。

（二）尿路结石成分及特性

草酸钙结石最常见,磷酸盐、尿酸盐、碳酸盐次之,胱氨酸结石罕见。通常尿结石以多种盐类混合形成。草酸钙结石质硬、粗糙、不规则、常呈桑椹样、棕褐色。磷酸钙、磷酸镁铵结石易碎,灰白色、黄色或棕色,表面粗糙,不规则,在 X 线片中可见分层现象,常与梗阻及感染有关,易形成鹿角形结石。尿酸结石质硬,光滑或不规则,常为多发,淡黄色,纯尿酸结石 X 光不显影。胱氨酸结石光滑,淡黄至黄棕色,蜡样外观,与遗传因素有关,X 线不显影。

（三）病理生理

尿路结石引起的病理生理改变与结石部位、大小、数目、继发感染和梗阻程度有关。尿路结石可引起泌尿系统直接损伤、梗阻、感染和恶性变。肾盏内静止结石,不会引起梗阻及症状。肾盏结石可增大向肾盂发展,如导致肾盏颈部梗阻能引起肾盏积液或积脓,进而引起肾实质感染或导致肾周感染。较小的肾盏结石可以经肾盂、输尿管排出体外,也可能停留在输尿管三个生理狭窄点,引起急性完全性梗阻或慢性不完全梗阻,前者在及时解除梗阻后,可无肾损害,而慢性不完全性梗阻导致肾积水,使肾实质逐渐受损而影响肾功能。充满肾盂及部分或全部肾盏的结石称鹿角形结石。结石可损伤尿路黏膜导致出血,感染,而感染与梗阻又可促进结石的快速增大或形成新结石,结石、梗阻与感染互为因果,造成恶性循环,最终损害肾功能。

（四）预防

尿路结石复发率高,肾结石治疗后在 5 年内约 1/3 患者会复发。因而预防或延迟结石复发十分重要。中华人民共和国成立后,尤其是改革开放,党和国家非常关心人民的身体健康,通过改变水质、净化水源、倡导合理膳食等措施,极大地降低的结石的发生率以及复发率。

1. 增加饮水量　使成人每天尿量达 2 000ml 以上,以稀释尿液,减少尿盐沉淀。建议夜间加饮水 1 次,保持夜间尿液呈稀释状态,可以减少晶体形成。

2. 调节饮食　磷酸钙结石者,少食肉和蛋黄,可用维生素 C 酸化尿液。草酸盐结石患者少饮食菠菜、土豆、浓茶。尿酸盐结石和黄嘌呤结石者少食肝、肾等富含嘌呤的食物,服用小苏打片碱化尿液。胱氨酸结石者,碱化尿液有一定预防效果。

3. 解除同时存在的尿路梗阻、感染、异物等因素,对预防结石复发具有十分重要的意义。

4. 特殊性预防　在进行了完整的代谢状态检查后可采用以下预防方法。①草酸盐结石患者可口服维生素 B_6,以减少草酸盐排除;口服氧化镁可增加尿中草酸溶解度。②尿酸结石患者可口服别嘌醇和碳酸氢钠,以抑制结石形成。③有尿路梗阻、尿路异物、尿路感染或长期卧床等,应及时去除诱因。

二、上尿路结石

（一）临床表现

1. 疼痛　疼痛程度与结石部位、大小、是否活动等因素有关。肾盂及肾盏内大结石可无疼痛,若结石引起肾盏颈部梗阻,或肾盂结石移动不大时,可引起上腹或腰部钝痛。结石移动并引起输尿管梗阻时,可出现肾绞痛。疼痛剧烈难忍,呈阵发性,并沿输尿管行程放射至同侧腹股沟、睾丸或者阴唇,患者辗转不安,大汗,恶心呕吐。当结石位于输尿管膀胱壁内段时常有尿频、尿急的症状及尿道和阴茎头部放射痛。

2. 血尿　由于结石活动引起黏膜损伤所致,血尿程度不同,多为镜下血尿,亦可以出现肉眼血尿。如果结石导致尿路完全梗阻,则可不出现血尿。

3. 其他症状　梗阻可导致肾盂积水,双侧上尿路梗阻可以发生无尿。结石伴感染时,可有尿频、尿痛等症状。继发急性肾盂肾炎或肾积脓时,可有发热、畏寒、寒战等全身症状。大多数儿童的上尿路结石则以尿路感染为主要表现。

(二) 诊断

1. 病史和体检　与活动有关的血尿和疼痛,应首先考虑为上尿路结石。有排石史更有利于诊断。体检主要是排除其他可引起腹部疼痛的疾病如急性阑尾炎、异位妊娠、卵巢囊肿扭转、急性胆囊炎、胆石症、肾盂肾炎等。疼痛发作时常伴有肾区叩击痛。

2. 实验室检查　①尿常规检查;②伴感染时有脓尿,感染性尿路结石患者应行尿液细菌培养;③酌情测定血钙、磷、肌酐、碱性磷酸酶、尿酸和蛋白以及 24 小时尿的尿钙、尿酸、肌酐、草酸含量。④肾功能测定。⑤结石成分分析是确定结石性质的方法,也是制订结石预防措施和选用溶石疗法的重要依据。结石分析方法包括物理方法和化学方法两种。物理分析法比化学分析法精确,常用的物理分析法是红外光谱法等。

3. 影像学诊断　①超声检查:简便有效,经济实用,属于无创检查,应作为首选筛查方法。结石显示为特殊声影,亦能评价肾积水引起的肾包块或肾实质萎缩等,可发现泌尿系平片不能显示的小结石和透 X 线结石。对造影剂过敏、孕妇、无尿或肾功能不全者,不能做排泄性尿路造影,而 B 超可作为诊断方法。但对较小的输尿管中下段结石以及肥胖患者 B 超检查不适宜。②泌尿系平片:能发现 90% 以上的 X 线阳性结石。应做正侧位摄片,以除外腹内其他钙化阴影如胆囊结石、肠系膜淋巴结钙化、静脉石等。③ IVU:IVU 应该在肾、输尿管及膀胱平片(尿路平片)的基础上进行,其价值在于了解尿路的解剖,确定结石在尿路的位置,发现尿路平片上不能显示的 X 线阴性结石,鉴别平片上可疑的钙化灶。此外,还可以了解分侧肾脏的功能,确定肾积水程度。④ CT 检查:CT 检查分辨率较 KUB 高,可发现 1mm 的结石,解决了 KUB 成像的组织重叠问题,不易受肠道内气体干扰,不受结石成分、肾功能和呼吸运动的影响,而且螺旋 CT 能够同时对所获得的图像进行二维或三维重建,将横切面图像转换成类似 IVU 图像,可以清楚地显示包括阴性结石在内的结石的形态和大小。⑤逆行肾盂造影:仅适用于其他方法不能确定时。

病案分析

　　患者男性,25 岁。3 小时前无明显诱因突然出现左腰部绞痛,伴恶心、呕吐,家人送至急诊。无尿频、尿急、尿痛,尿色黄,无肉眼血尿,无发热。左肾区叩击痛,左侧输尿管走行区有明显深压痛,膀胱区无明显隆起,无压痛。尿常规检查尿红细胞 85 个 /HP、白细胞 4 个 /HP,彩超提示左肾集合系统分离 18mm,左输尿管上段距肾盂出口 4cm 处可见一 0.8cm×0.4cm 的强回声光团,后方有声影。

　　诊断:左侧输尿管上段结石并左肾盂积水。

　　分析:患者有突然发作的左侧腰部疼痛病史,体检发现左侧肾区叩击痛,尿常规检查发现尿中有红细胞,彩超提示左侧输尿管上段结石合并肾盂积水。综合上述情况,诊断为左侧输尿管上段结石并左肾盂积水。

4. 输尿管肾镜检查　当腹部平片未显示结石,排泄性尿路造影有充盈缺损而不能确定诊断时,做此检查能明确诊断并可进行治疗。

（三）治疗

尿路结石临床治疗目的是最大限度地去除结石、控制尿路感染和保护肾功能,因而对尿路结石的治疗必须遵循个体化治疗原则,根据患者全身情况,结石大小、成分、数目、位置、形状,肾功能(患侧及对侧)情况,有无确定病因,有无代谢异常,有无梗阻和感染及其程度确定治疗方案。

1. 非手术治疗　结石直径小于0.6cm,表面光滑、无明显尿路梗阻、无感染者可试用多饮水、调节饮食、调节尿pH值等方法,以期待结石排出。如发生肾绞痛,通过非甾体抗炎药、解痉药、阿片类镇痛药等药物可以缓解肾绞痛。此外,针灸对结石排石有促进作用,常用针刺穴位是肾俞、膀胱俞、三阴交、阿是穴等。中药治疗以清热利湿,通淋排石为主,佐以理气活血、补肾益气。

2. 体外冲击波碎石（extracorporeal shock wave lithotripsy,ESWL）　通过超声或X线对结石定位,利用高能冲击波聚焦击碎体内的结石,通过泌尿道随尿液排出体外。适用于<2.0cm的上尿路结石,但结石远端尿路梗阻、妊娠、出血性疾病、严重心脑血管病、安置心脏起搏器患者、肾功能受损、急性尿路感染、育龄女性下段输尿管结石等不宜使用。碎石效果与结石部位、大小、性质、是否嵌顿等因素有关,结石越大碎石后清除时间越长,碎石的频率可能增多,若需再次碎石,间隔时间应以10~14天为宜,且碎石次数不超过3~5次。为避免冲击波对肾组织的损伤,减少并发症可采用低能量并限制每次冲击次数。碎石排出过程中,可引起肾绞痛。若击碎之结石堆积于输尿管内,可引起"石街",有时会继发感染。

3. 手术治疗

（1）腔内手术:输尿管肾镜碎石取石术及经皮肾镜碎石取石术。对于复杂性肾结石,可与体外冲击波碎石术联合应用。

（2）开放手术:常用的方法有输尿管切开取石、肾盂切开取石、肾窦内肾盂切开取石、肾实质切开取石、肾部分切除及肾切除术。

如双侧上尿路同时存在结石,选择手术方法的原则如下:①双侧输尿管结石:先处理梗阻严重侧;如条件许可,可同时取出双侧结石。②一侧输尿管结石、对侧肾结石:先处理输尿管结石。③双侧肾结石:根据结石情况及肾功能决定,原则上应尽可能保留肾脏。先处理易于取出和安全的一侧。若肾功能极坏,梗阻严重,全身情况不良,宜先行经皮肾造瘘。待情况改善后再处理结石。④双侧尿路结石或孤立肾结石引起急性完全性梗阻无尿者,若全身情况好,应急诊手术取石;若病情不允许,可先行输尿管插管或经皮肾造瘘引流,待病情好转后再选择手术方式。

三、下尿路结石

（一）膀胱结石

1. 临床表现　典型症状为排尿突然中断,并感疼痛,终末血尿。因为排尿时膀胱内的结石会随尿液的流动而移至膀胱颈口,堵住尿流通道,可引起排尿中断,患者必须改变体位后才能继续排尿。此时会出现剧痛,并放射至阴茎、阴茎头和会阴部,甚至发生急性尿潴留。小儿膀胱结石患者,当结石嵌顿时,常疼痛难忍,大汗淋漓,大声哭叫,用手牵拉或搓揉阴茎或用手抓会阴部,并变换各种体位以减轻痛苦。前列腺增生患者继发膀胱结石时排尿困难加重或伴感染症状。结石位于膀胱憩室内时,常无上述症状,表现为尿路感染。由于排尿时结石对膀胱颈口的反复撞击,会导致局部黏膜损伤、炎症和恶变。结石和感染的长期刺激还可能使膀胱上皮增生而形成囊性或腺性膀胱炎。

2. 诊断

(1)根据典型症状常可初步做出诊断。

(2)X线平片能显示绝大多数结石。

(3)B超检查能显示结石声影,可同时发现前列腺增生症等。

(4)在上述方法不能确诊时使用膀胱镜检,能直接见到结石,有时可发现病因。

(5)对50岁以上并伴有膀胱出口梗阻的男性患者的膀胱结石,还应考虑其他与引起尿滞留有关的因素,如尿道狭窄、前列腺增生症、膀胱憩室、神经源性膀胱等。

3. 治疗 在手术治疗膀胱结石时应同时治疗引起膀胱结石的原因。膀胱感染严重者,应用抗菌药物治疗。

(1)经尿道膀胱结石的腔内治疗方法是目前治疗膀胱结石的主要方法,可以同时处理下尿路梗阻病变,例如尿道狭窄、前列腺增生等。经尿道激光碎石术是有效的方法,目前使用较多的事钬激光碎石。此外,亦有经尿道气压弹道碎石术、经尿道机械碎石术等。经尿道膀胱超声碎石术和经尿道液电碎石术由于碎石效果不如激光碎石和气压弹道碎石术,现已经较少使用。

(2)耻骨上膀胱切开取石术:适合于巨大膀胱结石或膀胱结石合并膀胱颈梗阻或膀胱肿瘤者,在膀胱切开取石时可同期手术纠正膀胱颈梗阻或切除膀胱肿瘤。

(二)尿道结石

尿道结石比较少见,多以男性为主。常见于膀胱结石排出时停留嵌顿于尿道,好发部位为前列腺部尿道、球部尿道、舟状窝及尿道外口。少数发生于尿道狭窄处、尿道憩室中的原发性尿道结石。

1. 临床表现 常表现为排尿困难,常有排尿滴沥和排尿中断的症状,因不能排空膀胱而出现尿潴留。排尿时有明显的疼痛,疼痛可相当剧烈并放射到阴茎头。前尿道结石时,疼痛可局限于局部。可在阴茎表面触及一个疼痛性的肿块,并逐渐增大、变硬。后尿道结石有会阴和阴囊部疼痛,疼痛可放射到会阴或直肠。阴茎部结石可在疼痛部位摸到肿块,用力排尿有时可将结石排出。并发感染者尿道有脓性分泌物。男性尿道中结石除尿道有分泌物及尿痛外,在阴茎的下方可出现一逐渐增大且较硬的肿块,有明显压痛但无排尿梗阻症状。女性尿道结石的症状主要为下尿路感染。

2. 诊断 前尿道结石可通过仔细触诊而发现。后尿道结石经直肠指诊可触及。金属探条插入尿道有触石感及声响,B型超声和X线检查能确定诊断。

3. 治疗 应根据结石的大小、形态、位置以及尿道的情况来决定治疗的方式。距离尿道外口较近的尿道结石(如尿道舟状窝结石)向尿道内注入无菌石蜡油,用血管钳经尿道口将结石钳出或者钳碎取出。距离尿道外口较远的前尿道结石可在麻醉下压迫结石近端尿道后,注入无菌石蜡油,再轻轻向远端挤出结石,切忌粗暴。若不能挤出,可钩取或钳出结石,或应用腔内器械碎石,尽量不做尿道切开取石。后尿道结石,在麻醉下用尿道探条将结石轻轻推入膀胱,再按膀胱结石处理。对于体积较大的尿道结石无法将结石推回膀胱或造成排尿困难时,可直接行腔内碎石。

学习小结

泌尿系统疾病	概述	①泌尿系统外科疾病的主要症状：排尿异常、尿的异常、尿道分泌物、疼痛、肿块等；②泌尿系统外科检查：体格检查、实验室检查、影像学检查、器械检查
	尿路感染	①诱发因素：解剖因素、梗阻因素、机体免疫功能下降、医源性因素；②感染途径：上行感染、血运感染、淋巴感染、直接感染；③急性肾盂肾炎、急性细菌性膀胱炎、尿道炎的临床表现、诊断和治疗
	良性前列腺增生	①病因：年龄，有功能的睾丸；②临床表现：尿频，排尿困难，尿潴留，梗阻后并发症；③专科检查：B超、泌尿系造影检查、血清前列腺特异性抗原测定、尿流动力学检查、膀胱镜检查等；④治疗：药物治疗、手术治疗
	尿石症	①尿路结石成分：磷酸钙、磷酸镁铵结石，草酸钙结石，尿酸结石，胱氨酸结石；②尿路结石的危害：可引起泌尿系统直接损伤、梗阻、感染和恶性变；③上尿路结石、膀胱结石、尿道结石的临床表现、诊断和治疗

（陈　铭　郭　凡）

复习思考题

1. 试述尿失禁的分类及特点。
2. 引起血尿的常见原因是什么？
3. 尿路感染的诱发因素有哪些？
4. 尿路感染的途径有哪些？
5. 前列腺增生手术适应证是什么？
6. 影响尿路结石形成的因素有哪些？
7. 上尿路结石的诊断方法有哪些？
8. 对双侧上尿路同时存在结石采用手术治疗时应掌握哪些原则？

附录 外科基本操作

外科学是一门实践性很强的临床应用学科,外科基本操作技术是外科医生的基本功。2020 年版(中医、中西医结合)医师资格考试大纲包含的基本操作有外科手消毒、戴无菌手套、穿脱手术衣、手术区皮肤消毒、伤口(切口)换药等。

附录一 外科手消毒

[目的和要求]

1. 掌握正确的洗手、消毒的方法。

2. 了解手术人员无菌准备的重要性和进入手术室的要求。

手术人员术前应行手消毒,手消毒前更换刷手衣、裤、鞋。带好医用帽子、口罩。手消毒前需将刷手衣袖卷到肘上 10cm。目前外科手消毒法很多,以下介绍两种常用的方法:

一、肥皂水刷手法

1. 先用普通肥皂液,按"六步洗手法"流水下彻底清洗双手。

六步洗手法:全过程要认真揉搓双手至少 15 秒。①洗手掌(内),流水湿润双手,涂抹洗手液,掌心相对,手指并拢相互揉搓;②洗背侧指缝(外),掌心对手背沿指缝相互揉搓,相互交换进行;③洗掌侧指缝(夹),掌心相对,双手指交叉沿指缝相互揉搓;④洗指背(弓),弯曲各手指关节,半握拳把指背放在另一手掌心揉搓,双手交换进行;⑤洗拇指(大),一手握另一手大拇指旋转揉搓,双手交换进行;⑥洗指尖(立),弯曲各手指关节,把指尖合拢在另一手掌心旋转揉搓,双手交换进行。口诀为"内外夹弓大立"。

2. 用无菌毛刷蘸取无菌肥皂水按照一定顺序(由肢体远端向近端,两侧交替),依次刷洗手指尖、手指间、手掌手背、手腕、前臂、上臂直至肘上 10cm。用流水冲洗干净(保持"拱手"姿势,手指朝上,肘部朝下,冲洗双手、前臂、上臂,使水自肘部流下)。刷洗一遍至少 3 分钟,重复该方法共刷洗 3 遍,时间不少于 10 分钟。刷手时注意指甲缝、皮肤皱褶等部位的刷洗(图附 1-1~ 图附 1-3)。

3. 取无菌小方巾一块,先擦干双手后对角折成三角形,底边朝向身体近端搭在手背上,另一只手抓住小方巾底边两角,拉紧旋转,由手腕向上擦拭到肘上 10cm。再将小方巾翻折,用另外一面相同方法擦干另一只手臂,也可以用 2 块无菌小方巾分别擦拭手臂(图附 1-4~ 图附 1-6)。

4. 擦拭干净后,将双手及手臂浸泡在 70% 乙醇桶里,浸泡至肘上 6cm,浸泡时间 5 分钟。

5. 浸泡完毕后双手保持"拱手"姿势,离胸前 30cm,待自然晾干。

二、医用消毒凝胶刷手法

1. 先用普通肥皂液,按"六步洗手法"流水下彻底清洗双手。

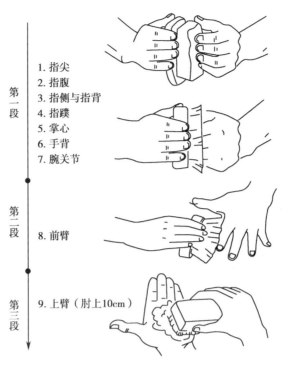

第一段
1. 指尖
2. 指腹
3. 指侧与指背
4. 指蹼
5. 掌心
6. 手背
7. 腕关节

第二段
8. 前臂

第三段
9. 上臂（肘上10cm）

图附 1-1 刷手顺序

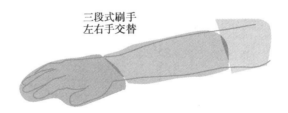

三段式刷手
左右手交替

图附 1-2 刷手范围

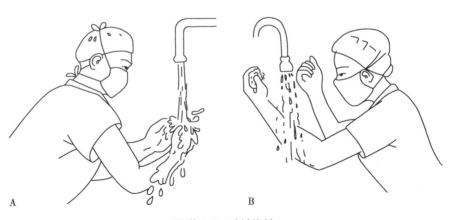

A   B

图附 1-3 冲洗泡沫

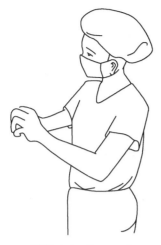

图附 1-4　擦干双手

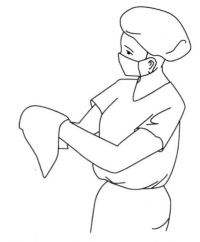

图附 1-5　对角线折叠,折线朝向身体近端

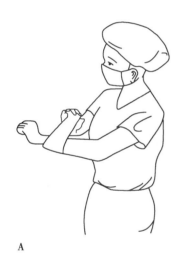

A

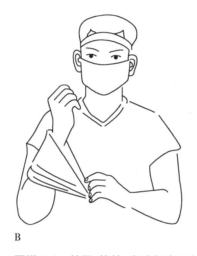

B

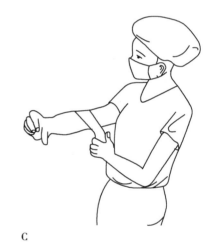

C

图附 1-6　拉紧,旋转,由腕部移至上臂

2. 用无菌毛刷蘸取洗手液依次刷洗手指尖、手指间、手掌手背、手腕、前臂、上臂直至肘上 10cm。两侧交替,先双手,再前臂,最后上臂。刷洗完毕后用流水冲洗干净,始终保持"拱手"姿势。刷洗一遍,3 分钟即可。

3. 取无菌小方巾一块,先擦干双手后对角折成三角形,底边朝向身体搭在手背上,另一只手抓住小方巾底边两角,拉紧旋转,由手腕向上擦拭到肘上 10cm。再将小方巾翻折,用另外一面相同方法擦干另一只手臂。

4. 再取 5~10ml 医用消毒凝胶,按照刷手顺序,由指尖向肘上 6cm,均匀涂抹于皮肤上一遍,再取适量消毒凝胶搓擦双手至晾干。

注意事项:刷手过程中手、臂不能碰触有菌区,如被污染需重新刷洗;无菌毛刷及无菌小方巾接触过上臂后,不能再返回接触手部和前臂;刷手冲洗过程中以及消毒后应始终保持双手呈"拱手"姿势,放在胸前 30cm,不能低于腰,也不能高过肩,更不能下垂,双肘保持屈曲状。

由于目前消毒药品种类很多,如用 0.5% 聚维酮碘、1∶1 000 苯扎溴铵、1∶2 000 氯己定等,用这些消毒液刷手消毒时间可缩短至 5 分钟。

三、连台手术洗手法

前一台无菌手术完毕后,手套未破,如需连续施行另一台无菌手术时,可不用重新刷手,仅需用消毒凝胶再涂擦手、前臂至肘上 6cm 一遍,穿上无菌手术衣和戴无菌手套即可。若前一次手术为污染手术,则接连施行手术前应重新刷手消毒。

附录二 穿脱手术衣、戴无菌手套

[目的和要求]

掌握正确的穿脱无菌手术衣及戴无菌手套的方法。

手术人员在手臂消毒后,仍需穿上无菌手术衣,戴上无菌手套,才可进行手术。穿手术衣,戴无菌手套可以起到隔离手术人员皮肤及衣物上细菌的作用。目前无菌手术衣分为:全遮盖式(包背式)手术衣和后开襟(对开式)手术衣。戴无菌手套方法分为接触式戴无菌手套法和无接触戴手套法。

一、穿无菌手术衣

(一) 穿全遮盖式无菌手术衣(图附 2-1)

1. 从无菌手术台取出手术衣,手不得触及其他无菌物品。找一空旷处,注意手术衣勿被污染,分清手术衣的前后及上下,双手提起手术衣的衣领两端,抖开手术衣,内面朝自己,有腰带的一面朝外。

2. 将手术衣轻轻向上抛起,顺势双手前伸,同时插入袖筒内,两臂平举伸向前,不可高举过肩,此时巡回护士在后面协助穿衣,牵拉衣袖,双手即可伸出袖口(若使用无接触戴手套法,双手不伸出袖口),未戴手套的手不得碰触手术衣的外面。

3. 巡回护士从背后系好颈部和背部的衣带。

4. 双手戴好无菌手套后,解开前方打结的腰带,将右手的腰带递给已戴好无菌手套的手术人员(或由巡回护士用无菌持物钳夹持腰带),自身向左后旋转,使腰带绕穿衣者一周,穿衣者自行在左侧腰间系紧。

5. 穿好手术衣、戴好手套后,在等待手术开始前,应将双手互握置于胸前。双手不可高举过肩、低于腰部。此时,肩部以下、腰部以上、两侧腋中线前以及双上肢为无菌区。

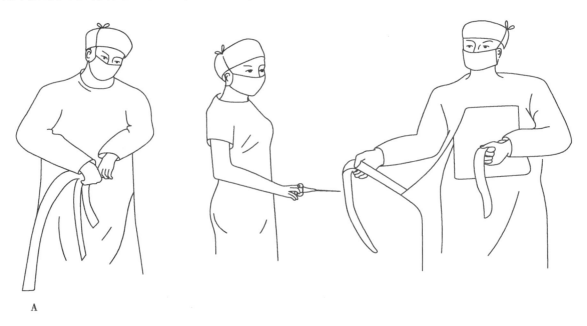

A

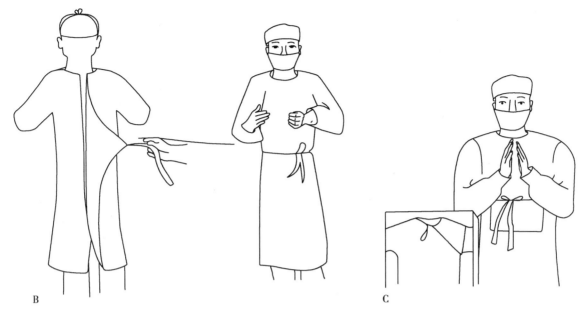

图附 2-1 穿全遮盖式无菌手术衣

(二)穿后开襟手术衣

与穿全遮盖式无菌手术衣步骤大体相同,不同处在于先系腰带、后戴手套。

取出手术衣,分清内外面,双手提起手术衣的衣领两端,抖开手术衣。将手术衣轻轻向上抛起,顺势双手前伸入衣袖内,巡回护士在身后协助牵拉衣袖,使双手伸出袖口,巡回护士帮忙系好颈带和背带,稍微弯腰,使腰带悬空,双手臂交叉,提起左右腰带继续向后递送,由巡回护士在身后系紧腰带,避免接触穿衣者的手。最后戴好无菌手套(图附 2-2)。

二、戴无菌手套

戴无菌手套分为接触式戴无菌手套法和无接触戴无菌手套法。后一种方法只适合配合穿手术衣时使用。戴手套时,未戴手套的手,只能接触手套内面,不能接触手套的外面,已戴好手套的手,不可接触未戴手套的手或手套内面。

(一)接触式戴无菌手套法(图附 2-3)

1. 选用合适尺码的无菌手套,由巡回护士拆开外包装,术者取出内层套袋。分清左右手套,用右手捏住手套套口的翻折部,将两只手套大拇指对大拇指合掌取出。

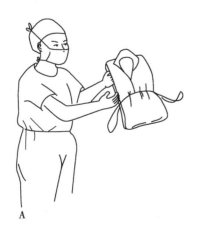

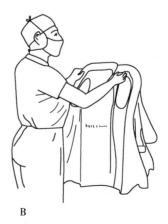

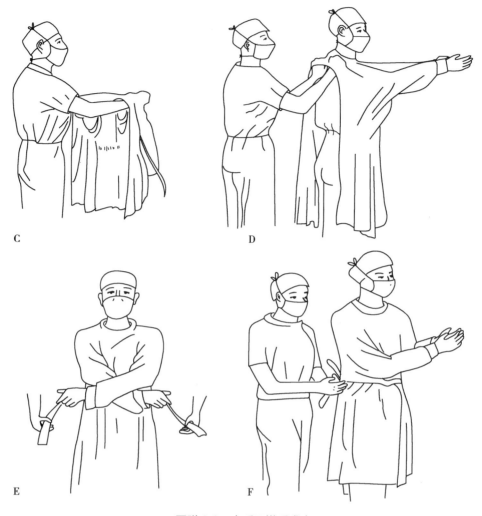

图附 2-2　穿后开襟手术衣

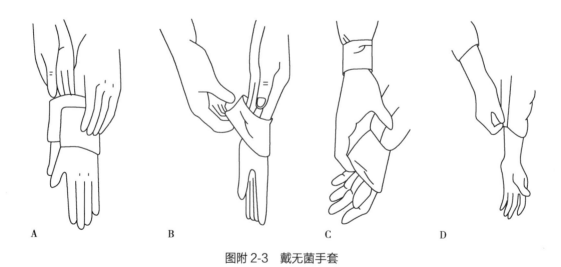

图附 2-3　戴无菌手套

2. 右手捏住两只手套内侧的套口翻折部并使手套各指自然下垂。

3. 先将左手伸入左手套内,再用已戴好手套的除大拇指外的四指插入右手套的翻折部内,帮助右手插入右手套内。

4. 先后整理两个手术衣袖口,将手套翻折部翻回盖住手术衣袖口。

5. 上台前需用无菌盐水冲净手套外面的滑石粉。

（二）无接触戴手套法

1. 穿上无菌手术衣后,双手伸至袖口处,手不伸出袖口。

2. 选用合适无菌手套,由巡回护士拆开外包,术者隔着衣袖取出内层套袋,打开并平铺置于无菌台上。

3. 左手在袖口内手掌朝上平摊,右手隔着衣袖取左手套放于左手手掌上,手套的手指指向自己,各手指相对。

4. 左手四指隔着衣袖将套口翻折部的一侧双层折边抓住,右手隔着衣袖将另一侧双层折边翻于袖口上,包住左手四指,然后将单层折边向上提拉并包住整个左手。右手隔着衣袖向上提拉左手衣袖,左手顺势伸出衣袖并伸入手套内。

5. 同样方法戴右手手套。

三、脱手术衣

（一）单人脱手术衣法

巡回护士解开后背的衣带,脱衣者左手抓住右肩手术衣外面,自上拉下至腕部,使衣袖翻向外。右手隔着衣袖用同法拉下左肩手术衣。最后脱下全部手术衣,使衣里外翻,此时手套的腕部翻转于手上。将手术衣扔于污衣袋中,保护手臂及洗手衣裤不被手术衣外面所污染。

（二）他人帮助脱衣法

脱衣者双手向前微屈肘,巡回护士从背后解开衣带,再转至前方面对脱衣者,抓住衣领将手术衣从肩部向肘部扯脱,衣袖翻转至手部扯脱,手套的腕部就随之翻转于手上。

四、脱手套

脱手套的原则是双手不要碰触手套外面。脱手套分为以下两种情况:

（一）手术衣已脱,脱手套

此时,手套的腕部已翻转至手上。先用戴手套的右手插入左手手套的翻折部(手套外面),向下拉扯并脱下手套。再用已脱手套的左手抓住右手套翻折部(手套内面),提起右手手套翻转脱下。

（二）手术衣未脱,脱手套

此时,手套仍套在手术衣袖口上。脱手套时,先用戴手套的右手抓住左手套腕部向下拉扯翻转于手掌上(形成翻折),再用左手指抓住右手套腕部翻转拉扯脱去右手手套,最后用脱去手套的右手,抓住左手套内面(翻折部)脱下左手手套。

附录三　手术区皮肤消毒与铺单

［目的和要求］

掌握手术区域皮肤消毒和铺单。

手术患者手术前应做好术前皮肤准备,手术当天手术区皮肤进行消毒。目的是消灭切口处及周围皮肤上的细菌。一般由第一助手完成消毒,消毒者手臂消毒后,常规站在患者右侧进行操作,通常不带无菌手套(有些对无菌要求更高的手术,可以戴无菌手套进行消毒铺单)。

消毒液的选择:传统的皮肤消毒法是用2.5%碘酊棉球或小纱布涂擦手术区,待其干燥后用

70% 乙醇涂擦手术区 2~3 遍,充分脱碘。现在普遍使用 0.5% 碘伏(聚维酮碘)进行皮肤消毒,涂擦手术区 2~3 遍,对皮肤刺激性小,可用于婴儿、口腔、肛门会阴、面部皮肤等不能使用碘酊消毒者。如对碘过敏者,也可选用 0.1% 苯扎溴铵(新洁尔灭)、0.1% 洗必泰。

消毒方法:清洁切口消毒步骤应自上而下,从切口中心向外周涂擦,涂擦用力均衡,方向一致,平行叠瓦状消毒,不可遗漏空白,不可自外周再返回中心部位。感染伤口或肛门会阴部的消毒,应从手术区外周清洁部向感染伤口或肛门会阴部涂擦。已接触消毒范围边缘或污染部位的消毒纱布,不能再返回涂擦清洁处。后一遍消毒范围不应超过前一遍消毒范围。腹部手术时,可先滴消毒液于脐眼处,延长消毒时间,待皮肤消毒完毕后再擦净(图附 3-1~图附 3-3)。

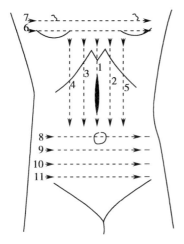

图附 3-1 平行消毒法

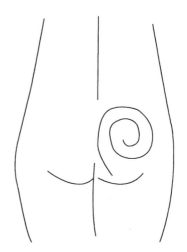

图附 3-2 离心消毒法

消毒范围:手术切口周围 15cm 以上的区域。不同部位手术,具体皮肤消毒范围不一样。

手术区皮肤消毒后,为隔离其他部位,仅显露手术切口必需的皮肤区,减少切口污染机会,应铺置无菌巾单。

铺单原则:先铺相对不洁区(如下腹部、会阴部),最后铺靠近操作者的一侧,并用布巾钳将交角夹住,以防移动(还可用无菌贴膜或抗菌贴膜覆盖手术区代替布巾钳固定无菌巾)。根据手术需要,铺中单、大孔单,头端应盖过麻醉架,两侧和足端部位下垂过手术床边缘 30cm 以上。无菌巾铺设完成后,不可随便移动,如果位置不准确,只能由手术区向外移,不能由外向内移动。除手术野外,至少要有 2 层无菌巾单遮盖。

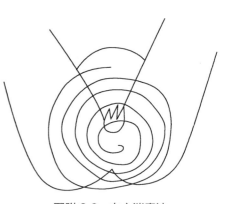

图附 3-3 向心消毒法

铺单步骤(以腹部手术为例):

1. 铺手术巾 一般站在患者右侧,洗手护士分别将四块手术巾,宽边折叠 1/4,拿住长边逐一递给铺巾者(已行手臂消毒)。手术巾在距皮肤 10cm 以上高度放下,每块手术巾的折叠部靠近切口。铺巾者按照一定顺序,第一块手术巾盖住切口下方皮肤,第二块盖住铺巾者对侧的切口外缘皮肤,第三块盖住切口上方皮肤,第四块盖住铺巾者同侧的切口外缘皮肤(或先铺下方,后铺上方,再对侧,最后同侧)。如铺巾者已穿好手术衣,则先铺同侧,再铺对侧。

2. 用巾钳将手术巾交角夹住固定,或用无菌贴膜覆盖手术区固定手术巾。

3. 护士协助铺巾者铺中单,切口上下均应铺上中单。

4. 铺大单,洞口对准手术区,大单头部的标记应位于切口上方,两侧铺开,先向上展开,再向下展开,覆盖除手术区以外的部位。铺单时只有双手可以接触手术单的边角。

附录四 外科打结技术

[目的和要求]

掌握方结、外科结的正确技术与操作。

打结是外科手术操作中十分重要的技术,正确的打结技术能够保证结扎的牢固可靠。临床医生应掌握正确的打结方法,并熟练掌握。常用的结有单结、方结、三重结和外科结等。

一、线结的种类

常用线结的种类有以下几种(图附4-1):

1. 方结 又称平结,是外科术中最常用的结,第一结与第二结方向相反,受力均匀,不易滑脱。

2. 三重结 又称加强结,是在方结基础上再加打第一个结,共三个结,第二个和第三个结的方向也相反,该结牢固可靠,用于较大血管的结扎缝合。

3. 外科结 打第一个结缠绕两次,拉紧后再打第二个结,使摩擦力增大,在打第二个结时就不易滑脱和松动。多用于结扎大血管或有张力的缝合。

4. 滑结 最不可靠的结,由于打结时用力不均匀所致。

5. 假结 由两个相同的单结组成,该结不易扎紧,容易松脱。

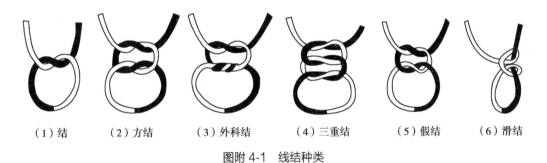

(1)结　　(2)方结　　(3)外科结　　(4)三重结　　(5)假结　　(6)滑结

图附 4-1 线结种类

二、打结的方法

常用的打结方法有以下三种:

1. 单手打结法 是最常用的一种方法,简便迅速,左右手均可打结,虽然各人打结习惯不同,但基本动作是一致的(图附4-2)。

2. 双手打结法 比单手打结更加牢固,用于深部或组织张力较大的缝合结扎。双手打结便于做外科结(图附4-3)。

3. 持钳打结法 用持针器或血管钳打结,术者一人操作,方便易行。常用于线头较短用手打结有困难,体表小手术,或为节省用线。此法缺点是缝合有张力时不易扎紧。在有张力缝合时,可在第一个结时连续绕两次形成外科结,减少滑脱的机会(图附4-4)。

4. 另外还有深部打结法 在体腔等深部组织内打结,需采用此法,在两线交叉后,左手持线一端,右手示指尖将线结向下推移,略超过结的中点和左手相对用力,直至线结完全打紧。

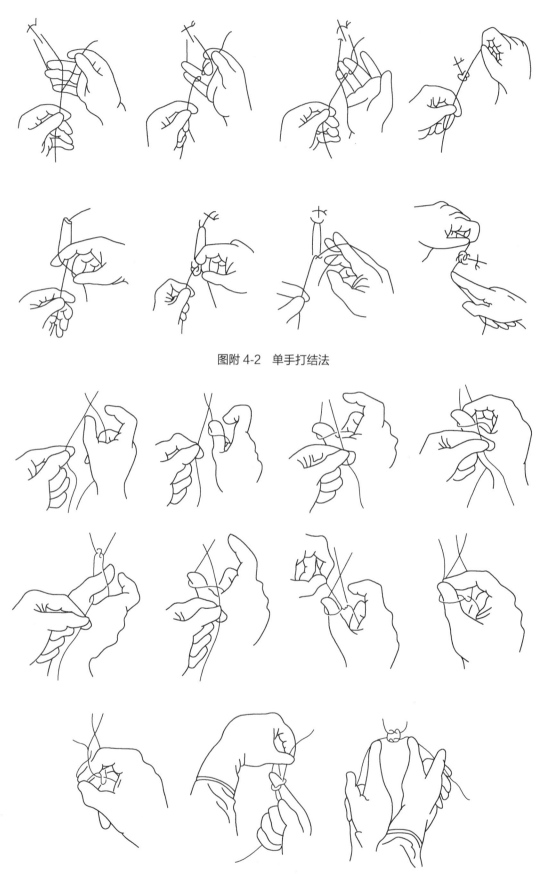

图附 4-2 单手打结法

图附 4-3 双手打结法

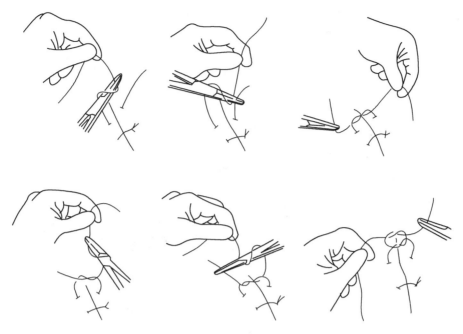

图附 4-4 持钳打结法

三、打结的注意事项

正确的打结拉线方法和错误的拉线方法见图附 4-5。

1. 拉线方向必须相反,第一个结与第二个结的方向都不能相同,否则就是假结,容易滑脱。

2. 拉线必须用力均匀,如果两手拉线用力不均,即使拉线方向相反,只拉紧一根线,就是滑结。

3. 打结时,两手均应保持一定张力,否则容易松脱。

4. 两手持线点和线结应成三点一线,对结扎的组织不能有牵拉。

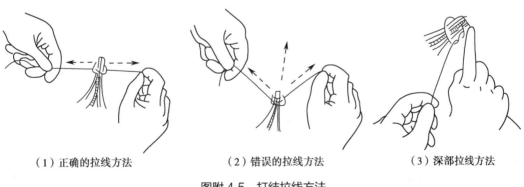

（1）正确的拉线方法　　　　（2）错误的拉线方法　　　　（3）深部拉线方法

图附 4-5 打结拉线方法

四、正确的剪线方法

手术者结扎完毕后,将线提起略偏向术者左侧,助手将剪刀微张顺线滑至上缘,再略向上偏将线剪断,所留线头一般在 1mm 左右(图附 4-6)。如结扎大血管、系膜组织及深部出血区应适当将线尾留长些,一般 2~3mm,以防线结滑脱。

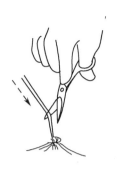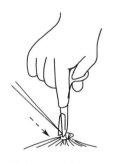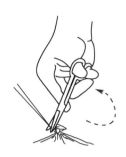

图附 4-6 剪线方法

附录五 外科常用手术器械及使用方法

[目的和要求]
掌握外科常用器械的名称、用法及在外科手术基本操作中的作用

一、手术刀

1. 结构及分类 常用手术刀由刀柄和刀片两部分组成,刀片可以从刀柄上装卸。刀片根据大小分为各种型号,根据刀刃形状又分为圆刀、弯刀、球头刀及三角刀。刀片与刀柄相配套,一把刀柄可以安装不同型号的刀片(图附 5-1)。

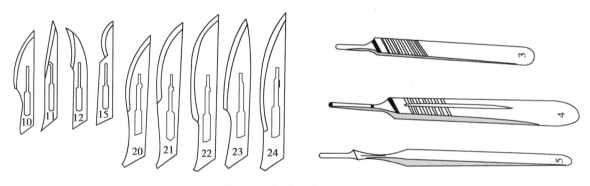

图附 5-1 各种手术刀片和刀柄

2. 装卸方法
(1)安装:用持针钳夹住刀片尖端,使刀柄下端侧方的槽口嵌入刀片中间的槽口,应从刀片槽口上方向尖端嵌入。
(2)卸下:用持针钳夹住刀片尾端,向上推即可取下,注意避免对着有人的方向拆卸。
3. 作用 用于切开组织和解剖组织;
4. 执刀姿势有以下四种(图附 5-2):
(1)执弓式:最常用的一种,动作范围大而灵活,大拇指在刀柄下,示指和中指在刀柄上,其动作涉及整个上肢,腕部用力。适用于各种胸腹部较长皮肤切口,切开腹直肌前鞘等。
(2)执笔式:最精细的一种,大拇指与三指夹住刀柄,其动作和力量主要在手指,短距离精细操作。适用于解剖血管、神经、切开腹膜小切口等。
(3)握持式:力量最大的一种,其切割范围广,力量较大,主要分布在腕部。适用于截肢以及切开较长的皮肤切口等。

(4)反挑式:为最具有保护深部组织的一种操作,动作向上、力量分布在手指,动作较为准确,以免损伤深部组织。适用于脓肿切开、切开腹膜等。

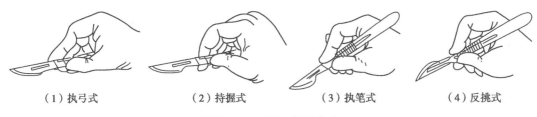

（1）执弓式　　　　（2）持握式　　　　（3）执笔式　　　　（4）反挑式

图附 5-2　手术刀握持方式

二、手术剪

1. 结构分类　根据结构特点及用途分为两类,各类有不同的大小型号。

(1)线剪:多为钝头直剪,分普通线剪和拆线剪。线剪刃较钝厚;拆线剪一叶头端钝凹形似小勾,一叶直尖,便于拆线。

(2)组织剪:多为弯剪,刀较薄而锐尖。分尖头和钝头两种,有直、弯之分,浅部手术操作用直剪,深部手术操作用弯剪。

2. 持握姿势　拇指和无名指分别插入剪刀的一个环内,中指放在无名指环侧的剪刀柄上,食指压在轴节处,起到稳定和向导作用。

3. 作用

(1)线剪:剪断缝线,剪开敷料和引流管等。

(2)组织剪:一是剪断组织(即用于锐性分离),二是分离组织(即用于钝性分离),利用剪刀头尖端,插入组织间隙后撑开,分离疏松粘连和穿通无血管组织,如系膜、网膜等。

常用手术剪及正确持握姿势见图附 5-3。

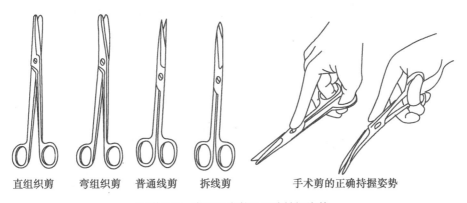

直组织剪　　弯组织剪　　普通线剪　　拆线剪　　　　手术剪的正确持握姿势

图附 5-3　常用手术剪及正确持握姿势

三、血管钳(止血钳)

1. 结构分类　根据结构特点分为直血管钳、弯血管钳两类,有不同大小型号(图附 5-4)。直血管钳用于浅表组织和皮下止血,弯血管钳用于深部止血;蚊式血管钳是最小的一种,用于精细的止血和分离组织。

2. 持握姿势(图附 5-5)

(1)关闭血管钳:两手姿势一致,用拇指和无名指各固定一个环,两指同时向手心挤压即可。

(2)松开血管钳:两手操作不一致。右手是用以套入血管钳环口的拇指与无名指相对挤压,继而以旋开的动作开放血管钳;左手是用拇指与食指捏住血管钳的一个环,中指与无名指挡住另一个环,拇指和无名指稍用力对顶一下,即可开放。

3. 作用　用于钳夹血管或出血点,以达到止血的目的。注意只需夹住血管或出血点,力求避免夹住过多的组织。也可用于钝性分离组织,牵引缝线,夹住和拨出缝针等。

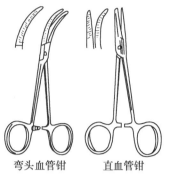

弯头血管钳　　　直血管钳

图附 5-4　常用血管钳种类

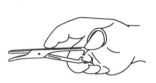 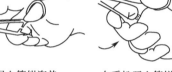 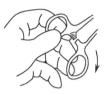

持握血管钳姿势　　右手松开血管钳方法　　左手松开血管钳方法

图附 5-5　血管钳使用方法

四、持针钳(持针器)

1. 分类　有不同大小型号。

2. 持握姿势　包括掌握法、指套法、掌姆法

(1)掌握法(图附 5-6):也称满把抓,用右手掌握拿持针钳,钳环紧贴大鱼际肌,拇指、中指、无名指和小指分别压在钳柄上,后三指并拢起到固定作用,示指压在持针钳前部近轴节处。此法缝合稳健,容易操控方向,操作方便。

(2)指套法(图附 5-7):初学者常使用此方法。右手拇指和无名指套入钳环,以手指控制持针钳的开合。

(3)掌指法:拇指套入钳环,示指压在钳的前半部,其余三指压钳环固定于掌中,拇指可控制持针钳的开合。

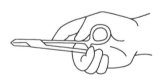 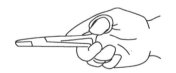

图附 5-6　掌握法　　　　　　　　　　　　图附 5-7　指套法

3. 作用　用于夹持缝针,做各种缝合;注意应夹持缝针中后 1/3 交界处。缝线应重叠 1/3。在拔针的时候要顺着针道的方向,以免引起缝针断裂。

五、手术镊

1. 结构分类　根据手术镊尖端的结构特点分为有齿镊和无齿镊。

(1)有齿镊:又叫组织镊,尖端有尖锐的对合齿,用于夹住较坚韧地组织,如皮肤、筋膜、肌腱等。

（2）无齿镊：亦称平镊或敷料镊。尖端没有对合齿,用于夹住脆弱的组织,如血管、神经、黏膜等。

2. 持握姿势　以拇指、食指和中指,轻稳适当用力握住即可。

3. 作用　用于夹住或提起组织,便于剥离、切开或缝合等操作。也可夹持缝针及敷料。

常用手术镊种类及持握方式见图附 5-8。

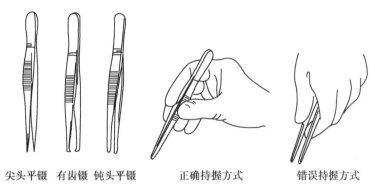

| 尖头平镊　有齿镊　钝头平镊 | 正确持握方式 | 错误持握方式 |

图附 5-8　常用手术镊种类及持握方式

附录六　外科常用缝合技术

[目的和要求]

1. 了解缝合材料、各种外科缝合方法;

2. 掌握间断、连续缝合法、内翻及外翻缝合方法。

缝合是外科手术基本技术之一,目的是使切开或离断的组织维持伤口边缘相互对合,消灭空腔,有助于组织愈合,还可以起到止血、重建器官结构或整形等作用。

一、缝合时常用的器械

1. 缝针（图附 6-1）　用于缝合组织或贯穿缝扎。根据缝针弯度不同可分为直针、半弯针和弯针;根据头端形状不同又可分为三角针和圆针,三角针前端有三角形刃缘,锐利,用于缝合皮肤、软骨和肌腱等坚韧组织。圆针前端细而无刃缘,损伤小,可用于缝合腹膜、内脏组织、血管神经等组织。

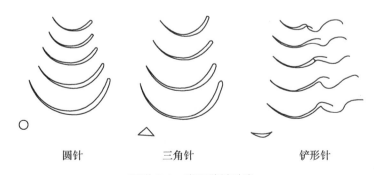

圆针　　　　　三角针　　　　　铲形针

图附 6-1　常用缝针种类

2. 缝线　用于结扎和缝合的缝线,分为可吸收和不可吸收两大类。

（1）可吸收缝线：主要有各类型的人工合成的薇乔线。

（2）不吸收缝线：常用的有丝线、棉线、金属线、尼龙线、涤纶线等。丝线是外科最常用缝线。

3. 持针钳、手术镊和血管钳(见附录五)。

二、外科缝合法

根据缝合后切口边缘的形态分为单纯缝合、内翻缝合和外翻缝合三种,每种又分为间断和连续两类。常用外科缝合法见图附 6-2。

1. 单纯缝合法　外科手术应用最广泛的缝合法。

(1)间断缝合法:最常用,用于皮肤、皮下组织、肌膜等。一般皮肤缝合的针距 1~2cm,边距 0.5~1cm。

(2)连续缝合法:第一针结束后,用缝线继续缝合整个伤口,结束前一针出针后,将对侧线尾拉出形成双线,优点是节省用线和时间。

(3)"8"字缝合法:实际上是两个间断缝合,缝针斜着交叉缝合呈"8"字。常用于腱膜缝合,结扎牢固,节省时间。

(4)锁边缝合法:又称连续扣锁缝合。

2. 内翻缝合法　常用于胃肠道缝合,缝合后切口内翻外面光滑。

3. 外翻缝合法　缝合后切口外翻,内面光滑常用于血管吻合、腹膜缝合、减张缝合等,有时也用于缝合松弛的皮肤。

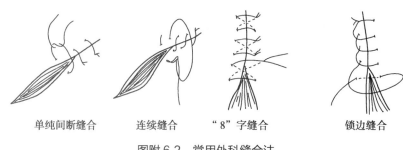

　　单纯间断缝合　　　　连续缝合　　　　"8"字缝合　　　　锁边缝合

图附 6-2　常用外科缝合法

附录七　伤口(切口)换药

[目的和要求]

观察伤口或手术切口的愈合情况,保持伤口(切口)处创面清洁,避免伤口(切口)受损及外来感染,清除异物及坏死组织,通畅引流分泌物及脓液,促进组织生长。

[适应证]

1. 需要清除伤口处异物或失去活力组织。

2. 伤口敷料松脱需要更换。

3. 伤口渗血渗液、引流液等浸湿敷料,或大、小便及各种消化液污染伤口。

4. 术后需松动拔出或更换引流管。

5. 伤口愈合需要拆线。

[操作前准备]

1. 清洗双手,戴好帽子、口罩。

2. 核对患者信息,复习病历,明确诊断与换药目的。

3. 告知患者换药目的,取得患者配合。患者应采取最舒适且伤口暴露最好的体位,光线良好,操作方便,伤口部位尽量避开患者的视线。应避免着凉,如伤口较复杂或疼痛较重,可适当给予镇痛或镇静药物以解除患者的恐惧与不安。

4. 根据操作目的及前次换药记录准备换药物品,一次性换药包 1 个(内含弯盘 2 个,垫单 1 块,镊子 2 把,纱布、棉球若干),剪刀 1 把,安尔碘或碘酊,75% 乙醇,胶布等。如换药伤口或切口面积较大,估计换药包中纱布、棉球数量不能满足需要,另取适量干棉球、纱布置于无菌弯盘或治疗碗中。必要时准备探针、冲洗器、引流管、血管钳、凡士林纱布、生理盐水和其他消毒液等。

5. 特殊伤口在不增加患者痛苦的前提下,可事先查验伤口,以便根据需要另备无菌血管钳、无菌手术剪、生理盐水棉球、凡士林纱布及抗生素药物等。

[操作步骤与方法]

1. 闭合伤口(缝合伤口)换药

(1)打开一次性换药包,并将其他换药物品合理地放置在医用推车上,再一次查验物品是否齐全、能用且够用。

(2)先用手取下外层敷料(勿用镊子),再用 1 把镊子取下内层敷料,将污敷料内面向上,放在盛污物的弯盘内。揭除内层敷料应轻巧,一般应沿伤口长轴方向揭除,若内层敷料粘连在创面上则不可硬揭,应先用生理盐水浸湿后稍等片刻再揭去,以免创面出血(图附 7-1)。

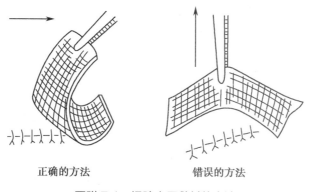

正确的方法　　　　　错误的方法

图附 7-1　揭除内层敷料的方法

(3)双手执镊,右手镊接触伤口,左手镊子保持无菌,专用于传递换药碗中清洁物品,两镊不可碰触。

(4)如为无感染伤口,用 0.75% 碘伏或 2.5% 碘酊消毒,由伤口中心向外侧消毒伤口及周围皮肤,涂擦时沿切口方向单向涂擦,范围半径距切口 3~5cm,连续擦拭 2~3 遍。如用 2.5% 碘酊消毒,待碘酊干后再用 70% 乙醇涂擦 2~3 遍脱碘。如为感染伤口,则应从外周向感染伤口处涂擦。

(5)伤口分泌物较多且创面较深时,宜用干棉球及生理盐水棉球擦拭并清除干净,然后按感染伤口消毒方法自外向内涂搽。

(6)消毒完毕,一般创面可用消毒凡士林纱布覆盖,污染伤口或易出血伤口要用引流纱条,防止深部化脓性感染,脓液蓄积。

(7)用无菌敷料覆盖伤口,覆盖范围应距离切口边缘 3cm 以上,一般用 8~10 层纱布,胶布固定,贴胶布方向应与肢体或躯干长轴保持垂直。

(8)告知患者换药结束,予以适当衣物整理,遮挡住暴露躯体部分。

(9)将敷料按指定医疗废弃物区域丢弃。

2. 开放伤口换药　不同的开放性伤口的肉芽组织情况不同,需要采取不同的处理方式。肉芽组织的擦拭需要用生理盐水棉球,禁止用乙醇棉球擦拭。

（1）新鲜肉芽伤口：肉芽粉红、颗粒状、触之易出血为新鲜肉芽。如果新鲜肉芽比较平坦，用无菌盐水棉球拭去伤口渗液后，盖以凡士林纱布。一般 2~3 天换药一次。

（2）肉芽过度生长伤口：如发现肉芽色泽鲜红，表面呈粗大颗粒状，边缘高于创缘，可将其剪除，再将盐水棉球拭干，压迫止血，也可用 10%~20% 的硝酸银液烧灼，再用生理盐水擦拭。

（3）水肿肉芽伤口：如果肉芽水肿、发亮，可用 3%~5% 的高渗盐水湿敷。

（4）感染肉芽伤口：首先可用过氧化氢及生理盐水交替冲洗，充分引流及清除异物，这是感染肉芽伤口处理的关键点。其次，处理后此类创面宜用抗菌药物溶液湿敷，以控制感染，减少分泌物。湿敷药物可用 1 : 5 000 呋喃西林或新霉素溶液等。每天换药 2 次，同时可根据创面培养的细菌药敏情况，选用敏感的抗生素。对于有较深脓腔或窦道的伤口，可用生理盐水棉球进行擦洗，伤口内应适当放置引流物（如纱条或橡皮片）。

（5）慢性老化肉芽：此类创面由于局部循环不良，营养障碍、切面早期处理不当或特异性感染等原因，使创面长期不愈合。处理此类创面时，首先找出原因，改善全身状况，局部应适当清创，关键在于清除异物，暴露新鲜组织，促进创面愈合。

［注意事项］

1. 凡接触伤口的物品，均须保持无菌。各种无菌敷料从容器内取出后，不得再放回，污染的敷料须放入污染弯盘内。放置污染物时，不可从无菌弯盘上方经过。

2. 换药次序先无菌伤口，后感染伤口；先闭合伤口（缝合伤口），后有开放伤口；先感染轻的伤口，后感染重的伤口；先一般非特异性感染伤口，后特异性感染伤口（如破伤风、铜绿假单胞菌感染、气性坏疽、结核等）。

3. 右手侧镊子可直接接触伤口，左手侧镊子专用于从换药碗中夹取无菌物品，递给右手侧镊子，两镊不可碰触。

4. 换药过程中，如需用两把镊子（或钳子）协同把蘸有过多盐水或药液的棉球拧干时，必须左手侧镊子位置在上，右手侧镊子位置在下，避免污染。

5. 特异性感染伤口，如气性坏疽、破伤风、铜绿假单胞菌等感染的伤口，换药时必须严格执行隔离技术，除必要物品外，不带其他物品，用过的物品要专门处理，敷料要焚毁或深埋。

附录八　创伤的现场止血法

［目的和要求］

对创伤实施现场救治，通过有效止血手段，避免失血性休克的发生。

［适应证］

各种创伤导致的出血，尤其是动脉性出血及大静脉破裂导致的出血。

［禁忌证］

1. 当患者出现呼吸困难、呼吸停止或心搏骤停等状况时需首先予以急救，此时不宜先进行伤口处理。

2. 合并骨关节损伤者禁用屈曲加垫止血法。

［操作前准备］

1. 判断出血的性质

（1）动脉性出血：血液颜色鲜红，流血频率与心跳脉搏一致，呈间歇性喷射状，短时间内出血量大。

（2）静脉性出血：血液颜色暗红，没有固定频率，呈持续涌出状，出血速度较慢。但长时间不断地出血对生命也是有威胁的。因肢体静脉数量多,交通支丰富,一般浅表的静脉创伤对肢体血运影响不大。

(3)毛细血管性出血:血液颜色鲜红,创面呈点状或片状渗血,可自行凝结,不易找到确切的出血点。

(4)实质脏器破裂出血:腹腔出血量大,腹压增高,呼吸困难,血压下降,心率代偿性增快,早期可出现失血性休克。

2. 根据出血的性质及部位选用止血物品,常用充气止血带、橡胶管弹性止血带、无菌敷料、绷带、三角巾、毛巾等,也可徒手实施指压动脉止血。

3. 应用弹性止血带之前应检查止血带的弹性及抗拉伸性,确保其正常使用。

[操作步骤与方法]

(一)指压止血法

适用于动脉位置浅表且靠近骨骼处的出血,如头、面、颈部和四肢的出血,是指抢救者用手指把出血部位近心端的动脉血管压在骨骼上,使血管闭塞、血流中断而达到止血的目的(图附 8-1)。指压止血法是一种快速、有效的止血方法,但这种方法仅是一种临时的、用于动脉出血的止血方法,不宜持久采用。

1. 直接压迫止血 检查伤员伤口是否有异物,如有表浅小异物应将其取出。将敷料或干净的布料覆盖在伤口上,用手直接持续用力压迫止血。如果敷料被血液浸透,在原有的敷料上再加敷料覆盖,继续压迫止血。

2. 间接压迫止血 用手指压迫伤口近心端的动脉,使血管闭合,阻断血流,能有效达到快速止血的目的。

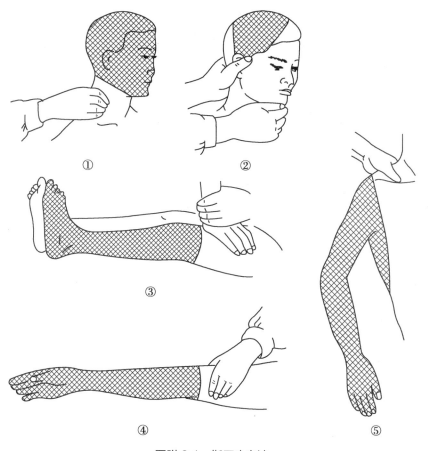

图附 8-1 指压止血法

(二) 加压包扎止血法

在直接压迫止血的同时,用绷带或三角巾加压包扎,适用于中、小静脉,小动脉或毛细血管出血。伤口覆盖敷料后,再用绷带或三角巾等环绕敷料加压包扎达到止血目的,包扎后需检查肢体末端血液循环。必要时可将手掌放在敷料上均匀加压,一般 20 分钟后即可止血。注意:包扎应松紧适度,不宜过紧,包扎后应检查伤肢末端血液循环,如伤肢末端出现麻木、发凉或青紫,足背动脉搏动减弱或消失,说明包扎过紧,应重新包扎。

(三) 填塞止血法

适用于中等动脉,大、中静脉损伤出血,还可直接用于不能采用指压止血法或止血带止血法的出血部位。用无菌敷料或清洁的毛巾等,紧紧填塞在伤口内,再用加压包扎法包扎,松紧以达到止血目的为宜。

(四) 止血带止血法

止血带止血法是四肢较大动脉出血时救命的重要手段。应用止血带之前应抬高患肢 2~3 分钟,以增加静脉回心血流量。此法如使用不当,可出现肢体缺血、坏死以及急性肾衰竭等严重并发症。

1. 充气止血带 如血压计袖带,其压迫面积大,对受压迫的组织损伤较小,并容易控制压力,放松也方便。

2. 橡胶管止血带止血法 在准备结扎止血的部位垫好衬垫,用一只手的拇指、食指和中指拿住橡胶管一端约 10cm 处,食指和中指靠在衬垫上,另一只手拉紧橡胶管另一端环绕肢体。环绕第一圈时压住橡胶管的起端,环绕第二圈时用食指和中指夹住橡胶管末端,并向下拉出固定(图附 8-2)。在明显部位精确记录结扎止血带的时间点。

3. 绞紧止血法 如无橡胶管止血带,可根据当时情况,就便取材,如三角巾、绷带、领带、布条等均可,折叠成条带状,即可当做止血带使用。在准备结扎止血的部位垫好衬垫,或将条带中点放在止血部位,向后环绕一圈作为衬垫,在后面交叉,然后向前环绕第二圈打一活结,将一绞棒(铅笔、筷子、勺子等)在肢体外侧插入活结旁的圈内,最后提起绞棒旋转绞紧至伤口停止出血为度。再将绞棒另一端插入活结套内,将活结拉紧,固定条带末端。在明显部位精确记录结扎止血带的时间点。

4. 屈曲加垫止血法 适用于肘、膝关节远端肢体的创伤性大出血。在肘或腘窝处垫以卷紧的棉垫卷或毛巾卷,然后将肘关节或膝关节尽力屈曲,借衬垫物压住动脉以减少或终止出血,并用绷带或三角巾将肢体固定于能有效止血的屈曲位(图附 8-3)。在明显部位精确记录止血时间。

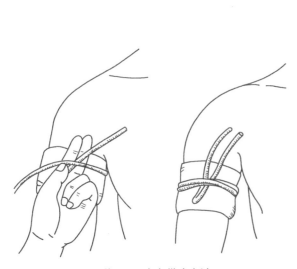

图附 8-2　止血带止血法

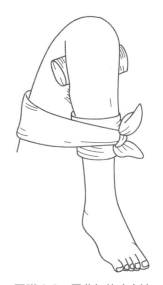

图附 8-3　屈曲加垫止血法

[注意事项]

1. 止血带不要直接结扎在皮肤上,应先垫好衬垫,再结扎止血带。

2. 结扎止血带的部位应在伤口的近心端。上肢大动脉出血在上臂的上 1/3 处结扎,避免结扎在中 1/3 处以下的部位,以免损伤桡神经;下肢大动脉出血在大腿的中上部结扎。在实际抢救伤员的工作中,往往把止血带结扎在靠近伤口处的健康部位,有利于最大限度地保存肢体。

3. 止血带松紧要适度,以伤口停止出血为度,过紧容易造成肢体损伤或缺血坏死。

4. 结扎好止血带后,要在明显部位标记结扎时间。原则上应尽量缩短使用止血带的时间,一般止血带的使用时间不宜超过 4 小时,每隔 1 小时松解一次,以暂时恢复远端肢体血液供应。松解止血带的同时,仍应用指压止血法,以避免大量失血。止血带松解 1~2 分钟后,重新结扎。松解时,如仍有大出血者或远端肢体已无保留可能,在转运途中可不必再松解止血带。

5. 解除止血带,应在输液、输血与采取其他有效的止血措施后进行,如果止血带以下组织已明显广泛坏死时,在截肢前不宜松解止血带。

6. 禁止用铁丝、电线、绳索等无弹性的物品做止血带使用。

7. 应用屈曲加垫止血法,必须先确定局部有无骨关节损伤,有骨关节损伤者禁用。

●(叶 明 雷 霆)

◇◇◇ 主要参考书目 ◇◇◇

1. 吴孟超,吴在德 . 黄家驷外科学 [M].8 版 . 北京 : 人民卫生出版社,2021.

2. 陈孝平,汪建平,赵继宗 . 外科学 [M].9 版 . 北京 : 人民卫生出版社,2018.

3. 吴肇汉,秦新裕,丁强 . 实用外科学 [M].4 版 . 北京 : 人民卫生出版社,2017.

4. 王广 . 西医外科学 [M].2 版 . 北京 : 人民卫生出版社,2016.

5. 殷咏梅,黄华 . 临床技能训练导引 [M]. 北京 : 人民卫生出版社,2018.

复习思考题
答案要点

模拟试卷